院前急救预案

现场急救攻防策略

PROTOCOL FOR PREHOSPITAL EMERGENCY
MEDICAL CARE：FIRST AID STRATEGY

冯　庚　杨萍芬　付大庆　**编著**

中国协和医科大学出版社

图书在版编目（CIP）数据

院前急救预案：现场急救攻防策略/冯庚，杨萍芬，付大庆著. ——北京：中国协和医科大学出版社，2010.6

ISBN 978 - 7 -81136 - 374 - 6

Ⅰ．①院…　Ⅱ．①冯…②杨…③付…　Ⅲ．①急救 - 基本知识　Ⅳ．①R459.7

中国版本图书馆 CIP 数据核字（2010）第 090775 号

院前急救预案——现场急救攻防策略

著　者：冯　庚　杨萍芬　付大庆
责任编辑：吴桂梅　曹　静

出版发行：中国协和医科大学出版社
　　　　　（北京东单三条九号　邮编 100730　电话 65260378）
网　　址：www. pumcp. com
经　　销：新华书店总店北京发行所
印　　刷：北京丽源印刷厂

开　　本：700×1000 毫米　　1/16 开
印　　张：39.25
字　　数：600千字
版　　次：2010 年 8 月第一版　　2010 年 8 月第一次印刷
印　　数：1—5 000
定　　价：66.00元

ISBN 978 - 7 - 81136 - 374 - 6/R · 374

院前急救预案

吴阶平题

序　言（一）

发展院前急救事业　构建科学的急诊医学体系

院前急救是关系到人民群众生命和健康安全的重大行动。世界上绝大多数国家是由消防员或急救员来执行这项工作，而我国院前急救的主要实施者则是正规的执业医生，体现了我国政府对人民群众健康的重视和关怀。院前急救与医院的急诊科以及院内的重症监护系统（ICU/CCU）共同构成了我国危重急症急诊抢救工作的基本架构。

目前我国院内的急诊急救体系相对完善和规范，而院前急救还处于发展阶段，需要进一步完善和提高，如院前急救建制、管理及学术研究等，都需要实施深层次的探讨和研究，否则就无法跟上时代的步伐，无法为人民群众提供优质的急诊医疗服务。

本书是对院前急救研究的初步尝试，作者在院前急救第一线工作了二十多年，收获和积累了大量的宝贵财富，其中有成功的经验，同时也有失误的教训。本书把作者多年院前急救实践的经验教训和长期深入分析思索的心得加以系统总结而呈现给大家，以期让同行们少走弯路，进一步提升自己的院前急救服务水平。希望广大的基层医生、急诊医生和专职的院前急救工作者加入到院前急救研究者的行列，把自己的工作经验和研究体会与大家共享，让我们携起手来，通过大家的共同努力，加速院前急救事业的前进和发展，构建和完善我国的科学的急诊医学体系，造福于广大基层医生，进而造福于广大患者。

中华医学会急诊医学分会主任委员

李春盛

序　言（二）

开展院前急救的系统研究

院前急救是急诊医学中的重要一环，是保障人民群众生命和健康的、不可或缺的前沿阵地。目前我国的院前急救事业还在起步和成长阶段，有许多地方还存在空白，有许多方面还需要进一步探讨和完善。为了提高院前急救质量，提高对危重急症和突发事件患者的现场救援水平，需要我们开展对院前急救的系统研究。

院前急救系统研究可以分为宏观和微观两部分，前者是从120系统整体发展的角度开展的研究，包括院前急救体制、建制、架构、模式、职能、工作内容以及发展方向等方面进行的思考和探讨，后者则是对院前急救过程中的各个环节和细节以及学术、专业技术方面进行的分析和研究。通过上述工作，建立合理的规章制度，制定科学的现场抢救预案、工作流程和操作常规等，以期向患者提供最佳临床决策，尽可能提高院前急救的救治成功率，避免各种失误及差错的发生，最大限度地满足人民群众生命和健康的需要。

本书作者都是从事院前急救工作多年的医生，他们将长期的工作实践磨炼和思考的结晶，以文字的形式奉献给广大同道，力图提高院前急救水平。这样一方面可使急救医生获益，通过建立合理科学的工作程序和法律知识的普及，可以让医务人员少犯错误，少走弯路，减少了医疗事故、差错的发生率；另一方面使广大的患者获益，科学的现场诊断和治疗将最大限度地为群众的生命健康提供保障，同时构建了医患之间的和谐关系。"革命尚未成功，同志仍需努力"。众人拾柴火焰高，让我们行动起来，全方位地开展院前急救的各项研究，把院前急救事业推向深入，推向前进。

北京急救中心党委书记

李*

前　言

——院前急救的"进攻"与"防守"

本书与战争并不相干，为什么要用"攻防策略"作为书名？"攻"就是向病魔发起攻击，为临床医生提供优化的现场急救诊疗决策，挽救患者的生命；"防"就是提高现场急救的科学性、合理性和安全性，保护患者，同时减少医疗差错和事故，保护医务人员自己。本书的内容和目的都贯穿在"进攻"和"防守"之中。

院前急救是在不利的环境下，在危急关头，医务人员在数量和装备的弱势条件下抢救和转运危重急症患者的医疗行动。院前急救作为国家医疗和社会保障体系的重要部分，在急诊医学中占据非常重要的位置。

我从部队医院转业来到北京急救中心急救科从事院前急救工作，至今已经20多年了。当时对这个新工作一无所知。俗话说"没有规矩，不成方圆"。而院前急救在很多情况下就是处在一种缺乏规矩，至少缺乏一个公认的、完善的"规矩"的状态。由于没有操作常规和指导手册，没人知道应该怎么做，也没人告诉我应该怎样做。开始工作的时候，我和其他院前急救医生一样，往往是跟着感觉走，跟着习惯走，跟着经验走。有时患者处在生死关头，而缺乏团队支援的我却束手无措，每每遇到这种情况，我的感觉就像自己是一个在热锅上烙着的馅饼，叫天天不应，叫地地不灵，感受着茫然、无奈、无助的煎熬。相信很多与我有同样经历的院前急救医生会有同感。

目前的医疗行业容不得医生出错，无数案例证明，如果你有过错，你就要对此负责，你就要付出代价，哪怕你的错误与别人的损失无因果关系。然而院前急救是最容易出错的地方。目前我国医院的急诊抢救工作已经形成相对科学和完善的体系，而院前急救则还在"摸着石头过河"，这就是症结所在。在缺乏规章制度和操作规范的情况下，院前急救时医务人员就会遇到很多陷阱。也就是说，有时当你欲做某件事的时候，你不清楚这样做是否正确，是否恰当。那么怎样评价这件事做得对与否呢？通常是看结果。然而同样的做法，在这里和在那里做，或在这个时候做和在那个时候做，其结果可能截然相反，这就给我们带来了极大的困惑。这种盲目状态、无序状态有时使急救医生无所适从，如果稍不留神，院前急救人员就有可能使自己掉进陷阱中。

例如，院前急救时对哪些情况该治疗，哪些情况不能治疗等等存在"盲区"。如果医生对该治疗的患者而没治疗，一旦病情加重，患方会投诉，说你的不作为延误了诊疗，那医生将吃不了兜着走。相反，对不该治疗的情况却在现场盲目治疗，医生就有可能让患者错过宝贵的有效治疗时间，还有可能出现意外情况。就像本书中介绍的一个案例，一名骑自行车摔倒，造成腿部轻度软组织擦伤的患者，医生给他"丹参溶液"静滴，结果输液过程中患者发生过敏性休克死亡，这就是盲目治疗、过度治疗导致的恶果。再如转院，看上去转院很容易，把患者拉上就走呗，其实转院并不简单，如果你把一个病情不稳定的重症患者放在救护车上，就相当于抱着一颗"炸弹"，一旦炸弹引爆，后果不堪设想。诸如此类的事情多得不胜枚举。

院前急救环境有时充满了危险，急救现场有时存在致命的伤害因素，例如2006年乌鲁木齐"120"急救中心在处理交通事故伤员的过程中遭到车祸二次伤害，3名工作人员当场以身殉职。再如，今年中央电视台着火，一名消防队员牺牲，而这种情况也可能发生在院前急救人员身上。然而当前关于急救人员现场急救时自我防护的研究文献还并不多见。

总之，院前急救充满艰难险阻，同时缺乏科学完善的规章制度和法律法规的保障，缺乏急救人员自我保护的研究。在这种情况下，一方面医务人员容易受到现场危险因素的伤害；另一方面，急救人员在工作时就容易犯错误，而我们犯的错误则直接影响到现场急救的诊疗质量，进而危及患者的健康和生命。因此开展院前急救的系统研究，提高院前急救工作及学术水平和自我防护能力势在必行。通过研究，我们要探讨和制定出相对合理的现场急救时的自我防护方法和科学的院前急救操作常规，为急救人员提供优化的现场急救诊断、治疗方案，以提高现场急救的诊断正确率和抢救成功率。同时我们还必须找到现场急救时容易出现的薄弱环节，并将其一一弥补，以减少各种医疗差错和事故的发生率。本书就是从这个出发点所做的初步尝试。

本书是院前急救预案这套丛书的第一本，它不是研究对某一系统疾病的诊疗的。而是从整体上探讨现场急救工作程序、现场急救的科学性和安全性的著作。适用于所有的临床医生，尤其是工作在基层的医生，包括120院前急救系统的医生、二级以下医院的医生、社区的全科医生、广大的卫生所和诊所的医生等等。这些医生的数量最多，工作条件又相对较差，工作时面临的风险也比较大，因此这部分医生的诊疗技能是最需要从理论上和实践上加强和提高的，而医生工作能力的加强，直接受益的则是患者。

本书是作者多年工作实践和思考的结果，书中的很多内容都是作者在多年工作中的体会和心得，因水平有限，书中肯定存在各种不足，敬请广大读者提出宝贵意见。为了提高本书的实用性、可读性和趣味性，我们在书中收录了大量的真实案例，这也是本书的特色之一。在案例中，我们首先介绍事情发生的经过及结果，然后逐一对事件发生的原因做了深入的分析，用"先讲故事，再讲道理"的方式加深读者的印象，让读者记住这些成功的经验和失误的教训。

北京急救中心急救科的杨萍芬主任医师和调度科的付大庆主任医师都是在院前急救岗位上工作了多年的医生，他们也为本书付出了巨大的心血。作为北京市西城区医疗事故技术鉴定专家的杨萍芬主任着重从法律的角度解释了法律与行医的关系，并告诉大家，知法懂法是当前每个临床医生的必修课，而不懂法的医生则势必为此付出惨重代价。

"智者因危难而建安，明者于矫失而成德。"让我们携起手来，通过大家的不懈努力，把院前急救这项事业做大，做强。恢复院前急救在急诊医学中的应有地位，造福于广大患者，同时也造福于广大的医务人员，特别是120系统的专业院前急救人员。由于全世界绝大多数国家的医生都不从事真正意义上的、有组织的院前急救工作，我国应该成为世界院前急救科学领域的领航员。我们有这样的先天优势。种子和土壤都有，但何时开花结果，这有待于耕耘，有待于全体同仁的努力。路是人走的，不走永远都无法达到彼岸，让我们向这个目标迈进。

北京急救中心：冯庚

Email：fenggeng120@163.com

目 录

第一章　院前急救概论

第一节　院前急救的内涵和外延

导读

何谓院前急救？它与院内急救的区别在哪里？目前国际上的院前急救有几种模式？我国的院前急救是怎样创建和运转的？与国外的院前急救相比，我国有什么不同？院前急救的目的和意义在哪里？不实施院前急救行吗？如果您读了本章节就会得到上述问题的答案。

"天覆地载，万物悉备，莫贵于人"（《黄帝内经》）。如果把医学研究和医疗行动比作人类与病魔及死神抗争的战役，那么急诊医学（emergency medicine）就是这个战役的前沿阵地。如果急诊医学是整体医学的前沿阵地，那么院前急救（first aid）就是这个阵地的一线战场。院前急救也称为院外急救或现场急救，生命健康与病魔遭遇保卫战的第一枪往往首先在这里打响。由院前急救、医院内的急诊室和重症监护系统（CCU/ICU）组成的三位一体架构是我国急诊医学和突发健康事件及危重急症救治工作的基本形式和发展方向。

1994 年美国急诊医学会颁布的急诊医学定义为：急诊医学是一门对于非预期的伤或病提供立即评估处置治疗和预防的专门学科。其服务范围为各个临床专科（内科、外科、妇产科、儿科、五官科）的急性病或慢性病急性发作，急性中毒，创伤，环境伤害的救治，如中暑，低温，触电，中毒，以及成批伤的救护，紧急医疗救援服务。由此可见，国外把急诊医学的范畴定义为医院急诊科与院前急救服务系统（EMSS）主要负责医院内、外的急诊急救包括灾难处置的紧急医疗救援。

当重大健康意外事件发生时，对于危重急症患者来说得到救助的时间至关重要，有人说发病 1 小时内危重患者得到抢救的时间为黄金时间，6 小时内为白银时间，6 小时以上则可称为"白布单时间"（死亡时间）了。由此可见此时院前急救医务人员的责任重大，他们在瞬间的作为往往能够决定患者的命运，早治则生，晚治则亡，正确则生，失误则亡。然而我国的院前急救存在两大薄弱环节：

首先是体制和程序方面，当前在我国的医疗体系中，医院的急诊抢救工作已经步入正轨，基本形成了相对完整而科学的工作和研究体系，而院前急救在很多地方则还在"摸着石头过河"，尚处在发展的初级阶段，从硬件条件的组织架构、技术装备、人员配备、机构建筑、急救物资数量及分布等，到软件条件的各种规章制度、工作程序、操作规范等诸多方面，到目前为止还没有真正形成一个公认的科学体系。

第二就是院前急救人员的技术素质问题：从事院前急救工作的医务人员大多为基层医生，如社区的全科医生、诊所医生、单位医务室的医生、部队门诊部、卫生所及卫生队的医生以及 120 系统的专职院前急救医生等，而多数情况下受过专门急诊教育和培训的、有丰富急诊经验的医院急诊科医生则不会出现在事件现场。加强这两个薄弱环节是我国院前急救发展的主要方向，是我们的工作内容和努力目标。

"如果我是一名急救医生，或者我虽然不是专职的急救医生，但我突然遇到了紧急情况，在患者的生死关头，我应该怎样做？"这是本书的每个读者今后可能面对和应该思考的问题。《孙子兵法》云："知己知彼，百战不殆"。在情况复杂、瞬息万变的急救现场，急救者应该做到心中"有谱"，应该清楚自己在事件中的位置和职责，应该了解自己的薄弱环节，应该知道自己能够做什么，必须做什么，不能做什么……，以竭尽全力地挽救患者生命。由此衍生出如下诸多问题：

什么是院前急救？院前急救究竟有多重要？

院前急救与院内急救有什么不同？它的特点和难点在哪里？

什么样的医生才算是好医生？一名合格的急救医生应该具备哪些素质？

　　院前急救工作的合理程序和基本步骤是什么？怎样为患者提供高质量院前急救服务？怎样应对大规模突发健康意外事件？我们应该做什么？不应做什么？应该先做什么，后做什么？怎样做才是最佳的行动决策？

　　院前急救时常见的工作漏洞或薄弱环节有哪些？怎样在院前急救时尽可能避免或减少失误、差错和医疗事故的发生？

　　急救现场有什么风险？怎样在院前急救的恶劣环境中有效地保护自己？

　　哪些法律法规是急救人员必须掌握的？解决医患纠纷和医疗诉讼的基本程序是什么？怎样运用法律和法规，并以此作为保护自己和患者权益的盾牌？

　　还有……？

　　本书试图对上述问题加以研究和讨论。

一、何谓院前急救

　　1964 年 1 月，英国医生 Pan Tridge 等在北爱尔兰的贝尔法斯特市（Belfast）首次创建了以救护车为运输工具的流动监护病房。救护车上配备有心电图机、心电监护仪、除颤器以及大量药品。医务人员随车出诊，在接到电话后，多数情况下能在 15 分钟内赶到发病现场。经现场抢救后，患者再被送往医院。由于实行了这种措施，在这个城市，急重症患者的死亡率大大降低，受到世界瞩目。

　　从那时起，院前急救事业形成雏形，并逐渐脱颖而出，成为新兴的急诊医学的一门分支。1973 年美国科学院和国家研究院开始评估、分析和总结院前急救工作，并于 1973 年经美国联邦政府及运输部的批准建立了具体体现院前急救的急救医学服务体系（emergency medical service system，EMSS），并于 1981 年交付于各州政府管理。

　　2001 年我国卫生部《关于印发卫生事业第十个五年计划纲要的通知》（卫规财发〔2001〕206 号）明确指出：“院前急救医疗是卫生事业的重要组成部分，是由政府主办的非营利性公益事业，是社会保障体系的重要组成部分。”从此各地区先后开始了大规模的急救医学服务体系的规划和建设。目前，我国已经基本形成了省、自治区、直辖市，地、县三级城市院前急救服务网络体系，其中以 120 医疗呼救电话作为启动源，由各地的院前医疗救援单位为实施主体，以急救医生为主要实施人员，以救护车为主要载体和机动工具，为患者提供现场紧急医疗救援，在救死扶伤、保障生命、缓解痛苦的急诊医学救援中发挥着极其重要的作用。

（一）院前急救的工作性质和救助对象

院前急救是医务人员在患者入院前对伤病者实施的一种有确定时间、空间和过程的职务行为，其工作性质和救助对象可分为两部分。

1. 常态普通事件的常规医疗服务　常态普通事件是指群众在正常的生活和工作中个体发生的健康意外事件，包括急症和意外伤害两类。前者见于突发的急病或慢性病急性发作，后者为非疾病因素导致的伤害，如外伤、溺水、触电、中毒等。常态普通事件有两个要素：其一它是在正常的生活和工作中发生的；其二是事件的规模较小，多为单个发生或伤病者不超过 2 人，故造成的影响较小。对常态普通事件的伤病者实施的现场急救，以及实施其他与医疗相关的各项事宜，如转运患者等，是院前急救人员日常工作的主要部分，属于正常状态下的医疗服务，这类服务在院前急救人员的工作中占绝大多数。

2. 突发群体事件的紧急医疗救援　突发群体事件是指突然发生的、由各种自然或人为原因所引起的、非意料之中的威胁群体人员健康、生命以及财产，并能够造成一定影响的事件。我国的相关法律法规和应急预案将突发群体事件分成 4 类：第一类为自然灾害，如水灾、地震等；第二类是各种事故及灾难，如危险化学品事故、道路交通事故等；第三类是公共卫生事件，如重大传染病疫情、食品安全事故等；第四类是社会安全事件，如公共场所滋事事件、凶杀和斗殴等。突发群体事件有两个要素：其一它是一种非正常态情况下突然发生的事件，其二它的危害大，危及人群多（3 人以上），造成的影响大。对这类事件相关受害者的医疗救援也是 120 系统院前急救人员的工作范畴。

（二）院前急救的内涵和外延

院前急救有两个内涵，狭义的院前急救是指国家专职的急救医学服务机构（EMSS），在有的国家称为急救反应机构（emergency response system，ERS）的医务人员或相关人员所从事的对突发急症和各种突发公共卫生事件的紧急医疗救援。

1. 院前急救的含义

（1）狭义的院前急救　指以120为主要标志的专职的院前急救，根据卫生部1986年卫医字1号和邮电部1986年的18号文件，全国各地相继建立了以院前急救为主要工作内容的急救中心或急救站，使用的急救电话号码统一规定为"120"。形成了统一的以"120"急救电话为启动源的院前急救体系，实现了对在医院外发生的急症和危重疾病、重大灾害和意外事故的现场紧急医疗救援。这标志着我国的院前急救医疗已形成了良好的开端。

120系统专门受理患方打来的医疗急救求助电话，然后迅速做出反应，派出医务人员随救护车赶赴发病现场，为患者提供现场紧急医疗救援，然后根据情况将其送至相关医院。从受理120急救电话到急救人员到达现场，这个时间段称为"急救反应时间"，该时间的长短将直接关系到患者是否能得到及时的救助，因此如何缩短急救反应时间是120系统需要认真探讨的重要课题之一。

（2）广义的院前急救　是指针对所有患者在入院前进行的紧急医疗救治活动。提供这种医疗救援服务的不仅限于120系统的医务人员，而是囊括了所有区域的非医院的卫生服务人员，包括在社区卫生服务中心工作的全科医生、部队卫生队的医生、各个基层单位卫生所的医生以及诊所医生等。

从这个角度看，院前急救涉及的患者数量之多，地域范围之广，参与救援的医务人员的数量之多，这是任何一所或几十所、几百所大医院相加都望尘莫及的。而对于大规模的突发群体事件（如地震、海啸等）的医疗救援，往往要动员一定区域甚至全国的医疗急救资源和力量。因此把院前急救仅仅限定在120系统的服务范围之内的观点是片面的。

2. 院前急救的核心工作内容　作为医疗和社会保障体系的重要部分，院前急救是一门涉及多个医学专业的综合医学学科，它的研究和应用范围涉及到各科的突发急症、慢性病的急性发作和加重、各种威胁生命和健康的生活意外事件以及各种突发事故及灾难的紧急救援，是学科交叉很广的应用医学，在急救医疗体系中占据非常重要的位置。院前急救的核心内容可以用16个字概括，这16个字是：

"抢救生命，缓解症状，稳定病情，安全转送。"（To save lives, mitigate

symptoms, stabilize illness and transfer patients safely)

3. 院前急救模式　院前急救在不同的国家和地区有着不同的模式和特点。目前国际上主要分为以中国、法国和德国等少数国家为代表的"中法德模式"（或称执业医师模式），和以美国和英国等大多数国家为代表的"美英模式"（或称非执业医师模式）。中法德模式的精髓是"stay and stabilize"，其含义是将急救医生送到事故现场进行就地救治，强调的是"救"，即提供高质量的现场急救服务，稳定患者病情，然后再将其转送至医院；英美模式的精髓则是"scoop and run"，强调的是"急"，即在现场实施初级处理后尽快把患者送医院。因此他们仅派非执业医生的急救员或经过培训的消防员在现场进行初步急救，强调的是尽快将患者送达医院，到医院再实施高级生命支持。

多数发达国家还有非常健全的急救网络和各种急救组织，除了专职的院前急救机构外，消防部门、私人救护车公司、红十字会、公民保护协会、家庭医师等共同协作和参与了对普通疾病和突发群体事件的现场急救，此外能够做到急救信息共享也是提高院前急救质量的重要内容，例如法国绝大多数的医院与专职的院前急救机构 SAMU 实现了信息共享，在 SAMU 调度中心的计算机网络上随时都可以查到各个医院的急诊室的工作情况、SAMU 对其的调度情况、各科室住院患者人数及空床数等。调度医师可根据各个医院的具体情况实现统一调度，有利于急救资源的优化。总之，丰富的急救资源和高效的组织管理形成了发达国家院前急救的优势，在所有组织和部门的共同努力下，绝大多数情况下能够满足人民群众生命和健康的基本需要。

世界上大多数发达国家和我国的港澳台地区都属于美英模式，医生（doctor）一般是不担任专职随救护车出诊抢救任务的，取而代之的是被称为"健康服务人员（health care provider，HCP）"或更高级一些的"医务辅助人员（paramedic）"。美国的医务辅助人员从高中毕业生和大学生中考取，并且被分为若干等级，初级急救员培训 80～100 小时，高级急救员则需培训 600～1000 小时，经国家统一考试后发给证书后才能上岗工作。所有的医疗救援人员虽然不是医生，但均受过严格的初级急救训练，可以从事心肺复苏、电击除颤、外伤处置以及患者转运的工作。发达的立体交通及良好的通信联络设施似乎可以弥补这些非医生的急救者专业技术上的不足。他们一般被归属在当地的消防系统,医疗急救求助电话号码也多为911,与消防队相同。

在法国和我国,担任院前急救的是正规的医生。我国的《执业医师法》明确规定,从事院前急救的医疗救治队伍主体必须是执业医师。在接到医疗求助电话之后,电话受理人员首先对病情进行初步分析判断,然后酌情从最近的地点派出适合患者的救护车。对于危重症患者来说院前急救技术水平至关重要,派出正规医生出诊,体现了我国政府和医疗卫生领导部门对广大患者的重视和关怀。

(三) 我国院前急救的基本情况

我国不同地区的120院前急救建制模式也不尽相同,有的院前急救部门是一个独立的综合体,有的依附于一所大型医院,有的则是单纯的医疗急救指挥系统等等。从全国范围的角度上看,我国各地的院前急救发展很不平衡,多数地区主要是以快速转运为主,现场治疗为辅。但随着国家的发展,国力的增强,不少地区的院前急救机构在现场为患者提供优质高效的抢救也越来越成为现实(表1-1)。

表1-1 我国院前急救职能部门的类型和特征

类型	特征和职能
独立型	急救中心受相应地区或市卫生局领导,有独立的院前急救及院内治疗体系,日常工作是受理相应区域的120电话并提供院前急救服务,有自己的救护车和院前急救人员,同时有自己的院内病房,能够收容一定数量和某些种类的患者
依托型	急救中心依托在一所大型综合医院,属于该医院的一个职能部门(急诊科),日常工作范围是提供院前急救服务并可把患者运送至本单位诊疗
指挥型	急救中心自成体系的独立指挥系统,而无自己的现场急救人员、设备、救护车和院内病房,日常工作是受理120急救电话并协调.调动该地区其他医疗部门的医务人员和救护车以提供院前急救服务
院前型	急救中心有自己的指挥调度系统及院前急救服务人员、设备和救护车,急救单元及救护车通常分散在各个医疗单位附近,日常工作是提供院前急救服务,并将患者运送至各个医院,急救中心本身无收容患者住院诊疗的能力

院前急救模式是什么类型的不是特别重要，重要的是能否对突发的公共卫生事件和急危重症作出快速有效的反应，能否缩短急救半径，减少急救反应时间，让医务人员在最短的时间内到达发病现场和提供高水平的现场急救服务，在这些方面我们任重而道远。

目前我国的院前急救事业取得了长足的进步，各级政府也加大了对公共卫生事件救援机构紧急医疗救援中心建设的投入，未来数年内国家将投入数十亿元来加强各级紧急医疗救援部门的建设。

根据国家发展改革委员会和卫生部颁布的《突发公共卫生事件应急条例》和《突发公共卫生事件医疗救治体系建设规划》中的项目建设的指导原则和基本标准，在 50 万人口（城区人口，下同）以下的城市，紧急医疗救援中心的建筑面积应为 $800m^2$，配置救护转运车 4 辆，其中负压车 1 辆；在 50 万～100 万人口的城市，紧急医疗救援中心的建筑面积为 $1200m^2$，配置救护转运车 8 辆，其中负压车 1 辆；在 100 万～200 万人口的城市，紧急医疗救援中心的建筑面积应为 $1800m^2$，配置救护转运车 15 辆，其中负压车 2 辆；在 200 万～400 万人口的城市，紧急医疗救援中心的建筑面积应为 $3000m^2$，配置救护转运车 30 辆，其中负压车 3 辆；在大于 400 万人口的城市，建筑面积 $5000m^2$，配置救护转运车 50 辆，其中负压车 5 辆。在经济发达的特大城市的紧急救援中心，应装备卫星定位系统。相信在不远的将来，我国的院前急救事业将更上一层楼。

二、院前急救的重要性

从医学整体的角度看，院前急救仅仅是全部诊疗过程中的一个时间段，从时间的量化上看它的确很短，有时甚至不到整个伤病诊疗过程的百分之一甚至千分之一。有人戏谑地将院前急救比喻为两军对垒时程咬金的"三板斧"。请不要看轻这三板斧，对于突发的急危重症患者来说，院前急救至关重要，"入院前，入院前，危重患者的鬼门关"这句话并不是危言耸听。正如一位重症支气管哮喘患者同时又是某传媒大学的资深教授经过院前急救症状终于缓解后对作者所说的："你们一来，我的心就放下了一半，救星到了！"

这种把院前急救人员当救星而焦急企盼的感觉一般人是无法理解的，只有危重急病患者和他们的亲属才能体会到这种心情。若干研究显示，院前急救质量可从根本上影响患者的转归。特别是在处理致全世界死亡和残疾的首要原因的创伤时，院前救治更是不可缺少的。

　　院前急救的重要性远远超出了很多人的想象，首先它的责任重大，突发群体事件对人民群众的生命财产危害大，可以想象如果没有院前急救那将会是什么样子？院前急救有巨大的急诊患者数量：由于大多数急症时都在医院以外发生，故需要得到院前急救的患者大大多于在医院发生的急诊患者。就心搏骤停和猝死举例，根据美国及我国的临床资料，西方国家猝死目前约占心血管病死亡率的20%，在北美和欧洲每年都有60余万人发生猝死。我国每年有180万人发生猝死，平均每分钟有3、4人因各种原因的疾病而猝死。

　　大量的临床资料表明因病死于院外者占72% ~ 80%，需要进行现场紧急复苏的患者大大多于院内。其他的急症如急性冠脉综合征、急性左心衰竭、各种急性心律失常、各种急性脑血管病及支气管哮喘等致命性疾病的大多数患者都是在院外发病。就拿北京来说，北京市两个院前急救系统（120、999）2007年的日平均呼叫量为5000次，年出车量接近40万次，而且这个数据还在上升，如北京市120系统的急救呼叫量以每年23%的幅度逐年递增。

　　院前急救的主要内容分为两部分，即一般状态下的普通健康意外事件（如突发急症及外伤等）和突发群体事件。先来看一下突发群体事件。就拿2005年举例，据健康报2007年的统计数据，2005年我国全国发生各类突发群体事件540万起，造成直接经济损失超过3000亿元。其中较大的自然灾害发生437起，安全事故71万余起，突发公共卫生事件报告1631起。这一年突发群体事件造成大约20万人死亡，数倍于这个数字的人员受伤。而这些伤病者都基本属于院前急救的范畴。这还算是小数，相比之下更多的是对平素突发急症患者的急救，常态下需要院前急救服务的患者要数倍于突发群体事件。

　　从对各种突发群体事件的紧急救援，到对平素的突发急症和外伤现场救治，都直接关系到患者以及他们家人的命运。很多患者就是由于没有意识到院前急救的意义，没有在第一时间实施医疗呼救，从而没有得到及时正确的院前急救而丧失了本不该失去的生命，这种悲剧一再上演，令人扼腕叹息（参阅案例1，永远的遗憾）。

　　有时即使患者实施了医疗呼救，但急救人员提供不了高质量的现场急救服务，患者同样可能遭到不应有的惨重损失。就全国范围而言，由于伤病者的数量很大，未得到现场急救或得到低质量的现场急救势必导致不可估量的损失，而这种损失的惨重性和院前急救的重要性到目前为止并未被一些有关部门和很多群众充分认识。健全和完善院前急救体系，建立一支高素质的专职院前急救队伍，培养和提高广大基层医生对急症的诊疗水平，制定出一套科学的、完整的院前急救应急预案是国家卫生行政部门和120系统的管理人员需要考虑和实施的当务之急。

　　依照传统观念患病之后去医院看病是天经地义，但是有时发病后救治的首要程序不是送患者去医院，而是必须实施就地抢救，患者根本来不及去医院。比如心搏骤停发生后如果把患者送医院，其绝大多数情况下的结果只能是死亡，这是由于心搏骤停发生后留给我们抢救的有效时间仅有几分钟，如果失去了这几分钟，就会导致最严重的后果。再如急性冠脉综合征发生后也不能随意自行送患者去医院，因为在突发的严重心肌缺血的早期，患者的心电活动十分不稳定，在这个时期任何一个增加心肌耗氧量或扰乱心脏节奏的活动都有可能导致患者病情恶化，甚至诱发恶性心律失常，使患者猝死的可能大大增加。所以此时稳定病情是当务之急，由于发病后患者不合理举动导致的悲剧不胜枚举。

　　在2005年的国际心肺复苏和心血管急救指南专门针对急性冠脉综合征诊治的第8章的标题就是"stabilization of the patient with acute coronary syndromes"，文章用了"稳定（stabilization）"一词，而不是"治疗（treatment）"。此时最佳的应对方法是使患者静卧、服药并等待医生。经过专业人员的现场急救，特别是在有心电监护－除颤装备的医务人员的护送下方能去医院，只有这样才能把急性冠脉综合征导致猝死的可能性降至最小。因此大医院心血管专家提出的"有胸痛，上医院"这句广为宣传的口号应改为"有胸痛，叫医生"。

案例1　永远的遗憾

当重病突然降临时，是急忙去医院，还是叫医生来，许多人的第一反应是选择前者。而有些时候恰恰是因为急着去医院才出事的。凌晨1点55分，刘先生在家中看电视时突然感到心里发闷，他连鞋都来不及穿就向门外跑去，边跑边对妻子喊道："快送我去医院。"几分钟后两人驱车来到医院，刘先生还自己走到了二楼的急救室，到医院时还喘着粗气。凌晨2点55分，医生宣布刘先生抢救无效死亡。

点评：刘先生猝然离世留下了巨大的遗憾，作为从事院前急救工作20多年的急救医生，我更多感到的却是惋惜，也许恰恰就是刘先生发病后不恰当的自救行动促使他走上了不归之路。有的病发病后患者必须就地得到抢救，否则可能产生严重的后果，甚至付出生命的代价。突然发作的心脏病尤其如此，为什么呢？

在突发的心脏病中，最多的是急性冠状动脉供血障碍，刘先生所患的急性心肌梗死就属于这类疾病。突然缺血导致心脏的氧气和能源供应锐减，从而使心脏的代谢和功能发生了全面失调，此时患者处于十分危险的境地。尤其在发病的第一个小时，由于患者还不能适应这种突发的缺血情况，就容易发生致命性心脏电活动紊乱，患者的心脏从有规律的整体的搏动变为无规律的胡乱收缩，这种情况称为"心室颤动"（简称室颤）。室颤发生后由于心脏丧失了泵血能力，患者的血液循环立即失去动力，处在停顿状态，全身各个器官马上严重缺氧，如果不在4分钟之内得到正确抢救，就会坠入死亡的深渊。在冠心病猝死的患者中，三分之二是死于发病后的第一个小时，其中绝大部分是死于室颤。因此防止室颤的发生是心脏病发作后的当务之急。应该怎么做呢？

请记住8字诀：静、卧、呼救、吸氧、服药。也就是说发病后患者应该冷静，尽量避免紧张和焦虑，就地采用卧位或半卧位休息，还要立即呼叫有除颤设备的专业急救人员（拨打120急救电话），有条件者可以吸氧，同时服用相关药物，常用的有效药物是硝酸甘油片舌下含服。这样做的目的就是最大限度地稳定病情，降低心脏耗氧量，从而防止室颤的发生。要知道在突发心脏缺血时，患者任何细小的不正确的行为如紧张、焦虑和各种体力活动等，都势必增加心肌耗氧量，使患者已经不堪重负的心脏雪上加霜，甚至可能促发室颤，导致死亡。刘先生发病后不顾一切地向医院跑，还自己步行上了二楼，这些都是心脏病发作后患者行为的大忌！如此举动导致如此后果，令人扼腕叹息。

（冯　庚）

第二节　院前急救的核心理念
—— 一个中心、四项基本原则

导读

任何一门科学和工作都有其精髓或称为要点（key），那么作为向群众提供现场紧急医疗救援的院前急救也有自己的要点，如果用最简单的话语概括院前急救的要点，用4个字就足够，这4个字就是：生命支持。将其扩展开来就是院前急救的一个中心和四项基本原则。院前急救人员应该遵循这些要点，落实这些要点，所有的工作都应该围绕这些要点进行。本节对这些要点进行了深入讨论。

对突发的危重症患者实施院前急救是急诊医学的一门较新的、正在发展和不断完善的分支，其重要性不言而喻。许多患者突发急症后在到达医院前已经死亡或濒临死亡，其中最重要的原因之一就是没有得到及时正确的院前急救。尽管在院前急救这门学科中有很多策略需要研究，有许多课题需要探讨，有许多规章需要制定，有许多方法需要改进，有许多措施需要提高，但有一个中心和四项重要原则却贯穿始终，不可改变。

一、一个中心——维护患者的生命

在任何时间、任何地点、任何情况下，院前急救的一切工作皆应以保障和维护患者的生命为中心。人最宝贵的是生命，正如一首小诗所说："世界少了我，其实无所谓。我若少了我，还剩下什么？"对于患者本人来说，生命就是他（她）的一切。对危重急症患者来说，院前急救工作的主要目的是拯救生命，缓解痛苦，争取时间，改善预后。其中最重要的就是挽救和维护患者的生命。

换言之，院前急救的核心内容就是最低限度地延缓或制止院外死亡的发生，力争把活的患者送到医院。所以，以维护患者的生命为中心是院前急救的核心原则，也是它的终极目的。专业和非专业院前急救人员必须时刻牢记这个中心，所做的一切都必须围绕这个中心，所有的一切院前急救行动都必须从这个中心出发，为这个中心服务，如果其他目的与这个中心发生冲突时则必须为其让位。

二、四项基本原则

院前急救的四项基本原则是由"一切以患者的生命为中心"的宗旨衍生而来，它们是院前急救的特殊客观条件和工作特点所决定的，因此是每个院前急救人员都必须贯彻执行的基本工作准则。

（一）对症治疗原则

对症治疗原则是指院前急救时急救人员对危重症患者实施的治疗行动，主要是针对"症状"而不是针对"疾病"，也就是说院前急救的主要目的不是为了"治病"，而是为了"救命"。由于院前急救的医疗条件很差，各种辅助检查手段的匮乏，加之时间的紧迫等原因，使急救人员不能像在医院里那样按部就班地为患者实施各种常规和特殊检查，故常常不可能在短时间内对突发的急危重症的病因做出全面地了解，因此不能要求急救人员必须在短时间内作出正确的现场诊断。

在诊断不清的情况下对症治疗则成为院前急救时稳定病情、争取时间的主要手段。首先根据患者的主要症状来确认治疗方向，然后采用相应的措施稳定患者的生命体征，在入院前最大限度地维护和保障患者的生命。比如对不明原因昏迷患者，院前急救首要做的是保持患者呼吸道通畅，防止窒息发生，而不是寻找昏迷的原因；对高热惊厥患者则首要任务是降低患者体温，而不是弄清发热的根源；对休克的患者则要酌情应用扩容及血管活性药物来提升患者血压；对严重快速心律失常患者要降低患者心率，否则患者可能出现心力衰竭、休克等情况使病情恶化；对严重缓慢心律失常患者要提升患者心率，否则患者可能发生心源性晕厥等。

这种"头痛医头，脚痛医脚"式的对症治疗是院前急救的特殊性决定的，但是从医学的整体来看，对症治疗在任何时候都是不得已而为之，是权宜之计，有目的的对因治疗才是治疗疾病的关键。现场急救治疗方针的制定必须建立在客观的、科学的临床分析之上，院前急救医生应在对症治疗的基础上尽可能地了解和分析患者的病因，作出正确的病因判断，进行病因治疗，从而提高疗效，降低不良反应的发生率，这样才能从根本上解除患者的病痛，取得较好的疗效。

（二）拉起就跑原则

第二个原则是"拉起就跑"，它指的是对某些特殊情况的患者，现场不必实施任何治疗，应该立即送患者去医院。例如对一个面部、颈部严重烧伤的患者，院前急救能做什么？没什么有效的治疗措施，这时只能争分夺秒送患者去医院，如果在现场做无谓停留，一旦患者发生呼吸道肿胀进而窒息，将危及患者生命。

有时内科情况也是如此，如急性心肌梗死合并心源性休克，这是情况极其危重疾病，其死亡率高达80%以上，那么怎样做才能尽最大可能帮助患者避免死亡呢？答案是在主动脉气囊反搏的支持下行介入再灌注疗法（PTCA或安放支架），只有这样做患者才能有一定的生还希望。但是如果急救医生为实施某些治疗而让患者长时间滞留在现场，并期望通过现场治疗缓解病情后再送其去医院，这样做只能葬送患者的生命。无数案例对"拉起就跑"的原则做了血和泪的诠释，请看案例2："我该怎么办？"。

案例 2　我该怎么办?

这是一个120院前急救医生的自述:某年某月某日,某市的一个居民小区发生了一起抢劫杀人案。两名歹徒在上午9时尾随买菜的小保姆来到了小区某楼的一家住户门口,当小保姆刚打开门时歹徒就闯了进去,当时室内有一对30岁左右的夫妇尚未起床。在搏斗过程中这对夫妇受到严重的创伤,而歹徒得手后仓皇逃窜。

大概在9时30分左右,我和另一家医院的医生接到指令出车先后赶到了出事小区。事故地点在三楼,但当我在小区保安的带领下跑到二楼时在楼梯上发现了第一名患者,一个穿着背心和短裤的青年女性半仰半卧在楼梯的拐角处,她已经失去知觉,浑身是血,全身皮肤惨白,仅有间断微弱的下颌呼吸。就是她忍着严重的刀伤爬出来求助报警的。由于已经知道共有两名患者,于是我对在我身后的另一家医院的那名医生说:"你赶紧把她送医院。"说完我就向三楼奔去。进屋后我发现一名中年男子侧卧位蜷缩着腿躺在床上,身上盖着毯子。我问什么话他都不答,只用眼睛直盯盯地看着我。我掀起毯子,发现他的腹前有一堆肠子,歹徒用匕首把他的腹腔刺破了。此时我让保安再去找几个人,几分钟后增援的人赶到,七八个小伙子在我的指挥下用床罩把患者原封不动地抬下楼来。

当我把患者安顿在救护车上,正准备关车门走人时,突然发现另一家医院的救护车还没走,载着患者的担架甚至还没上救护车!那位医生正在救护车旁给担架上的患者做静脉穿刺。由于大量失血,患者静脉血管不能充盈,因此反复穿刺仍未成功。当时我很急,对着那个医生喊道:"你还扎什么呀,还不把她送医院!"喊完我就上了自己的救护车向医院奔去。随后那辆救护车的医生也停止了现场穿刺治疗,把那位女患者送到医院。数天后整个事件见报,其结果是:男患者获救脱险,女患者因失血过多于当日死亡。

点评：事后急救医生对此事件进行了长时间的反思，唐代大医孙思邈说过："人命至重，有贵千金。"院前急救时我们怎样才能最大限度地维护患者的生命呢？就拿这个事件来说，那位严重外伤性大出血的女患者需要的是什么？是补液吗？答案显然是否定的，这种情况下补液不但无益，反而有害，在患者大量失血同时血管系统的完整性遭到严重破坏且尚未得到修复的情况下，此时补液则只能促进红细胞进一步丢失，从而加重病情。患者需要的是血而不是水！此时真正能够救命的只有两种措施，那就是手术止血和输血，遗憾的是院前急救时这两点都做不到，我们没有那样的条件。这个时候必须争分夺秒把患者送到有能力实施这两种措施的医院，如果在现场实施所谓的无效治疗如输液，甚至用升压药等，不但于事无补，而且还可能加重病情，最重要的是无谓治疗浪费了有限的、宝贵的时间，使患者丧失可能仅有的一线生机。尽管我们对这个病例不能武断地把患者死亡简单归结于送医院的延迟，严重伤势可能是导致她死亡的主要原因，但我们绝不能忽略时间的价值。

"拉起就跑"的原则是指对一些在现场无法作出准确判断、无法采取救治措施或即使采取某些急救措施也无济于事的危重伤病，应该尽快将患者送到有条件治疗的医院，不要在现场作无价值的检查和抢救。时间就是生命，院前过长的无谓耽搁将违背"以患者生命为中心"的宗旨，使早去医院可能还有一线救治希望的患者断送仅有的生还可能。

总之，院前急救时对危重患者只要诊断不清，只要无法确认治疗方向，只要缺乏行之有效的救治措施，都适用"拉起就跑"的原则，此时应争分夺秒送患者去医院，有时可以边抢救边送医院。院前急救人员绝不能只追求经济利益或以其他理由盲目对危重病患者进行现场救治，拖延送院时间，否则可以认为是不可饶恕的错误。至于哪些情况的患者适用于拉起就跑的原则，将在本书第五章第四节"患者送院及转运原则"中详细讨论。

对没有救护车的非专业急救的医疗单位如医务室、卫生所等同样也适用于这个原则，现场如果无有效治疗手段且120系统对此也无能为力时就要尽快将患者送院。此时要估算叫120的救护车送患者快还是用自己的车送患者快，哪种方法快就选择哪种。对于危重症患者，请不要忘记要在途中尽快通知目的地医院，告知病情和预期到达时间，让医院急诊室充分做好准备，这样才能最大限度地挽救患者生命。

（三）就地治疗原则

就地治疗原则是指对某些危重急症，院前急救人员不能简单地把患者拉走了之，而是必须在现场采取急救措施，待患者病情基本稳定后才能将其送医院。

例如对心搏骤停患者，如果不做心肺复苏就把患者拉走送医院，那么患者必死无疑，因为一般情况下（环境气温22℃）心搏骤停发生后留给医务人员的有效抢救时间是4分钟，超过这个期限，患者将因脑坏死而发生不可逆转的死亡。再如对急性冠脉综合征患者，院前急救人员也不能不做处理就送患者去医院，而必须在现场采取稳定病情的措施，如吸氧、建立静脉通道、应用抗血小板、扩冠及其他药物，以及实施心电监护等。如果不实施上述措施，盲目送患者去医院，就会把患者置于危险境地，甚至可能诱发恶性心律失常乃至猝死。

对于急性中毒患者，现场如有有效的排毒措施，也应立即实施，如果不这么做，在送院途中毒物被继续吸收，就会导致患者中毒加重，甚至死亡。因此某些情况必须要首先实施现场急救，如果时间紧迫，至少应该边急救、边送院。

此外，在某些特殊情况下也需要展开治疗，哪怕是"安慰性"治疗。安慰性治疗是指明知患者生还无望，但也要尽最后的义务实施抢救。这种治疗的安慰意义要大于它原本的医疗意义，它能帮助家属减轻因亲人猝死导致的心理危机。否则，由于患者家属在丧失亲人后的不理智行为能生出很多不应有的麻烦（参阅案例3：一场没有赢家的诉讼）。至于哪些情况的患者适用于就地治疗原则，请参阅本书第五章第三节的"危重症现场治疗原则"。

案例3　一场没有赢家的诉讼

患者，男性，72岁。某日早晨6时被发现倒在一处偏僻地段的公共厕所的便池内，具体发病时间不详。素不相识的目击者打电话呼叫120。10分钟后救护车到达现场，急救医生不顾肮脏，把患者从便池中拉出。查体：患者浑身秽物，颜面及口唇青紫，皮肤有紫色斑纹，无呼吸运动，瞳孔散大固定，无对光反射，听诊无心音，心电图呈直线。由于患者明显具备死亡的特征且有死亡时间较长的证据（尸斑出现），加之现场无患者家属或认识他的人，故急救医生未作现场急救，而是呼叫了110，警察到后经检查排除了刑事案件的可能。在警察的建议和协助下，急救医生把患者送到附近某医院的太平间。事后找到了患者家属，但他们极为不满，认为是急救医生未实施现场急救才导致患者死亡，故多次来到当事的120急救机构交涉，并要求巨额赔偿，虽然医方做了反复大量的解释，但双方始终未能达成一致，最后患者家属将急救医生所在单位告上法庭。法庭经过审理得出结论，其结果是原告败诉。

点评：这是一场没有赢家的诉讼，双方都在这场漫长的过程中耗费了大量的精力、体力和时间。尽管医方胜诉，但他们并不感到轻松，尤其是当事的年轻的急救医生深感受到伤害，开庭时的一次次到庭，一次次对置，一次次解释使她几乎焦头烂额，她事后的体会是人难做，医难行，甚至产生了改行的念头。从法律上看，急救医生的做法无可指摘，法律没有对已经有生物学死亡的确凿证据并且死亡时间较长的人必须实施抢救的规定，故原告败诉也在情理之中。但从结果上看，急救医生的工作漏洞却是这场无谓诉讼的原因之一。假如她当时对患者实施了哪怕是"死马当活马医"式的"急救"，就不会有事后的麻烦了。有时院前急救形式上的含义能够超出医疗本身的意义，此时急救的含义不仅仅是救死扶伤，有时还能起到告慰亲属，安抚心灵的作用。如果患者有抢救价值而你没抢救，那么胜诉的肯定是原告！你就要承担由此造成的一切后果。

其实，在院前急救中有大量的该治疗而未实施治疗的情况，我们为此深感忧虑，一旦患者病情恶化甚至死亡而家属提起诉讼的话，急救医生就必须承担法律责任。违背就地治疗原则的原因是多方面的，有学术方面的（不敢治疗或不知道哪些情况必须治疗等），还有其他原因如责任心差等。面对危重急症患者，该治疗而不治疗，这是对生命的漠视，必须予以谴责和纠正。我们应该充分吸取教训，提高自己的专业技术水平，以免授人以柄，自招其害，更重要的是保障患者的生命安全。

（四）全力以赴原则

美国霍普金斯大学医学院的 Tina Newman 医生在谈到医患如何共处时指出："由于急诊医学的特殊性，急诊医师需在有限时间内处理大量可能患有完全不同种类、发展程度各异疾病的患者。患者往往经历着生命中最脆弱、最无助的时刻，这不仅是所患疾病本身所致，而且是因为患者对突然发生的疾病毫无思想准备。不论诊疗成效如何，只要患者及其家属觉察到急诊医师心不在焉，他们就会诉诸法律。"

全力以赴原则是指院前急救人员要本着对危重症患者的生命高度负责的精神，在实施院前急救特别是生命支持中要全力以赴，尽其所能，在每个环节上都要竭尽全力，这样才能提高院前急救的有效率和成功率，最大限度地造福患者。不能以院前急救条件差为借口敷衍了事，或轻易放弃抢救，或仅仅对患者起到解决交通工具的作用。有一句名言叫"魔鬼藏于细节"，在细节上做得不够就不是全力以赴，一个小的细节做得不够，就可能成为导致木桶漏水的"短板"。

全力以赴就是要在现有条件下尽其所能实施全方位的治疗，把对患者有利的各项措施充分做到位，而不是挂一漏万，顾此失彼。例如对急性冠脉综合征患者的院前治疗要从多方面入手，忽略其中任何一项措施都可能引发病情恶化，甚至造成最坏的结果发生，（参阅案例4：如果患者是我的亲人）。

做到全力以赴的一个重要前提就是事先制定科学、全面和详细的院前急救预案细则，对每一个症状、每一种急症都要根据院前急救的特殊性在诊断、治疗和预防等各个方面加以详细研究，并随时根据医学进展及时调整，此外还要将预案加以程序化、制度化，并建立完善的检查、监督机制，随时加以考核和检查，以保障预案的落实和执行。

案例4　如果患者是我的亲人

患者，男性，40岁。因突发胸痛、胸闷在他人搀扶下步行来到某二级医院急诊室。患者平素身体健康，3年前曾有心绞痛发作。查体：患者神志清醒，大汗淋漓，面色苍白，口唇青紫。血压170/90mmHg，心率120次/分，心肺听诊未见异常。心电图检查：ST段 I aVL及 V_{1-6} 导联上移0.4mV，II III aVF导联下移0.2mV。临床印象高度怀疑急性心肌梗死。当即给予速效救心丸10粒及卡托普利25mg口服，并让患者步行到输液室吸氧和静脉滴注利多卡因。

入院30分钟后，患者在静滴过程中突然剧烈抽搐，面色青紫，意识丧失，并因陪护家属无法将其按住而掉到地上。医护人员赶到时发现患者已经发生呼吸心跳停止，随即开始抢救，实施口对口人工呼吸、胸外心脏按压、静脉反复应用肾上腺素、纳洛酮、尼可刹米，但抢救无效，宣布死亡。从患者入院到死亡历时2小时。

患者猝然离去使家属从愕然转为震怒，他们提出疑问："进医院时还好好的，为什么这么快就走了？""患者为什么全身发紫？""这么重的病，为什么输液时没有医务人员在身边？"而院方的解释并不能令家属满意，由此引发医患冲突。次日冲突升级，数十名患者家属及朋友聚集到医院，把尸体摆在医院的一楼大厅中，并在周围摆满花圈。随后到医院围观的群众越来越多，有的人大声呼喊，有的人将医院大门反锁，使医院的工作人员不能回家，死者家属提出赔偿100万元。事件惊动了市政府，由市委常委、副市长、公安局副局长以及卫生局的领导组成了事件处理小组，经过协调，终于平息了这次事件。

点评：这个事件值得我们深入反思。导致这起医患关系紧张甚至冲突的原因是多方面的，我们仅从急救医学学术的角度加以讨论：

有一段著名的寓言，题目叫"一颗小钉子能够毁灭一个王朝"，从题目上看，这简直是万万不可能的，然而故事是这样的："在战斗前马夫给战马钉铁掌时漏掉了一个小钉子，因为少了一颗小钉子，马掌没有钉好；因为马掌没有钉好，造成马失前蹄；因为马失前蹄造成骑士落马；由于骑士落马导致战斗失败；因为战斗失败导致战役失败；由于战役失败，致使一个王朝灭亡。"这个寓言充分说明小地方的疏忽可以促发大的失败，也就是我国的成语：千里之堤，溃于蚁穴。

仅从学术的角度，该医院至少有 4 点未能做到全力以赴：首先基础治疗没有全力以赴：让患者步行去输液室输液就存在着不足。我们知道，在急性冠脉综合征发作时，任何一项加重心肌做功的因素都可以促使病情恶化，而该医院的医生竟然允许患者步行；第二是药物治疗没有全力以赴：既然高度怀疑患者是急性心肌梗死，那么药物治疗就必须充分到位，以最大限度地帮助患者，稳定病情。在基层医院治疗急性心肌梗死的基本药物包括镇静止痛药（可选择地西泮、氯丙嗪、吗啡等）、改善心肌供血药物（硝酸酯类等）、降低心肌耗氧、提高室颤阈值药物（β受体阻滞剂等）、抗血小板及抗凝药物（阿司匹林、肝素等）。在无禁忌证时这些药物都应该应用，但该医院都未给患者应用，仅仅用了一点速效救心丸和卡托普利，这点"火力"怎么能阻止病魔的进攻呢；第三是监护和护理没有全力以赴：急性心肌梗死发病的第一个小时是心律紊乱的高发期，由于突发的心脏缺血，在短时间内患者的心脏代谢尚未达到新的动态平衡时最容易发生恶性心律失常，此时实施心电监护和高级别护理十分必要，密切观察病情，发现情况才能及时采取急救措施。因此应对这个患者实施心电监护和高级别护理，如果医院没有监护仪，则应立即呼叫有监护仪的急救单位，然后把患者转到条件较好的医院治疗，这才是对患者的生命负责，而这些该医院都没做到，医院甚至辩称家属没有要求一级护理，难道护理级别是由家属来吩咐的吗？第四是告知病情没有全力以赴：急性心肌梗死病势凶险，患者随时有发生心搏骤停乃至猝死的可能，医院应该事先将此告知患者家属，让他们充分了解该病的严重性和危险性，从而能够在病情一旦发生恶化后有一定的心理准备，但是这一点医院做得也不够，使家属根本不相信患者会死亡，这也是导致冲突事件发生的重要原因之一。

未能落实"全力以赴"原则的原因是多方面的，主要是一些医务人员急诊急救学术水平的不足，以至无法把握对各种急症的诊断治疗要点，对此应该大力加强对相关人员急救技能的培训；此外某些医务人员漫不经心的医疗作风和对患者的不负责任的态度也是造成恶果的根源，对此必须采取坚决措施将其纠正。总之我们应该从这个事件吸取教训，俗话说"小洞不补，大洞吃苦。"院前急救人员必须充分认识到全力以赴的重要性，在任何情况下，对每件小事、对每个细节都不能掉以轻心，这样才能最大限度地保障患者的生命。

院前急救的一个中心、四项原则充分体现了"以人为本"的现代医学基本理念。人的生命是最宝贵的，世上没有什么比得上人的生命的价值。因此，院前急救人员所做的一切首先都是为了患者的生命，敬请院前急救工作者牢记这一点。

小　结

本章第一节对我国院前急救的基本情况做了介绍。院前急救的工作性质是将以急救医生为主要力量的急诊室前移至发病现场。其主要工作范围是为患者提供两方面的重要服务：首先是在发病现场对危重症患者提供生命支持以及其他医学帮助，以保障他们的生命和减少他们的痛苦，改善他们的预后，这是院前急救工作最重要的内容，其工作人员涉及全国广大的基层医务工作者及120系统的专职院前急救工作者；第二是为用户解决交通工具，以救护车为载体把用户送到他们指定的地方，其工作人员主要属于120系统。从患者的性质上分类，院前急救又分常态普通事件和突发群体事件的现场急救。

前者指日常生活中的常规医疗服务，包括急症和意外两类，事件多以疾病为主，规模较小，影响亦小；后者指突然发生的、由各种自然或人为原因所引起的、非意料之中的威胁群体人员健康、生命以及财产，并能够造成一定影响的事件。就单个事件来说，突发群体事件的规模大、危害大、影响大。

院前急救的重要性是毋庸置疑的，很多患者由于没有及时得到正确的院前急救而丧失生命或留下终身遗憾，因此加强院前急救力量，提高院前急救机构的应急能力是时代的需要。

本章第二节介绍了院前急救的核心理念——一个中心，四项基本原则。一个中心是指院前急救工作要以患者的生命为中心，即保障患者的生命。我们所有的急救措施都是围绕上述中心进行的，任何违背这个核心思想的做法都必须禁止。四项基本原则是对一个中心的补充，其内容包括：①对症治疗原则：因院前急救条件的限制，在无法找到患者病因时医务人员应主要对其实施生命支持，对患者主要症状采取有针对性的措施，用以稳定其生命体征；②拉起就跑原则：对某些院前急救无法解决的情况，急救人员应该尽快把患者送医院，绝不能在现场盲目治疗，浪费宝贵的时间；③就地治疗原则：对有些特殊情况的患者必须实施现场急救，不能不做处理，轻易把患者拉起来送医院，这样会使病情加重或丧失仅有的一线生机；④全力以赴原则：由于院前急救的客观条件较差，医务人员必须竭尽所能做好工作，不能忽略任何一个细小的环节，最大限度地保障患者的生命和健康。一个中心和四项基本原则是院前急救工作者工作时必须遵循的基本准则。

（冯　庚）

参 考 文 献

［1］李春盛. 急诊医学在灾难处置中的作用. 医师报，2008 年 10 月 9 日 E1 版.

［2］杨春明. 现代急症外科学. 北京：人民军医出版社，2001，7.

［3］徐芳. 中国与法国院前急救模式的对比与研究. 临床急诊杂志，2008，9（5）：321－322.

［4］DEAKINCD. Preventable prehospital death from trauma. Prehospital immediate care，1997，1：198.

［5］Tina Newman. 一名美国急诊医生对医患共处的建议. 中国社区医师，2009，4：42－43.

第二章　院前急救事业的
现状和发展

对于整个医学科学来说，急诊医学属于相对年轻的学科，但经过二三十年的发展，急诊医学已经步入正轨，并逐渐发展和壮大，成为医学科学的重要分支之一。而作为急诊医学的一个分支，院前急救则年轻得多，幼稚得多。如果说急诊医学已经成为医学领域中的"少壮派"，院前急救则还处于医学发展的"儿童期"。院前急救现在还十分不成熟，还没有形成自己的学科体系，还缺乏科学的工作程序和操作规范，院前急救基础理论和临床决策的研究还存在许多问题和空白。总之，院前急救还有许多尚未开垦的"处女地"。"革命尚未成功，诸君仍需努力"。我们需要从哪方面进行认真思考和深入研究呢？

第一节　院前急救的工作特点和困难

导读

虽然同样面临的都是急症和突发群体事件，但院前急救与院内急救有很大的不同，因此院前急救医生必须了解自己的工作特点，尤其要了解自己将要或必须面临的困难，自己的工作特征以及存在的弱点和工作的难点，如果对此缺乏真正的认识和准备，我们在工作中就会感到沮丧，甚至丧失斗志。本节的内容就是把院前急救时的诸多不利条件——展现在读者面前。

对于一个年轻的急诊医生来说，必须对自己所从事的工作有全面、深刻的了解，否则就不可能胜任该项工作。院前急救工作更具有挑战性。与医院工作相比，院前急救有其独有的特征，其中最突出的就是施救与受援的方式不同，院内急救是患者去找医生，而院前急救则恰恰相反，是医生去找患者。院前急救和院内急救的差别不单单是时间和地域的，其差别体现在各个层面。

在发病现场对突发的危重症患者进行抢救与医院内相比有很大不同，与其说不同，不如说是不利。急救人员如果不了解这些特征和不利之处，就会无意中出现各式各样的瑕疵，即使长期在医院工作的经验丰富的医生，在刚从事院前急救时也会感到无所适从，很不适应，其结果势必影响急救质量，进而影响患者的预后。因此了解院前急救的特点是急救者提高急救质量的必修课。

一个医疗机构的医疗技术水平体现在硬件和软件两方面，前者指医疗环境、医疗装备和设施，后者则是医务人员专业素质和工作制度。而院前急救正是处在硬件和软件两方面都弱的状态，在这种状态下，从表面看我们虽然可以完成日常的工作任务，但这种完成任务有时是低质量、低效率的，对此我国各级的卫生管理部门应该予以高度重视。这种状态如不尽快加以改进和完善，院前急救事业的发展就会严重受阻，患者也势必为此付出惨重的代价。

一、不可改变的客观工作条件

（一）工作环境恶劣

在人们心目的画面中，医院的医生总是穿着洁白的工作服坐在安静明亮的诊室里有条不紊地工作，然而院前急救工作者就没有那么幸运了。由于发病现场可以是任何地方，这就决定了院前抢救场所的多样性和多变性。院前急救的环境条件可以是各种各样的，不利诊疗的主要环境因素包括：

1. 噪音嘈杂环境　如果发病地点是车站、工地或其他公共场所，噪音就是严重干扰现场急救的因素，以地铁车站为例，据统计北京急救中心每年要在地铁抢救患者上百次，列车驶过时患者的血压和心音等根本听不到。

2. 不良照明环境　如果发病现场是在野外、井下、昏暗的室内场所等，缺乏良好的照明条件，就可能严重影响现场诊断和治疗，例如打着手电筒进行静脉穿刺及做心电图的情况时有发生。

3. 不良操作环境　如果患者在狭小的空间受伤或发病，如狭小的电梯间、卫生间、工作场所或其他地方，有的地方连人都站不下或转不开身，为实施现场抢救增加了极大的困难。

4. **不良卫生环境**　发病地点如果在不洁净房间、厕所里、粪池旁或肮脏的其他场所等，急救人员常常忍着剧烈的恶臭工作，有时会被熏得呕吐，被污物污染更是常事。

5. **不良气候环境**　院前急救属于全天候工作，有时急救人员是在露天的场合下抢救患者，有时因救护车无法通过某地段，急救人员需要步行很远的距离才能走到发病现场，出诊时院前急救人员经常可以遇到刮风、下雨、下雪、炎热、严寒等恶劣天气，在这种情况下抢救患者的难度和艰辛可想而知。

6. **不良地理环境**　由于发病场所可以是任何地方，院前急救人员就可能去任何地方，从崇山峻岭到峡谷泥潭，哪里有患者哪里就有院前急救人员。

7. **危险因素环境**　这是从环境的角度来说医院内急救与院前急救的最大不同。在绝大多数情况下医院是安全的诊疗场所，而院前急救环境可能存在某种危险，这种危险既然可能危及患者，那么也势必有可能威胁急救者。如抢救气体中毒患者时有毒气体污染环境；在危险建筑物中抢救患者可能面临建筑物倒塌；在道路等公共交通环境抢救患者时可能遇到二次车祸的威胁（参阅案例5：事故中的事故，悲剧中的悲剧）；在治安事件及刑事案件现场可能会遭到他人伤害等。

此外还有传染病感染环境。院前急救人员在工作中可能遇到的风险是未知的，传染病的潜在感染就是其中之一。由于在健康意外事件发生后，往往是120院前急救系统的医务人员首先赶到发病现场，假如这个事件是突发的传染病事件，那么院前急救医务人员就有被感染的潜在可能。例如抢救SARS那样的烈性呼吸道传染病患者，如果现场是空气不流通的环境（如普通救护车内等），此时如果未加有效防护就有被感染上呼吸道传染病的可能。2003年急性呼吸困难综合征（SARS）肆虐北京的时候，北京急救中心就有数名医务人员在转运SARS患者的工作中被感染，此外感染结核等呼吸道传染病者不乏其例；再如抢救有血液传播的传染病患者时，如果具备某些条件，医务人员还可能通过皮肤破损及黏膜受到感染。关于环境危险因素的详细内容将在本书第七章"院前急救时医务人员的安全防护"中讨论。

总之，院前急救的工作环境与医院相比根本不可能同日而语，其艰辛程度有时超出了业外人士的想象。同样都是医务人员，而院前急救的医务人员付出的更多，承受的风险更大，工作更苦、更累、更难。

案例5　事故中的事故，悲剧中的悲剧

2006年6月23日，我国新疆维吾尔自治区的乌鲁木齐市发生了一起严重的连环交通事故，致使正在执行现场急救任务的3名120急救中心的工作人员和2名处理交通事故的交通警察当场殉职。事情是这样的：凌晨4时，一对青年男女在乌鲁木齐市河滩北路地段被一辆灰色商务车撞倒后当场死亡，肇事车未做停留当即逃逸。数分钟后乌鲁木齐市的交通警察的一辆巡逻车、一辆交通事故处理警车和一辆120急救中心的救护车赶到现场，他们先布置了路障和警戒标志，并开启了两辆警车和一辆救护车的警灯，然后开始救助受难人员。正在这时，突然有一辆红色东风牌自卸式大卡车由南向北迎面飞速驶来，闯入事故现场，先将作为路障的桑塔纳巡逻警车撞翻，然后又撞翻了处理事故的警车和120救护车，造成乌鲁木齐市120急救中心的一名院前急救医生、一名护士和一名科室人员以及两名交通警察当场死亡。

点评：这次事故是我国的120院前急救系统自创立以来遭到的最惨重的损失，尽管事前交通警察已经按照处理交通事故时的要求实施了较规范的防护措施，事前安放了警示标识和路障，但仍未能阻挡灾难的发生。这件事情告诉我们，院前急救行动的环境有时可能存在着各种各样的风险，如果不加以认真对待和防范，院前急救人员在执行任务时随时可能受到伤害，甚至付出生命的代价。在目前大量的急救及灾难医学的研究文献和教科书中，研究如何施救的内容比比皆是，唯独缺乏急救人员如何自保，如何避免在救治过程中受到伤害的研究报告。因此如何在院前急救时实施有效防护、如何避免120系统的急救人员在工作中受到伤害，是需要院前急救工作者认真研究的课题。

（二）诊断和治疗上的重重困难

1. **病种复杂多变　涉及多个学科**　院前急救医生需要面临的病种涉及几乎所有的医学学科，它可以说是急诊医学领域里的全科。急救医生必须具备内科、外科、妇产科、五官科、儿科、灾难救助等学科的基础医学知识和基本急救技能，否则就无法圆满完成各科疾病的急救任务，提供高质量现场急救。

2. **单兵作战　孤立无援**　这一点是院前急救医生在抢救危重急症患者时最艰难、最困惑、最担心、最无奈的问题之一。在医院常常是一个医务人员团队（上至科主任、护士长，下至经治医生等）共同应对一个重症患者，而院前急救时则恰恰相反，一个急救医生将面临患者及他（她）身边的一群人，包括患者的亲属、朋友、围观人群及媒体。试想一下，当几双、十几双、甚至几十双眼睛目不转睛地盯着你抢救患者的时候，你会是一种什么样的感觉？而作为一名院前急救医生，这是常常必须面对的一种工作状态。如果遇到紧急情况、病情危重或疑难杂症患者，在最需要人手和支援的时候却孤立无援，没有上级医生的指导和建议，也没有同级医生之间的相互帮助、配合、商量和探讨，如果患者的生命危在旦夕，此时急救医生没有较高的急救医学理论水平和实践经验，就会陷入极其困难的状态，而这种状态很可能导致诊断和治疗的失误，使患者蒙受不应有的损失。

3. **诊断治疗设备简陋　药品种类数量有限**　院前急救的基本设备仅仅是氧气瓶，诊箱（内有二十多种急救药品）和一台便携式心电图机。条件较好的120急救部门的救护车可能装备心电监护除颤仪、呼吸机及心肺复苏箱，缺乏医院里装备复杂和昂贵的检查和治疗设备。此外如果抢救仪器偶然发生故障，如心电图机故障、抢救室颤患者时除颤器不放电、呼吸机因故障不能工作等情况出现时，现场维修困难，无法得到后勤支持。在没有CT，没有B超，没有各项实验室检查的情况下，急救人员需要在短时间内迅速确认诊断及治疗方向，并采用正确的急救措施，这种工作的难度可想而知。院前急救时装备的急救药品和医疗消耗品的种类和数量也是十分有限的，如果连续在外救治患者，由于药品、氧气及绷带等医疗消耗品等器材的消耗而无法得到及时补充，抢救设备也可能因电力的消耗不能长时间连续工作，一旦不能满足新患者的急救需求，就可能影响救治质量且容易造成患者及家属的误解。

（三）患者方面可能造成的不利因素

1. 沟通问题　在医院里，危重患者往往是在旁人的陪同下来就医，故陪同人员可以帮助患者与急救医生进行良好的沟通，而院前急救则不是这样，我们经常能够遇到患者表述困难（如昏迷、失语、精神失常的患者等）同时无陪同人员或无人了解患者病情的情况。此外由于患者是外地、外国、少数民族患者，语言不通的情况也经常能见到。由于沟通障碍，导致诊断治疗的难度大大增加。

2. 患者和家属的不理智行为　院前急救与院内急救相比是"主场-客场"的转换，也就是说患者到医院看病，此时医院是"主场"，是强势。在以医院为强势的环境，发生纠纷后即使患方存在不满，也多能有所压制和收敛。而院前急救恰恰相反，发病现场是患方的"地盘"，此时患方是主场，是强势，而医务人员则是弱势，如果发生误解、矛盾或纠纷，有时不理智的人就会肆无忌惮地采用过激手法威胁及漫骂急救人员，甚至寻衅滋事，拳脚相加，严重干扰或阻止现场抢救的实施；有时患者病情危重，随时可能发生意外，但家属或在场人员拒绝在救治等方面与医方合作，拒绝在知情同意书上签字，给院前急救人员的抢救和治疗带来极大障碍，事后又可能以自己不懂医为由，将责任全部推到急救医生身上；患者或家属无理拒绝交费的情况也不少见，在医院患者是先缴费，后取药，而院前急救时情况紧急，所有的院前急救行动都是先抢救，后结账，这就为一些人留下可乘之机，有的人的确身上没带钱，有的则是有钱，但故意不缴费。目前对此问题尚无有效的解决方法。

（四）导致急救人员身心疲惫的因素

1. 急救人员体力活动繁重　院前急救是出诊性医疗活动，而不是像医院那样等待患者上门。在出诊过程中常常遇到救护车无法通行的情况，如高山峡谷复杂地势，狭窄的胡同，道路堵塞、施工等，此时急救人员不得不手提氧气瓶、诊箱和心电图机步行前往发病现场，有时需要步行数十分钟甚至数小时，长途跋涉造成较大的体力消耗。此外在高层建筑，由于种种原因电梯无法运行时经常步行上楼。在转运患者时如果现场无足够人力，急救人员抬担架甚至把患者背到救护车上都是司空见惯的事情。

随着全民急救意识的提高，越来越多的群众了解了120系统的职能，因此呼叫救护车的人数与日俱增，就拿北京急救中心来说，每个院前急救医生目前每个班平均出诊8~10次，上班时基本上较少有闲暇时间。加之院前急救是全天候服务，白天接到指令必须1分钟出诊，夜间接到指令必须3分钟出诊，因此无论是在吃饭还是在做其他事情，此时都必须停下来马上出诊，因此生活规律完全打乱，严重影响了急救人员的健康，若干年后院前急救工作者的职业病症状逐渐显露，如腰椎间盘突出症、消化系统疾病、高血压病等是院前急救人员的常见疾病。

2. 救护车空驶率逐年增高　院前急救时经常困扰急救人员的是救护车的空驶现象，不少人在叫了救护车后自己却一走了之，走后也不通知120系统，待救护车到达约定地点后却找不到要车者，让急救人员白跑一趟。还有一种情况也很多，在北京和少数城市有两个院前急救系统，患者发病后由于着急，经常同时打两个系统的急救电话，结果是两个急救系统的救护车先后到达，先来的把患者拉走，后到者悻悻而归，同样造成巨大的浪费。上述两种情况司空见惯，北京急救中心因类似情况导致的救护车平均空驶率和无效出车率高达16%~18%，平均每天遇到类似空驶的情况，导致大量的急救资源浪费，也大大增加了院前急救人员的工作量，给院前急救人员带来无谓的时间和体力负担。

还有少数人的不道德行为是欺骗，例如有人打电话呼叫救护车，然而车到达预定现场后发觉并没有接车者或患者。最典型的一个案例是在2004年初的一个隆冬之夜，北风呼啸，天寒地冻。北京急救中心接到了紧急求助电话，打电话者说八达岭高速公路出了大型撞车事故，已经有几十人伤亡。于是院长带领20多辆救护车紧急出发，飞奔事故现场。但是到达八达岭后发现群山一片寂静，哪有事故的影子？经过与当地高速公路工作人员的核实，撞车事故纯属子虚乌有。20多辆救护车，50多名医务人员，几百公里的合计路程，3个小时的宝贵时间，就这样被占用，被耗去。在此恳请广大群众在叫了救护车，但又由于各种原因自己上医院时，请务必通知120系统，以避免这种无谓的浪费和消耗。呼吁有关管理和领导部门尽快出台相关方案，将同一个城市和地区的院前急救系统合并，此外还要用立法的方式制止和减少将120医疗急救生命线当儿戏的不道德行为。

3. 急救人员拖班、加班现象十分普遍 120 院前急救医生是随车出诊，而且救护车是 24 小时全天候待命，如果在下班前 10 分钟时接到出诊指令也必须立即出动，当急救人员完成任务时往往是数小时后了，我们的急救医生还要书写院前急救病历，护士还要补充药品及装备，因此势必大大延长了工作时间，不能按时下班是司空见惯的事情，这就是拖班。院前急救有很多任务，如大型活动的救护及卫生保障工作、突发群体事件的救援工作等，由于没有足够的人员，很多情况都需要在医务人员休息的时间进行，这就是加班。此外在很多地方的 120 系统，国家规定的法定节假日和工龄假等对院前急救工作人员形同虚设，劳动法似乎也只是摆设的花瓶。其实我们的院前急救工作人员对拖班、加班并无怨言，这是院前急救的工作性质决定的，我们既然选择了这个职业，我们就已经有做出付出的准备，但理所当然地拖班、加班，额外做出了艰辛的付出后却没有得到相应的补偿，是不是显失公平呢？

二、亟待改进的工作体制和管理机制

（一）法律、法规、体制、制度和院前急救专业技术规范的欠缺

1. 缺乏行之有效的国家制度、法律和法规支持 由于院前急救属于特殊的医疗行为，其复杂性和艰巨性都超出了医院的工作范围，超出了医疗行为操作常规的指导范围。此时如果缺乏法律法规的支撑和援助，急救人员往往无所适从，一旦发生医患纠纷，医方即使无过错有时也难脱干系。

多数发达国家已经建立了较完善的相关法律，如日本的急救管理体制层次分明，并有《消防法》、《急救医疗对策》等相关法律和政策的支持，故其职能部门能够全权调动所属区域的急救资源，迅速提供高效率的现场救援。

而我国目前有关现场急救方面的法律尚未出台，同时缺乏科学的院前急救规章制度和行为规范，因此导致从技术层面到法律层面，很多地方存在着空白和欠缺，给院前急救人员的工作带来了极大的不便。

就拿心肺复苏来说，院前急救时什么情况下应该实施复苏，什么情况下可以不实施复苏，复苏操作的持续时间根据什么来定，什么情况下可以放弃抢救等，都属于空白，造成了急救人员有时在患者已经完全没有生还可能的

情况下还不得不进行无休止的心肺复苏。院前急救时类似涉及学术上的问题、行政管理问题、法律涉及的问题比比皆是。

再如院前急救将患者送院或转院时在院前与院内的交接过程中没有法律认可的医学文书，知情同意书的责任区别和法律效率十分模糊，特别是对于院前急救人员的保护制度和对骗车、无故不缴费等不道德行为的惩罚制度目前都是空白。

2. 院前急救标准化的欠缺　早在2004年海南省海口市120急救中心主任吕传柱教授就在《中华急诊医学杂志》2004年8月第13卷第8期上撰文，系统而深刻地指出了我国院前急救的非标准化问题，表现在：

（1）急救模式非标准化　各地城市急救中心的建设模式五花八门，种类繁多，占主流的有独立型、院前型、依托型、指挥型4种模式。同一地区从事院前急救部门数量的非标准化有的城市同时存在2个以上的院前急救部门，违背了卫生部关于一个城市只能有一个院前急救系统的规定。

（2）急救电话号码的非标准化　中国卫生部、中国邮电部早在1996年就规定中国的急救电话号码为"120"，可是目前不少地区同时存在数个急救电话号码的情况比比皆是，让南来北往的老百姓无所适从。

（3）院前急救从业人员的非标准化　各地院前急救人员的准入、配置与使用不尽相同。

（4）院前急救发展规划的非标准化　全国尚无统一的院前急救的发展规划和长远的整体发展纲要，各地相关人员自行其是，只能根据自己的认知程度和政府重视程度发展自己地区的院前急救事业，因此不可避免地存在很大的盲目性。

（5）院前急救装备的非标准化　各地专职机构院前急救时使用的急救装备参差不齐，院前急救装备从呼吸机、除颤仪到注射器、急救包以及各类急救药品及耗材等，没有一个是国家统一规定的标准化的生产标准是为院前急救专门使用的，难以满足院前急救时的高温、高尘、高潮环境以及救护车颠簸状态下工作的需要和维持性能的稳定性。

（6）院前急救信息统计的非标准化　各地院前急救部门的急救信息登记、统计方式方法存在巨大差异，病历设计五花八门，疾病分类杂乱无章，极大的浪费了院前急救科研资源，阻碍了院前急救学术发展。

（7）院前急救教育的非标准化 虽然都属于急诊医学的范畴，院前急救与院内急救有着非常显著的区别。作为急诊医学的重要分支，院前急救在中国是一门新兴的学科，目前我国缺乏院前急救专职教育机构和基地，全国仅有少数几个医科大学开设了急救医学教育课程，但未涉及到院前急救的专项教学，缺乏统一的院前急救教材，缺乏统一的考试考核方法和标准，同时缺乏院前急救医学教育的各项配套项目和措施。这种情况造成了各地院前急救机构在培养和提高院前急救人员的专业技能时各自为政的状态，非常不利于急救人员专业技术的发展和提高。此外，院前急救专业人员没有统一的专业技术职称评定系列标准，没有统一的从业资格标准。

尽管院前急救的标准化问题已经早已提出，但多年来我们是只闻雷声，不见雨点。这些广泛存在的非标准化问题已经成为制约院前急救系统和急救中心生存和发展的致命因素。

3. 缺乏统一的、科学的院前急救学术规范和现场抢救预案 循证医学的证据表明，遵循指南能够改善患者预后。由此看出，制定指南是改善医疗质量的重要前提。

急诊医学在我国已经发展的相当成熟，这种成熟体现在医院的急诊科已经形成一整套较完善的抢救程序，包括急诊科或急诊室工作的基本内容、抢救适应证和非适应证的认定、各种危重急症抢救程序及方法步骤等，这种统一的、规范的、有序的急救系列程序带来的是高质量的医疗急救和较高的诊疗成功率。

外国一些国家院前急救的规章制度和抢救预案也比较完善，院前急救时工作人员能够按照程序有条不紊地进行，其现场抢救行为是科学的、统一的，同时有章可循，有法可依。如法国院前急救有统一的技术指导，其主要实施部门SAMU的所有院前急救医生都必须遵循全法统一的《急诊医疗指南（Protocols）》，指南的制定采用经过大规模临床试验证实的国际先进的诊疗方法，其先进性、科学性都属于世界前列。

对待同一种疾病，所有的院前急救医生采用的主要治疗方法基本相同，这样的医疗行动就有章可循，一旦出现意外情况如误诊等而出现不同观点时就有法可依。

但是我国却缺乏统一的院前急救学术规范和抢救指南，各个不同区域的院前急救机构各自为政，各自有自己的规章制度和抢救程序，即使是一个急救机构，各个急救医生也经常是各自为政，根据自己的习惯和经验实施不同的治疗，这种无序状态势必导致院前急救行为缺乏科学性和先进性，制约了院前急救学术研究的发展；同时也势必影响患者的救治质量，进而影响他们的预后。

（二）急救人员的不利现状

1. 多数急救人员学历较低，急救技能急待提高　美国和新加坡的急诊医生在毕业后至少要轮转 3 年，并需要通过危重病、复苏、中毒学和创伤学的培训考试才能从事急诊工作，法国院前急救系统（SAMU）的出诊医生均为 9 年制医学院毕业的医学博士，他（她）们来自各个大医院的急诊科或 ICU 的定期轮转，急救护士除修完 3 年基础护理学外，还需要再进行 2 年的麻醉复苏专科学习，取得毕业文凭后才有资格成为重症监护车（SMUR）的护士。SMUR 驾驶员同时还是一名医疗辅助人员，必须要经过 MU 的专业培训才能上岗，在工作中能够协助医师护士完成危重患者的抢救。他们来自于各个大医院的急诊科或 ICU 的定期轮转，且无论是在急诊室还是在院前急救时，SAMU 医生们执行的是同一个医疗技术诊疗规范。而与国外和我国大医院的医生相比，我国 120 院前急救系统和广大基层医疗单位工作人员的低学历、低培训、低技能的情况是不争的事实。

就全国范围而言，目前我国 120 院前急救医生的学历多为中专或大专，本科毕业生所占比例相对较少，具有硕士和博士学位的人就更少。而基层医疗单位特别是广大乡镇卫生院（所）的医生的学历就更低。在这部分人当中，绝大部分医生没有接受过正规的急诊医学培训。

低学历意味着这些人员的基础医学知识的欠缺、医学理论水平的低下以及医学科研能力的不足；低培训就意味着这些医务人员的急诊专业水平低下和对紧急情况下的急症处理能力的不足。加之基层医疗单位缺乏高水平的学科带头人、健全的科研平台和了解医学最新进展的便捷途径，使基层单位的医务人员的医疗技术水平难以跟上当代医学的不断进展，这些都成为制约和影响医务人员急救技术水平发展和提高的重要因素。

基于这种现状，基层医疗单位在诊治危重急症患者时因急救医学技术水平低下而导致误诊误治的情况层出不穷，使患者蒙受了不应有的重大损失。因此，提高广大基层医务人员和120系统院前急救人员的医疗技术水平是我国医疗改革的重要内容之一，需要引起各级领导和卫生行政管理部门的高度重视。

2. 技术职称评定的困惑　根据120院前急救系统的工作性质，急救医生可能属于"全科"，我们在工作中可能遇到属于内科、外科、妇产科、儿科、五官科及灾难医学等领域的各种各样的患者。但120又有别于真正意义的全科，因为全科医生涉及的很多工作如慢性病管理等都与120的主要工作内容不同。

由于院前急救涉及的基本上都是急症，因此120的工作应属于急救中的全科。但是就职称晋升和职称评定来说，我们的院前急救工作人员就陷入了困惑之中，因为职称评定的内容没有与我们的工作内容相符合的。我们的急救医生要么报考全科，要么报考内科（其中又可分为心血管内科、呼吸内科等），要么报考外科（其中又分为普通外科、骨科等），但这些都与120系统的急救医生的工作不完全吻合，这无疑增加了复习内容的范围，结果势必增加了考试的难度。

设想，一个连平时都没有涉及的专业情况，又怎么能通过几次看书温习就能理解和融会贯通？退一步讲就算你有聪明的头脑和勤奋的学习精神，你又怎么能将所有的临床医学学科的基础理论和临床技能全部掌握？2009年6月在海口召开的全国120系统管理分会上，对来自全国300多个城市的120系统的调查表明，院前急救人员没有专门的职称晋升机制是制约整个120系统发展的最突出的瓶颈之一。与会人员一致向我国卫生管理部门呼吁，增设急救专业评级，以满足院前急救人员的职业技术发展和院前急救事业发展的需要。

3. 收入和待遇不尽如人意　从某种程度上讲，院前急救实际上属于公益性服务，工作人员的工作责任重大，任务繁重，与如此巨大的付出相比，工作人员的收入和待遇却相距甚远。据初步调查，我国120院前急救系统医生的平均工资收入显著低于同地区的相同等级医院的医生，与发达国家的院前急救医生相比，他们的收入就更少得可怜。

像北京急救中心这样在全国的120系统中属于院前急救的"旗舰"还算好的，有的单位院前急救医生的收入就更加可怜，比如北京市某区120急救站的聘用医生，月工资1000元，奖金300元，这就是一个经过5年本科学习的院前急救医生的全部收入，如此低的收入与院前急救医生的艰巨付出形成了巨大的反差。

4. 急救医生和急救资源的浪费　急救医生应该从事的是有高度技术附加值的诊疗工作，但很多120系统的急救医生日常大部分从事的是为患者解决交通工具的工作，例如把出院的患者送回家、把不需要现场诊疗的患者送到医院、把与传染病患者密切接触者送到隔离地点等，这些工作其实都不需要真正意义的急救医生；此外急救医生还经常发生无效出车的情况，如救护车到达发病现场时发现患者已经离开等。这种状态造成的后果是一方面是急救医生的短缺，在真正需要急救医生时没有足够的人手和车辆，另一方面是我们的急救医生从事大量的非技术性工作，既消耗了大量的体力和精力，又占用了大量的时间，这对国家、急救医生和患者来说都是一种巨大的浪费。

5. 人才流动，路在何方　当前我国院前急救事业的发展受到了最严重的挑战，其中最突出的就是人才引进困难和流失增加。就拿北京急救中心来说，从2005年起，北京急救中心每年招收的本科生数量每况愈下，2009年北京急救中心预计招收20名急救医生，但仅仅招到4人，是计划招收数量的20%。一个三等甲级医院本应当是医学院校毕业生向往的职场，为什么会出现这种招聘难的局面？

原因可能是多方面的。首先进入北京急救中心的急救医生招聘门槛较高，根据北京市卫生局规定，所有应届毕业的医学专业本科生必须经过为期3年的住院医师培训才能从事一线的急救工作，这就限制了一大部分人的进入。第二就是由于院前急救工作环境艰苦，条件恶劣，人员劳动强度大，收入低，使很多人望而却步。不少本科毕业生就是在不同的医疗单位轮转时对各个单位做了比较，充分领教了120急救医生的恶劣工作条件，从而在毕业时转而投他。

在人才引进困难的同时人才流失现象也越来越突出，有的本科生即使分到了急救中心，在一定的时间内也采取报考研究生等方式离开，调动及辞职者也不乏其人。付出和收获有如此大的差异，职称晋升又困难重重，怎么能够留住人才呢？院前急救对工作人员体力要求很高，因此可以认为院前急救工作是一种"青春饭"，一旦院前急救人员年龄增长到一定程度，就会出现体力问题；特别是由于常年搬抬患者，积劳成疾，相当比例的急救医生患有腰肌劳损和腰椎间盘脱出症等疾病，视力也随着年龄的增加而逐渐下降；当其身体状况难以胜任院前急救工作时，他们的去向就很成问题。怎么安排他们呢？没有答案。

综上所述，我国的院前急救存在着诸多不利条件，这些负面因素有些是院前急救的性质和客观条件决定的，是不可改变的，但更多的是我们院前急救的体制和管理机制问题，这是可以通过某些措施改善的。这些问题必须解决，如果得不到解决，将直接严重制约院前急救事业的发展，同时影响到患者的医疗急救质量和预后，必须予以高度重视并尽快采取措施加以解决。

（冯　庚）

第二节　院前急救事业发展的构想

> **导读**
>
> 　院前急救事业必须向前发展，那么怎样促进和加速院前急救的可持续发展，是摆在每个院前急救工作者面前的重要课题。本节从院前急救的组织结构、人才培养、学术研究几方面探讨了上述问题。

一、院前急救工作人员的来源、发展及去路

对于任何国家、组织和机构来说，没有人才就意味着没有发展，甚至没有生存。如何吸引人才，留住人才，使用人才，是每个管理人员必须长期深入思考的问题。在院前急救工作环境艰苦，工作人员劳动强度大，同时医务人员收入平平，没有出路等现实条件下，120 院前急救部门难以招揽人才，同

时又留不住人才的现状是不争的事实。而对于院前急救管理层来说，如何解决上述问题，实现院前急救事业的可持续发展，已经成为在诸多亟需解决的问题中的当务之急。

（一）改善院前急救人员的客观物质条件

近年来国家卫生领导部门已经认识到院前急救的重要性并对院前急救做了大量的投入，其目的就是为了能够提高120系统的工作能力，以应付不断出现的各种突发群体事件。但这些投入大都是硬件设备的，如救护车及其他装备等。

遗憾的是，国家对院前急救人员待遇方面的投入却恰恰不足。使用这些设备的是人，没有人，再好的设备也没用。因此，创造能够吸引人才、留住人才的条件，提高院前急救工作人员的基本待遇，改善院前急救人员的客观物质条件至关重要。待遇不能改善，急救人员的付出与回报不成比例，自然没有人愿意留下。因此应该通过各种途径让上级领导充分了解我国院前急救的状况和120系统工作人员情况，呼吁国家和有关部门加大对院前急救人员待遇方面的投入。

（二）创建人才培养、使用和发展机制

让院前急救医务人员在事业上能得到发展也是留住人才的重要条件，如果我们的博士或硕士到了120后在业务上没有发展，在技术上没有进步，在学术上没有可以开展的尖端科研，或总是从事转院及搬运工那样的低技术附加值的工作，那么还有谁愿意来呢？因此建立科学的人才培养、使用和发展机制，为人才们在学术上建立一个创造和发展的技术平台十分重要。

1. 树立精英意识，不断发现、培养和使用人才　精英是指出类拔萃的人，精英的影响力和重要性不言而喻，无论是单位、组织还是国家，精英是他们的旗帜和标志。

精英意识就是要将院前急救人才当成院前急救的中流砥柱，从而加以使用和重用，并以精英医生为中心，以点带面地开展工作，形成合作—竞争的良性循环，对取得成果者要及时加以褒奖和提拔，对于不称职者要及时弃用和淘汰。此外要善于发现人品正直，有头脑并且热爱院前急救事业的年轻力量，将其作为后备梯队加以培养，而不是采用既往的"大锅饭"做法，干好

干坏都一样，所有的人都同等待遇，"混饭吃的"和刻苦钻研业务者以及从事高技术性工作和低技术性工作的人在工作条件、使用和待遇上区别很小或没有区别。

此外"尺有所短，寸有所长"，每个人都有各自的长处和不足，应该尽可能地发挥每个人的长处，不能因为某人存在某些不足就将其打入冷宫，况且在别人眼中所谓的"不足"还可能是误解呢！总之，要实现一个国家、部门或单位的可持续发展，就必须培养精英，重用精英，如果拿豆包不当干粮，拿精英不当精英，以后这个国家、部门或单位就没有精英了。

2. 建立有利于人才培养的客观操作条件　培养、使用人才不能仅仅停留在口头上，而在各方面都需要加以落实，使我们的各个工作环节都有利于人才的成长，有利于科研，有利于提高院前急救的优质率。如根据院前急救的工作性质和工作内容，将一部分有发展的急救医生安排在重点岗位，而不是让其从事转运等低技术性质的工作等，详见本节第二段"院前急救机构建制及组织结构的进一步完善"。

（三）借鉴外国先进经验

改善院前急救工作人员待遇需要国家财政大量投入、需要花费国家大量的财力吗？其实未必。我们来看一看法国的院前急救人员使用机制。

法国的院前急救医生是全法各个医院急诊室或 ICU 的医生，所有的医生都是博士，并且拥有复苏和麻醉专业的专科证书，他们通常是经验丰富同时又年富力强的医生，轮番到法国的院前急救机构（SAMU）从事院前急救工作，时间是 6 个月至 1 年不等。在 SAMU 工作期间除了领取在原医院的薪水外，还要从 SAMU 领取另一部分奖金，而这部分奖金是国家负担的。

法国的院前急救医生在 SAMU 从事的都是高技术性的现场急救和指导性的工作，而这部分工作在整个院前急救工作中所占的比例并不高，因此不需要大批的急救医生，从而在一定程度上不需要国家大量的财政投入。这样，双份薪水可以大大提高急诊医生们从事院前急救工作的积极性，同时也没有过多地增加国家的财政负担。而年长的医生以及体力不能胜任院前急救的医生就不必到 SAMU 工作。

这样的机制创造了法国院前急救医生的如下特点：第一是业务能力强，

由于是急诊室或 ICU 的医生，他们已经受过正规的急诊医学培训，并有较丰富的临床经验，因此可以胜任各项院前急救工作；第二医生们正值体力及精力的高峰期间，能够胜任各种艰苦条件下的院前急救工作；第三是不愁没有医生来源，全国的各个医院急诊室和 ICU 的医生是院前急救医生的后备军，因此院前急救医生取之不尽，用之不竭；第四是急救医生们有很好的出路，没有了将来因年龄增加带来体力不支时的后顾之忧。法国的这种院前急救人才使用机制值得我们借鉴。

二、院前急救机构建制及组织结构的进一步完善

如何建立合理的院前急救建制和组织结构是院前急救研究中最重要的课题之一。完善的建制及组织结构是高效率工作的基础，所有的机构组成、人员安排设备配置等都必须适合于院前急救的工作特点，有利于院前急救工作的开展，有利于患者的生命安全和健康需要。

（一）缩短急救半径，提高急救反应时间

急救半径是指急救人员和救护车驻地与发病现场的最短距离。急救半径越短，救护车到达发病现场的所需时间就越少，患者得到救治就越快。急救反应时间是指 120 系统接到医疗求助电话后救护车到达现场的时间，该时间的长短，取决于急救半径、急救人员的出车速度、驾驶速度、道路情况等因素。根据居住人群密度及呼叫 120 的次数及频度测算，应尽可能将急救点分布和设置在最佳位置，而不是集中在某个地点，这样才能让救护车在最短的时间内到达发病现场。

（二）人尽其才，物尽其用

根据中国的国情，我们的患者需要急救医生赶赴现场，而不能像某些发达国家那样在发生了健康意外事件后仅仅派消防队员或急救员前去就行，因为我们的患者缺乏自己的私人医生，在患者突发急症后无法及时得到私人医生的帮助，同时我们也缺乏行之有效的交通工具和通讯联络工具，很多情况下无法把患者在极短的时间内送到医院。因此我们需要急救医生奔赴现场，为患者提供院前急救服务。

根据 120 院前急救系统的工作性质和工作内容，无论是常态普通事件还

是突发事故，120 的主要工作可总结为两点：提供现场急救服务和转运患者。而整个工作的载体是救护车，也就是说 120 的主要工作都是通过救护车来完成的。因此合理安排救护车，合理安排随车医务人员就是 120 系统医疗组织结构的关键点。根据对北京急救中心近 20 年院前急救的工作性质和内容的估算，院前急救工作的 80% ~ 90% 是为用户解决交通工具的，即转运和输送患者，仅有 10% ~ 20% 左右的患者需要现场急救。根据这个比例，应将院前急救的医务人员和救护车分成抢救型救护车和转运型救护车不同等级，做到人尽其才，物尽其用。

1. 抢救型救护车　一部分救护车应以现场急救为主。这部分救护车占少数（20% ~ 30%），随车人员是受过正规急救医学培训的急救医生和训练有素的护士组成的抢救组，车载医疗装备和药品也一应俱全。该型救护车具有较强的抢救能力，是移动的急诊室，主要承担危重症的抢救工作和院前急救科研工作。120 系统建立和使用抢救型救护车的重要前提是必须有强有力的调度系统和高素质的调度医生，通过调度医生的甄别和判断，对不同的患者派出最合适的救护车，特别是对重症患者派出抢救型救护车，而不是一概而论，只要能派出救护车就行。

2. 转运型救护车　另一部分救护车则主要承担转运任务，这部份救护车占大多数（70% ~ 80%），随车人员则不需要医生，而由受过一定时间培训的急救员担任。急救员的年龄一般在 40 岁以内，有较好的体力并能够掌握关键性的生命支持技术，如心肺复苏、气管插管、电击除颤以及外伤救护 4 项技术等，经考核合格后方能上岗。车载装备应有血压计、体外自动除颤器（AED）、呼吸支持设备（氧气、口咽管、气管插管、简易呼吸器等）、止血包扎用品及少量药物（如硝酸甘油片等）。此外转运型救护车必须有良好的通讯设施保障，以便急救员随时能够与上级医生沟通，得到上级的指示信息和抢救指导。如果具备一定的条件，该车急救员可以兼任驾驶员，这样既可以节约人力，又能提高转运型救护车的工作效率。

注：转运型救护车随车急救员可以由紧急救助员担任，根据我国 2008 年 2 月 14 日颁布的《紧急救助员国家职业标准（试行）》，紧急救助员的职业定义是当发生危害公民人身和财产安全的突发群体事件时，承担先期处置、组

织和帮助遇险或受灾人员开展自救和互救活动的人员。该职业共设 3 个等级：紧急救助员（国家职业资格四级）、高级紧急救助员（国家职业资格三级）、紧急救助师（国家职业资格二级）。

　　紧急救助员的职业能力要求是动作协调，反应灵敏，心理素质稳定；具有分析和判断能力、同情心和责任感，以及语言沟通能力。人员基本文化程度为高中毕业（或同等学力），经过培训（紧急救助员不少于 240 标准学时，高级紧急救助员不少于 200 标准学时，紧急救助师不少于 180 标准学时）及考核取得本职业紧急救助员职业资格证书后后方能上岗。其工作要求见表 2-1 紧急救助员工作要求以及相关文献。

　　3. 创伤外科手术车　对于严重创伤患者来说，伤后 1 小时是挽救生命、减少致残的"黄金时间"。严重创伤患者如果能在伤后 30 分钟内得到急救，可多挽救 18%～25% 的生命。在大型城市的 120 院前急救系统应装备配备有现场手术能力的手术车。随着国家现代化进展的速度逐渐加快，各种事故导致的创伤也越来越多，不少伤员就是由于严重的创伤及出血而未能得到及时

表 2-1　紧急救助员工作要求

职业功能	工作内容	技能要求	相关知识
现场评估	初步评估	1. 能初步确定事件发生的时间、位置 2. 能初步判断事件类型、原因和影响范围 3. 能初步判断事件造成的伤亡损失和危害	1. 常见突发事件损失统计方法 2. 突发事件接报和记录的基本知识 3. 常见突发事件的报警方式和方法 4. 常见突发事件的主管部门及相应专业救援机构的职责范围和各自的功能
	信息的沟通与交换	1. 能及时、准确报警 2. 能与上级和相应专业救援机构沟通，交换现场信息 3. 能使用常用通讯器材进行通话和联络	5. 常见突发事件应急处置需要的关键信息 6. 常用通讯器材的使用方法

职业功能	工作内容	技能要求	相关知识
先期处置	遇险人员营救	1. 能引导和帮助遇险人员逃生 2. 能控制群集现象 3. 能使用常用工具对建筑和交通工具的门、窗等进行破拆	1. 组织安全疏散的基本方法和手段 2. 遇险人员在紧急情况下的心理特征和行为特性 3. 常用工具的性能和使用方法
	事态控制	1. 能正确使用便携式灭火器对初期火灾进行扑救 2. 能及时切断电源、气源等危险源 3. 能对可疑危险爆炸物品进行隔离等初步控制 4. 能正确使用个人防护用品进行自我保护 5. 能进行必要的现场保护	1. 便携式灭火器的使用方法 2. 可疑爆炸物处置程序及初期措施 3. 各类突发事件的自我防护措施 4. 常用个人防护用品的性能和使用方法 5. 保护现场的原则、方法和要求
紧急医疗救护	伤情判定	1. 能对伤员进行意识、呼吸和循环等生命体征的检查 2. 能初步判断伤员伤势的轻重 3. 能对意识不清、休克、窒息、骨折进行判别 4. 做好伤情、病情的简单情况记录 5. 能简要、重点地向医务人员介绍病情	1. 生命体征检查的程序、方法和手段 2. 伤员伤情的初步检查及重伤、轻伤、心搏与呼吸停止的判别方法 3. 意识不清、休克、窒息、骨折的判别方法和手段 4. 伤情、病情资料记录的内容和方法 5. 交代病情的内容和方法
	伤情处理	1. 能进行徒手心肺复苏 2. 能对意识不清、休克、窒息和中毒的伤员进行现场处理 3. 能利用指压止血法、加压包扎止血法进行外伤止血 4. 能利用三角绷带、绷带、手帕、毛巾、衣服等进行伤口的包扎 5. 能对骨折伤员实施临时固定 6. 能对伤员进行正确搬运，避免造成伤势加重	1. 人工呼吸和胸外心脏按压法等徒手心肺复苏方法的操作技术和要求 2. 意识不清、休克、窒息、中毒的现场处理原则和方法 3. 指压止血法、加压包扎止血法的操作要领和要求 4. 绷带包扎法、三角绷带包扎法的操作技术和要求 5. 骨折固定遵循的原则及身体各部位骨折的临时固定方法和要领 6. 徒手搬运法和担架搬运法的基本操作技术和注意事项

表2-2 高级紧急救助员工作要求

职业功能	工作内容	技能要求	相关知识
现场评估	初步评估	1. 能判断现场潜在的险情 2. 能判断事件的等级、发展趋势及可能造成的次生、衍生事件	1. 常见突发事件潜在的危险性 2. 常见突发事件的发展趋势及可能造成的次生、衍生事件
	信息的沟通与交换	1. 能收集、分析现场的相关信息 2. 能利用准确的语言报告事件信息 3. 能与现场遇险人员及其亲属进行沟通，稳定其情绪 4. 能记录现场情况	3. 常见突发事件的分级和所需的救援力量 4. 常见突发事件的关键信息和要素的描述方法 5. 紧急状态下遇险人员及其亲属的心理及反应 6. 记录现场信息的方法和要求
先期处置	遇险人员营救	1. 能确定疏散的优先顺序 2. 能组织现场人员安全、有序疏散 3. 能选择适当救生工具或用品营救遇险人员	1. 常见突发事件现场应遵循的疏散顺序 2. 常见突发事件现场组织疏散的方法和要求 3. 识别疏散标志并判断有效疏散路径 4. 常用救生工具或用品的性能和使用方法
	事态控制	1. 能选择相应的堵漏方法，并有效地实施 2. 能转移和保护重要财产 3. 能对重点部位实施有效保护 4. 能使用固定消防设施扑救初起火灾	1. 常用堵漏工具的类型、原理和操作程序 2. 堵漏的基本方法 3. 保护重点部位、重要财产的措施、方法和要求 4. 消火栓、自动喷水灭火系统、自动报警系统等常用消防设施的功能和操作方法

续　表

职业功能	工作内容	技能要求	相关知识
紧急医疗救护	伤情判定	1. 能对伤情进行进一步的检查 2. 能初步进行检伤分类	1. 伤员进一步检查步骤、内容和方法 2. 严重伤、重伤、轻伤、心搏与呼吸停止以及心搏骤停的判别方法
	伤情处理	1. 能依据检伤分类结果进行分级、分类处理伤员 2. 能利用简易呼吸器对伤员进行人工呼吸 3. 能对头部、胸部、腹部、脊柱创伤进行现场处理 4. 能对心搏骤停、创伤性休克的伤员进行现场救治 5. 能进行气道异物阻塞解除	1. 优先处理和优先运送伤员的原则 2. 简易呼吸器的使用及操作技术 3. 头部、胸部、腹部、脊柱创伤现场应急处理的原则和方法 4. 心搏骤停、创伤性休克的现场救治技术 5. 气道异物阻塞解除的方法和要求
宣传与指导	安全知识宣传	1. 能对社区、单位或特定的社会群体进行安全知识宣传 2. 能讲解、示范救人、自救及逃生知识和技能	1. 安全知识宣传的目的、方法和技巧 2. 宣传材料的编写与宣传形式的策划 3. 业务指导目的、原则、内容和方法
	业务指导	能对紧急救助员进行业务指导	

表 2-3　紧急救助师工作要求

职业功能	工作内容	技能要求	相关知识
预案制定	预案制定	1. 能对单位、社区进行风险评估 2. 能制订应急预案 3. 能对应急预案进行评价	1. 常见突发事件风险评估的基本原理、内容、步骤和方法 2. 单位、社区突发事件应急预案编制的要求、步骤和方法 3. 评价应急预案的指标和要素
	预案演练	1. 能制订演练方案 2. 能组织实施小规模演练	1. 应急预案演练方案制订的目的、方法和主要内容 2. 组织实施演练的方法与程序

续　表

职业功能	工作内容	技能要求	相关知识
现场控制	现场信息管理	1. 能正确报告现场信息和趋势，以减小事件的危害程度 2. 能按相关规定和要求接受媒体的咨询和采访	1. 突发事件信息发布的原则和要求 2. 与新闻媒体沟通的原则和方法
	现场组织与协调	1. 能组织协调、指导紧急救助员和高级紧急救助员实施现场救助 2. 能对现场人员和运输工具进行安排 3. 能根据现场情况采取针对性施救措施	1. 常见突发事件组织和管理现场人员及运输工具的原则和具体措施 2. 灵活运用常见突发事件应急预案的原则和条件
善后恢复	现场环境恢复	1. 能对现场损坏情况进行初步评估 2. 能组织、实施现场清理的工作 3. 能确定被疏散人员的返回顺序	1. 现场损失情况评估的主要内容、步骤和具体方法 2. 现场清理工作的基本方法、步骤和注意事项 3. 被疏散人员返回顺序的确定原则 4. 现场环境恢复的程序和措施
	心理干预	1. 能使用心理干预的方法对受害者进行心理安慰 2. 能接受间接受害人的咨询	1. 常见的心理干预方法（语言、眼神、手势等） 2. 突发事件直接和间接受害者事后的心理特征和反应
	正常秩序恢复	1. 能提出秩序恢复的建议 2. 能制订秩序恢复的计划 3. 能总结经验教训，提出改进意见	1. 生产、生活秩序恢复的目标、原则和方法 2. 突发事件善后处理工作的主要内容和相关政策 3. 常见突发事件应急处置评估的要素和主要内容
培训与管理	培训教育	1. 能收集和总结紧急救助的案例 2. 能编写培训教案 3. 能对紧急救助员、高级紧急救助员进行培训	1. 紧急救助案例的搜集和分析方法 2. 制定培训教案的基本原则和方法 3. 常用培训方式 4. 教学方法 5. 编写教材的基本能力
	管理	1. 能撰写技术总结 2. 能检查、维护常用应急设施	

的救治而死，因此创建创伤外科手术车，将手术室前移至发病现场十分必要。手术车的主要功能是针对创伤和失血伤员，随车医生应是各大医院创伤外科相应领域里和麻醉科的专家，在救护车驶向现场的途中完成术前准备，到现场后能够立即在车中展开麻醉、开胸、开腹等手术，尽快为伤员实施止血、脏器修补等重要的生命抢救工作，还应具备较强的抗休克等功能。这样能大大缩短重症外伤患者得到救治的时间，使尽可能多的生命得到拯救。

4. 遥控指挥型急救医生　为了弥补转运型救护车随车人员技术力量的不足，应像法国的 SAMU 系统一样，在 120 调动系统设立遥控指挥型医生。这部分医生由高年资、高职称及技术能力强的医生担任，其工作岗位设在 120 指挥调度中心，通过通讯手段对现场急救医生作出技术指导，以提高院前急救的工作质量，保障患者的安全。

5. 高素质的调度医生　调度医生的工作能力直接影响派车的质量，是救护车分型可行性的关键，只有通过调度医生的正确分析和准确判断，才能根据患者的具体情况派出与之相适应的救护车。如果调度医生能力不足，就会导致判断失误，进而将造成派车失误，对危重患者派出了转运型救护车（无法完成现场急救任务），或对轻病微伤患者派出了抢救型救护车（造成人员及物资的浪费），这样就使院前急救的服务质量严重下降，同时也将严重影响院前急救学术研究的发展。

综上所述，目前我国很多地区的 120 院前急救机构在这方面做得不够细致，将所有的急救医生统一使用，既实施现场急救，又从事各种转运工作，这样一方面大大增加了医生的工作量和急救医生的需要量，让具有高技术能力的急救医生从事大量的非技术性工作，在各种非技术需要的转运车上疲于奔命，同时还让大量的昂贵技术装备（心电图机、除颤器等）长期在所有的救护车上经受不必要的颠簸，造成了巨大的浪费；另一方面由于急救医生的不足，使大量经验不足和没有受过急诊医学专门培训的医生加入到院前急救医生的行列，降低了急救医学救援人员的技术质量，使他们面对疑难危重症患者时难以作出正确的决策，从而提高了院前急救的医疗风险，甚至造成诊疗失误，这种状况应该尽快得到改善和纠正。

（三）预备队的建立和使用

在大型突发群体事件发生后，院前急救工作在短期内需要大量的转运型救护车，这常常使 120 系统的指挥部门措手不及，交通工具捉襟见肘。为了解决突发群体事件救援人车数量不足的问题，如果增加平时 120 系统急救人员及救护车的数量是不足取的，那样会造成浪费，同时也是不可能的，国家没有那样的财力。因此建立预备队就十分必要。

2003 年我国急性呼吸困难综合征（SARS）大规模流行时，北京急救中心的数十辆救护车夜以继日地工作也不能满足在短时间内转运患者的需要。因此，在市政府及相关部门的协调下，公交系统的大量驾驶员和数十辆赞助的救护车被投入使用，这种预备队性质的增援缓解了院前急救转运患者的燃眉之急。因此组建预备队是一种不需要大量投入的、不需要较高技术含量人员的较好的应急方案，它能解决突发群体事件时 120 系统短期内的人员不足问题。

2009 年春季开始发生的甲型 H1N1 流感世界性流行，我国政府和卫生部门做了大量的防控工作，其中 120 系统的重要工作之一就是将流感密切接触者、流感患者和疑似患者送到指定地点观察和治疗。由于北京地区是甲型流感防控的核心区域，有大量的相关人员需要输送，但由于救护车医生数量的严重不足，北京急救中心将很多院内科室人员投入到院前急救的转运工作中去，有时仍不能满足需要，很多用户只能长时间等待。此时如果要有预备队，就可迅速召集和投入大量的预备人员和救护车，有效地解决突发群体事件在短时间内需要大量转运型救护车的问题。

1. 预备队的基本职能　建立预备队的目的是在大规模事件突发后能在短时间内迅速解决患者及相关人员的输送问题，因此预备队的基本职能就是转运，即将相关人员输送或转运至某地点，而不是实施高技术性的现场医学救援。

2. 对预备队人员技能的基本要求　预备队员可从当地的志愿者中挑选，他们首先应具备救护车驾驶技术，此外必须经过一定时间的急救知识及急救技能培训，初步掌握一些基本的生命支持技术，如供氧术、心肺复苏术、包扎止血技术及隔离术等，其水平相当于中国红十字会的初级急救员。此外预备队人员必须还要定期"回炉"培训和考核，以保障他们持续掌握重要的专业急救知识和技能。

3. 预备队的组织和调动　预备队人员实行轮换待命制度，即在一定的时间内一定的人员处在随时能够被召集到的状态，本人不能离开市区，并保持通畅的通信联络，以便随时能够投入到急救行动中去。此外预备队员可以根据不同情况等级选择待命等级，如一级待命（在救护车上待命）、二级待命（在指定地点待命）、三级待命（在近距离地区待命，不能擅自离开相关地区）等。

三、院前急救学术研究发展

医学的实质是学术研究和实践，院前急救是急诊医学的一个重要的分支，因此学术研究是院前急救的灵魂和心脏，是院前急救事业存在和发展的基本动力。没有学术研究，医务人员的急救学术水平就会停滞不前，无法真正解决患者的病痛并减少伤残和死亡，无法圆满完成我们的现场急救任务。没有急救医学学术研究的发展，120 院前急救系统就失去了它存在的意义和前进的方向。

当前国际上院前急救学术研究还处在一种成型和发展阶段，有很多空白等待我们去充填，我们可以通过自己的行动，创造这个领域的辉煌，成为全世界院前急救学术研究的领头羊。就世界范围而言，我国的院前急救有得天独厚的客观条件，这些条件对世界上任何其他国家来说都无法比拟。

首先我们有大量的正规的执业医生从事院前急救工作，而世界上绝大多数国家的医生是不去现场的，这是开展院前急救科研的最优越的基本条件。第二，由于我国人口基数大，我们有众多的临床病例，就国内某些大型院前急救部门实施的单个病种的救治数据统计来说，我们院前急救 1 个月的病例往往超过一些小国家的研究机构 1 年甚至几年的病例，如果开展大规模临床研究，我们出成果的时间要快得多。第三，对于一些大型急救中心来说，我们有相对较好的院前急救设备。我国院前急救的这 3 个条件在世界上是独一无二的，任何一个国家的院前急救机构都无法与我国相比，因此我们的院前急救学术研究大有可为。

（一）令人堪忧的现状

很多人没有意识到在120系统开展院前急救医学科研的重要性，他们以为能够完成各项日常工作，在突发群体事件时能把患者拉走，送到医院就行。其实仅仅满足于这一点是十分不够的，这是因为仅为患者解决交通工具是一种低层次运行，随便一个运输队都能做到，而院前急救的核心是将医院急诊室的工作前移至发病现场，向患者提供高质量的现场急救。如果忽视学术研究，仅仅满足于把患者拉走，我们的院前急救事业永远都无法达到医学学术殿堂的顶层，而在这个顶层原本保留着院前急救的位置。

作为急救医学重要阵地和具体实施院前急救工作的120院前急救部门来说，它的地位和价值体现在它的科研水平和科研成果上。没有水平就没有成果，没有成果就没有地位，就没有价值。目前国际上院前急救大规模的、前瞻性的临床研究越来越多，说明院前急救具有非常有价值的学术研究潜力，这种潜力已经被越来越多的西方医学工作者所认识。

但是多年以来，我国的院前急救学术领域却是处在一种不温不火、波澜不惊的状态，很少能够见到前瞻性、大规模、随机临床试验的成果出现。在医学学术领域内，我国的院前急救为什么不被人重视？原因是多方面的，其中最重要的原因之一就是：没有真正意义的高水平的学术研究成果。

作者出席一些全国性的学术会议时多次深有感触：在一些人眼里，我国120系统的院前急救人员不是现场急救专家，可能充其量也就是一个运输队、一群门童和搬运工。这并不是耸人听闻，有大量的实例可以佐证。例如2008年我国汶川强烈地震发生之后，全国的120系统派出了数百辆救护车前去救援，他们夜以继日地为地震受难者做了大量工作，受到群众和各领导部门的认可和赞扬，但他们的工作仅仅是转运患者，用救护车将患者从甲地转移到乙地，仅此而已。

有人肯定会说"转运患者也是很重要的"，我们的回答是"重要是重要，但是它是低技术附加值的！"120院前急救部门是专门从事现场急救研究的，我们的阵地应该是第一线，是地震现场，我们的工作应该是现场救援，是向患者提供医学帮助、提供生命支持进而保障他们的生命，提高患者的生存率并降低伤残率。但是为什么没有人把我们放到第一线？

原因可能有很多，包括交通问题、现场救援的组织问题等，但其中有一个问题是不容回避的，这个问题就是我们是否真正具备对这种强烈地震的紧急医疗救援能力？有一些问题应当这样反问：你们开展过地震救援的系统研究吗？你们懂得搜救要领吗？你们知道怎样对被长时间掩埋、身体被严重挤压的患者提供生命支持吗？你们有没有这方面的研究和研究成果？有没有这方面的能力和资质？如果没有，只好去当搬运工。

灾难有时发生在瞬间，此时处在生死边缘的人们如果得不到及时的医学救援，就可能失去宝贵的生命。某年某地发生了严重火灾，在救火时一名年轻的消防战士把自己的防毒呼吸器给了别人，从而发生毒气窒息，昏倒在火场。当院前急救的救护车将其送到医院时，这名战士已经告别人世。很多情况下，在现场向患者提供医疗救援和生命支持才能挽救患者的生命，但有时患者却得不到这种至关重要的医学援助，救护车仅仅把其拉走了之。有时120院前急救部门向患者提供的所谓的"急救"仅仅就是"急送"，为患者解决交通工具。这种低层次的转运性的"院前急救"势必贻误患者的健康和性命。为什么会这样？答案是缺乏现场急救的学术研究，有时我们面对复杂的情况不知道怎样救，不知道何时救，不知道谁该救，甚至不知道如果不实施现场生命支持，患者会发生什么后果。因此加强院前急救部门医务人员的继续医学教育和技术培养，开展院前急救的系统研究，开展有组织的、有目的的、大规模的院前急救临床研究，使院前急救学术研究和急救人员的业务能力能够与时俱进，是120院前急救部门学术发展的当务之急。否则我们的发展将十分艰难，我们的进步将十分缓慢，我们势必将面临萎缩和被轻视的境遇。

（二）取得优异科研成果的基本条件

120院前急救机构搞科研难吗？很多人都说很难，理由是我们实施医疗的过程很短，我们没有实验室，缺乏开展科研的基本条件，没什么可以做的，其实这都是认识上的重大误区。科研有很多种，没有实验室我们就不做基础科研，但我们可以做临床科研呀。其实我们有大量的尖端科研可以做，就拿猝死、心搏骤停和心肺复苏研究来说，仅仅流行病学调查一项，我们就有大量的重要工作可做。

美国韦尔重症医学研究院院长唐万春教授曾在2008年8月第二届羊城国

际心肺复苏高峰论坛上指出，"即使在北京、上海、广州等医疗体系相对完善的大城市，心肺复苏的基线数据都极其缺乏，每年有多少人在院外发生心脏性猝死？各级医院的心肺复苏生存率是多少？这类数据基本都是空白。"

在急诊医学范围内的任何一个病种都有大量的科研工作可以开展，因此不是没有科研工作可做，而是没有认识到哪些科研工作能做。正如唐教授所说："我们一些医院的急诊科的硬件不落后于任何发达国家，甚至一些比美国还先进。但软件—思考问题的方法、脚踏实地解决基本问题的态度还有很大差距。"

怎样才能出成果呢？优异的科研成果可以用一盆非常好看的花来比喻，这盆花是怎么来的呢？有4点是必须的：

首先有合格的园丁，他必须喜欢花，想种花，爱种花，并且有种花的能力，园丁是指我们的管理层——领导班子和学科带头人；第二是有合适的种子，种子是指设计优秀的科研课题，只有课题设计科学合理，研究才有说服力，反之课题设计不合理，即使花了大量的人力、物力、财力，得出的结论也没有价值；第三有合适的气候、土壤和环境，科研的种子能在这里生根、开花、结果。气候、土壤和环境是指研究人员团队的职业素质和相关机构的学术氛围，科研人员能够视院前急救事业为己任，能够刻苦钻研业务，认真执行科研中的各项操作，在各个环节把好关，而不是敷衍了事，得过且过；最后就是充足的水分和阳光，指研究经费和院前急救临床病例的数量和质量。上述4个因素缺一不可，分述如下。

1. 优秀的领导班子　领导班子是指院前急救机构的中层及高层领导，他们应该具备以下基本素质：

（1）学习型的领导者，善于学习，将学习视为生存本能。有自己的头脑，是明白人，知道要做什么，怎样做，知道院前急救的关键环节的管理要点和方法。有长远的眼光，有单位学术研究发展的近期、中期及长远计划和战略规划。

（2）思维开阔，反应敏捷，能够与时俱进。而不是头脑僵化，以不变应万变。能以客观的态度看待周围的一切，而不是以个人的好恶和眼光评价事务和解决问题。

（3）有敬业精神和责任感，心胸坦荡，襟怀坦白，出以公心，为人正派，对上级敢于发表自己的看法和不同意见，对下级闻过则喜，对逆耳忠言能听得进去，不但让别人讲话，而且听得进别人的正确意见和建议。做事有始有终，言必信，行必果。

（4）具有较强的组织能力，能够用人之长，将全体人员团结在自己周围，调动大家的积极性。

2. 合格的学科带头人　合格的院前急救学科带头人应具备以下几点：

（1）对院前急救专业做了多年的深入研究，对院前急救的本质和特殊性有深刻的认识和理解，同时了解国内外院前急救相关内容的最新前沿的学术发展，并有较强的带教、授课及教学能力。

（2）具有扎实的医学基础知识和理论功底，同时具有丰富的院前急救的工作经历和实践经验。

（3）了解医学科研的基本方法，知道怎样根据院前急救客观条件设计院前急救科研课题。

（4）热爱院前急救事业，将其当成自己终生的奋斗目标，持之以恒地利用一切时间进行学术研究，将自己的全部精力都能用于院前急救事业。

3. 完善的科研平台

（1）科研人才的引进、培养和使用　引进有临床经验及科研能力者，加强本单位科研人员的实力，同时应尽可能培养本单位的后续力量，对上述人员实施优待及重用。科研人才应具备的技能：专业技术能力（基础医学理论、临床经验和对医学基本原理的理解）、外国语言能力（读、写、译的能力）、检索能力（知道怎样检索和检索什么）、文字表达能力（论文写作水平）等。

（2）适合科研的工作建制、工作程序及步骤

1）建立以抢救型救护车为中心的科研体系：院前急救医学科研主要围绕危重症及流行病学调查进行，因此抢救型救护车医生是从事科研的中坚力量，故应在派车时严格甄别病种及病情，使其出诊时主要针对危重症患者，对于屡屡派车失误者要追究其责任。

2）建立以图书馆为中心的医学专业信息中心：信息资源、智力资源和经济资源是现代科研的物质基础，因此情报活动、思维活动和实验条件便构成

了现代科研工作的三大支柱。医学进展日新月异，开展科研工作必须与时俱进，随时了解最新的医学进展信息，否则不可能创造出高水平的科研成果。因此如何让医务人员随时能够了解到较新的和较全面的医学进展对开展科研来说至关重要。医学信息中心包括医学信息检索系统和文字资料（网络，书籍、杂志等）。

3）设计适合科研的院前急救病历：院前急救病历必须具有科研价值，其中主要包括两点：首先是病历的设计要符合科研要求，第二是病历书写必须严格按规定进行，详见本书第五章第五节"院前急救病历书写要领及规范"。

(3) 建立有利于开展科研的机制和制度

1）准入机制和制度：确认开展科研人员的资格，包括职业道德素质、技术能力、工作作风、责任心及敬业精神等因素的考评，合格者方能加入科研队伍。如果开展科研人员的综合素质差，实施科研时或敷衍了事、或马马虎虎、或弄虚作假等，那么其得出的科研结果数据就难以令人信服，势必影响科研结论的正确性。

2）监督及考评机制和制度：建立和完善各种监督制度，对科研过程中的各个环节随时加以检查、核查和评估，及时发现错误，找到根源，总结经验和教训，及时纠正错误以及随时调整研究方向和方法等。

3）奖惩、问责及淘汰机制和制度：及时对作出成绩者进行奖励，对有过失者酌情给予批评及处罚，对不合格的学科带头人或课题负责人以及长期庸庸碌碌的领导者要加以更换和淘汰等。

(4) 财政及物质保障（从略），特别是科研基金的争取等。

4. 合理的科研计划　制定合理的科研计划十分必要，因此要根据本单位的工作条件如医务人员规模、病种及患者数量等因素仔细讨论和制定。计划要细致，应该根据情况制定长远计划、中期计划和近期计划，以确认科研范围，明确科研方向并实施合理分工协作。科研计划的制定要结合本单位的实际情况，还要注意循序渐进，先打好基础，开展小规模研究，然后再逐步向纵深发展。不能好高骛远，贪大求全，那样做则势必走向失败。

5. 细致的科研准备　俗话说"不打无准备之仗"，科研也是如此。任何一个有价值的科研，都必须经过长时间的准备后方能展开，包括检索和收集有代表性的国内外关键文献、大量阅读文献，反复深入思考和分析，此外语言准备、物质准备等等都必须细致进行。

6. 有价值的科研课题　医学科研的过程可以概括为：提出问题、解决问题、展示过程、说明道理。其中提出问题也可称为选题，它能为我们确立研究方向，是医学科研工作的第一步。正如爱因斯坦说的："提出一个问题比解决一个问题更重要。"那么怎样选题呢？不少基层医生抱怨说："我们平常见的都是被研究透了的普通疾病，因此没什么可研究的，论文不好写，没得写。"其实这种看法是片面的，摆在我们面前的科研课题俯拾皆是，前提就是需要我们在工作和学习中进行长期的细致观察和深入思考。

有一句俏皮话"不怕贼偷，就怕贼惦记"，这话可以改一下："不怕写不出论文，就怕不惦记着写论文"。机遇只青睐有准备的人，对于有心者来说，开始策划论文的时间应该是他（她）参加工作的第 1 天，不是在将要晋升职称之前的临阵磨枪。只有在工作和学习中经过长期深入的观察和思考，才能酝酿出有见地的科研课题和论文计划。那么对于院前急救部门和广大基层医生，优秀的科研课题从哪里来呢？

（1）来源于优秀科技工作者必备的双要素　要素之一是自信，如果一个人始终认为自己不行，那么他这辈子的发展将极其有限。要素之二是知识，广泛而扎实的专业知识来源于持之以恒的学习，它是我们开展医学科研的基石。

（2）来源于临床工作实践中的思维活动　在医疗实践中进行综合、判断、推理和分析，如临床实践中自己的疑问和体会，留意他人提出的问题，根据常识作出的逻辑判断和推理，验证、补充或改良已有的技术和理论，置疑、否定他人的观点等。

（3）公开招标和科研协作课题　公开招标和科研协作课题是现成的研究项目，应该考虑自己现有的条件，充分加以利用。

总之，院前急救研究课题的内容包罗万象，它可以是流行病学中各种基线数据调查，各种影响因素的收集和分析；可以是疾病演变和发展过程中的观察和检测；可以是诊断方法和依据的探索和发现；可以是治疗方法、步骤和效果的研究和验证；可以是预防手段和效果的调查；可以是康复过程中各种干预因素与患者预后关系的了解；也可以是整个医疗行动的风险、效果和收益的评估。但在任何情况下，好的科研课题都将产生于丰富的医学基础知识、大量的文献阅读以及长期、深入、反复的观察思考之上。

小　结

本章第一节叙述了院前急救的工作特点，院前急救工作与院内急救有很大的不同，其主观、客观条件要比医院差得多。主要表现在医疗环境差，诊疗条件差，工作人员需要单独工作，有时还需要付出极大的体力活动并冒一定的风险。由于目前我国的院前急救缺乏国家制度及法律法规的支持、也缺乏统一的工作程序及规范的抢救预案，不但给院前急救人员的工作带来极大的困难，也降低了院前急救时的工作质量，同时使院前急救行为有时无章可循，无法可依。此外院前急救医务人员在职称评定、工作待遇、未来出路等诸多方面面临着极大的困惑。总之由于付出和收入的极大悬殊，使120院前急救机构面临人才后继不足的严重问题，这些问题如果不得到妥善解决，势必严重影响我国的院前急救事业。

第二节从院前急救事业发展的角度做了探讨和阐述，院前急救的发展首先要解决人才的来源与使用问题，应通过改善院前急救人员的客观物质条件，创建人才培养、使用和发展的机制（如树立精英意识，将院前急救人才加以使用和重用，此外要善于发现人品正直，有头脑并且热爱院前急救事业年轻力量，将其作为后备梯队加以培养等），以及建立有利于人才培养的客观操作条件，这里我们可以借鉴外国先进经验如法国院前急救部门SAMU的人才使用经验。第二要建立和完善院前急救机构建制及组织结构，缩短急救半径，提高急救反应时间，人尽其才，物尽其用，设立抢救车、转运车及指挥型医生以及提高调度医生的专业素质等，还要建立预备队以解决突发群体事件时120系统短期内的人员不足问题。第三探讨了院前急救学术研究发展问题，没有学术研究，院前急救医生的学术水平就会停滞不前，无法真正解决患者的病痛并减少伤残和死亡，120院前急救系统就失去了它存在的意义和前进的方向。120院前急救部门能否取得优异的科研成果，取决于是否具备优秀的领导班子、合格的学科带头人、完善的科研平台、合理的科研计划、准备工作的质量以及是否能设计出有价值的科研课题。

（冯　庚）

参 考 文 献

[1] 杨进刚. 循证时代：世界是平的？医师报，2009 年 3 月 12 日，第 2 版.

[2] 徐芳. 中国与法国院前急救模式的对比与研究. 临床急诊杂志，2008，9(5)：321 – 322.

[3] 张季平. 医学科研方法学. 南京：江苏科技出版社，1992.

第三章　院前急救医生的人文素质

作者在构思创作这部书的时候主要是从提高院前急救医生的专业技术出发，以提高急救医生的业务素质为着眼点的，为的是减少院前急救时的医疗错误和事故的发生率，提高院前急救诊疗成功率，进而造福于广大患者。故本书原本定位于院前急救专业学术研究，没打算在本书中讨论非医学专业学术的问题。

但是，院前急救医生的综合素质是提高医疗质量的关键，而综合素质则不仅仅是学术问题，它还包含更深更广的意义，尤其是急救医生的人文素质。人文是指人类社会中的各种文化现象，它强调以人为本，重视人的价值，追求人的平等、自由和解放。一个人的人文素质可以说是他（她）的基本素质，是他的人生观、价值观的反映。这种反映在别人看来可以将其简单分成两大类，即好人和坏人。尽管每个人对好人和坏人的看法不同，但可以肯定的是好人和坏人有截然不同的人生观和价值观，这是他人文素质的映像。

作为一名医生，特别是急救医生，他首先必须是个好人。如果不是好人，那么他做起医生来就非常可怕（案例6）。可怕到人们往往把他们与奸商或屠夫联系在一起，因为从根本上他们没有把为之服务的患者当作"人"来对待。

医学的本质是社会学，而社会学的本质是人学，因此只有把医学与社会学结合起来进行研究和实践的医生才能真正解除患者的痛苦，否则与流水线上的工人无异。当今时代医学科学的研究取得了重大的进展，医生们对疾病的认识进入到了一个前所未有的阶段，各种新药物、新疗法层出不穷，但医患关系反而日趋紧张，患者的满意度反而一落千丈，为什么会这样？

重要的原因之一可能就是我们的一些医生忽略了对人的认识，对人性的理解，对人心的解读，因此医生如果仅仅具备高超的医术是远远不够的。当前我国医生综合素质的现状不得不令所有的人深思。而有关人文方面的医学教育却处在严重的失平衡状态，对医务人员的哲学和社会科学、人文素质的教育尤其是道德修养教育和培养存在着严重的不足。我们必须尽快地、认真地补上这一课。那么什么样的医生才算是好医生或者合格的医生，他应该具备哪些条件才能名副其实，这些都是需要我们认真探讨的严肃问题，也是作者将这部分内容补充在该书之内的理由。

第一节　医学既是一门科学，又是一门人学

一、医学的本质是什么

随着时代的发展，我国医学领域进入了一个崭新的时期。除了医学基础研究、医疗技术和设备的飞速发展外，还有一个重要的特征——我们的医患关系进入了一个国外同行难以理解的"怪圈"。我们的大多数医生都在感叹：现在做医生太难了。而与此同时大多数患者则认为生病后如果碰上一名好医生是难得的幸运。这种状况令人遗憾，也不得不令我们深思。我们不得不从医学的内涵开始思考，以致进一步探讨我们应该怎样行医，什么样的医生才称得上是好医生。

有人认为构成现代医学的三大支柱是：①生命科学和保健科学；②数学和技术科学；③哲学和社会科学。诺贝尔医学奖获得者 Luria 认为："医学在本质上具有两重性，它既是一门科学，又是一门人学，需要人文精神的滋养。"法国医学家诺尔曼大夫早在 1847 年曾在《公共保健与财富》一书中写道："医学科学的核心是社会科学，只要这点没有被人们所认识，我们就得不到它的好处，而只是对一个空壳或一件赝品感到满足而已"。病理学之父德国的魏尔啸（Rudolf Virchow）大夫 1849 年在其《科学方法和治疗观点》一书中也曾明确指出："医学的本质是社会学。""医学是一门社会科学；任何社会都应对居民的健康负责"。

医学发展到 21 世纪已不再只是一门复杂的科学技术体系，同时它也成为了一个庞大的社会服务体系。我国著名理论家于光远在《关于科学分类的一点看法》一文中指出："很明显，医学也不是纯粹的自然科学，而是两大科学

门类（自然科学和社会科学）相结合的科学。因为医学的对象一方面是作为自然界物质的人，另一方面这个人又是在一定的社会中生活的，他的健康和疾病受到社会环境的严重影响，有些疾病甚至完全是由于社会的原因引起的。"

医学与其说是与疾病打交道，不如说是与人打交道，因为疾病的载体是人。我国古代医生在谈论治病时有一句名言："药之害在医不在药，药之效不在药在医。"深刻说明了医生和医疗行为的作用。医生是医疗行动的主宰，医生能够决定患者的命运。但决定患者命运的不仅仅是医生的专业技术，而且还有医生的人文素质，他的性格、作风、行为和人品。

目前，全球的医学界涌动着回归人、回归社会、回归人文的思潮，强调医学的目的是以人为本，医学不仅只是对疾病的治疗（cure），而且更需要对患者的关怀和照料（care）。这种思潮是人类对医学理解的进一步深化的结果，是医学的重大进步。

衡量一个医生的水平和价值，要看他能否同时向患者提供两方面的服务，其一是高质量医疗技术，其二是高质量的人文关怀，两者缺一不可。高质量的医疗技术来自于日新月异的科技发展和医生的临床经验和技术素质，而高质量的人文关怀则来自于医生内在的道德修养和人格素质。

目前许多医学教育书籍只告诉医生们怎样做事，而不提醒医生们怎样做人，怎样看人，怎样待人。正如北京大学心脏中心的胡大一教授指出的那样："现在从医学教育到毕业后教育及继续教育都存在着严重的缺失和缺陷。首先医学教育的目的成了专门学习一项技术了，医学越发展越像理工科。现在医生考虑的是怎样掌握一种利器，如内科做支架，外科搭桥。医生更多注重的是解决一个病变，已经没有一个全身的、完整的疾病概念了，更谈不上以患者为中心的概念。"北京大学副校长柯杨所说："在医学面对的问题中，我们强调的是生命、健康、疾病与死亡，而心灵、思想、人性并不在医学知识的范畴之内。学生们学的是人体，而不是人。"胡大一教授和柯杨老师一针见血地指出了当前我国医学教育中存在的弊病，即只见人体，不见"人心"。人文素质和道德修养教育的匮乏可能是当前我们的医学教育中的一个缺憾。

二、具备什么条件的医生才能被称为好医生?

一个医生即使有较高的医疗技术和专业技能，但他未必是个好医生。那么什么样的医生才算是好医生呢? 1993 年英国爱丁堡召开的世界医学教育高峰会议上提出：21 世纪所期望的医师应该是"交流的专家，有判断力的思想家，主动的终身学习者，信息专家，经济学、社会学、人类学、流行病学和行为医学的应用者，卫生小组的管理者，社会的支持者和初级保健的提供者"。我们的医生能达到这个要求吗? 显然还存在不少距离。

"医业伦理，一言以蔽之曰，仁义而已矣，博爱谓之仁，行而宜之谓义，故医家当具爱人好义精神（宋国宾《医业伦理学》）。"医生是一种特殊的职业，从事这个职业的人的人品和价值取向至关重要，因为医生服务的是人，他们维护的是人的健康和生命。因此对医生的职业素质的要求是不同于一般行业的。明朝的裴一中大夫在《言医·序》中说："学不贯今古，识不通天人，才不近仙，心不近佛者，宁耕田织布取衣食耳，断不可作医以误世! 医，故神圣之业。"从这段精辟的言辞中我们能够看出古人对医生境界的要求。

患病之后能够遇到一个好医生是幸运的，晋代的杨泉在《物理论》中说："夫医者，非仁爱之士，不可托也；非聪明理达，不可任也；非廉洁淳良，不可信也。"古希腊医学家希波克拉底认为"医术是一切技术中最美和最高尚的"。一个好的医生给大多数患者带来的是希望、是康复，即使对患有不治之症的患者带来的也是温暖、安慰和关怀。

卫生部北京医院的曾昭耆大夫讲过这样一个故事：一个 70 岁的重症急性心肌梗死患者在北京医院被抢救成功，出院前患者儿子对曾大夫说："真神啦，我父亲一看到你，他就觉得他不会死"。原来老人住院时曾对儿子说："小子，我的病能好。你看那个老大夫，我信得过他。"而曾大夫记得患者入院时是处于休克和神志模糊状态的。你看，一个好医生的形象态度、言谈举止、仪表风度都能强烈地影响患者，帮助患者建立战胜病魔的信心，从而帮助患者恢复健康。

三、可怕的"刀客"

现代医学技术目前正在以极高的速度向前发展，而在我们拥有和使用这些技术的同时，我们的人文智慧发展了吗？我们的道德水准提高了吗？我们具备正确应用这些现代技术的人文素质和道德修养吗？我们为什么做医生？我们准备好做医生了吗？我们准备做个好医生了吗？我们对医生规定了某些作为底线的、起码的行动准则及道德规范了吗？如果某人违背了医生的起码的行动准则及道德规范后又该如何处理？谁能给出上述问题的答案？

现在有很多高学历的人表现的行为却是低文化甚至是缺乏教养，这些人其中不乏医生。当前中国的医患关系处在一种奇怪的、难以言状的不和谐状态，这种状态的本质反映的是患者和医务人员之间的互不信任，这种相互戒备甚至是敌对的状态也使其他国家的同行们感到不理解。为什么会出现这种状态？它发生的根源和存在的基础在哪里？其原因可能多种多样，其中医务人员自身素质对患者造成的印象和影响可能是非常重要的原因之一。现在很多医疗行为和科研行为实际上都是商业行为，医生明明知道某些药物或疗法不确定或效果有限，却仍在不遗余力地"叫卖"，其目的只有一个——赚钱。这种现状令患者担心，令群众恶心，令正直的医生痛心。

明朝名医潘楫说过："医以活人为心，故曰，医乃仁术"。但遗憾的是，操持"仁术"的医生并非都是"仁者"。医学就像是一把刀，我们一代一代的科学家和实践者付出极大的努力把这把刀磨得锋利无比，然而是用这把刀"扶危济困、普度众生"，是用这把刀"养家糊口、混世谋生"，还是用这把刀"巧取豪夺、谋财害命"，不仅取决于持刀医生的"刀法和武功"，更取决于"持刀"医生的人品和价值观。

案例6　痛苦和悲哀

患者，男，45岁。2009年2月发现睾丸上有一个肿物，到医院一查，这个肿物竟是癌瘤，更可怕的是这个癌瘤不是原位癌，而是由其他地方的癌症转移而来。经过进一步检查发现原发病是肝癌，肿瘤已到晚期并且已经全身广泛转移。突然发现患有如此严重的疾病对患者及其家人的打击可想而知，于是患者四处求医，在某人的游说下，患者慕名来到了北京市一所三甲医院的介入治疗科，找到了那位"慕名医生"。这个医生先说自己的技术如何好，治疗如何有效，救了多少人等等，再动员患者做肝脏介入治疗，还做出送红包的暗示。患者经不住诱惑，既送了红包，又接受了介入治疗。但是手术后患者的病情急转直下，这个手术前无明显腹水而且行动自如的人术后就再不能下床，第 3 天腹水出现并迅速增多，第 5 天陷入昏迷，介入手术 10 天以后，患者因肝脏衰竭带着遗憾离开了这个世界。

点评：落江之人不会放弃任何救命稻草，哪怕这个稻草根本不能救命，但有些人就是利用患者的这种侥幸心理发不义之财。患者生了重病，已经在身体上遭受了巨大的创伤，精神上遭到了巨大的折磨，经济上付出了巨大的代价，而且这位患者这么年轻就将不久于人世，为此他和他的家人已经承受了多么大的痛苦呀，而这个"没有道义，只有生意"的医生却无视患者的痛苦，明明知道患者的肿瘤已经在全身广泛转移却仍然动员患者做介入手术，且不说你的所谓介入治疗是否有效，就算有效，也只是抑制了肝脏上的肿瘤，而其他部位的肿瘤还在蔓延，你的介入治疗的意义何在？你还毫无廉耻地收人家红包。这个真实的事件说明，一个在物质利益驱动下良知泯灭、人性匮乏同时又没有恻隐之心的医生是多么的悲哀，多么的可怕！正如中国医学科学院袁钟博士说过的那样："对医生来说，有德有才是合格品，有德少才是次品，无德无才是废品，有才无德是毒品。"他说得真好，一言中的，一针见血。

（冯 庚）

第二节　优秀的院前急救医生应该
具备的基本素质

导读

　　那么什么样的医生能够称得上是好医生或合格的医生呢？大家可见人见智。作者认为一个合格的院前急救医生应该同时具备以下 6 项素质：高尚的道德情操，出色的心理素质，严谨的工作作风，精湛的专业技术，毕生的进取精神以及良好的沟通能力。

一、高尚的道德情操

　　"德者，事业之基，未有基不固而栋宇坚久者。"道德是人们共同生活及其行为的准则和规范，情操是人的感情和操守。著名的意大利诗人但丁说过："道德常常能填补智慧的缺陷，而智慧却永远填补不了道德的缺陷。"院前急救医生需要具备哪些这个职业所要求的道德和情操呢？

（一）慈悲和善良

　　慈悲和善良是一对孪生兄弟，它们是人生第一智慧，它们不仅是一种私人美德，而且是一种人类心灵的需要。慈悲就是慈爱与怜悯，是将人们从苦难中拔救出来的一种情怀。正如一位哲人说的："能真正造就一个人的，不是人的盘算，而是人的慈性。"万福之基始于一念之慈，慈悲则生出恻隐之心，而恻隐之心是做医生的根本。

　　什么是恻隐之心？孟子说："恻隐之心，仁之端也"（《孟子·公孙丑上》）。恻隐之心就是见他人遭遇不幸而心有所不忍，是对别人的痛苦感同身受。有恻隐之心的人方能称为善良，善良是做人的根基，千百年来我们的祖先早已对此有深刻的认识。"积善之家，必有余庆（《易经·坤》）"，"一念之善，吉神随之；一念之恶，厉鬼随之（陈继儒《小窗幽记》）。"古人说得真好！

善良就是要心存温厚，善待一切，不仅对人，而且应该善待万物，包括善待动物和一草一木。善良的人在任何情况下都做不出任何残忍的事情，他不会随意践踏草坪，不会随意摘下一朵盛开的鲜花，他有时可以为一颗小草伤心，为一只蚂蚁落泪。他常常毫不犹豫地帮助乞讨者，哪怕在心里早已认为那个人可能是个骗子，因为他（她）无法抗拒乞讨者那期待的眼神。

跟善良的人在一起，我们感到安全，感到温暖和舒适，就像站在厚厚的地毯上。美国女诗人迪金森在一首诗中写道："如果我能使一颗心免于悲伤/我就不虚此生。如果我能解除一个生命的痛苦/平息一种酸辛/帮助一只昏厥的知更鸟重新回到巢中/我就不虚此生。"医生多么需要这种悲天悯人的情怀呀。

2005 年中央电视台《真情无限》栏目组与我合作拍一个关于急救的电视专题片，因剧情需要拍一个院前急救时的诊疗过程，故剧组请了一个工作人员扮演患者，请了总政歌舞团一级演员卓林先生扮演患者的亲属，而我则扮演医生的角色，"发病现场"安排在我家。拍摄从我提着诊箱从救护车上下来开始，卓林先生焦急地迎接我，然后他"领着我"上了电梯，开门来到我家。这时我像平常出诊一样来到躺在我家客厅沙发上的"患者"身边，然后对她说："你怎么样呀？"没想到这句普普通通的话引起了卓林先生的极大反应，他顾不上旁边还有摄像机在拍摄，用我的口气学我说："你怎么样呀？你怎么样呀？"连连说了好几遍。开始我还不知道怎么回事，还以为他跟我开玩笑呢，但随后我立刻明白了。

我的说话的口吻令卓林先生十分反感，因为我的口吻显示出了一种高高在上、居高临下的优越感，好像是一个上级对下级、长者对晚辈、老师对学生摆出的口吻和架势。而这种高高在上的优越感来自我内心存在的可怕误区："我是医生，我是来帮助你们解除痛苦的，是你们求助于我，你们应该感谢我……"虽然这种想法不是主观的和明显的，但我的内心深处肯定存有这些元素，不然我怎么能下意识地将这种优越感表现出来呢？

当我意识到自己的这种不当行为时我非常尴尬，脸都红了，我感到羞愧万分和无地自容。更不能原谅的是我平时工作时用的就是这种口吻，而这种口吻肯定给患者带来了伤害，而多年来我竟然对此毫无察觉！事后我难过了好几天，也对这件事反思了好几天，我感谢卓林先生，他给我的当头棒喝使我清醒，使我能把内心存在的愚蠢观念纠正，使我在以后的工作中不再有这种不良心态。

泰戈尔在他的一首诗中说："蜜蜂从花中采蜜，离开时营营的向花道谢。而浮夸的蝴蝶采蜜后却相信花是应该向他道谢的。"而我曾经就是那浮夸的蝴蝶。其实患者才是我们医务工作者的上帝，医生这个职业是建筑在患者的痛苦、患者的血和泪、患者的生命之上的，没有患者的痛苦，没有患者的血和泪就没有医生这个职业，就没有医生的工作、名声、地位和财富，就没有医生的一切，因此医生必须感恩于患者，甚至应该对患者发自内心的毕恭毕敬、顶礼膜拜。

善良的医生首先给患者带来的是安慰，对院前急救医生来说尤其需要这样做。什么是安慰？安慰就是通过言语和行动给人带来希望，带来温暖，带来信心，带来保证，安抚和慰藉他们正在受到煎熬的躯体和心灵。安慰就是对一个落入河中，在水里苦苦挣扎的人微笑着伸出你的手。有的医生到达现场后立刻投入到抢救之中，他们惜言如金，很少对患者说出只言片语，好像是在修理一台机器，这样做是有缺憾的。组成人的是肉体，而支撑人的是精神，在生死关头的危急时刻尤其如此。因此不要忽视安慰带来的治疗作用。

有一次在院前急救的时候，患者家属问正在给病人做检查的医生："他得的是什么病呀？有没有危险？"连问了三遍，而医生却没有任何回答。于是家属向有关单位投诉了这个医生，说他冷漠。这个医生感到十分冤枉："我在病人家中连一句话都没说，居然还得罪了患者，现在的医生真难当。"看到这里，读者朋友肯定明白了，其实并不是医生有意冷落患者，但正是那位医生的沉默激怒了患者，因为这沉默客观表现出来的是轻视，是高高在上，人家就自然认为这就是冷漠。善良的医生应该时时刻刻体恤患者，用一切可以使用的手段安慰患者，不仅治疗他们患病的肉体，还要慰藉他们受伤的心灵。

常用的安慰语言有："大爷，别着急，有我们在呢，我们来了你就安全了。""放心吧，你没事的。""别害怕，我们给你用最好的药……。"有时简简单单的安慰之言能够起到医药起不到的作用，请千万不要忘了先安慰患者呀！（注：上述言语是对患者本人说的，但对患者家属则是另外一种说法，对家属应该如实交代病情，并尽可能把情况预计得严重些，要背着患者把可能发生的最坏的结果提前告知家属，让他们有所准备，这样做的目的是一旦病情恶化或发生不好的情况时家属能够理解，从而避免不必要的纠纷。）

年轻人毕业后刚开始做医生时，他们往往带着一种善良、纯真、火热的心，这是人的天性决定的。这时他看到患者的疾苦会感同身受，会有深深的同情，他会跟着患者哭，会自掏腰包为患者买食品，会全力以赴想方设法为患者解除痛苦，只是苦于自己没有本事。然而随着时间的推移，随着医生们被各种事物所困扰，年轻医生见惯了生离死别，见惯了患者的眼泪，听惯了患者的哀号，他们那颗火热的心可能会逐渐冷却，他们的感情也可能逐渐麻木，这种情况很常见，也很正常，因为这也是人的天性，正所谓见怪不怪。但是，如果我们的医生能在工作中时刻注意这一点，永远保持这一颗善良、火热、纯真、年轻的心该有多么难能可贵呀。

（二）正直、知耻和向上

当今社会物欲横流，正直是人们难得的品质。正直就是"行得正，坐得直"，就是作风正派，公正刚直，襟怀坦白，遵循正义，而不是心怀叵测，口蜜腹剑，出尔反尔，背信弃义。宋朝朱熹说过："天下之事本在于一人，而一人之身其主在于一心，故人主之心一正，则天下之事无有不正；人主之心一邪，则天下之事无有不邪"。"行得正，做得直"是对一名医生人品的起码要求，否则医生就可能变成奸商，变成屠夫。

知耻就是能够意识到自己的错误，而且有改正错误的愿望和勇气。"知其愚者，非大愚也；知其惑者，非大惑也。大惑者，终身不解；大愚者，终身不灵。（庄周《庄子·天地》）"一个医生偶然干了一件"缺德事"并不可怕，可怕的是他不能认识到这是错误，还以为是理所当然的。正如诗人北岛说的"卑鄙是卑鄙者的通行证，高尚是高尚者的墓志铭"。对一个没良心的人来说"良心的谴责"从何而来？因此知耻十分可贵。

明朝的洪应明所著《菜根谭》里有一句著名的话："盖世功劳，当不得一个'矜'字；弥天罪过，当不住一个'悔'字。"这段话的意思是说人即使有再大的功劳也不能以此而倨傲自大；人即使犯了滔天大罪，但他只要真心忏悔改正，也能救赎自己。北京朝阳医院王辰院长说："为人最重要的是有良知。良知包括知愧、知耻、知恩三个要素。医生一定要有良心，任何管理机制都不能代替良心。任何国家、民族、行业都不能放弃道德教育。卫生界的道德教育尤其重要。当你做医生做得麻木的时候，你得回头重新'良心发现'一下，你得知道什么是神圣，这一点非常重要。"

"人之性，善可变为恶，恶可变为善。（王充《论衡·率性》)"世界上没有真正的"圣贤"，地球上的任何一个人，无论是谁，都在其内心有"魔鬼"和"天使"的两重性，有的时候魔鬼占上风，有的时候则是天使做天下，这要看两者在这个人内心所占的比例和统治这个人的时间而已，因此我们不能要求所有的人每时每刻都成为"圣贤"。

每个人的一生中都肯定或多或少地干过一些龌龊的事情，包括作者自己，这很正常。但这些并不影响我们对"圣贤"的向往和追求，而不断追求正义、追求真理、追求完美就是向上。向上就是要有上进心，无论从心灵还是从专业，我们都应该不断完善自己，提升自己思想水平和业务能力，这样才对得起医生的称号，才能不辱医生的使命。"我欲仁，斯仁至矣。"你想做一个好医生，你就能成为一个好医生。

（三）存天理，灭人欲

"存天理，灭人欲"的观点是宋朝宰相程颐根据对儒家核心思想的总结而首先提出来的。后来朱熹又进一步解释道："圣贤千言万语，只是教人明天理，灭人欲（《朱子语类》卷十二)。""学者须是革尽人欲，复尽天理，方始为学（《朱子语类》卷十三)。""存天理，灭人欲"的理论自问世以来一直存在激烈的争论，不同的人对此有不同的解释。那么什么是我们心目中的"天理"和"人欲"呢？

根据作者的理解，天理就是真理，是宇宙规律，是自然法则。如果加以引申，天理是人的理性，是人们应该遵守的公序良俗和道德准则。而人欲则是感性，是一个人与生俱来的、本能的私心和过分追求物质的欲望。"嗜欲无穷，则必有贪鄙悖乱之心，淫佚奸诈之事矣（吕不韦《吕氏春秋·侈乐》)。"天理和人欲之争是人的理性和感性、人道和物欲的对抗。作者以为，用一句简单的成语解释，"存天理，灭人欲"的现代含义就是克己奉公。

追求幸福，挣更多的钱和提升自己的社会地位往往是很多人的人生目标，为此我们必须付出艰苦的努力，有时即使这种努力玷污了自己的灵魂也在所不惜。但是历经沧桑多年后再回过头来看，我们会觉得自己从前的某些做法是多么荒唐，多么幼稚可笑。就拿收"红包"来说，一个年轻的外科医生刚刚收到患者送的红包时尽管感到一丝的不光彩，但多半还是沾沾自喜的，因为"我挣了钱了"。但多年后如果他明白了人生的意义和真谛后就会为自己从前的行为感到羞愧，他以后就会谢绝患者的红包，而且是发自内心的。

"存天理，灭人欲"就是要追求正义，追求人道，同时克制人的本性所产生的欲望，克制金钱等物质的诱惑，从而使自己的境界提高，灵魂升华。"君子之行，以静养身，以俭养德（诸葛亮《诫子书》）。"金钱与幸福之间不是等号，金钱买不来真正的幸福。

一个人的幸福与否，不是用他每天吃了多少鲍鱼、鱼翅燕窝，喝了多少人头马，戴着多大的钻戒，开着什么样的跑车决定的。一个人的成就，也不是用他挣了多少钱，当了多大官，身边有多少点头哈腰的人来衡量的。我们要挣多少钱？当多大官？挣了钱又能怎样？当了大官又能如何？你能花多少？你就是再有钱，官再大，也不能一个人同时睡在两个屋子里，同时躺在两张床上。正如金庸先生的《射雕英雄传》里，郭靖对成吉思汗所说的：你即使扩充再多的疆土，你死后也只能占有墓地大小的地方。

可惜很多人就是想不明白这一点，因此才有那么多贪污犯、诈骗犯。反之，如果我们不要挣这些"昧心钱"，我们的生活能差到哪里去？一个好医生应该追求精神的富有，而不是成为物欲的奴隶。正如孟子所说："仁义根于人心之固有，天理之公也；利心生于物我之相形，人欲之私也。循天理，则不求利而自无不利；徇人欲，则求利未得而害己随之（《四书集注·孟子》）"。

特蕾莎修女为穷人和患者服务了近70年，她取得了非凡的荣誉和成就，全世界至少有80多个国家的元首、政府和各大领域的机构以及各个方面的国际组织，向她颁发过崇高的荣誉和奖项，包括著名的诺贝尔和平奖，但她心如止水，不为所动。

特蕾莎修女一生都在"怀大爱心，做小事情"。她创建的组织有4亿美元的资产，几千名工作人员，可是她的生活却非常简朴，她终生未嫁，住的地方唯一的电器是一部电话；她一共只有3套衣服，而且是自己洗换；她从不穿袜子，只穿凉鞋……。她把所有的一切都献给了穷人和患者。

特蕾莎修女的房间挂着一块木板，上面刻着这样一些话："尽管人们不讲道理、思想谬误、总以自我为中心，不管怎样，还是爱他们；尽管你做善事，人们说你自私自利、别有用心，不管怎样，还是要做善事；尽管你成功以后，身边尽是假的朋友和真的敌人，不管怎样，还是要成功；尽管你所做的善事明天就会被遗忘，不管怎样，还是要做善事；尽管诚实与坦率使你容易受到欺骗和伤害，不管怎样，还是要诚实与坦率；尽管你耗费数年所建设的可能毁于一旦，不管怎样，还是要建设；人们确实需要帮助，然而尽管你帮助他们，却可能遭到攻击，不管怎样，还是要帮助；尽管你将你所拥有最好的东西献给世界，可能永远都不够，不管怎样，还是要将最好的东西付出！"

特蕾莎修女的物质生活极其贫乏，形同乞丐，但她的精神生活却富可敌国，至高无上，因此她在这个世界上无与伦比。

我国古代也有"存天理，灭人欲"的好医生。南宋张杲（公元 1127～1279）所著《医说》中有这样一个故事：北宋宣和年间，名医何澄为某人治病。因贫穷无法开支诊金，患者美貌的妻子把何医生引入密室，羞怯地对他说："家中财物典卖殆尽，无以供医药，愿以身酬。"何澄正色回答道："娘子何出此言，但放心，当为调制取效，切毋以此相污。"在何澄的精心治疗下，患者终于获得痊愈。何澄医生的这种高尚的道德情操，也一直在人们心中世代传颂。

当今时代同样也不乏优秀医生的例子。《健康报》报道，某日，哈尔滨医科大学附属医院妇产科一位医生的父亲突然去世，但这位医生却肿着双眼赶到医院参加一位濒危新生儿的抢救。患儿父亲劝这位医生回去料理自己父亲的丧事，但这位医生却说："我父亲的生命已经结束，而孩子的生命才刚刚开始，我应该在抢救新生命的现场。"后来孩子得救了，患儿父亲从这位医生和另一位医生的名字中各取了一个字作为孩子的名字，让孩子记住自己的救命恩人。

吴阶平教授说过："作为一名医生，不但要一切为患者，还应为一切患者，为患者的一切，一个好医生首先应该是一个好人，没有医德就谈不上责任心和同情心。"特蕾莎修女、何澄医生和哈尔滨医科大学附属医院的那位医生都是"存天理，灭人欲"的典范，他们应该成为所有医生的楷模。我们要像他们一样，践行慈悲，光大善良，发扬正直，知耻向上，克己奉公，遵从医生的职业道德行为准则，以无愧医生这个神圣的称号。

二、出色的心理素质

日本有一个古老的传说：一个好勇斗狠的武士向一个老禅师询问天堂与地狱的意义，老禅师轻蔑地说："你不过是个粗鄙的人，我没有时间跟你这种人论道。"武士恼羞成怒，拔剑大吼："老汉无礼，看我一剑杀死你。"禅师缓缓道："这就是地狱。"武士恍然大悟，心平气和纳剑入鞘，鞠躬感谢禅师的指点。禅师道："这就是天堂。"禅师的平静、冷静和镇静折服了武士，从此他跟随禅师学习，最终成为武学大家。心理素质有多方面的内容，从院前急救专业的角度看，急救医生应该具备的心理素质有：

（一）临危不惧，宠辱不惊

很多情况下院前急救医生面临的是危重急症患者，有的人正处在死亡边缘，或是在特殊场合下工作，各种各样的意外情况和危险已经存在或者随时可能发生和出现，有时我们还会遇到各种各样的非理性人员的过激举动，包括谩骂甚至肢体动作等。这种工作特点需要院前急救医生具备出色的职业心理素质。在紧要关头沉着镇定，在险要时刻临危不乱，在纷乱时刻波澜不惊，始终保持清醒的头脑，而不是惊慌失措，自乱阵脚。只有这样，我们才能通过正确的分析和缜密的思考而作出正确的临床决策，提高院前急救的成功率。同时急救医生的冷静、自信和微笑可以很大地鼓舞患者，帮助他们建立信心。这种镇定和冷静有时能够起到比医药还重要的作用。

苏轼的《留侯论》中有一段名言："古之所谓豪杰之士者，必有过人之节，人情有所不能忍者。匹夫见辱，拔剑而起，挺身而斗，此不足为勇也。天下有大勇者，卒然临之而不惊，无故加之而不怒。此其所挟持者甚大，而其志甚远也。"他告诉我们，真正的勇敢不是受到侮辱后立即拔剑与人拼命，而是能在突发事件出现后毫不惊慌失措，在受到无端的侮辱时能够保持平静的心情。

多年以前，北京急救中心的刘继明大夫出车去救治一群酒精中毒患者，到现场时这群人中有一个人已经昏迷不醒，其他人也因过量的酒精而失去理智。从一见面起这群醉汉就以各种方式跟刘大夫寻衅找茬，不但恶言喋喋不休，而且还不时动手动脚，有个人甚至在刘大夫抬起担架，要将昏迷患者送院的时候还从后面踹了刘大夫一脚，但刘大夫不为所动，仍然昂头抬着担架前行。这情形使当时跟随刘大夫的进修医生几乎落泪，也使那帮醉汉的行为有所收敛。这就是一个优秀院前急救医生具备的心理素质和人格素养，"我不是怕你，我是了解你，因为你是患者。"现在刘大夫已经因劳累和疾病英年早逝，但愿他的在天之灵能够安息。

（二）忍耐——大度的科学依据

院前急救时，急救医生面对部分或完全丧失理智的个体甚至群体人员的情况并不少见。由于突发事件的打击和病痛的折磨，很多人在应激状态下丧失了平时的思维方式、判断能力和克制能力，容易判断失误，容易冲动、激动，因此不理智行为的发生在所难免。此外醉酒者、吸毒者、精神异常者等人都没有能力很好地控制自己的行为，他们的做法，往往给院前急救带来极大的困难，甚至给急救人员带来痛苦和伤害。

作者曾经在一个醉酒现场面对一群程度不同酒精中毒的人，这些人都很年轻，其中有几个人已经昏迷，有的人则处在亢奋状态。当作者在给昏迷的人实施检查时，一个赤膊上身的醉醺醺的小伙子手里拿着一把大号切菜刀，他不时用菜刀拍着作者的背说："你好好给他看，他要是死了，你也活不成。"在这种情况下我们应该怎么办呢？答案只有一个——忍耐。

对于急救医生来说忍耐是一种不可或缺的职业素养，对非理性行为不做无谓纠缠是每位院前急救医生必须牢记的工作要点之一，此时我们最需要的就是忍耐。古人说："能忍人不能忍者，必能成人所不能成也。"不具备坚韧的忍耐力是无法成为一名优秀的院前急救医生的。一位前国家副主席有一句名言："忍耐——大度的科学依据。"这句话铿锵有力，掷地有声。的确，忍耐有其不容置疑的科学依据。阿里巴巴 CEO 马云说过："男人的胸怀是冤枉撑大的。"无论在生活中还是在工作中，有时我们会遇到误会，遇到不公正的待遇，甚至受到屈辱，受到各种各样的打击，对此我们应根据不同的情况做不同的反应，其中忍耐是最重要的行动之一。忍耐可以化解危机，可以控制事态的发展，如果没有忍耐，我们就容易失去控制，就不能保持清醒头脑，就像那句话说的："事情如果以愤怒开始，往往就会以羞辱结束。"在院前急救时我们非要与部分或全部丧失理智的人争论谁对谁错，或对那些非正常行为以牙还牙，那只能使矛盾激化，那样做绝对是有害无益的。

一位乘客的行李箱在某机场安检时被翻得乱七八糟。上飞机后，这位乘客把怒火发向了飞机上的空姐。他指着那位空姐的鼻子一通指责，甚至还使用一些侮辱性的语言，说什么你们太差劲了，胡乱检查什么，你们是什么航空公司，有没有人性，这是什么服务，比狗还不如等等。而那位空姐则一直在说着抱歉的话，并不断弯腰赔不是。乘客狂轰滥炸后还不过瘾，让空姐把机长叫来，还是一顿炮火。机长也是非常谦和地听着，并且道歉。当乘客的一番长篇大论说完后，机长说："安检是机场的工作，不是我们航空公司做的。"这句话立刻使那位乘客感到自己的问题所在，然后红着脸向机长和空姐道了歉。我们敬佩那位空姐和机长，尽管不是自己的责任，也任乘客发泄完，然后再给予解释，让乘客自惭。相反如果与乘客辩理，非争个孰是孰非来，那样即使赢得争论，也给对方留下了不好的印象。

急救医生不仅必须学会忍耐，而且要对其有充分的认识。一般人都会认为，在我们受到不公正待遇甚至屈辱时还不得不忍耐，不能发作，不能抗争，这是多么痛苦的事情啊。但是如果我们的精神境界上升到某一高度时，这种痛苦就会消失。忍耐不仅是一种生存能力，甚至是一种美德。我们在院前急救服务时的忍耐不应该是消极的痛苦忍受，其实与其说是忍耐，不如说是包容，一种真正的包容。包容来自于宽阔的胸襟，来自于广袤的精神境界。正如梁漱溟先生说的，"一切祸福、荣辱、得失之来完全接受，不疑讶，不骇异，不怨不忧"，体现了这位巨匠博大的胸怀。我们对患者的忍耐或称包容来自于对患者痛苦的同情，来自于对患者心情的理解，来自于对患者的关爱，就像母亲绝不会对随处便溺的婴儿发火一样。如果我们真正能从心里这样想，从行动上这样做，我们就不会感受痛苦的折磨了，我们的精神境界就会上升到更高的水平。

有时光忍耐是不够的，对待一些故意制造事端和蛮横无理的人，应进行有理、有力、有节地还击。（参阅案例7）。

案例7　用行动抚平心灵创伤

凌晨 2 时，居住在公安部某研究部门宿舍的一名 73 岁的男性患者因突然剧烈呼吸困难而呼叫救护车。急救医生到现场后发现患者呈端坐体位，面色苍白、口唇青紫，大汗淋漓，双肺布满湿性啰音，现场诊断为重症急性左心衰竭。患者病情十分严重，急救医生立即给予吸氧，建立静脉通道，并且应用了药物。经过全力以赴的现场急救，一个多小时后患者病情开始稳定，并有了轻度好转的迹象，这时急救医生用救护车把患者送到了医院，同时通过电话通知患者家属去医院照顾患者。

患者的儿子赶到医院后对急救人员十分不满，嫌急救医生没有在家把他的父亲治好，连累他赶到医院，耽误了他的休息，因此对急救人员恶言相加，还拒绝缴费，说："要你们这些医生有什么用！你们折腾了一晚上连这点病都治不好，还想收费！别做梦了。"还说了一些更难听的话。虽然急救医生的心里非常难过，但还是忍受着患者家属的无礼举动继续做解释和说服工作，但一切劝说和解释归于无效，急救人员只好无奈悻悻而归。

回到单位后急救医生拨打了公安部投诉电话，向有关部门据实反映了患者家属拒绝缴费而且还骂人的情况。不久，公安部研究所相关领导与患者儿子来到急救中心向急救医生赔礼道歉，批评了患者家属的不理智行为，并缴纳了那天现场急救的费用，整个事情告一段落。

> **点评**：急性左心衰竭是一种非常凶险的疾病，常常突然发作并迅速进展，特别是重症患者，治疗非常棘手，如果未能及时控制病情，患者有发生猝死的极大可能。按照人之常情，患者病情那么重，急救人员忙了 2 个小时终于稳定了病情，挽救了患者的生命，并把患者安全送达医院，因此家属应该感谢医务人员才对，但是事情恰恰相反。患者儿子非但没有表示一丝的感激之情，反而把自己不能休息迁怒于医务人员，甚至还拒绝缴费，张口骂人，这种恩将仇报的行为对忙了一夜、身心疲惫

的急救人员来说是何等的摧残。

　　我们完全可以想象那天当事的医务人员的心情是何等的委屈，类似这样的事情对院前急救人员来说并非少见，如果总是逆来顺受，消极忍受这种屈辱，我们今后还怎样工作？（不少人已经为此放弃了院前急救工作）因此必须采取行动，平复心灵受到的创伤。案例中的急救医生有理、有力、有节的投诉达到了预期的效果，至少在心理上得到了一种平衡，或者说出了一口恶气。

　　这件事给我们留下两点启示，第一就是受到不公正待遇或屈辱时我们应该采取行动反击，而不总是逆来顺受，消极忍耐。国有国法，家有家规，我国的法制建设逐渐健全，因此多数情况下我们能找到说理的地方。第二就是反击要讲究方式方法，特别是要在诊疗过程中详细了解患者的情况。就拿这个案例来说，投诉是建立在详细了解了患者情况的基础上的，急救医生在先期询问病史时就了解到了患者是公安部某部门的离休干部，这就为投诉创造了先决条件。如果换了一名粗枝大叶的医生，没有在前期详细地询问病史，没有详细地了解患者情况，事后急救医生就是想投诉又能去向谁说呢？

（三）坚决果断，该出手时就出手

　　院前急救医生还应具备的心理素质是：坚决、果敢和果断，就像竹筒倒豆子——干脆麻利快。如果急救医生在危重急症患者面前瞻前顾后，畏首畏尾，患得患失，三脚踢不出个屁来，在紧急关头就有可能丧失一纵即逝的机会。当然，出色的职业心理素质不是天生的，这种临危不乱、沉着冷静、坚决果断的作风是建立在扎实的基础医学知识、丰富的临床经验和缜密思考、正确判断的基础之上的，是建立在多年的锻炼、磨炼、磨难和自我完善的追求之上的。

案例8　生死关头的判断和决断

　　患者，男性，67岁。高血压病史15年，冠心病史10年，脑梗死后遗症卧床 2 年。因短暂抽搐及神志恍惚 30 分钟而呼叫 120。救护车于 10 分钟后到达现场，查体：患者神志清醒，精神萎靡，面色苍白，出汗，肢体冰凉，桡动脉触不到，呼吸 26 次/分，血压 40/0mmHg。听诊双肺呼吸音粗糙，心音低钝，心率 150 次/分钟，律齐。心电图示室性心动过速。现场诊断：脑梗死后遗症、冠心病、急性心源性脑缺血综合征、心律失常、室性心动过速、心源性休克？

鉴于患者严重的血流动力学情况，急救医生决定立即实施电击复律治疗，在建立静脉通道及心电监护等准备工作后给予 50J 同步电击。但是放电后患者突然丧失神志，剧烈抽搐，颜面及口唇青紫，心电示波呈心室纤颤。急救医生当即关掉除颤器并重新开机，从除颤器的初始状态调整放电能量按钮，给予 200J 非同步电击，除颤后患者的心律转为窦性，频率为 90 次/分，数分钟后患者神志恢复，紫绀消失，脉搏有力，血压逐渐上升，20 分钟后升至 100/70mmHg，经过现场再观察治疗 10 分钟后将患者送医院。经次日随访得知，患者在医院观察了数小时后平安回家。

点评： 这件事发生在十多年前，有悖常理的突发事件惊得急救医生浑身是汗。同步复律竟然导致了室颤发生！这从理论上讲几乎是不可能的。为什么会发生这种情况？急救医生回单位后经过反复研究和讨论终于水落石出——问题出在除颤器上。这台"肇事"除颤器是经非正规渠道而来，由领导指定让那名急救医生携带试用。除颤器无生产厂家，其操作平台无中文及英文显示，附带的说明书亦不是英文，但有一本铅印的中文说明书小册子，问题就出在这个粗糙的中文说明书里。原来说明书的译者犯了一个严重的错误，将非同步按钮译成了同步按钮，结果险些铸成大错。

患者发生室颤后急救医生首先想到了治疗室颤的惟一有效方法——电击除颤，采用任何其他抢救方法只能听任患者走向死亡。第二步就是怎么除了，当时除颤器是处在"同步放电"状态，但到底是不是真正的"同步"，急救医生不得而知——这个该死的"三无"除颤器！但急救医生知道的是此时不能用同步除颤，因为同步除颤是以患者的 R 波来触发除颤器放电的，而室颤患者的 R 波则有可能达不到让除颤器放电的阈值，如果盲目同步除颤肯定难以达到消除室颤的治疗效果，更重要的是会浪费宝贵的时间。那么怎么办呢？办法就是关机，再开机。根据惯例，所有的除颤器开机时的初始状态都是非同步的，这是基本常识，因此只有关机再开机，就能有把握地使用非同步除颤。急救医生这么做了，也取得了成功，避免了一场不应该发生的悲剧。

看到这里，有的读者会想：这有什么了不起呀？室颤时为患者实施电击除颤是很平常的呀。不平常的是所有的动作是在一两秒钟内想到并实施的，靠的就是急救医生的冷静与果断。在突发事件出现后，在患者命悬一线的生死关头，急救医生的冷静和果断起到了至关重要的作用。《菜根谭》里有一句精辟的话："静躁稍分，昏明顿异"（宁静和焦躁只要有一点点区分，那么昏暗和明朗就会迥然不同）。只有冷静，我们才能保持清醒的头脑，才能对突发事件做出客观的分析，才能迅速找到和运用我们头脑中固有的基础医学知识和医学的基本原理，然后通过逻辑判断和推理迅速形成解决问题的正确决策，然后就是果断，迅速把以上形成的决策付诸实施，两者缺一不可。如果当时急救医生惊慌失措，蒙头转向，那么有效抢救时间就会流逝，患者也可能付出生命的代价。从这件事我们可以看出，急救医生是否具有出色的心理素质有多么重要！

三、严谨的工作作风

"慎终如始，则无败事（老子《道德经》)"。严谨是医生最重要的职业素质之一，是指医生在诊疗工作和办事时的严密、细致、全面、仔细、小心和谨慎。医生必须具备严谨的工作作风，每个医生必须意识到：严谨是医疗工作的命脉，而粗枝大叶是医疗工作的大忌。无数事实证明，医生的医疗工作作风是否严谨与患者的诊疗效果息息相关，有时缺乏严谨将会把患者和自己陷入危险的境地。

我们有时能听到某医院做手术时把缝合针、止血钳或纱布遗留在患者腹腔内的事件，还有在生孩子时将两家的婴儿抱错，让两个孩子和两家人抱憾终生的事件，这些都是技术问题吗？否，从表面看这些低级失误源于严谨的工作作风的缺乏，源于责任心的缺乏，是医务人员最重要的职业素质低下的表现。而从根本上看，则体现了当事人对他人生命和健康的不尊重，是对人性的忽视。

一个人的工作作风是否严谨，可能与他的性格有关。有的人生来就不拘小节，粗枝大叶，漫不经心，大大咧咧，这种人就容易因这种性格犯不严谨的错误，然而医学是不允许犯这种错误的。平时大大咧咧还情有可原，但在执行医疗行动时如果还是这样，特别是在院前急救中，就可能殃及患者，轻者浪费患者钱财，增加患者痛苦，重者则可使其能付出生命的代价。而且这种缺乏严谨的行为和结果往往又会危及到行医者自己（参阅案例9）。相反，如果患者碰上了一位具有严谨工作作风和高度责任心的医生，那他可能就会在须臾间减轻了痛苦，同时又没有什么经济损失，那真是他的幸运。

作者1976年曾在山西省大同市第三人民医院口腔科进修，当时跟随的是该院口腔科的主治医师陈志康大夫。一天，一位30多岁的女患者前来就医，她因"口腔肿物1年"已经辗转数家医院，甚至去过北京的几家医院，但无论是诊断还是治疗都没有满意的结果，口腔内的"肿物"依然如故，肿还是肿，痛还是痛。陈大夫仔细讯问了患者的病史，又仔细检查了患者的口腔。

令作者不解的是，陈大夫对肿物别有"青睐"，他反复观察了多次，并多次用镊子来回试探，局部检查时间竟然持续了十多分钟。这时作者口都张累了，于是陈大夫让她先闭上嘴休息一下，然后继续观察。查完后患者好奇地问道："是什么肿物呀？"陈大夫的回答令我吃惊："不是肿物是异物！"说着他用一个细小的止血钳从患者口腔内貌似肿物的隆起处拔出一个小白刺，答案顿时昭然若揭。

原来患者1年前进食时不慎将一小节碎骨刺嵌进了齿龈组织中，导致炎症发生，由于异物持续存在，其刺激持续存在，导致炎症长久难消，所以局部疼痛，红肿增生等，以至出现了所谓的"口腔肿物"。归根结底就是这个小骨刺使患者到处求医，却始终没有取得疗效。

当陈大夫把事情的原委告诉患者时，她起初完全不相信，她说："我去了这么多大医院，看了这么多时间，花了这么多钱都没搞清楚是怎么回事，而你仅仅简单地看了一下，既没有化验，又没有照 X 线片，又没有做其他检查，你能肯定我嘴里的包是'骨刺'造成的吗？"陈大夫微笑着告诉她如果不信，就过 1 周再来复查。而且告诉患者不用口服和注射任何药物，仅仅给她开了一小瓶碘酒外用，同时嘱咐她注意口腔卫生，饭后漱口等等。

患者只好将信将疑地走了。没几天她就兴高采烈地回来了，疼痛完全消失，局部隆起也小了很多。当然了，异物没了，刺激去除了，炎症自然很快消退得无影无踪。这个折腾了患者近 1 年，花了近千元的"肿物"，居然在陈大夫手里花了不到 5 元钱就彻底治愈了，真是令人难以置信，但我们却不得不服！这就是严谨的魅力和作用！

我们完全可以想象得到一般医生的做法：简单看一下口腔里的炎症局部，然后开一大堆化验单和其他检查，最后再开一大堆药……而患者到底会有什么结果却不怎么去关心……这就是一个具有严谨工作作风的好医生和一般医生的区别。

严谨来源于高度的责任感，来源于对健康和生命的负责态度，来源于对人的尊重，对生命的敬畏，来源于对患者发自内心的同情和爱。因此严谨是医生不可或缺的职业素质之一，院前急救医生必须时刻想到这一点，我们要在医疗工作中始终怀着战战兢兢、如履薄冰、如临深渊的感觉，认真地落实每一项规章制度，细致地实施每一项检查，小心翼翼地从事每一种治疗，做一个像陈志康大夫那样的医生。

案例 9　严谨——医疗工作的命脉

中央电视台 2006 年 6 月 7 日报道：一位 50 多岁的女患者要求在某医学院附属医院住院检查，先被告知病情危重，但随后上述情况又被否定，仅仅"有轻度的高血压，没有大问题"，就在准备出院时，患者突然发生了心搏骤停，随经全力抢救，但她还是由于脑死亡而处于植物状态，最终在几个月后去世。为此家属将医院告上法庭，认为医院存在诊断治疗失误等过失，并据此要求巨额赔偿。

　　经过调查，法院发现该医院有许多参与诊断治疗的医生都无执业资格，其中有的是实习的研究生，有的已经通过考试，正在审批阶段，而无执业资格的医生是不能实施医疗行动的，甚至可以认为是"非法行医"。据此法院一审判决的结果是医院赔偿患者家属20多万元。

　　点评：作者从事急救医学工作多年，与这个事件的双方无任何利害关系，但作者有话要说。第一我觉得医院冤枉，从学术的角度看，在整个事件中医院的检查手段和治疗措施从头到尾都无可挑剔。住院时院方报危重有报危重的依据，欲出院时院方报平安亦有报平安的理由，这些都有客观的证据。如果我是患者家属就不会起诉医院的，因为我知道心搏骤停是怎么回事。任何人都有发生心搏骤停的可能，特别是同时具备几条心血管危险因素的患者，只不过这例患者的心搏骤停是发生在医院罢了，如果发生在家里或其他场所，家属能去找谁呢？因此医院是有些冤。第二我认为患者家属并非"刁民"。他们告状也是在情理之中，由于家属不了解心搏骤停是怎么回事，入院时还好端端的一个人说不行就不行了，这对任何一个家庭都是难以接受的。那么问题出在哪里呢？为什么法院会判医院巨额赔偿呢？答案显而易见——医院存在过失。

　　暂时没有行医资格的医生在医院参与诊疗工作的情况不但非常普遍，而且非常正常。全国任何一家医院都存在这种情况，而且肯定会继续存在下去，这是因为没有一个人能够刚从医学院毕业就能得到行医执照，他们必须经过一段时间的实习及磨炼方能行医。在取得行医执照之前，这些人一直在上级医生的指导下工作，这是不争的事实，关键是上级医生的指导体现在哪里，从哪里得到证实。

　　提供给法庭的证据显示，无论是在该医院的病历上还是在医嘱单上，多处都没有上级医生的签字。如此粗心大意院方竟然还辩解说，由于病历上签字的地方很窄，所以就懒得签了。但是你有没有想到，没有签字，你就无法证明实习医生的工作是在上级医生的指导下进行的，这就是问题的症结所在。这种低级的失误就是由于该医院的医务人员的医疗工作缺乏严谨的工作作风所致，院方哪里会想到，由于病历上少了几个上级医生的签字就会造成 20 万元的赔偿呢。

由此看出，严谨是医疗工作的命脉，它不但关系着患者的健康和生命，而且也与医务人员的自身利益密不可分。"循道而不贰，则天不能祸（荀子《天论》）。"古人的话真是一针见血。我们只要按照自然规律和规章制度办事，遵循严谨的工作作风，就不会给人可乘之机。在这个事件中，尽管医院为患者做了大量的工作，尽管这些工作是完全正当的，但院方毕竟存有过失，尽管医院的过失与患者的最终结果并无直接关系，但你在关键之处出现了不应有的纰漏，你就会为此付出惨重的代价，让我们牢记这个教训吧。

四、精湛的专业技术

清代名医叶桂（叶天士）临终前告诫子孙："医可为而不可为，必天资敏悟，又读万卷书，而后可借术济世。不然，鲜有不杀人者，是以药饵为刀刃也。吾死，子孙慎勿轻言医。"医学是一门专业性极强的科学，医术不精，借刀杀人。院前急救是涉及多学科的临床医学，故需要经过长期甚至毕生的磨炼才能在专业技术上修出"正果"，你的投入和你的收获会成正比，因此我们必须读"万卷书"。

万卷书不仅仅是医书，而且应该是五花八门的书，世界上任何一本书都有它的价值。很多医生在本专业技术领域里很强，但在其他方面却缺乏很多。多年来我们的医学教育把医生们培养成一个个"手电筒"，手电筒就一个光柱，它是一个"点"，照到哪里哪里才亮。

对一个医生来说，仅仅精通专业知识是不够的，如果仅仅精通专业知识，就像一个营养不良的孩子，那是无法肩负重任和完成使命的。一个医生应该像一座灯塔，它能向四面八方发光，能照亮周围的一切。因此一个好医生应该在很多方面都感兴趣，都应有所涉猎和研究，如人文、时事、哲学、语言、数学、心理学、美学、医德、逻辑、文学、文化、艺术、外语、中外医学史、古文、教学研究、幽默、励志、体育等方面，都对提高医生的素质有帮助。

中国足球为什么上不去？我们的运动员和教练差就差在文化水平和综合素质上，你这里差一点，那里差一点，加起来就差一大截。医生也是这样，需要具备全面的"营养素"才行。即使在医学专业领域里，一个具有精湛专业技术能力的医生并不仅仅代表他能治病，他必须是多面手，应该同时具备"四能"的本事，这四能就是：能治、能研、能写、能教。

能治是指治病，首先临床医生必须能治病，能对患者提供高质量的医疗服务，这是对临床医生的起码要求。如果一个院前急救医生不会看病，看不好病，在危重急症患者面前蒙头转向，手足无措，那么无论如何他都不会是一名好医生，哪怕他发表了多少论文，出了多少书，得到了多少头衔。这种人与其说是医生，不如说是医学活动家。对一个院前急救医生来说，你的工作经历、你的诊断正确率、抢救成功率、你书写的病历是看你会不会治病的试金石。

光会治病还不能算是好医生，好医生还必须"能研"，研是指开展医学科学研究，医学没有科研就不能进步，现代医学的基石是遵循证据，证据的价值和力度又分为不同的等级，而有价值、有力度的证据就来自于科研工作。因此，好医生必须能搞科研，能够进行科学的、合理的科研设计，能够做出有价值的学术研究，能够得出别人没有得出的结论，取得别人没有取得的成果，从而对医学的发展做出自己的贡献。

仅仅能治、能研还不够，好医生还必须能写。能写有两方面，其一是能写论文和一般文章，你往杂志社和其他媒体投了多少稿件？杂志社和其他媒体又采纳了你多少稿件？读者是否喜欢你的文章？这几个问题的答案就能衡量你能不能写。仅能写一般文章还不够，因此好医生应该还能著书立说。

就医生而言，你自己就是浑身都是铁，又能打几颗钉呢？因此好医生应该有能力培养出更多的好医生。正如北京大学人民医院皮肤科主任张建中教授所说，"专家到了一定程度就应以教育为主，一个专家一上午最多能看二三十个患者，如果专家把自己的经验扩展到广大基层医生中去，发挥的作用会大得多"。因此一个好医生要有能力总结本专业的国际上先进的医学科学研究进展并对其有自己独到的见解，并能够把别人先进的东西与自己的见解和经验融会贯通，然后以通俗生动的文字表达出来，让更多的人从你的文章中受益。

　　光能治、能研、能写还不够，好医生还得能教。教即授课，是当老师。授课与看病完全是两回事，是两个完全不同的专业。"师者，解惑、授业、传道也。"要为别人解惑，自己首先得"不惑"，有时即使自己感觉可能已经"不惑"了，但也未必能为别人"解好惑"。这是因为解惑怎么解，是有学问的。

　　一个能看病的好医生未必是一个能教好课的好老师。能把最新的医学理论与临床实践清晰地、生动地展现和传达给听课的人，不仅让听课的人从专业上受益，而且让听课的人从感官上得到享受、从心情上感到愉悦才称得上好老师。有的人是"茶壶煮饺子，有货倒不出来"，他的医疗技术非常棒，科研能力也特别强，学术著作也不少，但讲起课来却差强人意。讲不好课至少不能算一个全面的好医生。

　　此外仅能讲专业课还不够，好医生还必须会做科普。讲授专业课与举办科普讲座是两回事，能讲专业课的未必能讲好科普讲座。医学科普就是让老百姓掌握一些必须掌握的医学知识，使这些知识能够在防病治病中发挥重要的作用。一般老百姓熟悉的医学知识有限，因此如何让他们有兴趣听，能够听得进去，并能够轻松地理解和掌握医学知识就成为医学科普的关键点。因此好医生能把高深的医学理论用通俗生动的言语表达出来，不但让不懂医的人愿意听课，而且还让这些人一听就懂，一学就会，一练就熟。

　　"四能"应该是每个医生在专业技术上向往和追求的终极目标，它建立在辛勤的耕耘和毕生的奋斗之上，让我们共同向这个目标奋勇攀登和坚定迈进。"高山仰止，景行行止。虽不能至，心向往之。"心向往之，展开双翼。展开双翼，奋勇搏击。奋勇搏击，遨游天际。遨游天际，快哉悠哉！

五、毕生的进取精神

　　古人云：心不可无所用，学不可老而废。对一个医生来说，"活到老，学到老"是对他（她）的起码的职业要求。美国医学家和教育家 Lewis Thomas 博士（1913～1993）曾经说过："医学是世界上最年轻的科学"。他认为：20世纪50年代初期才是医学开始成为一门科学的时期，在这之前，医生们对真正有用的东西了解甚少；我们虽然忙着对疾病进行诊断，但大多数情况下却无法改变它们的进程。那时表面上看来很有学问的医疗专业，实际上却是个十分无知的行当。

托马斯博士的意思是：从人类出现医学至 20 世纪 50 年代的这段相当长的时间里，由于人们对医学科学缺乏应有的认识，多数医疗行动是盲目的，是缺乏客观的科学依据的，因此跟"跳大神"差不多，50 年代后人们才认识到医学的本质，此时的医学才真正称得上医学，这就是这门学科"年轻"的缘故。

作者以为"医学是世界上最年轻的科学"有另一层含义，这就是医学科学内容更新的速度和幅度。医学科学系统也与其他科学系统一样，有一个发生、发展和消亡的代谢过程，这个过程即为知识的系统时间周期。随着时代的发展，知识更新的速度，同时知识废旧、老化的速度也大大增加了。

人们估计，仅仅在 19 世纪初，人类的知识还以每 50 年翻一番的速度增长。而到了 20 世纪初，这一速度变成每 10 年翻一番！到了 20 世纪 80 年代，人类的知识每 3 年翻一番，到了 20 世纪末，人类文明发展的前 4900 年所积累的文献资料数量，还没有现在 1 年的文献资料数量多！进入 21 世纪以来，知识老化速度不断加快。学科与学科之间的界限不断突破，渗透和融合不断进行，大量的边缘学科和交叉学科不断涌现。

到目前为止，仅自然科学的类别就已超过 2000 门。目前全世界每年有 80 多万种不同的科学书籍问世，还不算其他媒体的信息，这是真正的知识爆炸。而且这种爆炸还在以几何级的速度和幅度发展，那么我们医生怎么才能跟得上医学科学的发展呢？

就一个人一生所学的知识来说，在校求学阶段所获得的知识充其量不过是他一生所需的 10%，而另外 90% 以上的知识都必须在以后的自学中不断获取。一份研究资料显示：在知识更迭日益加快的今天，一个本科生走出校门 2 年内，一个硕士研究生毕业 3 年内，一个博士生毕业 4 年内，如果不及时补充新知识，其所学的专业知识将全部老化。按照知识折旧定律：如果 1 年不学习，你所拥有的知识就会折旧 80%。然而我们是怎么做的呢？

2008 年某月的一天早上，作者打开收音机，广播里是北京人民广播电台请来的一个"专家"正在介绍心血管病防治知识，他在告诉大家急性心肌梗死的发病机制时说："急性心肌梗死就是因为血液黏稠，血流缓慢，因此形成了血栓，堵塞了冠状动脉……"。听到这里作者的汗都出来了，从事内科和心血管系统工作的医生都知道，绝大部分（90%）急性心肌梗死的发生是由于冠状动脉内的斑块破裂导致，有10%是由于冠脉痉挛造成或二者常常同时存在，哪里来的"血液黏稠，血流缓慢"之说呀，这个专家竟然还拿二三十年前就被淘汰的知识教育大家，令人啼笑皆非。在广播电台闹笑话还好一点，一个医生如果在临床上用已经过时的医学理论指导自己的临床实践该有多么危险！医生不学习行吗？

我们应该想一想，能够成为一名医生有多么不容易！在人的一生中，除了吃喝拉撒睡以外，老天爷给了我们多少做事的时间？学习的时间？我们想过吗？自强不息的钢琴调音师同时又是儿童教育工作者的盲人陈燕说过："我就是跟人吃顿饭都觉得是浪费时间。"她一天几乎所有的时间都用在了各种各样的工作上。一个重度残疾的人，连与别人吃顿饭都觉得浪费的时间可惜，而作为医生的我们怎么就能听任如此多的宝贵时光在你的无所事事中流逝呢？

孔子说："人而无恒，不可做巫医（没有恒心的人是不能做医生的）。"如果你是一名有责任感的医生，你的心就会告诉你：学习，再学习，持之以恒地学习！只有学习，才能提高。医生就要像一台永不休止的抽水机，从你刚一进入到这个领域，你的马达就不能停下来，你要如饥似渴地学习，你要废寝忘食地求索，你要永不停歇地攀登，直到你进入坟墓。

一个医生的双手要稳，双腿要快，头脑要冷，眼睛要"毒"，心澜要静，屁股要"沉"。前面的都好解释，屁股为什么要"沉"？屁股沉意味着医生必须能够"坐得住"，他必须能够"耐得住寂寞"，日复一日、年复一年地学习、思考、分析、总结和积累。只要早晨一睁眼，他的思维之轮就应该开始转动，有时甚至在夜间睡眠时这个巨轮也不能停下来，只有这样，知识的源泉才能源源不断地流进你的心田，你的能力才能在不知不觉中增长。作者许多文章中的许多词句和论断就是从睡眠中突然得来，此时得赶紧开灯，拿起枕边的笔和本子将一些"闪光点"记下来，否则天亮起床就忘了。做读书笔记也是非常好的方法，作者做读书笔记的习惯已经持续多年，本书中的一些警言名句和故事有的就是从作者二三十年前的读书心得中得来的，那时做笔记只是兴趣使然，当时怎么能想到今天这本书还能借用呢？"凡有所学，皆有所用"这句话真是至理名言。

2005 年，剑桥大学授予金庸先生为剑桥荣誉文学博士学位，而就在授予仪式结束后，81 岁高龄的金庸先生随即向该校提出申请，请求到该校继续攻读博士学位课程。虽然剑桥校方表示已无此必要，但先生坚决请求入校就读，金庸表示，他特别崇尚陈寅恪的一句名言："不求学位，只求学问"，他将追随前辈，明志求学。最终金庸先生得到校方同意，成为剑桥正规的在校博士研究生。金庸先生几十年来写的数千万字的成人童话"飞雪连天射白鹿，笑书神侠倚碧鸳"给成千上万的人带来了欢乐，他可谓是功成名就，硕果累累，但是耄耋之年的先生仍然还在孜孜以求地渴望获得知识，这种精神令我们感慨，同时也令我们惭愧，我们还有什么理由听任光阴流逝呢？

六、良好的沟通能力

（一）你了解沟通吗？你重视沟通吗？

沟通（communication）是人与人之间传递信息、交换信息、交流思想、说明观点、表达需求、阐明意愿、增进理解、融合情感、达成共识的过程，它大致由四部分组成，即信息（需要向对方传达的内容）、信息发送者、用于传达信息的符号和形式（包括文字、言语、眼神、动作等）、信息接收者。沟通是一项工程，它在人们的心与心之间填平沟壑、铺路架桥。沟通是一种工具，它是扫平人与人之间障碍的推土机，是打开人们心灵之锁的钥匙。

沟通是人与人之间在各种环境中交往的润滑剂，有了它就减少了摩擦，使我们顺利地达到目的。沟通是一种人性的需要，因为人是群体的人，社会的人，而不是孤立的人。沟通还是一门学问，一门艺术，甚至是一种生存技能——每个现代人必须学习和掌握的生存技能。缺少这种技能的人是很难真正在现代社会立足的，可惜的是很多人都没认识到这一点。

有的人不善沟通，有的人忽视沟通，有的人懒得沟通，有的人不屑沟通，有的人甚至厌恶沟通，殊不知这些错误的观念在无形中为我们带来了多少不便、误解、纠纷、麻烦，甚至是痛苦和磨难（参阅案例 10，陨落的巨星—伽罗瓦传奇）。

岚忻在北京西祠胡同的网页上讲了一个笑话："一个人养了一只猪和一条狗，他让猪采蘑菇，让狗打猎。聪明勤劳的猪采了很多蘑菇，而狗却是个大笨蛋，总是什么猎物也打不着。但狗很会讨主人欢心，它常常趴在主人的腿上撒娇。而猪鄙视这种做法，它认为只要有实力就不需要撒娇扒着主人的大腿。然而主人对猪说：你要采两倍的蘑菇。猪不明白：为什么呀？主人说：你要以两倍的工作来弥补狗打不着猎物的损失。猪这时才明白了，能者多劳，实力好不如关系好……，只有猪才觉得沟通没用。"

这个笑话乍一看让人笑不起来，无能但善于溜须拍马之辈畅通无阻，而木讷的有真才实学者却屡遭困扰，类似情况在我们的生活和工作中比比皆是，这真是一种悲哀。但如果我们细细想来，人性就是这样。人首先是对自己感兴趣，一个人关注自己胜过关注别人或别的事物一万倍！每个人都喜欢以自我为中心，都喜欢得到认同、得到照顾和赞美，而不喜欢被轻视、被怠慢、被否定、被认为无关紧要，难道不是吗？没人喜欢刺头，领导也不例外。

假如我们在饭店吃饭，第一家饭店的菜非常出色，而饭店的服务人员却冷冰冰的对待顾客，而另一家饭店的菜很一般，但顾客却受到了优质的接待，那么饭后谁的心情更好？显然是后者。这就是人性。因此高智商永远都不是高情商的对手。溜须拍马的人虽然为人们所鄙视，但溜须拍马与沟通是两回事，前者是令人作呕的献媚，而后者则是平等坦诚地交流。

美国普林斯顿大学的学者对一万份人事档案进行分析，结果发现智商高低所占有的因素如"智慧"、"专业技术"和"经验"等只占成功因素的25%，而情商起着主要作用的良好的人际沟通竟然占成功因素的75%。还有人说情商所产生的效应是智商的9倍。为什么会这样？人性在起作用。

有人说生命的品质就是沟通的品质，这句话不无道理。如果你具备良好的沟通能力，你就能处处遇"贵人"，时时有资源，别人做不到的事，你做得到，因为沟通可让你建立良好的人际关系，获得更多的机遇与资源，减少犯错的机会和摸索的时间，得到更多人的支持、协助与认可。反过来，即使你再聪明有才，但你缺乏沟通能力，很多情况下你得不到别人的理解和帮助，你会处处受阻，步履维艰，甚至历尽磨难（参阅案例10）。正如社会心理学家安东尼·罗宾所说，"人生中最大的财富是人际关系。"因此千万不要看轻沟通！

案例 10　陨落的巨星——伽罗瓦传奇

伽罗瓦（Galois，1811～1832）生于离法国巴黎附近的布拉兰小镇。在老师和别人的眼里，伽罗瓦"举止不凡"，具有"杰出的才干"，但同时又被认为"为人乖僻、古怪，过分多嘴"。伽罗瓦的一生充满了激情，他特立独行，我行我素，桀骜不驯，为此他付出了沉重的代价。他曾被降级，考试屡屡受挫，甚至被学校开除。他在学术上备受冷遇，他的研究成果不被人理解和承认，呕心沥血的重要研究手稿屡次被他人遗失，还曾因政治活动被关进监狱。但他从不气馁，一直勇往直前，直到生命的最后一刻。伽罗瓦天资聪颖，才思敏捷，视野开阔。他不畏权威、勇于创新、善于独立思考、始终面向未来。他孜孜以求地追求知识和真理，深信自己的事业和理论是正确的。

由于一个舞女的缘故，20 岁的伽罗瓦被迫与人决斗，决斗前他非常清楚自己将难以摆脱死亡的命运，所以连夜给朋友写信，仓促地把自己生平的数学研究心得扼要写出，并附以论文手稿。1832 年 5 月 30 日，伽罗瓦在决斗中受了重伤，死前他对身边哭泣的弟弟说："不要哭，我需要足够的勇气在 20 岁的时候死去"。至此他研究数学才只有 5 年。

自古以来很多问题困扰着全世界的数学家们，如何求解高次方程就是其中之一。一元四次方程被意大利的费拉里（1522～1560 年）解出后，数学家们继续努力寻求五次以上的高次方程的解法。遗憾的是 3 个多世纪的时光过去了，这个问题却一直没有解决。法国数学家拉格朗日称这一问题是在"向人类的智慧挑战"。直到伽罗瓦死后 14 年，人们研究了他留下来的学术文章——两篇被拒绝的论文和他在死前那个不眠之夜写下的潦草手稿，此时才认识到这些文章是划时代的重要的数学文献。文中伽罗瓦创造性地提出"群论"的概念，彻底解决了根式求解代数方程的问题。正是由于伽罗瓦这个石破天惊的创举，使代数研究进入了一个新时代，即从局部性研究转向系统结构的整体性分析研究阶段。

正是伽罗瓦在决斗之日天亮之前那最后几个小时匆匆写出的东西，为全世界数学家们找到了折磨了他们几个世纪的一个问题的真正答案，并且在数学领域开创了一片新的天地。后来"群论"发展成为近代代数的一个新的分支，而且成为其他数学分支和近代物理、理论化学等科学上广泛应用的数学工具。这种理论不仅对近代数学的各个方向，而且对物理学、化学的许多分支、甚至对于20世纪的结构主义哲学的产生和发展，都发生了巨大影响。

点评：伽罗瓦是世界公认的19世纪最重要的数学家，我国数学家徐利治教授把伽罗瓦发明的群论与解析几何、微积分的发明相提并论，誉之为"在人类的数学发展史上，值得大书特书的三大发明之一。"伽罗瓦短短的一生所写的数学著作只有5篇论文，共60页，但古往今来从来没有像这样小篇幅的著作曾经对科学作出如此杰出的贡献和给作者带来如此崇高的声誉。

遗憾的是伽罗瓦英年早逝，他犹如划破黑夜长空的彗星，还没被人们所认识就匆匆陨落，但这颗新星留下的光芒却世世代代照亮在全世界数学家的心中。伽罗瓦的一生是沸腾的一生、搏击的一生、坎坷的一生，同时也是悲惨和遗憾的一生。后人对伽罗瓦的评价是："人类史上最天才的头脑与最深邃的思想，超越时代百年的发现，水晶般的心，无可救药的浪漫，无可比拟的勇气，近乎完美的作品，所有这一切都毁于凡人们愚蠢的保守和自以为是。"伽罗瓦的死是世界科学史上最大的悲剧之一，是数学研究领域的重大损失，后来的一些著名数学家们说，他的死使数学的发展推迟了几十年。

一位世界上最杰出的数学家在他20岁时被杀死了，数学史上最年轻、最富有创造性的头脑永远停止了思考，他研究数学才只有5年。我们不禁要问：如果伽罗瓦没死，十年、几十年之后他会给我们带来什么？这个问题永远无法回答了。需要回答的是：为什么伽罗瓦命运多舛？为什么如此天才的生命在20岁时戛然而止？原因可能有很多，其中沟通的缺乏可能是最重要的因素之一。

可能大多数天才都伴有桀骜不驯的性格，这种人常常以自我为中心，而从不考虑别人的感受，他们的内心也很难容得下别人，如此这般，别人能够容得下他吗？也许伽罗瓦是太年轻了，他把这种孤高自傲和狂放不羁演绎得淋漓尽致。例如伽罗瓦轻视与他同时代的数学家甚至是当时的顶尖人物，说他们"落后了一百年"。按照人性和常理，即使这种情况是事实，也不能如此肆无忌惮地直白呀，你考虑别人的感受了吗？难道世界是你一个人的吗？1829年18岁的伽罗瓦在报考巴黎综合技术学校时，由于无法忍受主考教授的无理，拒绝回答有关对数这样过于简单的问题，当他遭到考官的嘲笑时，竟然把黑板擦扔到主考人头上，所以再次遭到落选。类似事情还有很多……。

如果伽罗瓦有更多的理智，他就会与考官沟通，他必须容忍考官的傲慢和无理，同时还应充分证明自己的实力，如果这样做，那可能就是另一种结果了。1831年1月，伽罗瓦把群论的重要著作提交给法国科学院，当时负责审查的数学家泊阿松为理解这篇论文绞尽脑汁，他将这篇论文看了4个月，最后结论居然是"完全不能理解"，因而否定了伽罗瓦的研究成果。此时如果伽罗瓦能与审查者沟通，解释自己的想法，说明研究原理，展示研究论据，帮助审查者理解自己的研究结果，如果他那样做……可惜只是如果。我们为伽罗瓦的命运叹息和流泪，我们不希望再有像伽罗瓦那样的天才被扼杀，因此让我们充分运用沟通这无与伦比的工具吧。

（二）医患沟通——构建和谐的必由之路

对于医生来说沟通就更加重要，沟通是医生的第二种治病能力，正如医学之父古希腊的希波克拉底所说："世界上有两种东西能治病，一是药物，二是语言。"哈佛心脏病学家 Bernie Lown 说："最重要的治疗开始，可能是医生在急诊室里见到心脏病发作患者时，告诉他一切事情都在控制中，他将会好起来。"沟通能够拉近医患距离，帮助患者建立信心，提高患者诊断治疗的依从性，因此沟通应贯穿整个医疗过程。和谐的医患关系是和谐社会的重要组成部分，而医患和谐则建立在良好的医患沟通之上。

国际上医学界将沟通视为执业医师的一种执业能力，也是对执业医师的基本要求。世界医学教育联合会《福冈宣言》指出："所有医生必须学会交流和处理人际关系的技能，缺少共鸣（同情）应该看作与技术不够一样，是无能力的表现。"

美国住院医师教育评鉴委员会（ACGME）2001 年提出"效果工程（outcome project）"，要求其所属的会员医学院与教学医院必须要对其住院医师的医学知识（medical knowledge）、以实践为基础的学习与改进（practice-based learning and improvement）、患者关怀（patient-care）、基于医疗体系的执业（system-based practice）、人际与沟通技能（interpersonal and communication skills）与专业精神（professionalism）等 6 项核心能力进行系统教育并展开评估。

美国乔治华盛顿大学医学中心依据 ACGME 的项目要求，结合该学院的实际，特别对其住院医师设计了知情同意、不良信息告知、跨文化等一系列整合性的伦理研习课（integrated ethics workshop）。这些措施都能充分说明沟通在整个诊疗过程中的意义、作用和重要性已在国际上得到了承认和重视。

中国医师协会会长殷大奎指出："和谐的医患关系的建立，要求医师不但要掌握医疗技术，还要掌握沟通技术，一个合格的医师应该具备人文学、社会学、法学、心理学等方面的知识。"沟通技术是如此的重要，医生只有让患者了解自己的想法、对疾病的看法、对治疗措施的意见、治疗方法的意义之后，才能得到患者的配合，同时医生还应该了解患者的想法和感受。

我国人文医学专家黎毅敏指出："九成以上的医患纠纷源自医患间不当的沟通。"有时缺乏沟通会让患者感到迷惑、产生误解，甚至愤怒，也同时使医务人员自己难以开展工作，有时医生的做法是为患者好，但反而得到的是患者的误解，这种情况屡屡发生，为什么呢？——缺乏有效的沟通。导致目前我国医患关系紧张的重要原因之一就是双方缺乏有效的沟通，因此一个好医生必须具有良好的沟通能力。

美国霍普金斯大学医学院的 Tina Newman 医生指出："对急诊医师而言，做出正确诊断固然重要，但赢得患者满意是急诊工作中更为重要的一环。"根据 2005 年一份麦肯锡的患者调查，患者对决策的参与程度随着收入而变化，当患者的收入上升，他们将在其医药治疗决策中扮演更重要的角色。

　　当前中国以及全球各地的患者正越来越多地参与到其自身的医疗决策之中，此时的沟通就更加必要。有报道曾表明"患者与公众对医生最不满意的地方，往往是他们糟糕的沟通能力，而不是他们的专业技能"。例如美国佛罗里达州进行了一次对5年内没有到原来的牙科医生处就诊的患者实施了一次调查，目的是了解是什么原因使这些患者重新选择新的医生，结果显示其主要原因就是医患之间的沟通状况较差。患者在评价他们的口腔医生时关注的3个要素依次是：信息与沟通，理解与接受，技术能力。这次调查充分显示，沟通对医患双方非常重要。

案例11　无辜者无辜吗？

　　一位81岁的老奶奶因身体不适到某医院就医，体检之后，医生让老奶奶去做人绒毛膜促性腺激素（HCG）检查，同时还要做梅毒螺旋体检查和甲状腺功能检查。一些有一般常识的人知道，HCG检查也称为妊娠试验，是检查被检者是否怀孕的，而医生居然让一个81岁的人做这种检查！此外梅毒螺旋体检查是一种性病检查，是检查被检者是否患有梅毒的，而检查一个高龄老人是否患有梅毒，难道不荒唐吗？甲状腺检查也似乎与老太太的疾病无关。

　　医院的这种做法令家属十分不解，他们认为这是一种过度医疗的行为，于是有人把这件事发帖到互联网。事情一经披露，不久就在网上引起轩然大波，不少人指责当事医院的不道德行为，为了赚钱不择手段，居然连一个老奶奶也不放过，这种肆无忌惮的攫取金钱的行为令人发指。大部分矛头直指医院和当事医生，并将这个事件上升到道德的高度……

　　点评：三点感想：首先要感谢互联网，能把世间之事公布于天下，即使有人想捂也捂不住。第二感谢具有正义感的网民，正是这些路见不平拔刀相助者使那些为非作歹的人闻风丧胆，心惊肉跳。互联网的暴露和监督作用正在日益强大，它是社会风气的清道夫，是扶正祛邪的催化剂。第三就是遗憾了，遗憾的是义愤填膺的患者家属和网民只知其一不知其二。

HCG 检查的确通常用于怀孕检查，但它还有检查生殖系统肿瘤的重要作用。绒毛膜上皮癌、水泡状胎块及睾丸畸胎瘤、卵巢无性细胞瘤患者的 HCG 会明显增高。这就是医生为患者检查的目的所在，医生怀疑老奶奶患了生殖系统肿瘤。梅毒螺旋体检查同样也是诊疗的需要，既然高度怀疑肿瘤，那么治疗就有手术的可能，而像肝炎、艾滋病及梅毒等性病的检查是手术前必须实施的常规检查。甲状腺检查也无可厚非，甲状腺功能对于患者治疗有十分重要的作用。如此看来医院和当事医生在这件事中并没有过错，他们并没有所谓的过度医疗行为，他们受到网民们的狂轰滥炸纯属无辜！

在我们日常的医疗工作中，与这件事情相同的医生被误解、被冤枉的事件比比皆是，不胜枚举，因此值得我们进行深入的反思：为什么会发生如此情况，医院和当事医生当真无辜吗？其实事件的发生就源于两个字——沟通。如果在检查前医生要与患者家属交流一下，把检查的目的、必要性和手段一一解释清楚，取得家属的理解和认同，难道还会有如此风波？有如此不白之冤吗？答案毫无疑问是否定的。但是一些医生恰恰就缺乏沟通的意识，很少与患者做沟通工作，这就是所有类似事件的症结所在。医疗行为是一种社会行为，而社会行为是离不开人的，而有人就必须有交流，有沟通。没有沟通的医疗行为则步履维艰，我们必须充分认识到这一点。

（三）沟通的意识和欲望

良好的沟通首先要建立在有沟通的欲望之上。有一种人很少想到过如何与别人沟通，因此也从不主动去与别人沟通。某人如果在生活中或一般的工作中不与他人沟通还是过得去的，至多就是一个孤僻的人、我行我素的人。从医生的专业角度来讲，沟通不仅重要，而且必须。也就是说，作为一个普通人，你可以不与同事沟通，可以不与家人沟通，但作为医生，你不可以不与患者沟通！

沟通是诊断治疗的一部分，是医生的职业需要。近些年来，言简意不赅、惜言如金可能是一些医生的通病。很多医生缺乏沟通的意识和愿望，他们有

"三少爷"的绰号，即问的少、听的少、说的少。很多患者看门诊时都有"挂号排队半小时，就医等待2小时，医生面前3分钟"的经历，有时看病时患者对医生的诉说还没结束，医生的药方已经开出来了。缺乏沟通意识，没有沟通愿望的现象势必影响诊断和治疗，甚至可能给患者带来严重后果（参阅案例12）。

案例12　泣血的教训

　　一名解放军营长患急性重症肝炎在某部队医院住院治疗。入院后卧床的前两周，患者的病情在医生的精心治疗下很快得到控制，黄疸明显减轻，症状消失，体力和食欲也基本恢复。但不幸的是在随后的日子里病魔卷土重来，从入院第3周起患者情况逐渐加重，虽经各种治疗但病情仍然不断进展，到后来出现了肝纤维化的表现，出现了住院时没有的肝掌和大量的蜘蛛痣，接着就是门脉高压和腹水，直至两个半月后患者发生肝性昏迷……，最后这名营长在家属的悲痛和医生的百思不得其解中告别了人世。家属悲痛在情理之中，而医生为什么百思不得其解？医生不明白，诊断十分明确，各种治疗也已经充分到位了，然而曾明显好转的病情却突然急转之下，这一切是为什么？答案在哪里？

　　点评：谁也没想到答案竟然来自于这位营长的一名病友——与他同室的患者。原来，这位营长是一名很有发展前途的军官，就在住院后的第2天，他被提升为团参谋长的命令已经到了团里，然而他这一住院，事情就被耽搁了下来，营长得知这个消息后闷闷不乐，尽管他的病情好转，但他没有从遗憾和懊丧中解脱，加上他以前就有喝酒的嗜好，于是他天天晚上独自到医院门口的小饭馆去喝酒排忧，每次喝4两白酒，天天如此，直到他无法下床。每个医生都知道，酒精是肝脏的天敌，对一个患严重肝炎的患者来说每天喝4两白酒意味着什么？意味着一条不归路！然而在住院期间没有一个医务人员对患者说过喝酒对肝脏的危害，也没有人对患者说过肝病的人不能喝酒！虽然这个泣血的例子是极其个别的，它并不能代表大多数医生的做法，但是这个真实的故事告诉我们，医生与患者的沟通有多么重要。医生要有与患者沟通和交流的意识和欲望，有时在医生看来好像是轻描淡写、无足轻重的话语对患者来说可能胜过了药物和手术刀。

（四）医患沟通的基本原则

1. 主动原则　主动是沟通的首位原则，医生是医疗行为的实施者，因此要主动与患者沟通，面对紧急情况时尤其如此。主动与患者打招呼，主动将各种信息与患者交流，尤其需要提前将医疗过程中的各种情况，包括已经发生的情况和可能发生的情况及时告知患方，而不是被动地等待讯问，向挤牙膏那样挤一点出一点，这一点十分重要。只有主动行动，才能避免被动。

2. 平等原则　平等意识是医务人员必须具备的基本素质之一。基督教有一句箴言，"耶稣说：你们为我所做的一切，都是为我微不足道的兄弟所做"。这句话概括了人类至高无上的平等和博爱精神。在这个世界上，年龄可有高下、辈分可有高下、职位可有高下、收入可有高下，惟独人格没有高下，所有的人在人格上都是平等的。

我们必须意识到：医患双方是一个不可分割的整体，同样没有高下。医生不是患者的施舍者，医生的一切都建立在患者的肉体痛苦、精神折磨和金钱损失之上，医生是靠患者而生存的，因此我们必须抛弃高高在上的优越感，全心全意为患者服务。同理，医生也不是患者的奴隶，医生向患者提供了帮助，拯救他们于水火之中，因此也不需要低三下四，强颜欢笑，取悦患者，不需要逢迎拍马，趋炎附势，丧失原则。

3. 尊重原则　尊重是建立在平等的基础之上的尊敬和敬重，尊重患者是医患沟通的前提。每个人都有被尊重和自我尊严感的需求。尊重长辈是一种天职，尊重朋友是一种本分，尊重弱者是一种美德，尊重客人是一种常识，尊重所有人是一种教养，而尊重患者则是医务人员起码的工作态度和行动准则之一。

没有发自内心的尊重就没有良好的沟通，甚至尊重本身就是一种沟通。

因此我们在医疗行动中要时刻想到：我所做的一切是否体现了对患者的尊重？是否维护了患者的尊严？在医疗工作中无处不能体现对患者的尊重，如恭敬的态度、使用正确称呼（而不是直呼其名或叫错名字）、及时对患者发出的信息作出反应（而不是视而不见、听而不闻、带搭不理）、对赤裸的患者要找东西为其遮掩等等。只有这样，才能进行良好的沟通。

4. 坦诚原则　首先我们的态度要坦诚，要真诚，要能够通过这种态度向患者传达我们的心情和责任。其二医务人员面对的大多是患者的悲剧，是悲剧有时就意味着往往有难言之隐，尽管如此，医生必须在合适的时间和地点坦诚地将所有的情况实事求是地与患方交流，这是诊疗的需要，如果遮遮掩掩，报喜不报忧，甚至违背事实，就有可能丧失患方的信任，出现难以预料的结果，尤其有可能导致纠纷。但坦诚要讲究对象，讲究时机，讲究方式，讲究循序渐进。

5. 详尽原则　详尽是指沟通时尽可能不要漏掉诊疗过程中的任何重要细节，只有详尽，才能避免一些无法预料及节外生枝的情况。例如实施某项医疗决策前需要告知患者情况，让患方签署"知情同意书"时，如果后来发生的情况在"知情同意书"中没有，你做的医疗决策没有被患方认可，那将发生难以避免的纠纷。

（五）医患沟通的基本方式

掌握和运用沟通的方式和技巧十分重要，美国著名医学家、人文主义者奥斯勒（W. Osler）指出："作为医生需要不断提醒自己，在看患者时，应当坐下来，哪怕只是30秒钟，患者会因此放松，更容易交流思想，至少感到医生愿意花时间对他的患者有兴趣。这是医生的基本哲学。"

美国纽约东北部的撒拉纳克湖畔的一块墓碑上，镌刻着著名医生特鲁多的名言："有时治愈；常常帮助；总是安慰（Sometimes cure, usually help, always comfort.）"这段话值得每个医生学习和实践一辈子。生命的复杂性和医学科学的局限性使我们无法治愈所有的患者，有时我们能够对患者提供的帮助也是有限的，但是医生给患者的安慰是无限的，任何时候医生都能够给患者带来温暖！带来关怀！

沟通方式大致可分为3种，沟通从文字、语言及声调、身体语言3个方面达到预期效果。同样的内容，在不同的声音和行为下，表现出的效果截然不同。医务人员在与患者沟通时，要充分利用这些形式，尤其要注意与对方在声调、身体语言等方面作出配合，从而建立和谐的气氛，达到有效沟通。

1. 文字沟通　也称为书面沟通，这是医患双方沟通的常见形式之一，常见的有知情同意书、病重及病危通知书等。文字沟通既容易又困难，容易在于它往往是提前拟好沟通内容，然后再与患方交流。困难在于如果交流内容不合理或不恰当，往往让患者无所适从。

比如手术或现场溶栓的知情同意书往往将治疗时可能出现的意外情况告知患方，如此多的合并症可能吓得患方放弃治疗，这种即需要治疗又不敢治疗的情况会给非医疗背景的患方带来很大的困扰。因此文字沟通的内容和词句的选择和设计至关重要。内容要全面详尽，措辞要讲究，表达要通俗、清晰、严谨，不能模棱两可、含含糊糊。有时文字沟通往往还需要话语沟通的解释和补充。

2. 话语沟通　话语沟通是沟通中最重要形式，我国古代医学名著《黄帝内经》中有"祝由说病，不劳针石"之说，意思是有时仅靠言语就能治病，根本用不着使用针灸和药物，开创了心理治疗的先河。可见话语在诊断治疗工作中有何等的重要。

黄帝内经中的《灵枢·师传篇》指出："人之情，莫不恶死而乐生，告之以其败，语之以其善，导之以其所便，开之以其所苦，虽有无道之人，恶有不听者乎。"这段话概括了话语沟通的精髓，每个人都是愿意生而不愿意死的，医生应该充分利用这一点，开导、引导患者，让他们知道疾病和治疗的利害关系，这样做没有人不愿意服从的。

在执行医疗行为时"说什么话、怎样说"真是一门大学问。俗话说"良言一句三冬暖，恶语伤人六月寒。""话是打开心锁的钥匙。"有的医生的专业技术平平，甚至低劣，但他非常会说话，由此大大弥补了技术上的不足，尽管他在院前急救时的诊断治疗上存在很多缺陷，但患者家属常常还十分满意；有的医生尽管医术高明，诊断治疗充分到位，但却因不会讲话而被投诉。

上述现象并不少见，因此如何讲话是非常值得我们每个医生认真研究的。很多医生只知道研究医术，而忽略了研究怎样讲话，这真是一大缺陷，一大遗憾。那么我们在院前急救工作时与患方说话时应该注意哪些呢?

(1) 明确说话的内容　医务人员首先要明确自己要说什么,你的目的是什么,想要患方了解什么等等,总之要有一个或数个明确的谈话主题,这样才能层次分明地准确表达自己的观点,避免词不达意、模棱两可、含含糊糊的话语。

(2) 选择说话的场合　在不同的场合说不同的内容,如在公共场所或有其他朋友、同事在场时,应避免谈论涉及患者隐私或一些敏感的话题,以免发生尴尬。

(3) 区别说话的对象　根据临床需要区别说话对象是很重要的,不同的对象有不同的内容和语气。比如在陈述病情的时候,当着患者的面应该以鼓励和安慰的意思为主,如果实事求是地直白真实情况,就可能为患者带来负担。而避开患者本人,对患者家属说话时则要坦白得多,此时应一五一十地交待患者的真实情况,让患方真正了解病情。此外对方的不同的年龄、性别、阅历、文化程度、精神状态等都是谈话时需要考虑和区别对待的,绝不能一概而论。

(4) 把握说话的时机　不要急着说、不要抢着说,而是要想着说,想好了再说。要给自己留有讲话的空间和时间,要给别人留有听话的空间和时间。因此当你要表达观点之前,应该先确定对方已经准备好,愿意听你说话了。否则你只会对牛弹琴,浪费力气,甚至火上浇油。有时发生冲突后有的医生一味解释,但越解释对方误解越深,火气越大,这就是没有给对方留下听话的空间和时间的结果。

在对方并不准备听你解释的时候你的解释只能是适得其反,由于对方没有容纳你的话语的空间,此时你所有的解释都可能被对方认为是攻击的炮弹,因此这时应该不讲话为好,可以用其他行动充填这段时间,从而给自己和对方留出时间和空间冷静下来,然后再找时间交流,这样效果可能好些。当对方感到烦躁时,也尽量避免继续谈论下去。此外该说的时候就要说,不要耽搁,有时医生有话要说,但因故一直无法开口,以至丧失了时机,也容易导致纠纷和误解。

(5) 使用适当的称呼　使用称呼,能增加亲切感,使用称呼适当,能够拉近医患双方的距离。有的医生常常不使用称呼，上来就问"你怎么啦"或将患者称为"某某号、某某床"，还有直呼患者的姓名等等，都显得生硬和唐突，也很不礼貌，如果在这之前加上称呼则好得多。

通常对年长者可酌情称其"叔叔、阿姨、大爷、大妈、老爷爷、老奶奶、老人家、老先生及老师傅等等"，对小朋友可称其为"小同学、小伙子、小姑娘、小弟弟、小妹妹等"，还可以用"老张、老李"这样的称谓等。此外工作中千万不要张冠李戴，叫错患者的名字，那样是十分不恭敬的。

（6）掌握说话的语气、语音、语调　不同的语气、语音和语调能释出不同的意思，例如"我爱你"这3个字，当某人对你说这3个字时，用一种咆哮愤怒的音调和语气说出时，你会有什么感觉？你可能更多感觉到的是"我恨你"。同样，若一个人用轻柔感性或嗲声嗲气的方式说"我恨你"时，你可能感受到的是一种挑逗或爱意了。

低沉的声音庄重严肃，一般会让对方更加严肃认真地对待，而高调的、尖利的或粗暴刺耳的声音给人的印象是反应过火，行为失控，可能引起对方的防御和对抗。有人说强势的建议是一种攻击，这话不无道理。有时，即使我们说话的出发点是良善的、是好意的。但如果讲话的语气过分强势、咄咄逼人，而不注意到对方的感受，对方听起来，就会像感到受到攻击或压迫一样，很不舒服。

（7）控制说话的音量　在对方能够听清的前提下，谈话时应该尽可能降低音量，低音量不仅能传达一种镇静的态度，也能显示一个人的教养。有些中国人在公共场所目无旁人，肆无忌惮地释放噪音的现象早已被世人所诟病。只有恼怒、愤怒或惊慌失措时才会言不择音，大声吵嚷，只有目中无人时才会大声喧哗。时刻尊重别人的感受是一种高雅的、良好的教养，动不动就提高音调拉起大嗓门体现了粗俗。

（8）调整说话的语速　谈话时的语速应该不疾不徐，而且要有适当的停顿。建设性地使用停顿能给人以片刻的时光进行思考，并在聆听下一则信息之前部分消化前一则信息，是让对方充分理解你的话语的好方法。急缓适度的语速能吸引住听者的注意力，使人易于吸收信息。如果语速过快，他们就会无暇吸收说话的内容；如果过慢，声音听起来就非常阴郁悲哀，令人生厌，听者就会转而他就或不耐烦；如果说话吞吞吐吐，犹豫不决，听者就会不由自主地变得十分担忧、坐立不安了，他甚至可能觉得你有什么不可告人的目的，怀疑你谈话的动机了。

（9）讲究说话的角度　同样一个内容，从不同的角度说出，其效果可能大相径庭。例如在向一位癌症患者说明病情时，医生告诉他"像你这种病的死亡率是70%"，他还能有多少勇气和信心去与病魔做抗争，还有多少心情去进行下一步的治疗？但如果我们说"你的情况虽然有点严重，但能够战胜病魔的机会至少还有30%，所以咱们一定不要放弃。"听了这话后患者可能更多地联想到生存的希望而不是死亡的恐惧。由此可见，谈话的角度不同，表达的效果也截然不同。

（10）斟酌说话的措辞　在医患双方话语沟通时的遣词用句也很重要，表达时用词要准确，并尽量使用中性词语，尤其避免用贬义词。用词不当，也可以导致患者的反感，甚至造成误解。下面的故事很有代表性：

有一天，浙江省第一医院的蔡凌霞护士在值班时，一个病房的患者因输液瓶没有液体了而按下电铃。蔡护士知道该病房里面有两位患者在输液，她习惯性地问："谁没了？"连问数声，竟然无人应答。她挺纳闷地跑到病房，看见两位输液两人好好地躺在床上。由于蔡护士平时与患者的关系非常融洽，就问他们刚才为何不回答。一个患者很不高兴地说："我们得了白血病，又刚刚作完骨髓移植，一直与死神作斗争，最敏感的一个词就是'死'或'没'字。而你刚才问谁没了，我们两个当然不会来应你。你应该问谁的盐水没了。"一席话使蔡护士感慨万分，同时也引起了我们的深思。在普通人看来最平常不过的一句话，只是省略了"盐水"二字，患者居然会产生如此大的反应。我们在医疗服务工作中时刻要站在患者的位置，站在一个受病痛折磨的弱者的位置，去体验他们的感受，去体会他们内心世界。

（11）避免说话的禁忌　有些话语和词句是行医过程中谈话时的禁忌，我们应尽可能避开这些内容，这是医务人员应有的职业道德。医疗行业最突出的忌讳词语是"死"以及围绕这个字引申的含义。患者之所以求医，就是多少受到了病患和死亡威胁，虽然死亡是一个无法避免的客观现象，但是中国的文化传统还是讲究将其忌讳。

有时不得不谈到"死"时，一定要敬重这个词，从心里敬重它，因为死是一个人对这个世界的最后的告别。在说到"死"这个字眼时，不能用"翘辫子"、"蹬腿"之类的词语，类似这种带有不尊重意味词语在谈话中属于绝对禁忌。

有个冬天，一位患者来到上海的一所三甲医院检验科进行手指采血化验检查，由于当时室外气温较低，患者手较冷，采血的护士随口说了一句："你的手凉得像死人的手一样。"患者听了非常气愤，写信给分管卫生工作的副市长投诉。一个"死"字竟然激起了患者如此大的不满意！其实，在上海话中，这算不得一句骂人或者诅咒的话，它更多是一种笑谑，甚至还暗含着一丝关心。在关系非常亲近的年轻朋友中这样的话还是不时能够听到。但它出现在最不该出现的场合，其讲话对象也是不合时宜的对象，而且切中了患者最不愿意触及的"伤疤"，因此轩然大波在所难免。

（12）避免使用过多专业词汇 专业词汇只有内行人才懂，与不懂医学的患方讲他们听不懂的话，那怎么达到交流的目的？这样讲话不仅使对方无法理解，而且还容易造成对方的困惑，引起对方的反感。在交流中如果非要说某个专业词汇也未尝不可，但应该立即加以通俗的解释。还是那句话，谈话时要时刻为对方着想，这样才容易沟通。

3. 身体语言沟通 身体语言是指交流时人们的身体动作传达的信息。一个良好的沟通者常常会注意两种讯息，语言讯息和非语言讯息，而后者更真实。根据调查，在沟通产生的影响力中，文字沟通占7%，言语、语气或语音沟通占38%，而身体语言在沟通中的影响力竟占55%。因此我们在沟通中最好看着对方，而不是"举头望明月，低头思故乡"。

一个人在沟通的时候的举止动作、呼吸和表情等所代表和传达的讯息，其可信度和影响力往往超出口中所说的话。但很多急救医生在沟通的过程中，却时常会忽略掉这个在沟通中占最大影响力的要点，从而使沟通的效果差强人意。哪些身体语言需要我们在沟通中不要忘记而要充分运用呢？

（1）微笑 微笑是指自然、真诚的微笑，而不是强颜欢笑，皮笑肉不笑。真诚的微笑有很大的亲和力，它能给患者带来关爱，带来善意，带来温暖，带来信任，使他们的心理戒备放松，从而拉近了医患双方的距离。真诚的微笑就像是阿里巴巴童话中的暗语"芝麻开门"，它能使我们畅通无阻。而冷冰冰的大驴脸则可能给患者带来反感和敌视，使他们恐惧和紧张，从而拉大了医患双方的距离，那样是无法成功沟通的。

真诚的微笑来自于发自内心的对患者的爱，正如古希腊医学家希波克拉底（Hippocrates）说的那样，"你对待人的最好方式是你对他们的爱，对他们的事情感兴趣。"孟子也说过"爱人者人恒爱之，敬人者人恒敬之"，只要我们关爱和尊重患者，我们也会得到他们的尊重和信任。

（2）显示关注和尊重　人性之一就是以自我为中心，因此我们在诊疗工作中就要投其所好，处处以患者为中心，我们的眼神、话语和动作都应充分显示出对患者的关注和尊重，应从如下方面做起：

1）关注的眼神：眼神最能代表一个人的关注程度，在交流时我们要把目光放在交流对象上，关键时刻还要注意盯住对方的眼睛，目光要沉稳坚定，而不是目光游移，心不在焉。

2）认真聆听：医生往往重视询问和说，但是忽视了聆听的重要性。聆听是交流中最重要也是最基本的一项技巧，它能体现医生的素质和教养，也能加深对患者的理解。遗憾的是它常常被繁忙的医生所忽视。饱受痛苦折磨的患者最担心的情况之一就是医生并没专心听他们的诉说，很多时候他们还没有说完，而医生就以为自己已经得到了足够的信息而不愿意再听下去，这种情况应该避免。尽管有时患者的诉说絮絮叨叨，缺乏条理，但医生必须耐心听下去，这也体现了医生对患者的尊重。

3）点头示意：在聆听中医生不断点头示意也很重要，其含义是"我在听、我听见了"等等。有时患者在诉说时不知道医生是否在听，是否听进去了，因此医务人员在聆听时点头就能打消患者的顾虑。还可以用言语示意，如"知道了、是这样、我明白了"等，显示了关注和尊重。

4）不要轻易打断患者的诉说：世界卫生组织一位顾问曾做过一项调查：当患者诉说症状时，平均19秒钟就被医生打断了。随便打断别人的话语，即不礼貌，又能干扰说话者的思路，从而遗漏重要信息。

5）不要做其他的事情：有的医生为了节省时间，喜欢一边书写病历一边询问患者，还有的人在诊疗过程中经常打电话、接电话、摆弄电脑、与其他人说话、看一些其他资料等，这些都是非常不礼貌的，缺乏教养的，甚至是不道德的，应该禁止。既然与患者交流，就应停止做其他一切事情，这样才能显示对患者的关注和尊重。

（3）显示亲近　医患沟通中有一个重要部分就是情感沟通，很多动作都能增加医患之间的亲近感，如坐在患者身边，握住患者的手，轻拍其肩膀，对儿童也可轻轻拍其面颊，帮助患者盖好被子，掖好被角，帮着患者擦去脸上的眼泪、汗迹或血迹，给患者喂水，患者走路时前去搀扶，帮助患者拿东西，上救护车时帮着拉开车门，用手护住上车患者的头部并提醒他（她）小心等等，这样一些小小的动作都可以使患者暖在心里，患者家属会改善对你的戒备，对你敞开心扉。显示亲近必须内心真正与患者亲近，而不是在作秀，这样我们就会自然而然地与患者打成一片，博取了他们的信任和好感。

（六）医患沟通的技巧和要点

1. 沟通前的准备　俗话说不打无准备之仗，在与患方沟通前医务人员应首先应做好准备，从沟通内容到沟通形式，都应进行系统和充分的思考和准备，这样才容易达到有效沟通的目的。

（1）注意自己的仪表和形象　一个人的仪表和形象是他（她）的招牌，以貌取人同样也是人性。形象是外在的表达，印象则是内在的评价。有的人一见面不用说话就给人庄重的感觉，有的人给人以不怒自威的印象，有的人看上去则显得滑稽或猥琐，为什么会这样？形象留下的印象。一个人的仪表多以相貌、衣冠与举止这3个部分组成：

1）相貌：相貌是老天爷给的，一个人相貌的俊与丑通常难以改变（除非整容），是什么样就是什么样，但必须经过适当的修饰，如果某人不修边幅，胡子拉碴，蓬头垢面、满头满肩膀都是头皮屑，或做一个古怪的头型，染一个标新立异的发色，或者双手肮脏并留着长指甲，或浓妆艳抹等等，见面时这种人当然无法得到对方的认可。

2）衣冠：衣要整，冠要正。衣服不一定非要名牌，但要平整清洁，如果某人衣冠不整或衣服皱皱巴巴，充满皱纹、污渍和油腻，或歪戴着帽子以及皮鞋上满是尘土，或穿着过分暴露等等，这种人只能得到对方的轻视。

3）举止：目光要坚定，举止要大方，步伐要沉稳，态度要和蔼，行为要端庄，待人要忠厚，这样的人才能得到他人的尊重。反之趾高气扬，低三下四，心怀鬼胎，上蹿下跳，鬼鬼祟祟，尖酸刻薄，动不动就发脾气，开口就大喊大叫的举止肯定会得到对方的憎恶。

（2）调整自己的心情　在我们碰到棘手的问题时，或已经与患方发生了误解等不愉快的经历时，必须先冷静下来、切勿冲动行事，这就是"先处理心情、再处理事情"，心情处理不好，事情肯定不好办好。

孟子有一段名言，意思是："君子之所以与一般人不同，在于他的内心。君子内心所怀的念头是仁义，是对他人的尊重。仁义的人爱别人，礼让的人尊重别人。因此爱别人的人，别人也会爱他；尊重别人的人，别人也会尊重他。假如有个人对君子蛮横无理，那君子必定会首先自我检讨：一定是我做得不对，是我无礼吧，不然他怎么会对我这样呢？经过检讨并没有发现自己丧失仁义，而那人仍然蛮横无理，君子必定会再次自查：一定是我待人不忠厚吧？如果还是没有，而那人仍然蛮横无礼，君子就会说：这人不过是个丧失理智的人罢了。这样的人和禽兽有什么区别呢？而对禽兽又有什么可责难的呢？"如果我们遇事总是怀着这样理念，我们的思想境界已经上升到了一个新的高度。

【原文】孟子曰："君子所以异于人者，以其存心也。君子以仁存心，以礼存心。仁者爱人，有礼者敬人。爱人者，人恒爱之；敬人者，人恒敬之。有人于此，其待我以横逆①，则君子必自反也：我必不仁也，必无礼也，此物奚宜至哉②"？其自反而仁矣，自反而有礼矣，其横逆由③是也，君子必自反也：我必不忠。自反而忠矣，其横逆由是也，君子曰：'此亦妄人也已矣。如此，则与禽兽奚择④哉？于禽兽又何难⑤焉？'"

【注释】①横逆：蛮横无理。②此物：指上文所说"横逆"的态度。奚宜：怎么应当。③由：通"犹"。④择：区别。⑤难：责难、批评。

（3）了解患者的基本需求　正确了解人的本性和需求，这是我们致力于打开人心的大门和提高人际交往能力的开始。因此沟通时我们要时刻注重揣摩和了解对方最希望得到的是什么，可以通过察言观色、旁敲侧击及直接询问等途径了解对方的需要，然后尽自己最大的可能帮助患者解决困难，找到出路，急人所急，想人所想，这才是行医的根本所在。

2. 沟通时医患双方的距离　有人将人际距离分为 4 种：亲密距离（多在爱人、恋人及父母子女之间），约 0.5 米以内，可感到对方的气味、呼吸、甚至体温；亲近距离（多在朋友之间）0.5~1.2 米；社交距离（多在相互认识的人之间），1.2~3.5 米；公众距离（即群众集会场合）3.5~7 米。

医护人员要有意识地根据上述情况选择和控制和患者的距离，对感到孤独无助的患者、儿童和老年患者，要有意识地缩短交往距离，这样会更有利于情感的沟通。在做好防护的前提下，对某些传染病患者的距离尤其不能太远，这类患者往往被视为"瘟神"，他们有强烈的孤独感和被抛弃感，他们最需要得到关爱和亲近。连温家宝总理都能与艾滋病患者拥抱和握手，我们作为专业的医务人员还有什么畏惧的呢？只有冷血的人才视传染病患者为洪水猛兽。

此外，有时对有的患者交往距离过近，可能会引起反感，特别是对方是异性、对方正在发火、对方对医生有强烈的防备心理时更要注意，此时应该适当拉开与对方的距离。

3. 沟通时的注意点　沟通的成功与否与对方的阅历、人品、文化程度、所处的精神状态以及事件的性质和严重程度有关。有时沟通十分容易，有时则非常困难，在困难的时候我们应该注意以下几点：

（1）注意对方的感受　在沟通时必须时刻注意和了解对方的感受。有的人一味自己滔滔不绝地阐述自己的意见，而没有看到对方的态度，是认可、赞同、接受还是反感自己不得而知，有时你讲的不是对方所关注的，对方对你的话不感兴趣时就容易产生厌烦；有时你的话超出了对方的容忍范围就会发生冲突。因此在沟通时要时刻想到对方的想法，对方的关注点是什么？自己的话是否被对方理解、认可和接受？然后随时调整自己的表达内容及方式，这样更容易与对方达成理解和共识。

（2）不要忘了情感沟通　医患沟通的主要内容有情感沟通和医疗沟通两方面，但前者往往被忽视。有点医生上来就直截了当地谈起病情及治疗等等，这样就显得生硬并缺乏人情味，从而增加了沟通的障碍。情感沟通实际上就是"套近乎"，增加了亲切感和认同感后，沟通就会变得容易起来。

（3）寻找共同点　这是成功沟通的诀窍之一，双方之间的共同点愈多就愈容易沟通。沟通的目标就是要达成双方的"一致性"。所谓的"一致性"是指双方不论在生理和心理状态上，都能进入一个共同的频道或频率，此时最容易形成双方观点一致，思考方式一致，行为模式一致的局面，最后达到成功沟通的目的，而不是用自己的眼光去看待别人，更不能将自己的意愿强加给别人。

人性需要得到认同，因此要设身处地认同对方，肯定他们的正确看法，加以鼓励与引导，可以通过重复对方沟通中的关键词，甚至能把对方的关键词语经过自己语言的修饰后，回馈给对方，比如可以这么说："我要是你，我会这样……，因为……"。这会让对方的心理防御机制放松，觉得他的沟通得到您的认可与肯定。使对方对自己的价值、能力、优缺点等获得重新认识，从而能够达成共识。

镜面映现是透过一种对映或临摹对方的方式，是让我们与对方达成一致的沟通模式。其原理是：当双方所使用的文字、说话的语气、音调、说话态度、呼吸方式及频率表情、手势、举止动作都处于一种共同的状态时，自然会产生一种共鸣，双方都会直觉地认为，对方与自己个性相近，并且产生一种亲切和信赖感。由于这种感觉的产生是无意识的，所以我们也称镜面映现为一种潜意识沟通模式，而潜意识沟通的效果是普通沟通效果的10倍。催眠大师爱瑞克森博士就是透过这种方式，借由模仿别人的语气和音调，呼吸方式及频率、表情、姿势等便能在短短的几分钟内，让对方无条件地信任或接受他。

（4）采用高质量的表达方法　表达在沟通占有至高无上的地位，因此急救医生应该在平时要有意识地训练自己这方面的能力，培养自己的表达水平。

1）表达要客观，而不是遮遮掩掩或夸大其词或报喜不报忧，给人留下神秘或浮夸或不诚实的印象，那样都将增加对方的不信任感。

2）表达时要自信，这点很重要，如果连自己都心里没底，如何说服对方呢？

3）有时表达要婉转，有的情况是不能太直截了当的传达给对方的，否则对方可能难以接受。

4）根据情况采用幽默的言语表达方式，幽默可以使人心情开朗，从而使交流变得容易。但是在医患沟通时一定要把握适当的尺度，要顾及患者的感受，千万不要给人以"人家正在痛苦，而你却在寻乐"的感觉。

5）巧用名言和典故，把真实事件、历史故事、成语、名人名言等巧妙地运用在交谈过程中，可以把道理讲得耐人寻味，富有吸引力，从而增加说服力。

（5）永远不要发火，永远不要失控，理智永远要占上风。有文化、有教养的人多有强大的心理防线，他们能够永远将自己的情绪处在掌控之中，这一点非常重要，同时也非常不容易。有的人开始还能够忍耐，但最终失去耐心，失去控制，发起火来。发火不仅对解决问题无助，还可使双方的矛盾激化，甚至出现极端现象和最严重的后果。在医患沟通中失去控制非常危险，正所谓"脾气来了，福气没了。"我们必须对此有足够的重视。

最后我们用唐代大医孙思邈《大医精诚论》中的精辟论断作为本章节的结束语："学者必须博极医源，精勤不倦，不得道听途说，而言医道已了。深自误哉！凡大医治病，必当安神定志，无欲无求，先发大慈恻隐之心，誓愿普救含灵之苦。若有疾厄来求救者，不得问其贵贱贫富，长幼妍媸怨亲善友，华夷愚智，普同一等，皆如至亲之想；亦不得瞻前顾后，自虑吉凶，护惜身命。见彼苦恼，若已有之，深心凄怆勿避险昼夜寒暑、饥渴疲劳，一心赴救，无作功夫形迹之心，如此可为苍生大医；反此则是含灵巨贼。"

小 结

本章第一节阐述了我国医学教育的现状和存在的缺憾，当前我国有关人文方面的医学教育处在严重的失平衡状态，对医务人员的哲学和社会科学的宣传和教育、人文素质教育尤其是道德修养教育和培养存在着严重的不足。医学不仅只是对疾病的治疗，而且更需要对患者的关怀和照料。一个医生应该同时向患者提供两方面的服务，其一是高质量医疗技术，其二是高质量的人文关怀，两者缺一不可。而高质量的人文关怀则来自于医生内在的道德修养和人格素质。目前医生的人文素质值得我们深思，许多医学教育书籍只告诉医生们怎样做事，而不提醒医生们怎样做人，怎样看人，怎样待人，这是当前我们的医学教育中的一个缺憾。

　　一个合格的院前急救医生应该同时具备以下 6 项素质：①高尚的道德情操：医生要有慈悲和善良之心，要心存温厚，善待患者。医生还应该正直、知耻和向上，要作风正派，公正刚直，襟怀坦白，遵循正义。医生要能意识到自己的错误，不断追求正义、追求真理、追求完美。医生还要克制人的本性所产生的欲望，克制金钱等等物质的诱惑，追求精神的富有，而不是成为物欲的奴隶。②出色的心理素质：急救医生应该具备的心理素质是临危不惧、宠辱不惊，在突发事件来临时能够沉着冷静，从容应对，而不是惊慌失措，自乱阵脚，在受到误解或非理性责难的时候能够包容和忍耐。③严谨的工作作风：严谨是医生不可或缺的职业素质之一，医生在工作和办事时必须严密、细致、全面、仔细、小心和谨慎。④精湛的专业技术：一个优秀的医生要有全面的知识，同时具备"四能"的本领。首先能够治病，还必须能搞科研，能写文章，能带教授课，"四能"是每个医生在专业技术上向往和追求的终极目标。⑤毕生的进取精神：一个医生应该"活到老，学到老"，否则就无法与时俱进，跟得上医学的进步。⑥良好的沟通能力：沟通能够拉近医患距离，提高患者诊断治疗的依从性，因此沟通应贯穿整个医疗过程，而医患和谐则建立在良好的医患沟通之上。医生首先要有沟通的意识和欲望，还要掌握沟通的基本原则，如主动原则、平等原则、尊重原则、坦诚原则、详尽原则等。通过文字沟通、话语沟通、身体语言沟通的方式达到医患双方的了解，此外医生还应掌握沟通的关键点，如注意对方的感受、注意情感沟通、寻找共同点等。

（冯　庚）

参 考 文 献

[1] Tina Newman. 一名美国急诊医生对医患共处的建议. 中国社区医师，2009，4：42 - 43.

[2] 张铁鹰. HCG 怎么成了孕检? 医师报，2009 年 6 月 18 日，第 2 版.

第四章　院前急救工作流程与注意事项

第一节　常态普通事件的院前急救

导读

对常态普通事件（寻常伤病）的现场急救是 120 系统平时工作的主要内容。它主要由 5 部分组成，首先是如何受理急救电话，然后依次是如何派出适合于患者的救护车、如何尽快到达事件现场、如何提供高质量的现场急救服务，特别是如何处理特殊患者，最后是怎样把患者送到合适的医院。上述每个环节都有一些不容忽视的工作要点，本节逐一对这些要点做了深入探讨。

一、常态普通事件 120 系统服务内容和工作范围

120 系统院前急救服务对象的性质和规模可以分为两种，即常态普通事件和突发群体事件。前者亦称寻常伤病事件，指在日常生活和工作中普通公众个体发生的健康意外，包括急症和普通意外事件两类。急症是指突发的急病或慢性病突然发作或加重，意外伤害则由于非疾病原因造成的生命和健康威胁。后者则是较大规模的伤害事件。

常态普通事件与非常态的突发群体事件的区别是它们的规模、影响和受害者人数，常态普通事件的规模较小，多为单个发生或患者数量在两人以内，故造成的影响较小，院前急救时需要的急救人员和救护车数量较少，一个事件往往只要一辆救护车就能基本满足患者的院前急救需要；而非常态的突发

群体事件的规模大，受害者数量多，造成的损失大，后果严重，影响较大，院前急救时需要的急救人员和救护车数量大，往往是几辆甚至是十几辆、几十辆救护车先后或同时开赴现场实施救援。

常态普通事件120院前急救系统服务的内容有：

（一）常态普通事件的现场急救

1. 普通疾病的现场急救　普通疾病是指需要紧急医疗服务的、日常生活中突发的急病或慢性病急性发作，如心绞痛发作、支气管哮喘发作、急性脑血管病等。突发急症后，患者多会呼叫120实施现场急救，经过现场处理，病情稳定或相对稳定后，救护车医生则根据临床需要将患者送到医院进一步诊治。有时患者病情完全缓解，120急救医生也可能会根据具体情况及患者的要求让其原地休息，观察病情，而不去医院，救护车在完成了现场急救任务后返回。

2. 普通意外事件的现场急救　普通意外事件是指非疾病因素导致的单个健康意外事件，如外伤、溺水、触电、中暑、中毒、动物伤害等。上述情况同样要求120急救医生实施现场急救，然后酌情将患者送医院或送回家。

（二）其他服务内容

1. 患者的转运　患者转运是120系统从事较多的院前急救服务，其工作内容有两方面，其一是医院之间患者的转运，即将患者从甲医院转送至乙医院，此时要根据病情派遣适合患者的救护车，对病情严重者要派遣设备精良的救护车，途中实施各种必要的医疗监护和治疗，如心电监护、血压监测、呼吸机的应用等；其二是为患者单纯的解决交通工具，不需要提供医疗方面的服务，例如将已经出院但无法行走的将患者送到他们指定的目的地等。

2. 个人或群体活动医疗保障　个人、单位或某项活动的医疗保障也属于常态普通事件120医疗服务的范畴，如大型的运动会、各种会议、各种活动和仪式等，有时要求医生和救护车在现场实施全程医疗保障。

3. 急救及健康知识科学普及和培训工作　120院前急救医生如果仅仅满足为患者提高现场急救服务是不够的，让广大群众能够自己掌握一些重要的急救自救及保健知识至关重要，因此我们应该利用一切机会举办各种讲座和培训班，还应该在各种媒体上（电视、网络、报纸、杂志等）进行急救自救及健康保健知识的宣传。

二、常态普通事件院前急救流程和注意点

这类服务在院前急救人员的工作中占绝大多数，其正常的工作流程大致包括如下重要流程环节：

受理 120 医疗急救电话——派出救护车及抢救组——奔赴事故现场——现场急救——将患者送达医院——交接病情——完成任务返回。

上述各个工作环节包含许多十分重要的注意点，分述如下：

（一）受理 120 医疗急救电话

受理医疗急救求助电话是 120 急救中心对呼救的第一步响应，这是院前急救工作的重要环节之一。危及健康和生命的事件发生后，患者及患者的家人、亲友甚至旁人会拨打 120 急救电话求助，那么从事受理急救电话人员（调度医生）的主要工作有哪些呢？

从表面看，120 系统的调度医生的基本工作职责主要是单纯的信息交流，但实际上他们绝不仅仅起到了普通的电话接线员的作用。调度工作有极高的科学性和技术含量，这项工作在院前急救时的重要性绝不亚于现场急救。

调度医生必须由受过严格训练的急救医生充当，即使是受过严格训练，调度医生的业务水平也有很大的提升空间。尽管北京市急救站 1955 年建立以来和北京急救中心自 1988 年建立以来，一直是由医生担当调度人员的，但目前我国的 120 系统似乎对调度医生的专业素质和重要性缺乏应有的认识，而国外某些发达国家已将调度医生的作用发挥到一个新的高度。

如法国院前急救系统（SAMU）的调度医生都是训练有素、经验丰富的急救专家，他们是院前急救的灵魂，承担着院前急救时的核心指挥工作，如病情判断、现场急救指导、急救资源协调、目的地医院的确认等。我们也应向这个方向努力，将以往的单纯调度救护车功能发展为集呼叫受理、信息汇集、现场急救指导、区域急救资源统筹调动、医疗咨询、情况通报及汇报、应急指挥协调、社会联动以及医疗质量控制管理等诸多功能为一体的综合性指挥协调机构，建设具有权威性的指挥调度中心。

调度医师是法国整个 SAMU 系统的灵魂人物，他们通过简明扼要的询问，

确定患者的病情，而后根据具体情况尽可能快地做出最恰当的反应，或通过电话给予患者一些简单的医疗建议或叮嘱患者联系其家庭医师，或派消防员前往现场，或私人救护车，当患者存在生命危险时，调度医师会派一组重症监护车（SMUR）前往现场，这是他们所能采取的最强有力的救治手段。调度医师的任务并未结束，当他们派出了一组 SMUR 后，必须要关注患者的病情，接受急救车医师的医疗汇报，并根据此汇报帮助患者联系到一个最适合其病情的专科医院的专科病房或急诊室。

调度医生的主要工作内容首先是收集有关呼救者的重要信息，了解和掌握患者及与现场急救的相关情况并在短时间内做出判断，然后根据判断结果为患者选择并派出合适的抢救人员。对处于某些紧急状态的患者，调度医生还应该向其提供重要的现场自救方法，使其能够在救护车到来之前进行自救，以将损失和危害降至最低。此外用简短、精练的语言安慰患者，减轻他们的恐惧和焦虑的情绪也很重要。

做一名优秀的调度医生并不容易，首先他（她）应该善于交流，能够迅速与求助者充分沟通，了解他们的需求，言简意赅地提供现场自救指导等；第二他（她）应该具备扎实的基础医学知识和临床经验，具有迅速分析判断病情的能力，能在较短的时间内做出正确的判断；第三他们还应该具有稳定的心理素质，能够在各种特殊情况（如遭到辱骂等）和紧急情况发生时坦然自若，波澜不惊。

同时调度医生又应该是心理学方面的专家，能够有效地安抚患者及在场人员，消除他们的恐惧，稳定他们的情绪，使他们建立信心；最后他（她）还必须了解本单位和本地区急救资源的技术力量和配置情况，以便在较短时间派出合适于患者的救护车。因此调度医生的工作质量将直接关系到现场急救的质量进而关系到患者的命运。

调度医生日常工作的主要内容和注意事项有：

1. 收集信息　受理 120 呼救电话时调度医生必须了解和掌握的呼救者的重要信息有：

（1）患者基本信息　是指调度医生要了解患者和呼救联系人的身份和联系方式等属性信息，包括：主叫号码（呼救者呼救使用的电话号码）、患者姓名、性别、年龄、身份、联系人及联系电话等。

（2）患者需求　是指调度医生要掌握呼救者拨叫 120 电话求助的目的，主要包括突发急症和意外事件发生后要求现场救治、患者的转院、出院回家、是否需要担架员及其他需要救护车的情况，如单位、个人或社会群众活动的救护保障等，此外还有催车、咨询或投诉等需求。

（3）患者情况　是指调度医生要了解和掌握患者病情或伤情的相关情况，包括主诉、发病经过、是否自己采取自救措施及采取了何种措施等，此外还应追问于此次疾病有关的平素情况和既往情况，如对胸痛患者需要询问患者是否有心血管危险因素、对意识丧失伴抽搐患者需要讯问患者是否有癫痫史等。了解和掌握患者情况特别是病情的轻重至关重要，只有这样，调度医生才能根据不同患者的病情，分别派出与之相适应的救护车。

（4）患者位置　是指患者所处的地点，包括现场地址和接车地点，这也是调度医生要了解的关键问题之一。现场地址是患者当前所在的位置，接车地点则是呼救者接应救护车的位置，让患方派专人接引救护车是为了便于救护车尽快到达患者身边。接车地点需要医生和求助者共同商定，通常是当地距发病现场较近的、有明显标志、容易找到的建筑物、公共汽车站等地点，这样做的目的是便于救护车容易找到接车者，进而尽快到达患者身边。确认接车地点说来容易，其实有时较难。

院前急救时的很多医患纠纷，就是因为患者埋怨救护车到达时间过长引起，而救护车到达时间过长的主要原因有两点，其一是交通堵塞或急救距离过长，其二就是接车地点不准确或不明确，以至救护车到达后找不到接车人，在与接车人联系并重新制定接车方案的过程中消耗了大量时间，从而延误了到达患者身边的时间（参阅案例 13）。

案例 13　"通则无痛"

患者，男，84 岁。因卧床 3 个月，纳差 2 周，神志丧失 10 分钟呼叫 120。由于患者的居住地附近无救护车，某急救中心的调度医生故从无线电对讲机中呼叫寻找最近的救护车，并得到了距发病地点远在 15 公里外某医院刚完成院前急救任务的某医生的应答，于是发出指令派该医生奔赴发病现场。当救护车到达指定接车地点，但该地点无接车人，于是120急救医生用车载无线电话联系呼救者，结果得知她在另一处等车，在询问清楚了如何走以及接车地点的特征后救护车就向目的地驶去，结果到达后仍无人接车。再次与呼救者联系，结果发现又是地点错误，又重新约定新的接车地点……，待急救医生来到患者家中时已经是40分钟以后，当时展开检查：患者无神志，无呼吸心跳，心电图呈直线。尽管经过全力抢救，但1小时后患者无任何生命体征恢复的迹象，故征得患者家属同意后放弃抢救。

事后患者家属把急救医生及所在的单位告上法庭，理由是救护车到达时间过长，延误了急救时间，要求索赔10万元。经过法庭调查，法官了解了真实情况，该市电信系统以及120急救中心派车电脑系统保存的资料显示，从救护车出发到救护车到达现场共耗时40分钟，其中救护车到达约定的接车地点仅用了10分钟，剩下的30分钟是耽搁在救护车与接车者反复的联络过程中，大量的通话时间记录证实了这一点。因此法官宣判原告败诉。

> **点评：** 从这个案例我们可以看出，正确的患者或接车地点的信息有何等重要，尽管院方胜诉，尽管患者死亡有其他重要的原因，但由于沟通障碍和误会导致的救护车延迟到达，肯定会给患者的诊治带来不利的影响，也是造成医患纠纷的缘由。作为急救中心的调度医生和院前急救医生都应该反思，俗话说"买的不如卖的精"，呼救者是外行，而我们是内行，"卖的"要是不精，就是失职。职责要求调度医生和院前急救医生必须要深入研究沟通技巧，所谓沟通，就是在人与人、心与心之间架起一座通畅的桥梁。祖国医学有一句名言："通则无痛"是放之四海而皆准的真理。如何避免类似情况发生，如何能迅速达到与患者方面的真正沟通，如何使救护车能很快与接车者汇合进而迅速到达患者身边，是需要我们认真研究的重要学术课题。

（5）环境信息　是指患者发病或受伤时所在位置的周围环境情况，调度医生在急救医师到达现场前了解环境信息对于施救工作的开展是有帮助的。

对意外事件呼救电话的受理尤其如此，如发生溺水事件，就要了解溺水者是否已被救助上岸；发生触电事件，就要了解触电者是在日常环境还是在施工工地，或在电线杆上、还是在雨中触电，触电后是否从高处坠落等。

2. 评估信息　对收集到的信息加以分析和评估从而了解伤病范畴和病情轻重，是调度医生最重要的工作内容之一，也是最能体现调度医生业务能力的试金石。通过分析和评估，将患者情况进行危险分级，以便分别提供与其相适应的院前急救服务。关于分级指标和具体的评判指标情况请参阅下一章的"现场判断和危险分级原则"。

准确了解伤病信息是否能够派出合适的救护车的重要前提。由于120院前急救系统医务人员的学识、经验、技术水平以及救护车装备的参差不齐，那么"好钢用在刀刃上"就是院前急救时调度医生派车时需要遵循的基本准则。

由于条件所限，一些地区的120急救单位将救护车分为普通型救护车（简称普通车）和抢救型救护车（简称抢救车）两种，前者通常有急救医生一人，装备诊箱（内有常用急救药品和医用消耗品）、吸氧装置和心电图机，后者常有资深急救医生一人并配备护士一人，并在普通车装备的基础上加装心电监护除颤仪、气管插管装置、呼吸机等。

这两种救护车分别用于轻症和重症患者，以便达到节约急救资源的目的。但是如果受理电话的医生做出了错误的判断，就可能对重症患者派出普通救护车或经验不足的医生，结果无法高质量完成急救任务，甚至贻误诊疗；或对轻症患者派出了重症抢救车，结果造成珍贵急救资源不必要的浪费。因此病情判断十分重要（参阅案例14）。

案例14　致命的"头部摔伤"

患者，男，70岁，因"头部摔伤"15分钟而呼叫120。普通救护车医生携外伤处置包到达现场，经现场询问得知患者的主要临床表现为突发胸痛、胸闷、大汗、恶心呕吐及短暂意识丧失。此外患者既往有吸烟史40年、高血压及高血脂史10年。查体：神志清醒，面色苍白，口唇青紫，皮肤湿冷。右侧前额有一长约 1 厘米的横向结痂伤口，出血已停止。血压 100/60mmHg，脉搏 54 次/分。心肺听诊、腹部及神经系统检查未见明显异常。心电图检查：ST 段 II III aVF 导联上移 0.4mV，I aVL 导联下移 0.2mV。现场诊断：冠心病、急性心肌梗死（下壁）、心源性晕厥（阿－斯综合征）、心律失常、窦性心动过缓。由于普通救护车医生无心电监护及除颤设备，而患者又处在心室颤动的高发期，故急救医生征得患者同意后呼叫抢救车。最后患者在抢救车医生及心电监护下安全到达医院。

点评： 这是一起调度医生病情判断失误导致的派车不当事例。急性心肌梗死是院前急救时常见的危重症，该病病势凶险，病情发展快，特别是在发病的第 1 个小时，患者有发生恶性心律失常而猝死的可能，因此院前急救时应该派出具有心电监护及除颤设备的抢救车。然而调度医生却根据呼救者提供的信息做出的临床判断却是"头部外伤"。

这个错误判断不仅使患者蒙受了不应有的经济损失（两次救护车的费用），更重要的是使最佳治疗时间推后，在一定的时间内将患者置于危险境地。如果仅有普通车医生在场时患者发生室颤，患者的后果则不堪设想。要知道治疗室颤惟一有效的方法是电击除颤，然而普通车医生则无除颤器！

诚然，求助者提供的不准确信息误导了调度医生，患者因突发急性下壁心肌梗死，由于迷走神经兴奋造成心动过缓和短暂心脏停搏，结果使其发生晕厥。由于突然意识丧失，患者无法保持原有体位而就地摔倒，从而跌破了面部，而家属仅仅看到患者面部被摔破了，流血了，而对其导致晕厥的原发疾病和内在危险浑然不觉，因此呼救时仅仅提到了"头部摔伤"，这是导致误判的原因之一。

患者或呼救者不是医生，反映情况时有时未能抓住病情表现的本质，而我们是医生，患方提供的错误信息绝不能成为为调度医生误判的理由，因此我们必须对此负责。对这个患者我们的调度医生应该进一步追问："患者是怎样晕倒的？是滑倒的、绊倒的、还是自己无缘无故晕倒的？晕倒之前有什么不舒服的地方？还有其他不好受的地方没有？……"，这样才能追根寻源，找到问题的关键所在。准确的判断来自扎实的基础医学知识、丰富的临床经验、缜密的逻辑思维方法、耐心的引导和细致的调查，还有深深的责任心。但是该当事医生连病史和患者有无心血管危险因素都没问，何来正确的判断呢？

3. 确认信息　在受理呼救电话的过程中时有时会出现"电话中断"或"无人应答"或"仅有人呻吟，却无人讲话"等异常情况。此刻，如果调度医生从有限的电话信息中初步确认为呼救求助时，应立即查询主叫号码地址并立即派出救护车，如果有情况紧急的迹象，调度医生还可以通知相关部门（如110等）协助。

调度医生有一项非常重要的责任就是确认信息的可靠性，这需要通过深入分析和进一步询问呼救者以了解情况，而绝不能人云亦云，被他人牵着鼻子走（参阅案例15）。

案例15　发热的艾滋病患者

求助者，女性，45岁，某日夜间12点打120要救护车，声称自己发烧，体温37.4℃，患有艾滋病，要求去疾控中心治疗。调度医生不假思索就为她派了救护车，但救护车医生感到这件事有些蹊跷，于是用电话与求助者进一步核实信息和沟通，下面是医生和求助者的对话："请问您要救护车了吧？""是的，我要求去疾控中心。""您怎么不舒服呀？为什么要去疾控中心呢？""我也不知道哪里不舒服，我有艾滋病。""您怎么知道您有艾滋病呢？您从哪个医院看的艾滋病？""我已经抽血了，结果还没出来。""结果没出来您就知道您有艾滋病了吗？您是怎么得的这个病呢？""我前几天把胳膊上蹭掉了一块皮，因此我想我可能得了艾滋病，我要去疾控中心。""疾控中心是不看病的，他们是搞疾病流行情况调查的，您要看病得去医院，如果您非要去医院不可，您准备去哪家医院呢？您现在哪里不舒服呀？""我没什么不舒服，如果疾控中心不看病，你们把我送到地坛医院吧。""现在都十二点多了，去医院是要看急诊的，如果您不难受，医院的急诊室也不给您看呀。您是发烧吗?""我觉得我发烧，但医院的发烧门诊说我没事。""您觉着发烧可未必发烧，您试体温了吗?""没有"。后经过反复协商，求助者暂时决定不去医院，救护车也避免了无谓奔波。

点评：事后急救医生试图与求助者联系，但她的手机始终无人接听，因此我们无法了解求助者的全部情况。不过通过上述对话，我们基本上能大致了解求助者的信息了，她是外地来京人员，住在北京某宾馆，所称的艾滋病和发热都缺乏根据。可能是离乡恐惧症（home sick）让她产生孤独感，需要得到交流但无人与她交流，因此才叫救护车，或者她是否患有精神疾患，我们不得而知。尽管我们的急救人员没有出车，避免了进一步的损失，但毕竟车已经派了。

类似这种情况的事件并不鲜见，一些调度医生受理求助电话时不做进一步了解就轻易派出救护车，反映了我们的调度医生的经验不足，从而导致救护车及急救资源的无端浪费和院前急救人员体力的无谓消耗，这种情况应尽可能避免。其实方法很简单，我们的调度医生要对求助者所有的信息都要加以分析和思考，对可疑之处要加以进一步追问，从而验证和核实信息的可靠性，像上述例子的核实工作其实并不困难，只是我们要想着去做。派车很容易，三言两语就行，但派错了车甚至经常派错车，对院前急救质量的影响就非同小可。

此外除了真正的呼救电话，还有少数人员"恶作剧"（如骗车、言语不逊等）的骚扰。在受理呼救电话时除了要掌握上述信息外，调度医生要有甄别呼救电话真实性的能力，如体会"呼救者"的语气、心态和所描述的患者的病情、他（她）与患者的关系、当时的环境等，必要时，结束受理后回拨主叫电话或回放电话录音仔细分辨。这样才能识别呼救的真伪，尽可能减少急救资源不必要的浪费和消耗。

如果遇到信息的可靠性不确定而又无法证实时，调度医生应毫不犹豫地派救护车前往事发地点，宁可信其有，不可信其无，千万不要因为信息可疑就放弃派车，因为患者的生命和健康远比救护车空驶重要得多。

4. 提供信息　除了了解患者的相关情况外，向患者及呼救者提供一些必要的信息也是调度医生的不可或缺的重要工作内容，大致包括如下情况：

（1）告知急救相关信息　明确告知患者救护车已经派出，还应简要介绍救护车的基本情况，如装备情况，有无担架员等。如有可能，应向呼救者告知救护车预定到达的大致时间，让其放心，但说话要掌握分寸，留有余地。让患者及呼救者了解救护车到达的大致时间可以避免患者因焦急心情而产生的误解。

（2）指导家属做好现场急救的各项准备　派出救护车后，调度医生就要告诉呼救者如何迎接救护车，比如让接车者提前到达等车地点、不要擅自离开等车地点、见到救护车后要招手示意等；此外要向呼救者了解发病现场附近的交通情况，道路是否通畅，救护车是否必须经过狭窄胡同或集贸市场等等，如有堵塞和其他影响救护车行驶的情况，调度医生则需要嘱咐接车人想方设法提前清除路障，便于救护车能快速通过；在夜间派车时，调度医生要询问患者所在小区的大门是否锁住，如果锁了就赶紧找人开门；如发病地点是高层建筑，就需要了解电梯是否有人值班，让接车者先把电梯准备好，不要等救护车到了后再去找人开电梯；如果患者家中人少而患者又需要去医院时，调度医生就需要让呼救者再找些人来帮忙等等。这些事情看上去微不足道，但我们"别拿豆包不当干粮"，这些小事都关系到救护车能否在最短的时间内到达发病现场、患者能否尽快得到高质量治疗，因此都很重要，不能忽略。

5. 指导自救与逃生　指导患者和在场人员实施现场自救：由于救护车再快也无法在瞬间到达发病现场，而在院前急救医生到来前的一段时间内有时却是某些患者的"鬼门关"，有些情况容不得时间的拖延，必须争分夺秒展开抢救，这时就需要调度医生遥控指挥在场人员实施现场自救了。调度医生指导现场自救通常在派出救护车后进行，在某些紧急情况下在派车的同时应开通另一条线路指导在场人员实施自救，其主要内容有：

（1）对于神志丧失的患者，调度医生要指导在场人员首先确认患者是否真的发生了意识丧失，然后通过"一看、二听、三感觉"的方法检查患者是否还有呼吸，通过检查患者有无呼吸来断定患者是否有心跳，如果患者无呼吸，则提示患者已经发生了心搏骤停，此时调度医生则要当即指挥在场人员为患者实施心肺复苏，并让操作者持续做下去，不要中断，直到医生到来。

（2）对于意识丧失同时还有呼吸的昏迷患者，调度医生要告诉他人什么是患者的正确体位（稳定侧卧位），让患者采用正确的体位才能避免发生呼吸道堵塞。

（3）对于外伤出血者应指导在场人员止血，最简单的方法就是用手持清洁毛巾或手绢直接压住出血部位，或直接用手压迫出血部位的上端或伤口。

（4）对于急性呼吸道异物堵塞的患者要嘱旁人拍背、体位倒置或采取腹部冲击法尽可能排出异物。

（5）眼部和皮肤化学烧伤者要让患者立即用大量清水冲洗局部，洗消时间不能少于15分钟，千万不能盲目往医院跑、坐等医生或试图用毛巾等物擦去化学物质，那样将发生严重后果。

（6）对于口服毒物同时神志清醒者应告知其催吐的方法，使其尽量将毒物排出，排出的毒物越多，进入患者血液循环的毒物就越少，患者中毒的程度就越轻，就越可能避免死亡。

（7）对剧烈胸痛的患者要嘱其冷静及就地卧床休息，千万不要来回走动，同时让在场人员为患者吸氧，并根据情况喂服相关药物（如硝酸甘油片）。

（8）对突发剧烈呼吸困难的患者要嘱其冷静及就地休息，采用坐位，双腿下垂，有条件时立即吸氧及测量血压和脉搏，血压高者含服降压药物，对伴有不能平卧、咳嗽、咳痰，怀疑急性左心衰竭的患者，应嘱其排尿，以减少腹腔压力，进而减少回心血量。

（9）对于严重高血压的患者要指导其尽快服用家中的降压药物，并嘱患者卧床休息，尽量放松，避免紧张等。

（10）对于支气管哮喘发作患者要提示其保持冷静，尽量避免紧张，同时尽快吸氧及用药，包括吸入及口服的抗支气管痉挛以及糖皮质激素类药物等。

（11）对于触电患者要让在场人员首先关闭电源，并帮助患者脱离险境等。

（12）对中暑患者要指导在场人员迅速为其降温，首先将其转移至阴凉通风处，并采用冷敷、风扇吹风、水喷淋、水浴等措施，同时补充含盐饮料等。

（13）发生火灾后的自救与逃生

1）灭火方法：多数情况下火灾的发生都是由小到大，最后失控形成的。因此早期控制就能制止灾难的发生，对刚发生的小火，很容易将其扑灭，其方法是：一般的固体物质（如纸张、木头等）着火时可迅速覆盖、拍打或用水浇灭；电器和电线着火时应首先切断电源，然后用湿被单覆盖着火的电器和电线；做饭时油锅着火时不要用水浇，应首先关闭气源，然后用锅盖将锅盖住；身上着火时不要带火奔跑及呼喊，应迅速脱下着火衣服或就地翻滚灭火。

2）逃生方法：楼房着火时要首先判断着火位置，着火位置在居住区上时可迅速沿楼梯（不要乘电梯）向下撤离，着火位置如果在居住区下方，下撤通道被切断时应向上方转移；被大火围困在住宅时应关闭门窗，阻挡烟雾，同时利用各种容器如浴缸等储存水，用以喷淋周围物体以降低温度，将被褥、毛巾弄湿，可遮挡热浪，争取时间；底层楼房可借助绳索从窗户及阳台逃生，但不能盲目跳楼。

健康意外事件发生后，目击者和患者身边的人在医生到来之前实施及时的自救往往能起到重要的作用，这是任何医生都无法替代的，调度医生要有能力言简意赅地指出关键的自救逃生行动及正确的动作要领，帮助患者渡过难关。

6. 心理安抚　一名优秀的调度医生应该同时是一名优秀的心理医生，在健康意外事件发生后，患者和在场人员的紧张、恐惧和焦虑的心情可想而知，而这些负性情绪是危害生命和健康的大敌，它可以加重病情，甚至可能成为死亡的诱因。调度医生是第一个能与求助者建立联系的专业医务人员，因此让患者及在场人员冷静下来，沉着应付困难情况，安抚患者的情绪，鼓励患者让其树立信心就显得十分重要。美国心脏病学家 Bernie Lown 说"最重要的治疗开始可能是医生在急诊室里见到发病的心脏病患者时，告诉他一切事情都在掌控之中，他将会好起来。"安抚工作通常在救护车派出后进行，常用的安抚语言有："别着急，我们已经派出了最有经验的大夫和最先进的救护车，一会儿就会到达现场""请坚持一下，救护车一会儿就到""别害怕，尽量放松，救护车就快到了""坚持就是胜利，你能行的""千万别紧张，那样对你的病没好处，我们就要到了""你不会有事的，我保证，但你一定要挺住"、"请按我说的做，深呼吸，吸气，呼气，再吸气，再呼气，是不是好些了?"等。上述话语既有安慰作用，有可以起到暗示的效果，通过良性暗示，让患者的紧张情绪放松下来，增加战胜病痛的信心，请不要小看这三言两语，它们在关键时刻可能发挥重要作用。

（二）选择并派出合适的救护车及抢救组

了解了患者情况之后，调度医生就会做出反应——选择并派出适合于患者的救护车和抢救组奔赴现场。院前急救任务的实施一般是以单个急救小组（包括急救医生、护士和驾驶员及担架员）的形式来完成的，急救小组的抢救和运送能力是由急救人员、车辆与医疗设备组合而成的。

1. 派车时对调度医生的基本要求　调度人员必须对所在地区的急救资源（人员、车辆、设备、物资配备）有全面、深入的了解，这是正确派出救护车和抢救组的前提，其主要内容有：

（1）掌握和了解相关急救组急救人员的业务水平、出车经验、工作状态以及他们的综合素质。

（2）掌握和了解救护车的车型、设备配置、完好程度与当前的救护车地理位置。

（3）掌握急救资源的实时状态信息以及应调派站点、人员、车辆等资源的选择等。

只有这样，才能准确、快速的实施调度操作，派出合适的救护车。此外调动急救资源必须遵循调度派车原则和行为规范，常态普通事件的救护车调度的派车原则是：就急派车原则、就能力派车原则、就近派车原则、就归属派车原则和"宁信其有"派车原则，详见下一章的院前急救时的派车原则。

2. 派车原则　派出救护车是院前急救工作的重要环节之一。院前急救时，120调度医生在受理了相关医疗呼救电话后就需要根据不同情况派出相应的救护车和抢救组。针对不同情况，怎样派车、从何处派车、派什么车等等也是需要调度医生加以认真考虑的，派车质量将直接关系到院前急救的质量，进而对患者的预后、对120系统的专业技术学术发展产生根本性影响，其基本原则是：

（1）就急派车原则　该原则意味着派车要首先考虑"病情"和发病的急缓，对急危重症患者必须优先派车。优先派车是指患者情况紧急，调度医生在未完全掌握患者情况时就可以下达初步指令，以缩短受理呼救时占用的时间；如果有急危重症患者和轻症患者同时要车，应该先为急危重症患者派车；即使轻症患者要车稍早于急危重症患者，也应该立即调整，将救护车派给急危重症患者；即使已经为轻症患者派了普通型救护车，如果急危重症患者就近没有抢救型救护车，而正在驶向某现场的普通型救护车距离急危重症患者较近时，也可以更改任务，派给急危重症患者。

（2）就能力派车原则　该原则是指派车时必须考虑派出急救小组的抢救能力。调度医生应根据对事件种类、病种及患者的临床表现首先对患者病情做出判断和评估，然后根据病情按急救人员及车辆组合的抢救能力进行调派，以满足现场抢救的医疗需要。急危重症患者的处置应该优先派抢救型救护车，病情危重的患者转院也应该派抢救型救护车。如果初步判断病情后应派普通型救护车，而后又因病情变化呼叫抢救型救护车时，不受地域和距离限制，还应该派抢救型救护车。轻症患者救治和单纯转运任务不允许派抢救型救护车。如果是诊断为传染病、可疑传染病或"发热待查"的患者，应该派"隔离车"完成院前急救及转运任务。

（3）就近派车原则　该原则是指派车时应选择"呼救响应距离"尽可能短的救护车组，以便急救人员在最短的时间内到达患者身边，特别是针对急危重症患者的抢救，要兼顾"就能力"和"就近"的原则。如果附近有具备抢救能力的急救小组当然可派；如果附近没有则可以选择稍远一些的，当然要向呼救者说明情况；也可先派普通型救护车，再派抢救型救护车接续；如果附近有急救摩托车，更可以先行一步，以便患者能得到及时的抢救。当普通型救护车呼叫抢救型救护车增援时，不受地域和距离的限制。

（4）就归属派车原则　该原则是指在首先遵循了前3项原则的基础上再考虑尽量派属地急救站出车，以适当平衡各急救站点和人员承担的任务数量，尽量避免出现忙闲不均的现象，但是体现"就归属"的原则仅仅限于常态下一般疾病和意外伤害的救治、转院和单纯运送等任务。

（5）"宁信其有"派车原则　由于调度医生只能通过电话与呼救者联系，没有视频及其他途径，故难以做出百分之百的准确判断。有时无法了解对方的真实情况，有时无法掌握患者位置，对于骗车等恶作剧也就难以防范了。在呼救信息不确定时，"宁信其有"的原则就是调度医生的派车准则。也就是说，即使信息可疑，即使发病地址不明确，即使患者情况无法弄清楚，也要坚持派车。否则万一误诊一个，可能就贻误了一条生命。因此，"宁可空驶十回，不可错失一次"是调度医生派车时应该遵循的准则，即使有时地址掌握的不太精准，也应该先派车，再继续查询患者的准确位置，这条原则使不少患者及时获得了急救服务。

3. 派出抢救型救护车　抢救型救护车也称为监护型救护车，简称抢救车。该车专门用于院前抢救危重症患者，车载设备齐全，配备有心电监护——除颤仪及气管插管设备，随车医务人员通常为高年资及高职称的医生，同时还有经验丰富的护士一名。

下述情况应派出抢救型救护车：根据"现场判断和危险分级原则"做出的危险等级Ⅰ级、Ⅱa级急症的患者，包括心搏骤停、急性冠脉综合征特别是其中的急性心肌梗死、某些恶性心律失常（如预激综合征合并的快速心室率、室速等）、急性左心衰竭、急性呼吸道异物堵塞、张力性气胸、急性心包填塞、主动脉夹层、急性大面积肺梗死、重症支气管哮喘、各种原因（中毒、急性脑血管病、肺心病等）导致的呼吸衰竭、潜在窒息因素（各种原因导致的深昏迷、大咯血、大呕血等）以及重症外伤等。

4. 派出普通型救护车　普通型救护车主要用于轻病微伤的现场抢救和转运患者，配备随车设备有供氧装置、心电图机、诊箱等，通常只有急救医生一人。

下述情况应派出普通型救护车：根据"现场判断和危险分级原则"做出的危险等级Ⅲ级的患者，包括稳定性心绞痛、急性脑血管病、NYHA心功能分级Ⅲ~Ⅳ级的心力衰竭、各种急腹症、非心源性昏迷及休克、意识清醒的各种急性中毒、严重高血压、癫痫大发作、中暑、各种一般外伤等，以及危险等级Ⅳ级急症的患者，包括感冒、急性呼吸道感染、急性胃肠炎、急性泌尿系感染、血管性晕厥、脱水、低血糖、尿潴留等。

5. 缩短急救反应时间　急救反应时间是指从调度医生受理紧急医疗呼救电话开始，直到急救医生到达患者身边的时间。急救反应时间越短，患者得到现场救治的时间就越早，预后越好。反之如果急救反应时间过长，患者就可能因未在最佳时间得到治疗而付出惨重代价。因此如何缩短急救反应时间，是 120 院前急救系统学术研究的重要课题之一。急救反应时间的长短与多种因素相关，其中有 120 系统工作人员各种程序的执行时间（如出车时间等）、救护车与发病现场的距离、救护车的状态、道路是否平坦、交通是否通畅、发病现场是否容易找到及进入等等。下面是缩短急救反应时间的注意点：

（1）调度医生是否能够在短时间内迅速做出病情判断，并尽快派出相应的救护车。

（2）院前急救人员的反应速度，能否在接到指令后立即出车，将出车时间限制在白天 1 分钟、夜间 2 分钟之内。

（3）救护车状态是否良好，将途中"抛锚"的可能性降至最低。

（4）救护车与发病地点的距离。

（5）驾驶员的驾驶技术，在保障安全的前提下尽可能快速驾驶。

（6）驾驶员的道路熟悉情况，是否能迅速明确目的地的位置。

（7）救护车以及急救人员前往发病地点途中的各种障碍是否被清除。如胡同过窄或有障碍物使救护车无法通过、夜间小区的大门紧锁、高层建筑未能准备好电梯等等，都将延长急救反应时间。

（8）接车地点是否明确。

（9）接车人是否在接车地点等待。

上述情况都是决定急救反应时间长短的关键因素，其中只有第 4 点"距离"是我们无法决定和改变的，其余各项都在我们能够做到和加强的范围之内，因此急救反应时间的长短，取决于我们的工作做得是否到位，取决于我们的管理水平，取决于我们是否有责任心，最重要的是我们要急患者所急，想患者所想，把所有的患者视为自己的亲人。千万不能像"急中风遇到个慢郎中"那样，你急他不急，那样就违背了院前急救工作者的职业道德。

（三）尽快到达事发现场

1. 医务人员途中事宜——提前进入抢救思维状态　急救人员确认执行指

令及目的地后即携带诊箱及其他急救设备登车出发。需要指出和强调的是，急救医生在途中要有所准备，不能碌碌无为，无所事事，应该充分利用这段时间，开动脑筋，使自己提前进入抢救状态。

（1）进一步了解、核实及确认发病地点　为了尽快找到患者，急救医生应如果对接车地点的位置不十分明确或部十分清楚时，应在途中用车载电话与接车者联系，以便能够提前确认准确的接车地点，不要等救护车到达接车地点后因无接车者时再打电话联系。

（2）提前启动现场抢救思维　急救医生可以通过电话向家属或目击者进一步了解患者情况，进行情况预测和危险因素分析，对可能出现的情况预先做充分的估计，认真制定可能的对应方案，在现有信息分析的基础上回顾、温习及复习与患者可能相关的危重症抢救步骤和所需抢救器材，预估可能发生的意外和制定一旦发生意外后的对应措施。

急救护士则应思考如何与医生配合的抢救程序以及各种物品的位置和状态，以便能迅速将这些物品投入使用。这样，医务人员到现场后就能迅速展开抢救，从而提高疗效和抢救成功率。

相反，如果在途中不做思考和准备，有时夜间因过度劳累有的人竟然还能在救护车上睡着了，就这样睡眼惺忪、浑浑噩噩地来到现场，急救人员就可能被各种复杂情况一时搞得蒙头转向，无所适从，手忙脚乱，这种情形怎么能有利于抢救患者呢？此外不提前做出分析，急救医生就不知道是否需要将将重要的抢救器材如除颤器带到现场，如果未带的话，假如病情需要，还得回救护车去取，如果耽误了宝贵的抢救时间，影响到患者的预后，还可能引起法律诉讼，既往有这样的例子，我们应该引以为戒。

（3）做好现场急救时的自我防护准备　院前急救时环境中可能存在着各种各样的危险，如果急救人员对此掉以轻心，就容易受到伤害。因此应该提前做好各种防护准备，以保障自己的安全。

1）急救现场的危险因素评估：充分预估现场可能存在的危险性及导致伤害的可能性，尤其是对突发群体事件及灾害进行救援时更应做充分思考，详见本书第七章："院前急救时医务人员的安全防护"。

2）做好各种防护的物质准备：根据不同的防护等级做好相应的防护准备

工作，如抢救外伤、出血患者时要戴好塑胶手套、口罩及防护眼镜，抢救气体中毒时要戴好防毒面具等。各种防护准备必须在救护车到达患者之前提前完成，不能等救护车到现场后再临时穿戴，那样容易出错，并耽误患者的救治时间。

（4）指导现场人员实施自救　急救医生在途中可向患者及在场人员提供必要的现场自救指导，详情请参阅"受理 120 急救电话"中的提供信息的有关章节。

2. 驾驶员途中事宜——采用最佳路线方案　从时间的角度看，救护车驾驶员在能否在最短的时间内将急救医生和设备送到发病现场，将发挥至关重要的作用，因此救护车驾驶员应在保障安全的前提下调动一切因素尽快将救护车驶达事故现场，包括充分利用救护车的警灯和警笛。对一名危在旦夕的危重症患者来说，一名救护车普通驾驶员和一名优秀驾驶员相比，其结果可能是天壤之别。

院前急救时的医患纠纷和患方表现的不满，很多情况下是嫌救护车到达时间太晚、途中耽搁时间太长引起。对此，除路途遥远、交通堵塞等不可抗力的原因外，很多情况下是救护车驾驶员对道路情况不熟悉所致。

对救护车驾驶员来说，能否在最短的时间赶到发病现场的决定性因素不是车速，不是驾驶技术，而是道路的熟悉与否。有一句成语叫"南辕北辙"，对一名对道路和目的地不熟悉的驾驶员来说就是这样，即使你开车开得再熟再快也无济于事，此时救护车常常像无头苍蝇四处乱窜，拐来绕去，在冤枉路上消耗了大量的时间。

当一名驾驶员很容易，熟练地掌握驾驶技术也并不难，难的是救护车驾驶员对所服务的相关区域各种道路情况的熟悉和了解。从某种角度看，救护车驾驶员肩负着患者的生命和健康，因此并不是随便什么有驾驶证的人都有资格当救护车驾驶员的。

优秀的救护车驾驶员应该是他（她）所服务的相关城市和地区的"道路通"，他（她）必须对所服务的地区的道路、所有的相关医院和医疗部门的地理位置等情况了然于胸，就像庖丁解牛那样目无全牛，游刃有余。

为此，120 院前急救系统应该建立与驾驶员技能相关的各项制度，如准入制度、日常业务学习制度（由于道路建设日新月异，驾驶员必须与时俱进，随时掌握当地的最新路况）、考核制度和淘汰制度，还可以建立驾驶员道路熟悉情况等级，对不同等级者有不同待遇，用以奖优罚劣，提高救护车驾驶员的道路熟悉能力，以便能把急救医生护士和设备以最快的速度送到发病现场。

调度医生也能帮助驾驶员采用最佳道路方案，特别是调度医生对红色等级伤病患者，应利用 GPS 系统关注救护车行驶方向的交通状况，并及时向救护车组通报，以规避交通拥堵路段，提高行车速度。此外在驰援急危重症伤病患者现场的过程中，驾驶员应尽量取得交通管理部门（122）的帮助和支持，实现一路畅通，尽量缩短呼救响应间期。

3. 事件现场在哪里——怎样找到患者　如果呼救者报告的患者位置的信息准确，以及 120 急救人员与呼救者能够保持通畅的联系，多数情况下 120 急救人员都能够很快找到呼救者，进而迅速到达发病现场。但有时呼救者就是患者，由于伤情或病情使其无法准确描述自己的位置，加之患者身边无人帮助，就无法向 120 提供确切的患者位置的信息，从而使急救人员难以很快找到呼救者，这种情况时有发生。

2005 年 2 月 23 日凌晨 1 时，北京市丰台区某胡同的一对老夫妻在家中发生急性一氧化碳中毒，此时家中无旁人，当老太太拨通 120，刚刚说明自己在某胡同 3 号，并简单诉说自己如何难受后就失去知觉，使 120 急救中心的调度医生再也无法通过电话来获取患者位置的进一步信息。然而调度医生从电子地图上发现北京市的某胡同有两个，一个在宣武区，一个在丰台区。

人命关天，此时调度医生义无反顾地按原则先就近立即派出救护车，并把实际情况告诉了急救医生，要求他们前去找寻找。但救护车风驰电掣到达宣武区的某胡同后急救人员却找不到患者所说的某胡同 3 号。他们立即又赶到丰台区的某胡同，还是找不到 3 号，不知道发病地点及患者在哪里。此时正值隆冬深夜，街上空无一人。到哪里去找患者，怎样才能找到患者，还找不找患者，这些问题考验着急救人员职业精神和意志品质。

我们 120 的急救人员没有放弃，他们沿着马路，一个胡同、一个胡同地找，一户挨一户地查，几个小时过去了但他们仍然一无所获。直到早晨 8 点，当急救人员仍然进行寻找以及急救中心调度科领导正在重新回放电话录音企图寻找及发现一些新的线索时，调度员突然接到丰台区某胡同的呼救电话。

原来患者有晨练的习惯，这天快 8 点了，患者还没出门，晨练的朋友上家里来找，从窗外看发现两人都已经失去知觉躺倒在地。这时朋友赶紧找来居委会破门而入，这才再次拨通了 120 急救电话，我们的急救人员终于赶到了发病现场，为患者采取了紧急救治措施。患者终于摆脱了死神的威胁。

但是患者脱险不是缘于及时的治疗，而是由于病情较轻，如果是重病，如果是重症心脏病发作，患者的后果不堪设想。原来当地正在拆迁和改建，街道和房屋环境已经面目全非，夜里就更难找了。由此可见，怎样尽快找到发病地点，迅速到达患者身边，这是非常值得研究的急救课题。急救反应时间的长短有时不是看你救护车开得有多快，而是能够迅速确认并沿最佳途径直达事件地点。

如何利用极其有限的信息，在最短的时间内找到患者和发病现场是需要认真研究的院前急救课题。怎样做呢？下面的做法供参考：

（1）向相关地段的居民或其他人员如清洁员、保安员、自行车修理工、存车收费员等人进行询问。

（2）向相关地段居委会工作人员进行询问，请求他们协助查找。

（3）向附近派出所进行询问，请求地段民警协助查找。如果急救人员找不到派出所，可向所在地区 110 报警台询问，他们可以很快联系上相关地区的派出所民警。

此外，120 院前急救部门应与有关部门协调，通过 GPS 定位系统取得呼救电话地点定位信息，这样急救人员就能迅速准确找到打电话者的位置。对此北京急救中心已经向有关部门呼吁多年，希望在不远的将来，这项造福于民的措施能够落实。

（四）提供高质量现场急救服务

到达患者身边后，急救人员为其提供高质量现场急救是院前急救服务中的最重要的环节之一，此时急救人员应注意以下两点：

1. 严格按照工作程序和工作原则执行院前急救任务　急救医生到达现场后要严格按照程序操作，逐一落实院前急救时的各项核心工作原则，这一点对提高院前急救的有效率和提高急救人员的自我保护水平至关重要，主要内容包括：

（1）根据安全避险原则实施自我防护　该原则是保障院前急救人员生命和健康的重要程序，由于院前急救与院内急救客观环境的差异，院前急救时急救人员必须严格落实安全避险原则，以保障急救人员自身安全。其主要内容包括三项步骤：首先对急救环境安全性初步定位，以确认现场危险级别；第二步是对危险环境中存在的危险因素实施评估并确认有无防护方法，急救环境中存在的常见危险因素大致有 9 大类，分别是：车祸二次伤害因素、触电二次伤害因素、着火和爆炸因素、自然危害因素、建筑物倒塌因素、有毒气体和化学物质伤害因素、人员伤害因素、动物伤害因素和传染病传染因素。

只有对上述因素有充分的认识并有相应的保护措施方能进行下一步；第三步是急救人员自我保护能力的评估，缺乏自保能力者应该原地呼叫增援，禁止盲目进入事故现场。详情请参阅本书第 7 章：院前急救时医务人员的安全防护。

（2）根据传染病防护原则实施传染病预防　首先急救人员应该了解传染病疫情的不同等级和在不同等级疫情流行时的处理方法；还要掌握传染病院前急救工作内容及程序，特别要明确传染病院前急救时的自我防护方法，包括传染病防护工作流程、分级防护的具体内容和要点、防护用品穿脱流程、院前急救时的标准预防、职业暴露处理程序、艾滋病病毒职业暴露防护指导原则、常用的消毒方法以及院前急救时医疗垃圾的处理。详情请参阅本书第 7 章。

（3）根据情况评估和危险分级原则确认患者病情轻重　院前急救时对患者实施病情评估是院前急救特殊环境的需要，通过评估，按病情轻重将患者分成 4 个等级，每级的患者都有相应的临床表现，急救人员应根据不同情况采用不同的临床对策。

此外对成批伤员，院前急救人员就要运用国际创伤救助优先原则，按伤情将患者分成 4 类，分别用红、黄、绿、黑 4 种颜色的伤票显示，以首先抢救最有价值的伤员。详情请参阅本书第 5 章：院前急救工作原则与行为规范。

（4）根据院前急救时的检查原则做出现场判断　其主要内容包括院前急救时要分清伤病者情况的轻重缓急，在病情紧急时一些不必要的检查要让位于重要的抢救性治疗，特别是在患者发生心搏骤停、严重缺氧、严重的急性左心衰竭、急性中毒、严重外伤等情况下，急救医生应该立即展开急救，绝不能按部就班地按照一般常规操作，以免贻误时机，使救治成功率下降。由于院前急救的客观条件所限，急救医生应尽可能实施详细检查，不要漏掉任何蛛丝马迹。此外急救医生必须掌握一些常见危重症的检查方法，以便能够及时发现危及生命的情况，及时展开救治，挽救患者生命。详情请参阅本书第 5 章。

（5）根据危重症现场治疗原则提供现场急救　院前急救时的治疗原则分两大类，首先是积极治疗原则，即对有最佳治疗适应证的患者实施现场救治，主要包括如下内容：各种原因导致的心搏骤停、经口及皮肤的急性中毒、各种严重疾病如急性冠脉综合征（ACS）、重症心力衰竭、重症心律失常、重症支气管哮喘发作、呼吸衰竭、张力性气胸、癫痫大发作、出血和肢体骨折、急性呼吸道异物堵塞等，都必须展开现场急救。

第二是消极治疗，即对无法治疗和无效治疗的各种情况不做治疗，以节约时间和避免因无效治疗带来的不良反应。消极治疗的主要情况有：止血措施无效的各种严重出血、严重创伤及失血性休克、各种急性中毒而现场无有效排毒及解毒措施者、面部烧伤和呼吸道烧伤、无明确治疗目标和手段的各种疾病以及患者本人或家属拒绝现场治疗的各种疾病。如果对于应该得到治疗的情况不治疗，或对不应治疗的情况盲目治疗，都会给患者带来不应有的损失，同时还可能导致纠纷发生。上述原则本书将在第 5 章详细介绍。

此外在现场处置过程中有时可能出现各种难点，此时需要求助于相关部门的协助，如社会治安事件需要警察协助处置进入现场或维持秩序；火灾需要消防员协助实施破拆解救或脱离有毒环境；意外事件需要供水、供电、热力、燃气等部门的协助等；"三无"患者（无钱、无身份、无陪同人员的患者）应求助于民政部门（如收容所等）等，也可求助于警察协助其身份确认和寻找患者亲人。

2. 加强与上级的沟通，随时请示汇报　院前急救的特点之一就是急救人员单兵作战，孤立无援。现场没有同行商量，没有上级医生和领导的现场指导和指示。在当前院前急救相关法律、法规及工作制度相对不健全的情况下，一旦遇到重大事件或特殊情况，此时急救人员如果应对有误，就可能降低了院前急救质量，给患者带来不应有的损失，同时也背负了不应该背负的重大责任。此时加强与上级的联络和沟通，随时请示和汇报至关重要。

"将在外，军令有所不受"这句古代名言不适合院前急救医生，应将其改为"将在外，军令唯命是从"。遇到特殊情况和重大问题及时向上级反映，随时取得上级的正确指导，每一步都严格按照上级的指示去做，并且最好书面记住上级指导的详细内容，是每个院前急救人员必须牢牢记住的院前急救关键点之一，只有这样，我们才能在突发事件或特殊情况下，使自己的行动和反应尽可能合理，以避免犯这样那样的错误。参阅案例16：天塌下来有长人顶。

因此每个院前急救医生都要有上级领导的通讯联系方式，包括自己的直接领导、上一级领导、院领导以及当地卫生局总值班室的电话等等，必要时及时请示汇报。有的人心痛领导，怕打扰了领导的休息和工作，不愿意请示领导，这样做是不妥的，请权衡一下，是拿不准怎样做而不请示，最后出错？还是虽然打扰了领导，遭到了领导的反感却避免了过失？哪头轻哪头沉呢？答案显而易见。如果出了问题，领导的反感会更厉害。而且大多数有水平的领导非但不会对此反感，而且还会赞许你有谨慎的工作态度呢。

案例16　"天塌下来有长人顶"

患者，女，22岁，怀孕9个月。因"受凉后出现咳嗽、咳黄痰、伴咯血并发热10天，呼吸困难1周，端坐呼吸3天"，到某市某中西医诊所就诊，接诊护士当时发现患者病情很重，立即劝其到大医院就诊。于是患者来到某三级医院呼吸内科门诊就诊，初步诊断为"重症肺炎，心功能不全"。因其病情危重且经济状况不佳，医院决定将患者按欠费方式收入院治疗。

患者住院后经过检查，医生发现其肺部严重感染，心脏功能极差，体内缺氧50%，胎儿的生命非常危险，立即安排其住院手术治疗，同时开始为剖腹产做准备，然而让所有人没有料到的是，患者丈夫坚决不在手术告知单上签字。他的理由是："我妻子是感冒，用药治疗就会好转。如果我签字了，医院就不给用药治疗了。"

院方立即将此情况向上级做了详细汇报，并请示如何去做。市卫生局立即召集相关专家讨论后指示医院按相关法律法规执行。尽管医院做了反复大量的劝告说服工作，但手术因家属多次拒绝签字未能施行。当晚患者及其腹中胎儿因病情危重，救治无效双双死亡，患者死于重症肺炎、急性左心衰竭、肺水肿、呼吸功能衰竭。事后患方以不作为行为及延误患者治疗为由，将该医院告上法庭。

点评：该事件轰动全国，引起巨大争论。从事后各界对该事件的广泛评论和批评来看，当事医院无论怎样做都会遭到指责，不做说你不负责任，丧失医德和人性，做了说你违背相关法律法规，总之怎样做都不行，总之责任都是你的，这般如此医务人员所承受的风险和压力可想而知。尽管如此，当事医生和当事医院的做法为自己撑起了保护伞。在整个过程中医院始终坚持随时向其上级领导——市卫生局汇报情况，并严格按上级指示行事。正因如此，虽然医院和相关医务人员处在整个事件的风口浪尖上，但由于得到了上级的有效保护，而未受到伤害和损失。

最后市卫生局组织了法学专家进行了讨论，得出以下结论：依据《医疗机构管理条例》，医院依法履行了告知义务，在其关系人仍明确拒绝手术情况下，一边积极做说服工作，一边抢救治疗，做好手术准备，医院的做法符合法律及相关规定。另外，尽管法律规定医院有"特殊干预权"，但前提是"无法取得患者意见又没有家属或者关系人在场"，在此事件中，医院的干预权受到了患者家属的明确阻碍，导致手术无法实施，故责任不在院方。

这个案例是当事院方加强与上级沟通，积极请示汇报，服从上级指示，从而成功地保护了自己的典型范例。每个院前急救工作者都应该记住这个谚语："天塌下来有长人顶。"在院前急救时无论大事小情，无论何时何地，无论何种原因，只要当你遇到拿捏不准、无法做出正确判断、无法做出明确决定的任何事情，都要及时向上级报告，取得上级的指示并严格按照上级指示行事，而不是我行我素，不经仔细思考而擅自做主。否则一旦发生意想不到的情况，无人能替你承担责任，那时候你将欲哭无泪。

（五）将患者送往目的地医院

经现场处置后病情相对稳定的患者或已经在医院诊疗但需要转往其他医院的患者应在医疗监护下送往目的地医院接受进一步的诊治，其间的主要工作有转院前的了解病情、掌握转院适应证、医院的选择以及途中工作要点等等，上述部分内容将在第 5 章中的"院前急救时的转运原则"中详述，本节仅介绍其他注意点：

1. 搬运患者时的技巧和要点　患者经过现场急救后需要转移至安全地点或送到医院进一步诊疗，此时就需要搬运患者了。搬运患者并不是那么简单，在不同的环境中，在不同的条件下，针对不同类型的疾病或受伤情况，利用不同的工具和器材搬运患者其实是一项"技术活儿"，不仅需要体力，而且需要"技巧"。

搬运患者可分徒手搬运和器材搬运两大类，一般情况下除非情况紧急只能采用徒手搬运时，我们应尽量使用器材搬运，如使用滚轮担架、铲式担架、轮椅、脊柱板等。搬运时急救人员必须本着以患者生命为中心的原则，采用科学的搬运方法，尽可能在搬运中保障患者安全，避免搬运中发生二次伤害，将损失降至最低。这要求所有的参与者应该训练有素，或在训练有素的人员指挥下搬运，绝不能鲁莽操作，贻害患者，目前因搬运不当或在搬运过程中不慎使患者掉下担架而引起的诉讼时常发生，我们应该引以为戒。搬运患者的技巧和要点如下：

（1）首先从搬运的角度对患者及相关信息进行综合评估　主要评估内容有患者疾病或伤情、人数、体重、路途距离、搬运工具种类、急救人员人数和体力以及搬运过程中可能遇到的困难等，做到心中有数才能制定出安全和周详的转移计划；还要考虑担架的承受能力，国内的制式合金铝铲式担架的核定承受能力是 170 公斤，制式木制脊柱板的承受能力是 250 公斤，如果患者的体重超过了上述情况，就必须使用其他的搬运工具或其他方法了。此外在抬高体重患者时要格外小心，抬体重超过 80 公斤的患者时的人员不能少于 3 人，抬体重超过 100 公斤者的人员不能少于 4 人，如果人数不够而勉强搬运，就容易在搬运时失去控制，甚至产生严重的后果。

（2）尽可能"从容搬运"　所谓的"从容搬运"是指在转移患者时不以时间为主要考虑因素，而是要以患者情况和搬运时的安全性为基点，从容不迫地转运患者。急救人员帮助患者离开事发现场有两种情况，一种为紧急撤离，一种为非紧急撤离。

前者是在紧急情况下、现场有威胁患者因素（如火灾现场等）的时候实施，此时急救者应将帮助患者尽快离开现场摆在第一位，尽管在搬运中可能对患者造成一定的伤害，但由于情况特殊，只能不得已而为之。

平时院前急救最常见的是后者，它是一般状态下的转移，即急救者有充裕的准备时间，故应当从容进行，在现场将患者合理处置以及做充分准备后再将其送往医院，这样避免了在搬运和转移过程中对患者的伤害。因此对于非紧急情况，急救人员应尽可能采用从容搬运的方式，这样对患者的安全最有保障。从容搬运有如下几个要素：

1）先做妥善处理，然后再实施搬运：既然有充裕的时间，搬运就不能操之过急，盲目送院。对内科疾病，急救者应酌情对患者实施相应的检查及治疗，待病情稳定以及抢救步骤落实（如建立可靠的给药途径）后再实施搬运，因此即使一旦病情变化或发生意外，急救者可以立即实施有效的应急抢救措施；对外科情况也应该首先实施一些基本处理，如包扎、止血、固定等，然后再实施搬运。

2）待条件成熟后才实施搬运：所谓条件是指两方面，首先是患者的条件必须满足转运指证，如病情稳定或相对稳定等，其次是医务人员条件，必须有足够的人手，必须有有效的搬运工具等等，条件不满足则需要创造条件，千万不要勉强搬运，如对脊柱损伤的成人患者，如果现场人手不足则必须等待，直到现场至少应有 3 个人以上才能搬运患者，勉强搬运可能导致严重伤害，例如在人员不够时勉强搬运患者时就容易发生失控，从而摔伤患者（参阅案例 17：牢记莫非法则）。

案例 17　牢记莫非法则

患者，男，89 岁，因脑血管病后遗症卧床 1 年，无法排尿 1 天而呼叫 120。救护车医生到现场后查体：患者神志清醒，血压 180/90mmHg，脉搏、呼吸及心肺未见异常。下腹部膨隆，叩诊呈实音，右侧肢体肌肉萎缩，肌力肌张力低，心电图有轻微 ST-T 改变。现场诊断：尿潴留、高血压病、脑梗死后遗症。由于条件所限，急救医生无法在现场实施导尿，故应家属要求送患者去医院导尿。

此时急救医生携带诊箱等物下楼，一名救护车担架员和一名女性家属将患者安放在铲式担架上并用约束带固定，然后抬患者下楼，将患者连同铲式担架一起放在滚轮担架车上，但是就在两人推着担架车走向救护车时，突然患者连同铲式担架一起从担架车上摔了下来，头部着地，当即神志不清，呼之不应。送院后虽经全力抢救，但患者因伤势过重于次日死亡，死亡原因是颅脑损伤。因医患双方协调不成，患者家属到法院提出诉讼，索赔 50 万元。法庭经过审理一审判决 120 赔偿患方各项损失合计人民币 19 万余元。

点评：这场意外事故令人深思。一个看上去如此平常的过程，一个做起来如此简单的事情，却造成了如此严重的后果，令人扼腕叹息。作为医方的 120 付出了惨重的经济代价，作为患方的家属虽获赔偿，但丧失亲人之痛是无法用金钱来弥补的。乍看这起导致两败俱伤的事件的发生是偶然的，有几个人能因抬担架而被摔死呢？其实偶然中隐藏着必然！

莫非法则（Murphy's laws）之一告诉我们："任何有可能发生的错事，它就一定会发生（Anything that can go wrong will go wrong.）。"由于急救医生要把诊箱、心电图机和氧气瓶放到救护车上，那么除患者外现场只有两个人，两个人要把一个 80 多岁的老人抬下楼可以说是有一定风险的，不出意外情况则罢，出现意外情况就难以控制。搬运时人力条件不足，加之担架员将患者连同铲式担架一起放在担架车上，由于铲式担架表面光滑，减少了与滚轮担架车的摩擦力，就形成了使患者掉下担架的重大隐患。既然存有隐患，那它就总有发生的时候！事情没发生算你幸运，但幸运不可能总是眷顾你。如果再加上麻痹大意，掉以轻心，就难免陷入事故泥潭，这次事件就是最好的证明。

因此我们必须从根本上加以防范，在院前急救时要加强责任心，认真、谨慎对待每一件事情，严格执行各种规章制度，才能避免类似悲剧发生。此外还应补充说明：任何情况下患者被安置在担架上后必须要用约束带固定，应将此项工作作为搬运患者时的固定程序严格执行。

细节决定成败，这个案例又从另一个侧面教训我们的管理者，必须将诸如搬运流程等微不足道的、尽人皆知的、懒得再说的操作流程细化，制定科学的、可行的操作规范，亲力亲为，再让急救人员反复训练、掌握、牢记和严格执行，才能做到万无一失。

（3）在搬运过程中要加强对患者的观察和监测　这一点十分重要，既往有患者在搬运过程中病情恶化，但搬运人员浑然不知，等抬到救护车上才发现患者已经发生了心搏骤停的例子，因此搬运中仔细观察病情、发现情况及时处理是不容忽视的。观察和监测的重点是患者的精神状态、神志、呼吸、面色、脉搏和气道是否通畅等情况，发现问题及时解决，还要防止患者在搬运过程中因被褥、衣服等物掩盖口、鼻部等原因发生窒息。

（4）搬运外伤患者的注意点　外伤患者的特征是身体组织特别是皮肤、血管、肌肉及骨骼的完整性遭到外力破坏，此时如果急救人员实施不合理搬动就可能加重病情，常见的情况包括促发和加重出血、离断骨茬刺破神经血管和脏器、体位变动及伤口摩擦加重疼痛造成休克、损伤脊髓造成或加重截瘫等等。因此搬运时要多加小心，其主要注意点有：

1）搬运所有外伤患者：对所有能够止血的出血患者充分止血；对开放伤口实施牢固的包扎；对肢体骨折患者做妥善固定，然后才能开始搬运；

2）搬运颈部损伤患者：颈部钝器伤者容易造成颈椎骨折或脱位，盲目搬动可导致患者死亡，故应首先对颈部做妥善固定，使患者头颈部与躯干成为一条直线且无法活动，并在搬运中有专人维持固定此体位。

3）搬运脊柱损伤患者：脊柱损伤患者失去了脊柱的保护机制，故容易在搬动过程中发生或加重截瘫，因此搬运时至少应有3人同时操作，其中有一人担任动作指挥，大家在指挥者的号令下协同工作，一人托肩背部、一人托腰臀部、一人托并拢的腿部，三人同时用力，并力求保持患者身体长轴方向一致且无扭曲。将患者放置在担架上后必须做牢固固定，尽量避免途中患者发生体位变化。急救者在长途转运患者时不能徒手操作，必须有担架等器材时方能进行。

（5）搬运心力衰竭患者的注意点　心力衰竭是终末期心脏病患者必然出现的情况之一，其主要病理生理变化是心脏无法把血液从本身泵出，从而导致心脏和循环系统淤血，左心衰竭导致小循环（肺循环）淤血，右心衰竭导致大循环（体循环）淤血。根据上述机制，减少回心血量就可以减轻心衰症状，相反增加回心血量或（和）减少胸腔容积可以加重心衰。搬运患者时我们要避免加重病情，就应该由此入手。

首先不能让患者成为平卧位，平卧位时由于心脏位置低，重力作用下回心血量增多，可以加重病情，故应避免平卧位搬运；此外也不能背负患者，因为背负动作可以挤压患者胸部，减少胸腔容量，亦能加重病情，甚至导致严重后果。正确的做法是把担架后背支起来，让患者采用半卧位或坐位，如果下楼不方便用担架时就让患者坐在椅子上，然后再把患者在坐位状态下抬下来。

（6）搬运急性冠脉综合征患者的注意点　急性冠脉综合征是院前急救时常见的凶险的急症，院外心脏性猝死者大多数是死于该病。特别是在该病发病后的头一个小时，患者冠脉某分支突发的供血中断，致使局部心肌严重缺血，打乱了心肌正常的生理活动节奏。由于刚刚发病，机体对此很不适应，故患者心肌的电活动处在极其不稳定的状态，容易发生致命性心律失常进而导致猝死。随着时间的推移，患者心脏将发生调节性和适应性重构，包括心脏结构的重构和电生理的重构，通过调整，患者将逐渐适应这种缺血状态。这样发生恶性心律失常的概率就会下降，患者猝死的危险性也就随之降低了。

因此急性冠脉综合征发病的第1个小时是最危险的时间段，在这段时间内任何细小的负性因素都有可能加重病情，甚至造成意外发生。其中增加患者心脏做功的因素就是其中之一，为此，我们一直强调患者必须卧床休息，以减少心脏做功，降低心肌耗氧量。如果在转运患者时实施了不科学的做法，就可能引起悲剧发生，参阅案例18：生命、血和泪带来的教训。

案例18　生命、血和泪带来的教训

患者，男，73岁，因剧烈胸痛、胸闷而呼叫120。普通救护车（仅有急救医师一人、无除颤器）到现场后查体：患者一般情况尚佳，血压160/90mmHg，心率92次/分，心电图ST段 I 、aVL导联上移0.2mV，V_4、V_5、V_6导联上移0.3mV，II、III、aVF导联下移0.1mV。现场诊断为冠心病、急性前侧壁心肌梗死。在征得患者家属同意后，普通车医生当即呼叫抢救车（有心电监护及除颤设备的救护车）并给予患者吸氧及硝酸甘油5mg加入到媒介液体250ml静滴。

10分钟后抢救车到达现场，此时患者自我感觉良好，疼痛等症状已经明显缓解，复查血压140/80mmHg，心电图复查：上移的ST段也已回落，仅有多导联轻度的ST段下移及T波的缺血性改变。此时患者起初拒绝去医院，但在抢救车急救医师的反复说服和动员下终于同意去医院，但他坚持自己步行上了救护车。途中患者病情平稳，数分钟后救护车到达北京市某三级医院。

下车时患者不顾急救医生劝阻，执意要求自己步行下车，并强行下地向医院急诊室门口走去。救护车与内科急诊室之间的距离大约为8米，当患者在急救医生和家属搀扶下走到急诊室门口时（患者走了5米左右）突然倒地，神志丧失，口唇及皮肤青紫。心电监护显示为室颤，当即给予患者电击除颤并辅以其他心肺复苏手段，但一切方法终归无效，患者于数小时后在医院急诊室去世，最终诊断：急性心肌梗死、心源性猝死。

点评：这是无数急性心肌梗死患者由于体力活动的突然增加，导致心脏做功增加，从而使病情加重甚至恶化的典型例子。血和泪的教训一再发生，只因为老百姓对此缺乏应有的认识，以及作为急救医生的我们有时对此表现出的熟视无睹和掉以轻心。

当然不能认为本例患者的死因就是走了几步，患者猝死肯定还有其他复杂的原因和发病的物质基础，但患者主动步行带来的心脏作功增加是不能否认的，由此带来的后果——促发患者室颤的可能性同样不能否认。

本病例的教训在于：对于急性心梗患者经过院前急救其临床症状改善后仍然不能放松警惕，现场急救后严重升高的 ST 段回落的情况并不鲜见，但患者症状、体征和心电图的改善不等于患者的危险程度下降，如果用再灌注理论解释，其危险性在一定的时间内反而增加，因为某种类型的再灌注心律失常（如室速、室颤等）是致命的，此时如果麻痹大意就有可能发生意外。本例患者是一位固执、要强、在家中说一不二的老人，但如果急救者坚持原则、晓以利害，说服患者不要自己活动仍然是有可能的，关键在于院前急救医生必须对此有足够的认识。

那么怎样搬运急性冠脉综合征患者才算是科学和正确的呢？首先必须明确告知患者，该病的急性期严禁患者主动行走，否则可能发生严重后果。在搬动患者前要先用语言安抚和告知，如"大爷，咱们现在要去医院，我们要把你抬到担架上，抬的时候你一定要放松，千万别用劲儿……"等等。充分告知后才能抬患者，抬时不能拉胳膊拉腿把患者放在担架上，那样抬时患者肯定要绷着劲儿，势必会增加其心脏的耗氧量。应该先滚动患者，使其成为侧卧位，然后拿一条褥子（或毯子等），卷起半边放在患者背后，再做反向滚动，使患者躺到褥子上。把卷起的那侧褥子展平，这样患者就被转移到褥子上了，最后搬运者拉着褥子的两边抬起患者，将其放在担架上（图4-1）。到达医院后，将患者从救护车的担架上转移至医院的平车上时也要拉着褥子的边缘，不要抬患者的胳膊和腿，这样抬就能最大限度地避免患者心脏做功增加。

（7）帮助患者上、下救护车的要领和技巧　对于行动自如的患者来说，上下救护车并不是什么难事，但对于罹患严重疾病和外伤的患者，以及身体虚弱的患者来说，上下救护车就需要得到帮助了。有时帮助患者上下救护车

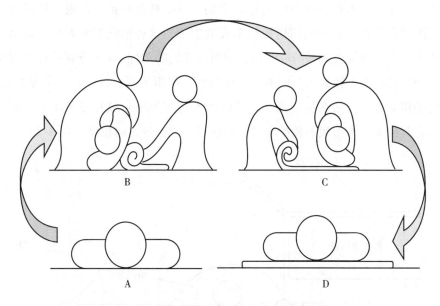

图4-1 急性冠脉综合征患者的搬运方法

也是有一定的要领和技巧的，做得好就能收到事半功倍的效果，反之费事费力，甚至可能使患者受伤。

1）帮助患者上救护车：能步行的患者可以自己上车，进门时救护人员应叮嘱其低头，并把手放在患者头顶上的救护车门框上，以保护头部，避免磕伤。对正在输液的患者，手提输液瓶的人应该先上车，然后患者再上，这个次序不可颠倒，否则液体位置过低，容易导致输液管的针头部位回血。

对于无法行走的患者应首先将其安置在担架上，此时应该按照冠脉综合征患者的搬运方法（图4-1），首先把患者安置在事先准备好的褥子、毛毯或结实的床单上，这么做很重要，对患者上、下担架非常有帮助，而不是直接拉拽患者肢体。请急救人员千万不要忘记此点。患者上担架后，急救人员要用担架的约束带将其妥善固定，再将担架抬到救护车上。注意：大多数救护车安放担架是有朝向的，而不是随便前后都行，因此应该按规定放置担架，否则不易固定。患者进入救护车后，其位置必须是头朝前，脚朝后，否则一旦救护车急刹车时容易发生事故。

患者体重60公斤以上时，抬担架者应至少有3人，80公斤以上者抬担架者应至少4人，人员不够时应向他人求助，不要勉强搬抬，否则一旦担架失控可能摔伤患者，也可能扭伤抬担架者的腰部，这种情况时有发生，甚至可能成为120院前急救人员的职业病，应引起我们的重视。4人分别站在担架两边，如果只有3人抬担架，则形成三角位置，即担架两边各1人，尾部1人，总之抬担架者不要站在担架顶端。前面的人将担架前轮放在救护车上，后面的人将其推入。抬担架下救护车时也是这样，只不过方向相反（图4-2）。

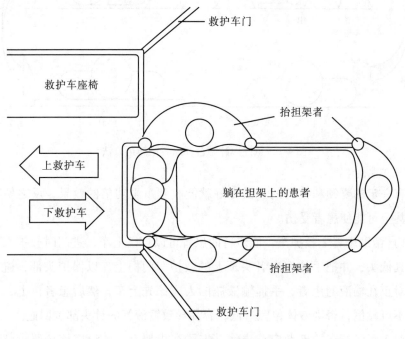

图4-2　抬患者上下救护车

2）帮助患者下救护车：到医院后，对于无法主动行走的患者应借助于运载工具，此时要根据不同情况选择不同的运载工具：

①使用救护车担架：适用于到医院后不需要再搬动及转移的患者，如已经联系好住院的患者等。下车时抬担架者与上车时一样，形成三角位置，即一人位于担架尾部，去除固定，然后将担架后撤，另外2人等在救护车尾部两边，在担架前轮即将悬空时抬起担架并将其放在地上，然后将患者直接送达目的地。到病房后，抬担架者应拽住患者身下的褥子（或其他物品），将患

者转移至病床上。不要直接抬患者四肢，那样即费力，又不安全。

②使用医院的平车或轮椅：由于大多数患者需要在医院的急诊室接受进一步诊疗，让患者使用医院的平车或轮椅十分必要，一则由于院前急救资源有限，救护车需要尽快返回，长时间占用担架会浪费有限的急救资源；二则患者可能不单单在急诊室接受治疗，还可能去其他地方做各种检查（如做CT检查等），此时需要租用医院的运载工具。

很多经验不足的急救医生往往先将担架抬下救护车，然后将其推到医院内，再将患者转移至医院的平车或轮椅上，这样做费时费力。这是由于大多数救护车的担架位置很低且无法升降，而医院的担架或病床则相对较高，从低处往高处抬患者自然费力。

省力的方法是从高处往低处抬或水平移动患者。因此正确的做法是：救护车到达医院后先不要让患者下车，而是把平车推到救护车尾部，打开救护车后门，将平车顺向与担架衔接呈一字直线，并留一人在担架尾部，防止担架滑移。然后救护车内的急救人员拉着患者肩部的褥子，同时车下的人员拉住患者腿脚部位的褥子，将其转移至平车上（图4-3）。

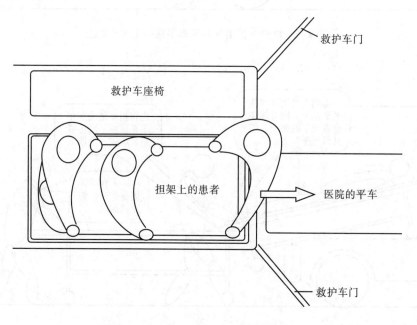

图4-3　把担架上的患者移至医院的平车上

　　多数情况下医院平车的位置较低，而救护车担架的位置较高，给搬运患者带来了不便（图4-4）。特别是搬运人员仅有2人，无法平移患者时，可采用如下方法：首先解开担架固定，将担架后撤，然后将担架尾端置于平车前端，此时担架前轮悬空，而前端仍然在救护车上，这样形成了斜坡，急救人员即可利用重力作用将患者滑至平车之上，这样做非常省力，1个人可以完成操作。但要注意，平车一定要有专人固定，以防滑脱（图4-5）。

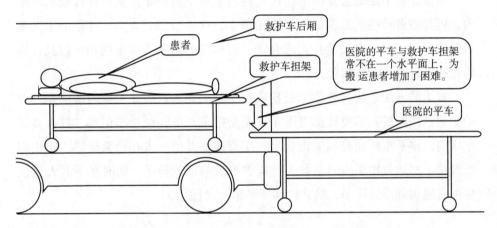

图4-4　救护车担架常与平车不在一个水平面上

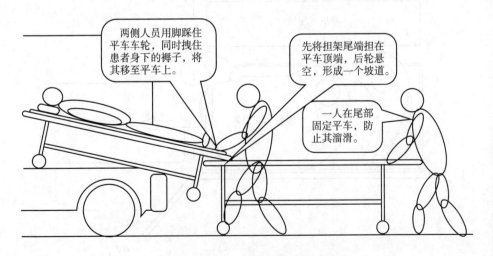

图4-5　仅有2人时搬运患者的方法

2. 途中工作和注意点

（1）履行告知义务，做好沟通工作　在出发前，急救人员应明确向患者及家属告知途中的不利情况（如搬动、颠簸及刹车可能导致的后果及对患者病情的影响、交通拥堵可能导致的运送时间延长、救护车抢救条件的不利点，以及由此可能发生的意外等等）。此外对救护车去医院时行驶的线路，必要时也应与患者及家属充分沟通。

有时驾驶员为了尽快把患者送达医院，就自作主张走虽然相对远一些但比较通畅的道路，这种做法的出发点是好的，但常常引起患者及家属的误解，他们认为驾驶员是故意绕路，以便多收车费。在目前的医患关系紧张的大环境下，抱有这样想法的人很多，有时你办了好事，反而还落下埋怨。对此，驾驶员的沟通和说明工作十分重要，患者病情危重时应该向家属充分说明欲走路线的利害关系，以消除误解。如果病情并非十分紧急，应该尽量遵从患者及家属的意见。

高素质的院前急救人员随时能给患者带来温暖，及时沟通能够增加医患双方的相互信任。北京急救中心有一个驾驶员李师傅，他在开车过程中遇到拐弯时经常会提醒患者："要拐弯了，小心点。"在救护车在行驶中将要遇到不可避免的颠簸时对患者说："坐好了，要颠一下"。寥寥几句话就让患者感到了一种温情，一种关爱。

患者不仅仅需要医疗帮助，感情上的慰藉、心灵上的关怀也是不能少的，有时它对患者起到的作用并不亚于打针吃药。李师傅只有中学文化，但他给患者带来的人文关怀有的硕士、博士都做不到。一个人是否有文化，不是看他上了多少年学，拿了多高的学位，而是看他能否理解别人，体会别人的感受，设身处地为别人着想，而不是时刻以自己为中心，以自己的看法为尺子去衡量别人，一旦别人的做法不符合自己的心愿就表示出不满。

（2）实施全程医疗监护　对所有送医院及转院患者应该实施全程医疗监护，医疗监护分为普通监护和仪器监护两种，前者是医务人员通过询问患者情况、观察患者面色、瞳孔及呼吸情况等、检查脉搏及血压等措施了解患者情况，普通监护适用于一般情况下的轻症患者；后者是指医务人员用心电监护仪对患者的监护，适用于较重的疾病特别是对急性心血管疾病、急性呼吸系统疾病以及生命体征不稳定的危重患者，此时医务人员不能坐在副驾驶的位置上，必须坐在患者旁边，以便能及时发现患者的病情变化以及在紧急情况发生时能够及时采取相应的治疗措施。

（3）根据病情采用不同的行车方法　多数情况下对救护车的驾驶要求是"又稳又快"为最佳，但有时患者的情况无法同时满足这两点，故驾驶救护车运送患者去医院就需要有所侧重，于是就有了"快速驾驶"和"平稳驾驶"两种方式，前者以求快及争取时间为主，此时要求驾驶员以尽可能快的速度行驶，争分夺秒把患者送到医院；后者以求稳为主，不考虑时间因素，此时要求驾驶员不追求速度而是尽可能平稳地运送患者，减少途中颠簸及晃动，避免猛踩油门和急刹车。是采用"求稳"还是采用"求快"的驾驶方式，应由医生根据患者的具体情况做出决定，然后告诉驾驶员具体实施。

1）快速驾驶：采用快速驾驶方式时需要同时具备两个条件，第一个条件是患者病情严重、时间紧迫、院前无有效的治疗手段，延误治疗可能会使病情加重甚至死亡；第二个条件是患者基本能够耐受颠簸。常见的情况有：严重外伤性出血（患者急需输血和手术）、急性呼吸道异物堵塞、急性窒息性气体中毒（如一氧化碳中毒等）、自缢、溺水等经现场复苏心搏恢复后、喉头水肿、喉面部及呼吸道烧伤、张力性气胸、各种急性中毒而现场无法排毒（如口服毒物患者因昏迷而无法催吐等）或无排毒等急救措施、各种急腹症及异常分娩等。尽管这种驾驶方式以求快为主，但驾驶员在驾驶过程中仍然需要尽最大努力避免摇晃和颠簸。

2）平稳驾驶：对某些特殊情况的患者和无法耐受颠簸和摇晃的患者需要采用平稳驾驶的方式，常见情况有：急性冠脉综合征、急性重症心律失常、急性出血性脑血管病、肺结核和支气管扩张导致的大咯血、各种严重休克及昏迷、各种外伤特别是颅脑损伤及脊柱损伤等。尽管这种驾驶方式以求稳为主，但驾驶员在驾驶过程中仍然需要尽最大努力加快车速，送患者尽快到达医院。

注：上述情况只是从整体和概括的角度对各种情况患者列出的行车方式，而在真正的院前急救时，患者的实际情况要比理论上叙述的复杂得多和特殊得多，每位患者都有自己的特殊性。因此院前急救时急救医生要根据患者的

具体情况决定行车方式。

（4）关于救护车警报　救护车警报由警灯和警笛组成，使用警报是救护车的专门权利，以便在紧急情况下让其他车辆避让，达到尽快救援患者的目的。对于怎样使用警报，需要急救医生根据具体情况定夺。国外有特种车辆使用警报的严格规定，我国虽然尚未有相关规定，但急救人员必须明白，不当使用警报或滥用警报将导致一些不良影响，如噪音及光线干扰、加重相关人员的紧张情绪等，因此非必要的情况下尽可能不要使用警报。

1）警灯：通常是在驰援事件现场以及救护车上拉有患者时需要打开警灯，其他时间尽可能不要使用。此外夜间救护车在某些特殊区域如医院、使馆区、大型的涉外饭店等处执行任务时，到达现场后也应该关闭警灯。

2）警笛：警笛的警示作用明显强于警灯，但可以造成强烈的噪声污染，是许多市民深恶痛绝的情况之一，有的年轻驾驶员有时喜爱打开警笛，而且长时间使用警笛，而有的驾驶员则不喜欢使用警笛，尽管在患者病情十分危重时也不愿意打开警笛，这些情况都是不正确的，因此120院前急救系统应规定是否使用警笛应由急救医生决定。

①任何情况下都不应长时间持续使用警报。

②应该间断使用警笛的情况：救护车驶往严重疾病或突发事件地点时、救护车上载有严重情况患者且道路上其他车辆较多时、其他十分紧急的情况。

③不应该使用警笛的情况：政府命令禁止使用警笛的区域（要视具体情况酌情而定）、患者情况并非十分严重、道路通畅、道路十分拥堵，其他车辆无避让条件、救护车完成任务返程中。

（5）在途中将患者情况通报目的地医院　对与成批伤员或某些危重急症患者来说，接诊医院有无准备有时是性命攸关的问题（参阅案例43：不幸的治疗地点，幸运的发病时间），因为有些疾病治疗是需要准备时间的，而患者的病情却等不得，如果院前急救医生能在途中用电话通知患者要去的医院，或让120调度医生联系相关医院，让该医院急诊室或相关部门的医务人员了解病情及救护车到达时间，提前做好抢救准备，就能争取到一些宝贵的时间，最大限度地使患者得到挽救。

下述情况最需要提前通报：

1）接受院外心肺复苏并心搏恢复的患者。

2）需要输血和手术的重症外伤及出血患者。

3）需要实施介入治疗（PCI）的急性冠脉综合征患者。

4）需要紧急临时起搏的重症缓慢心律失常患者。

5）窒息及呼吸道异物患者。

6）严重中毒需要洗胃和血液灌流的患者等。

总之，凡病情危重的患者都应该提前通知目的地医院，必要时急救医生可在与医院沟通后将伤病患者直接送进抢救室、ICU、CCU 或 CT 室等处。

（六）无缝衔接，任务完成

院前急救和院内救治是一个完整医疗过程的两个阶段，对于危重急症患者来说任何细小环节出错都有可能危及其生命，而院前急救与院内衔接就是所有急诊医疗过程中的重要的一环，不少患者经院前急救后病情得到稳定，但入院后却由于种种原因使院前院内衔接出了问题，进而使科学治疗不能延续，并因此发生一些诊疗失误如用药缺失、用药重复、抢救延迟等等，有些患者甚至因此丧失了生命，这种情况时常发生，必须引起我们的重视。

救护车到医院后，院前急救人员绝不能把患者往急诊室一放就一走了之，而必须与医院的接诊人员详细交接，让其充分了解患者情况，以有利于患者的后续诊断治疗，这就是所谓的"无缝隙衔接"。交接的主要内容有患者的发病情况（发病经过、既往史、主要症状、体征及检查所见）、临床初步诊断、治疗经过（用药种类、剂量及其他治疗方法等）和疗效等。应提前制订交接的医疗文件，文件中包含上述内容，以避免遗漏。

此外对危重症患者必须明确其目前状态，特别是患者的神志、血压、呼吸、心率等，都必须明确实施书面交接。交接后院前急救医生应接到医院接诊医生签收的"院前急救纪录"后方可离开。实施这样的无缝隙衔接即是对患者负责，减少诊疗失误，又能明确相关医务人员的医疗责任。否则一旦发生问题，就容易产生纠纷（参阅案例 19）。

案例19　证据在哪里？

患者73岁，既往无心脏病史，十多分钟前无诱因突感头晕并从椅子上摔倒在地，经过旁人按压"人中穴"后苏醒，意识丧失时间1～2分钟。120救护车到时患者诉无头痛，无恶心呕吐、无胸闷胸痛、无肢体活动障碍及大小便失禁。查体：患者神志清醒，靠墙坐在地上，呼吸平稳，面色微白，额头有微干的汗迹，无口唇青紫，血压130/70mmHg，心率90次/分，脉搏规整有力，心肺检查未见异常。现场初步诊断为"晕厥原因待查"，由于发病现场与医院很近，1分钟后救护车到达医院，途中患者无任何异常，还与急救医生聊天。到医院后用担架车将患者推入急诊室，急救医生与该院急诊室医生进行了正常的口头交接后救护车返回。

数日后120急救医生被告知患者当日在医院死亡，死因是"室颤"。据说患者入院时就是"室颤"，事后患者家属认为急救医生在现场未能对"室颤患者"进行急救，从而耽误了治疗，因之将当事的120院前急救系统告上法庭。

点评：这个案例是由于当事的120急救医生未在现场为患者实施心电图检查而导致的纠纷（参阅案例32：缺失的心电图检查）。无论什么原因，未给这例患者实施心电图检查都是错误的，更加遗憾的这只是急救医生所犯的第一个错误，急救医生犯的第二个错误就是没有与当事医院急诊室进行书面交接。毋庸置疑的事实表明，患者在入院前至入院时的一般情况良好，并未发生所谓的"室颤"，但当时120院前急救系统的规章制度不健全，没有必须由接诊医生签字做书面交接的规定，由于未与接诊医生作书面交接，因此急救医生无法从客观上证明患者的真实病情，你说没有室颤，而我说有，法官信谁的话呢？法律的词典上是没有"可能、可疑"等诸如此类的词汇的，法律的核心就是寻求证据和遵从证据，而证据的缺乏是导致120急救医生陷于被动以及诉讼的根本原因。由此看出送患者到医院后的书面交接有多么重要。

将患者送到医院并完成与医院的交接后，常态普通事件的院前急救任务暂告一段落，急救人员返回驻地，补充"弹药"，消毒器材及车辆，检查装备，书写院前急救病历及休生养息，以迎接下一个挑战。

（七）救援特殊患者时的注意点

特殊患者是指在某些特殊的条件下或个人情况特殊的特定人群，这类人群有其独特的复杂情况，实施现场急救时如果按照一般患者的处理程序操作，而不是加以认真思考和特别对待，我们的工作就有可能出现纰漏，轻者影响急救质量，重者可能导致医患纠纷，甚至医务人员可能被卷入刑事案件。因此对这类人群必须区别对待，实施各种急救措施前必须对现场情况加以认真分析和思考，办事必须格外严谨和慎重，常见的情况有：

1. 外籍患者　由于外籍患者在语言、风俗、习惯等方面与国人存在差异，故救援这部分人时有时能够遇到意料不到的情况，如有的人因不信任医务人员而拒绝治疗、有的因语言不同无法做出清晰诊断，有的则因性别不同而拒绝异性医生检查，有的则因为远离故土、身处异国他乡和孤独等原因而产生思乡、抑郁、恐惧、烦躁等精神症状等。此时院前急救医生工作中应注意的地方有：

（1）举止得体，落落大方，不卑不亢，表现出一个中国急救医生应有的风范。

（2）尽可能通过沟通达到充分交流和了解，优秀的急救人员应该能够掌握某种第二语言或手语，或通过翻译人员与患者交流，安慰患者，让他们不必紧张和担心，并详细告知治疗目的、安全性及送医院的地点等，通过交流消除患者的不信任和恐惧心理。反之如果无法沟通或不能有效沟通，此时双方在沉闷中度过这一段尴尬的时光，这样即影响诊断和治疗，也给外籍人员留下了不尽如人意的印象，因此在城市从事院前急救的专业人员应努力掌握一门以上的外语，并不断锻炼和加强自己的沟通能力，这样可以提高自己的综合素质，也能提升国家的形象。

（3）在结账收费时，有的外籍人员因习惯不同可能产生摩擦，如有的人坚持不付费（有的国家的院前急救是免费的），有的则要求保险公司付费等，此时急救人员要耐心解释，说明本地的工作制度和规定，尽可能通过某些渠道解决问题。

（4）对某些特殊情况应该与相应的外国使馆人员或相关部门取得联系，比如患者死亡以及涉及非医疗的某些敏感问题等等，都应在现场向相关部门或本单位领导报告，切勿不做报告就把患者拉走，留下某些缺陷和难以搞清楚的问题。

2. 死亡患者 在院前急救时遇到已经死亡的患者或在救治过程中患者死亡，对120系统的急救医生来说是司空见惯的事，死亡导致事件的复杂性增加，同时导致急救医生对该事件处理的难度亦大大增加。因此开展相关研究，围绕死亡制定相关的现场诊疗策略和工作程序十分必要。

通常院前急救时对死亡的判断有两项内容，首先要判断患者是否发生了临床死亡，如果答案是肯定的，就要进行生物学死亡的判断。临床死亡是指患者发生了心搏、呼吸停止，但并不意味着患者必然告别人世。生物学死亡指患者已经发生了不可逆转的损害，完全失去了生还可能。临床死亡患者是否能够转化为生物学死亡，通常取决于如下因素：导致心搏停止的病因和原因、心搏停止的持续时间、患者的基础身体情况（年龄、是否有慢性疾病等）、是否在有效治疗期得到了复苏，以及复苏手段的正确性等。除原发疾病因素外，时间因素非常重要，临床死亡患者得到的治疗越早，生还希望越大。此外患者体温和环境温度也不容忽视。临床死亡发生后，患者的有效治疗时间随环境温度而不同，从理论上讲，通常留给急救医生的抢救时间为4分钟左右，这是由于4分钟是在常温下（22℃左右）人脑对完全缺氧的耐受极限。如果环境温度低，患者可以耐受更长的时间。在很多情况下，急救医生到现场后发现患者已经失去生命迹象，由于急救人员不能像在医院里那样准确判定患者临床死亡发生的真正时间，故不应该轻易放弃抢救。

在面临死亡、可疑死亡的患者时，急救医生的主要临床思路有：首先确认患者是否真的发生了死亡，这是开展整个相关工作的前提；第二要推断患者死因，即分析患者是自然死亡还是死于意外情况，如果是正常死亡，还要断定患者是猝死还是终末期死亡；如果怀疑患者不属于正常死亡，应进一步确认其原因；第三是如何进行下一步工作，是否需要请求相关部门特别是警察的协助？要不要运走死者？把死者送到哪里？这些问题必须有清晰的答案，处理必须妥善，否则急救人员将陷入巨大的麻烦之中。

下面是急救人员面对死亡或可疑死亡患者的主要工作程序和注意事项：

（1）确认死亡　确认死亡是事件处理的第一步，也是至关重要的一步。这一步如果没有做好，特别是把没有死亡的患者轻易认定为死亡而放弃抢救，就容易导致极端严重的后果（案例20）。因此急救医生必须慎之又慎，切勿盲目行事。院前急救部门应该制定详细的对于类似事件的现场急救工作程序，然后监督急救人员按照程序严格执行，以避免类似失误的发生。

1）实施周密的综合判断：急救医生在现场对可疑死亡者必须实施细致的病因分析及查体，物理检查和心电图检查都是不可缺少的，在获得确凿的客观证据，并经过缜密的综合判断后方能确认患者死亡。其参考因素包括：

物理检查：患者意识丧失、呼吸停止、心搏停止，表现为大动脉搏动摸不到，呼吸运动看不到，心音听不到，血压测不到等。此外部分患者可有面色皮肤及口唇颜色青紫或灰白，瞳孔散大而固定，二便失禁等。这都是临床死亡的特征，上述情况持续的时间越长，患者发生生物学死亡的可能性越大。物理检查方便易行，但它的缺点是客观性逊于心电图检查。对经验不足的急救医生来说单纯依靠物理检查，就能确认死亡的诊断也不是轻而易举，因此必须有心电图检查的支持。此外患者还有一些表现能够支持现场诊断，如尸僵、尸斑等。（注：尽管强调仔细检查，但对于发生时间不长、特别是目击下的心搏骤停患者则应尽快展开抢救，急救人员可以边检查边抢救，以免使患者丧失宝贵的时机，降低现场心肺复苏成功率。）

心电图检查：心电图检查是断定患者是否还有心搏的决定性客观手段，因此如果现场急救时有心电图机，必须为患者实施心电图检查。作图后急救医生应立即在心电图上注明患者姓名、年龄、作图时间（精确到分钟），然后将图纸妥善保存。如果心电图表现为等电位线，说明患者已经无心电活动。这种情况持续的时间越长，患者死亡的可能性越大。

注意：虽然心电图检查的客观性毋庸置疑，但该法仍然不能代替物理检查。这是因为有时心电图机的导联线脱落，此时心电图机走纸也能获得一条直线，但这条直线是在心电图机与患者身体断开的情况下出现的，这样就容易与真正的心搏停止混淆。为了避免上述情况，急救医生应该仔细检查心电图机导联是否连接紧密，还可从心电图图形上加以判断。

刚发生心搏停止时的心电图虽然是直线，但其还不是"笔直"的，看上去有一些不易察觉的弯曲和方向改变（图4-6），如果是一条一点曲折都没有的、笔直的直线，则有可能是导联脱落，抑或是患者心搏停止的时间已经很长（图4-7）。

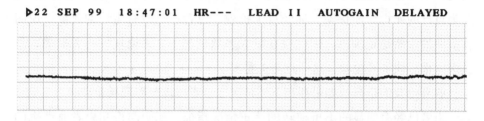

图4-6　心室停顿患者的心电图：不规则直线

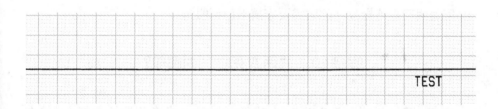

图4-7　导联脱落的心电图：笔直的直线

有比较明确的致死原因：如各种终末期疾病、溺水、自缢、坠楼、严重交通事故等。

经过上述因素的综合判断后，如果有确凿证据，则可认定患者死亡。此时急救者还应该尽量记住患者特征，如相貌、衣着、特殊特征等，以备不时之需。

经过上述因素的综合判断后，如果有确凿证据，则可认定患者死亡。从技术上讲，确认死亡并不十分困难，但如果掉以轻心，仍然容易出现纰漏，因此必须慎之又慎。此外急救者还应该尽量记住患者特征，如相貌、衣着、受伤情况、特殊特征等，以备不时之需。

2）展开必要的现场抢救：确认患者死亡并不意味着放弃抢救患者，绝大多数情况下，只要患者没有放弃抢救的指证，急救医生都应在现场立即展开抢救，这样做的目的有三点：首先是尽最大的努力挽救患者生命，哪怕有百分之一的希望就要尽百分之百的努力；第二是对患者家属可能起到安抚作用，换位思考，如果急救医生在现场对患者不做抢救就断然离去，家属有时难以接受；第三也是很重要的理由就是现场抢救能够证实急救医生先前的诊断，并为自己的死亡诊断保险，你经过了抢救，患者还是没有生还的迹象，说明你前期的诊断是正确的。因此应在绝大多数情况下，无论现场有无家属，急救医生都尽快展开抢救，这一点至关重要。

放弃抢救的指征：如果存在下述情况之一者可以放弃现场抢救：

患者已经有明显的不可逆转的严重情况指征，如明确得知患者有严重的终末期疾病、颈部离断、颅骨严重变形或凹陷、胸腔严重破损、躯干离断、尸僵出现等。

家属明确拒绝抢救（此时需要家属书面证明）。

案例20　"两次死亡"为哪般？

患者，男，46岁。某日下午14时30分左右，患者骑摩托车与其他车辆相撞后发生意识丧失，路人见状拨打了120急救电话。1小时后甲医院的救护车到达现场，急救医生经检查确认患者已经死亡，随即将"死者"让交警处理，并开具了死亡证明。救护车拉着另一位患者返回医院。谁知约1小时后患者家属在殡仪馆的冷冻室中发现患者面色红润，还有呼吸和体温，于是随即再次拨打120。约20分钟后乙医院的救护车到达现场，医生经过查体，发现患者体温36.8℃，脉搏74次/分，呼吸18次/分。于是将患者送到乙医院抢救，但医院在抢救若干时间后宣布抢救无效，患者死亡，并第二次开具了死亡证明。

这件事情导致患者家属极度不满，事件并因各种"误会"而升级，并在当地引起轩然大波，此后广播、电视、互联网及各种平面媒体也对此做了大量报道。在家属和市民的疑问中，市政府专门成立了以副市长、政法委书记为负责人的调查组。相信经过大家的努力，能够找到事件的发生原因并将其妥善解决。

点评： 亡羊补牢，犹未为晚。院前急救工作者能从这件事中得到什么教训呢？首先我们应该分析，患者是否真的在甲医院的急救医生到达时已经死亡。尽管目前我们对事件的全部真相还不得而知，但回答这个问题可能并不困难，因为从人体存活的生理学原理上分析，在绝大多数情况下，人不可能在心搏停止若干时间后，在没有任何外部因素的帮助下主动恢复心跳和呼吸，也就是说人不可能自行"死而复生"。由此推断，较大的可能是甲医院的急救医生误将没有死亡的患者诊断为死亡。这个事件如果真的如同当前各种媒体报道的那样，就可以认为是一种可怕的低级失误。

尽管甲医院的医生声称有足够的证据证明患者已经死亡，但患者家属的发现和乙医院医生的诊断却打破了这一切。诊断失误的后果是可怕的，因为这样就可能使患者丧失了有效的抢救时机，使原本可以救活的患者丧失了生命，违背了医务人员救死扶伤的基本原则，对此我们感到深深的遗憾。同时还必须指出，这种失误是"低级"的，因为死亡的确认并不属于十分复杂的事情，但它毕竟还是发生了，这真是最不应该发生的事情呀。

这件事情告诉我们，院前急救时确认死亡时要慎之又慎，急救医生必须获取详实的客观证据，并在详实的客观证据的基础上经过缜密分析才能做出死亡的结论。这还不够，即使是确认了死亡，如果缺乏放弃抢救的指证，急救医生在绝大多数情况下也要立即展开现场抢救，要尽最大力量，哪怕是"死马当活马医"式的抢救，这样才能对得起患者的生命，也能起到安抚家属的作用，更重要的是能够避免这样的低级失误。

案例21　也是"两次死亡"吗?

患者,男,54岁。在商店购物时突然意识丧失,摔倒在地。目击者立即拨打了120急救电话。急救医生15分钟后到达现场。经过查体发现,患者已经无任何生命体征,心电图呈等电位线。尽管如此,急救医生仍然展开了现场抢救,经过近1小时胸外心脏按压、气管插管及高频呼吸机呼吸支持、大剂量肾上腺素以及碳酸氢钠等药物治疗后,患者无任何生命迹象,于是征得家属同意后放弃抢救,将患者送往太平间,并为其开具死亡证明后救护车返回。谁知在30分钟后120又接到家属呼叫,说放在太平间的患者出现了心跳,要求急救。120派出另一辆救护车到达太平间。急救医生查体,发现患者仍然没有任何生命迹象,心电图呈等电位线。但家属声称能够摸到患者的脉搏,并强烈要求抢救,于是120的急救医生只好再次实施心肺复苏,20分钟后病情仍无任何改变。此时家属仍不甘心,要求将患者送医院急诊室抢救,于是又把患者送到急诊室。起初急诊室医生拒绝抢救,但在家属的强烈要求下还是进行了抢救,但结果仍然事与愿违,最终宣布患者死亡。

> **点评:** 很多情况下患者突发的猝死,使家属毫无精神准备,因此他们常常拒绝相信这个残酷的事实,他们的感受是不难理解的,好好的一个人突然离开了这个世界,这是谁也无法接受的。在复苏过程中,很多家属坚称可以摸到患者的脉搏,这种情况也屡见不鲜。其实家属感觉到的脉搏是他们自己的,而不是患者的。此时需要急救医生向他们解释,告诉他们一边摸患者的脉搏,同时另一只手摸自己的脉搏(如颞动脉),看看一致不一致,这样就能让家属明白是怎么回事。
>
> 确认患者是否死亡,是建立在很多客观的证据的基础之上的,而不是根据某些人的主观感觉。因此把握好证据的采集,进行缜密的综合分析就决定了诊断的正确性,只要做到这一点,在家属因不相信现实而产生错觉时,我们也会有足够的自信,从而做好善后工作。

（2）宣布死亡，放弃抢救　每个人最终都将走到生命的尽头，而院前急救医生有时就成为为了挽救患者生命做最后一搏而未能成功，但陪伴患者走完人生最后一程的人。面对悲痛欲绝的患者亲属，急救医生的心情同样沉重，此时他们虽不情愿做，但必须做的一件事就是宣布患者已经死亡，进而放弃抢救，因为不能总对一个完全无生还希望的人无休止地实施无效抢救。

多年来，急救医生无奈地在患者家属的坚持下长时间对早已无任何生还希望的患者实施无谓地抢救的现象时有发生。由于亲人的离去，特别是猝死的发生，可能使患者的不少亲属和朋友在这种打击下丧失了正常的思维和判断能力，因此有时家属会发生不理智的举动，首先是不相信已经发生的事实，其次是要求医务人员长时间无休止抢救或把死者转送到其他医院抢救等，为达到上述目的，有人甚至不惜采用利诱、威胁、甚至武力强迫的手段。这样做大大浪费珍贵的急救资源，同时也大大消耗了院前急救人员的体力。因此宣布死亡不可避免。

然而用什么方式将这种"残酷的事实"转达给死者家属，让他们正视不可抗拒的现实，是一项需要认真研究的、非常艰难的工作，其中最需要的就是急救人员要向患方提供高质量的人文关怀，这是避免医患纠纷、构建医患和谐的重要举措之一。反之如果急救人员处理不当，就可能成为家属发泄的对象和医患纠纷的导火索。那么应该怎样做才能取得家属的认可和配合呢？

1）前提——实施全力以赴抢救：院前急救人员无论对濒死患者或是救护车到达时已经死亡的患者都必须实施全力以赴、尽心尽力的抢救，此时抢救患者的意义有两个，其一是尽可能挽救患者的生命，其二是告慰家属痛苦的心灵。因此即使是对明明已经完全没有生还希望的患者也是如此，绝不能敷衍了事，照猫画虎。也就是说要么不做抢救，要抢救就要全力以赴。有时有的医务人员对完全无生还可能的患者未能尽全力抢救，他们往往摆摆样子就草草收兵，这样可能就会留下隐患。

家属在医生实施抢救时看到医务人员这种"急慢"的行动可能敢怒而不敢言，但一旦医生宣布患者已经死亡，并且停止抢救后，这种不满情绪就可能会爆发。甚至有时即使急救人员已经对患者做了全力以赴的抢救，但由于患者死亡，家属就可能以多种理由迁怒于急救人员。因此全力以赴抢救往往是避免家属不满和导致纠纷的基础，基础打好了，很多家属会认为急救人员已经进了最大的努力，他们就能够接受现实，甚至还会从心里感谢院前急救人员做出的努力。

2）注意——不要轻易宣布死亡：目前国家尚无对患者发生心搏骤停后必须抢救多长时间的规定，但患者必须经过标准的心肺复苏及全套的抢救，不能轻易宣布患者死亡，只要患者有百分之一的希望，医务人员就应尽百分之百的努力，对于儿童、青壮年、没有心脏病和重大疾病的患者，以及环境温度低的情况下尤其如此，千万不要轻易放弃，更不能随便宣布患者死亡。既往有院前医务人员宣布患者已经死亡而要求家属同意放弃抢救，但家属强烈要求继续抢救，患者在一定的时间内出现心搏，后来被送到医院继续抢救的情况，尽管患者入院后最终还是死亡，家属也未对此与医方发生冲突，但院前急救人员的轻率决定是极其不应该的（案例23）。

3）尽快寻找"主事"的家属，然后重点做该人的工作：主事的人是家庭成员中的"领头羊"，其他人会服从他（她），在非常事件发生后，领头羊的态度往往能够起到决定性作用。在抢救濒危的患者时，急救医生别忘了讯问家属："家中谁主事？"让主事的人尽快到达现场，这样做很有必要。人在非常时期的表现与他（她）的阅历、文化、性格、脾气、人格素质、道德水准等因素有关，因此表现各异。对同一件事情，不同的人有不同的理解和反应。有时患者去世后，常常是一个家属说一个意见，后来再来一个人又推翻了前面的意见，使急救人员无所适从，不知听谁的，这时候最容易发生不愉快的事情。因此必须有主事的人把大家的想法统一起来。急救医生需要找到这个人并重点做这个人的工作，和这个人充分沟通，然后让这个人去做其他人的工作，这样就能达到事半功倍的效果。

4）用科学依据让家属接受无法改变的现实：宣布死亡，放弃抢救是需要有力的依据的，不能仅仅说患者已经去世就完事了，这样家属是不可能轻易接受的，因此应该拿出过硬的科学依据，晓以大义，以理服人。此外还要做好前期铺垫工作，即在抢救中就要逐步"下毛毛雨"，尽可能让驾驶面对现实。通常急救医生可以用患者终末期的疾病的严重性、心跳停止的时间、患者的临床表现（如尸斑、尸僵、心电图情况等）、抢救的时间、用药的剂量、除颤的次数等向家属解释，用事实说话，以取得他们的理解。

5）允许家属宣泄，安慰家属痛苦的心：失去挚爱的亲人是世界上最痛苦的事情之一，故家属的悲痛心情可以理解，因此应该让家属充分把自己的心情宣泄出来，只有宣泄出来，家属的痛苦可以减轻，他们的情绪也就会逐步趋于平稳了。有时医务人员生硬地阻止家属大声哭泣，这样做有悖人情，也容易使矛盾激化，故应该避免。同时急救人员要用语言和行动安慰家属，此时他们特别需要情感上的关怀，我们可以尽自己微薄的力量安慰和开导家属，常用的言辞如"请节哀，""别太难过了，那样对对身体不好""事情已经这样了，请想开点""别太伤心了，要保重自己的身体"等等。

6）预防他人因悲伤而发病：老年人、身体不好的人和有心血管危险因素的人，在强烈的应激反应中可能发生意外情况，也就是说过度悲痛可能在这些人中造成疾病的发作。因此急救人员在现场除了针对死者采取措施外，还应重点对他们实施防护。除了言语的关怀外，急救医生可以为老年人测血压，量脉搏，必要时可以做心电图等，对出现不适症状并有适应证的人给予相关药物，如硝酸甘油片、安定类药物等。这样做一方面可以防止这些人的疾病发作或加重，另一方面可以通过对活着的人的关怀来安慰在场的其他人，通过高质量的人文关怀尽量平复家属的情绪。

案例22　侥幸和不幸

患者，女，36岁。在家中用湿毛巾擦拭电器时触电后意识丧失，家属急呼120，未对患者实施心肺复苏。约10分钟后急救车医生到达现场。查体，患者无意识，口唇青紫，无呼吸心跳，右手有一环形灼伤伤口，心电图呈等电位线。急救医生得知患者是在15分钟前因触电发生了心搏骤停后，提出放弃抢救，并告诉患者家属，人在心搏骤停4分钟后如果没有得到心肺复苏抢救就必死无疑。家属听从了急救医生的意见，同意不做抢救，此时急救医生建议将患者送到某医院太平间。就在患者已经被抬到担架上，准备上救护车时，患者的另一些家属赶到。他们要求急救医生对患者开展抢救。虽经医生反复动员，但家属坚持要求现场抢救。于是急救医生开始了徒手心肺复苏，同时呼叫了装备精良的抢救车前来。约10分钟后抢救车到达现场，急救人员为患者实施了负压式心脏泵胸外按压、气管插管及气囊人工呼吸，并建立了静脉通道。随着复苏的进展及大量药物的应用，患者于抢救车到后15分钟时恢复了窦性心律，血压也逐渐升至100/60mmHg。整个现场急救持续了1小时后，救护车将患者送到医院继续治疗，然后返回120急救中心。入院时患者的自主心搏和血压相对稳定，但呼吸始终没有恢复。后来抢救车医生经过随访得知，患者于入院第3天在医院急诊室去世。

> **点评**：这件事情发生在20世纪90年代初，当时的医患关系的大环境还处在相对稳定的状态，人们尚未有现在那样的法律意识，对医务人员的信任还能达到一定的程度，医患关系也没有现在那么紧张。可能是这件事没有引起医患冲突的主要原因吧。尽管如此，我们不能否认，急救医生在现场急救时存在严重的纰漏。这个纰漏就是轻易宣布死亡而放弃了对患者的抢救。
>
> 　　患者因触电导致了心搏骤停的发生，然而急救医生并不真正了解心搏骤停发生的准确时间。尽管从理论上推断已经超过了有效抢救时间，但从事件的发展来看患者并不是完全丧失了希望。急救医生到现场未作抢救，耽误的时间大概在5~10分钟，即使这样，患者经过抢救也恢复了自主心搏和血压。如果当时立即展开抢救，患者的结果可能要更好。这件事情当事的患者是不幸的，而急救医生是侥幸的，如果事件发生在现在，相信不会是这个结果。随之而来的可能是一系列的纠纷，甚至诉讼。如果家属以急救医生没有及时展开抢救，因而导致患者死亡的理由要求巨额赔偿，那么120急救中心将如何应对并打赢这场官司呢？实施全力以赴抢救，不要轻易宣布死亡，这是每个急救医生必须牢记并践行的工作要点，否则不幸就可能出现。

（3）不同死亡情况的具体对策

1）正常死亡者：正常死亡是指患者是因病而死，属于自然死亡，而非除疾病以外的任何原因。正常死亡又可分为终末死亡和猝死。终末死亡是指慢性疾病临终阶段的患者发生的死亡，如晚期癌症、长期卧床的各种严重慢性疾病、各种终末期心脏病等等，患者临终时的心电表现为心脏停搏而非心搏骤停。终末死亡患者家属的心情往往相对平静，他们对亲人的离去已做了准备，尽管悲痛，多数情况下还是能够克制的。

猝死指平时身体健康或似乎健康的人在出乎预料的较短时间内因自然疾病而突然死亡，其死亡的直接原因大多为心搏骤停。猝死的诊断有三个重要前提，只有同时满足这三个条件才能诊断为猝死。第一是患者已经发生生物学死亡，没死的不能称为猝死；第二是患者必须属于自然死亡，即因自身疾病而死亡，而不是死于溺水、触电、自缢、中毒、低温、高温、暴力、失血、外伤、导管、麻醉、手术等非自然原因；第三是其发生时间的不可预料性，猝死从发病到死亡时间的具体量化目前尚无公认的统一标准，分别有人认为其死亡时间应该在 24 小时、12 小时、6 小时和 1 小时之内，世界卫生组织（WHO）的标准是 6 小时。

由于猝死是突发的，给死者家属带来的打击是突如其来的和沉重的，因此家属常常不能相信已经发生的、无法改变的事实。此时容易发生不理智的情况，如家属可能迁怒于急救医生、将责任推向医务人员、要求无休止的无谓抢救等等。因此急救人员在猝死现场的工作就需要格外注意和小心。

死亡地点为公共场所：患者在公共场所死亡能够在事发的局部范围造成一定的影响，故院前急救人员的工作重点是尽快处理相关事宜，尽早恢复该区域正常的秩序。除了事前的全力以赴抢救和患者死因的鉴定和推断外，急救医生此时需要做的工作有：立刻与当地派出所联系，让当值民警速到现场共同处理相关事宜；确认患者身份，如果患者身边无陪同人员则应迅速寻找其联系方式，如在他人的监督下从死者的随身物品和衣兜中查找能证明患者身份和联系人的信息，然后迅速通知其联系人；妥善保管死者的遗物，切勿将其损坏或丢失，以便后来完好无缺地交给死者家属。既往曾有患者在公共场所猝死，而后来家属称死者的某些东西在现场遗失的情况，故应注意避免这种情况发生；尽快在警察的同意下将死者送到附近医院太平间，以恢复该公共场所的正常秩序。

死亡地点在家中或工作地点：如果死亡发生在患者家中或工作地点，就不存在死者身份确认问题。此时急救人员需要做的工作有：确认死亡原因，除外非正常死亡，如有任何疑虑均应通知警察；寻找能够"主事"或负责的家属，俗话说"家有千口，主事一人"，家中"主事"的人在处理死者后事上起着至关重要的作用，因此找到"说话算数"的人是必须的；按规定开具死亡证明；将死者送往家属认可的医院太平间。注意：要让死者家属充分达成共识，没人提出异议时才能将死者拉走，千万不可草率行事，既往有甲家属要求把死者送走，而后到的乙家属事后找到急救部门大闹，埋怨救护车随便将死者拉走的事例。

2）非正常死亡者：指死因是非疾病原因导致，其中可能是意外事故、自杀、他杀等等，非正常死亡不是医务人员能够处理的范畴，此时必须通知警察，让他们迅速抵现场接手其余工作。此时急救医生有"两不一必"必须遵守，"两不"的其一是不能为死者开具死亡证明，死亡证明是患者因病而死时才能由医生开具，有权开具意外死亡证明的是警察；其二是不能随便把人拉走，没有经过警察允许就把非正常死亡的死者拉走则会破坏现场，给后续调查造成障碍。"一必"是必须立即向相关部门特别是公安部门报告。

如果不遵从"两不一必"的原则，不向有关部门报告，未经警察允许就把死者拉走，那医务人员将陷入巨大的麻烦之中。一次北京某施工工地发生了意外事故，救护车医生到达现场后发现一人死亡，两人受伤，此时工地负责人曾用巨款贿赂急救医生，让其把死者送到医院太平间并开出疾病死亡证明，但遭到拒绝。类似事件曾不止一次地发生，此时医务人员一定要有明确的是非观，这可不是闹着玩的，千万注意，不要因为疏忽大意或蝇头小利使自己的人生轨迹改变方向。

3）死因不明者：指救护车到现场时人已经死亡，但其原因不明或无法用疾病解释，也有可能是意外事件造成的。当急救人员遇到"车到患者已死亡"的情况时，急救医生必须做出客观的分析，即分析患者的死因，如果没有明确的证据证明患者是因病而死，那就应该按照非正常死亡处理，否则也可能遇到麻烦。有时死者的家属的不同观点也是导致纠纷的缘由，这个家属认为是因病死亡，而后来的家属则有异议，这种纠纷容易把医务人员卷入其中。因此只要存在争议，只要留有疑问，都不能随便行事，亦不能随便把死者拉走。此时需要考虑和借鉴的情况有：

死者的年龄：根据北京市公安局的规定，小于 60 岁的死者应实施重点调查，越年轻，就越应仔细寻找患者疾病发作的证据，不能草率行事，匆忙下出"猝死"的结论。死者年龄应由身份证来证明，不能仅听家属的一面之词，有时家属说的与身份证上的年龄相距甚远，因此凡是遇到死亡者，急救医生都必须仔细检查核对其身份证。

病史、死者既往的就诊及诊断治疗情况记录：能够证明患者病情的任何书证如病历、就医记录、诊断证明等都可以作为参考，如果死者家属无法提供书证材料证实患者既往的疾病情况，急救医生不要轻易为其开具死亡证明。

发病时的表现和病情进展情况：患者是否死于终末期疾病，是否死于猝死，这些都应该有许多证据证明，其中发病后患者的临床表现就是判断的依据之一，因此急救医生应该仔细询问病史及发病经过，了解患者发病时的表现特征及家属是否采用了自救方法以及何种自救方法等等，才能做出判断。

对死者的身体检查：对救护车到达现场时已经死亡者，急救医生必须认真细致的查体，下述检查是必不可少的：①心电图检查：心电图检查是证明患者死亡的客观书证，其证据效率最高，因此急救人员如有心电图机时必须实施该项检查，如果忽略了这项检查就可能导致不应该发生的异常情况（参阅案例 40）；②外伤相关情况检查：对患者是否死于暴力的检查十分必要，主要注意患者全身皮肤是否完好无损、颈部有无掐痕及勒痕、身上有无伤痕、皮肤有无破损及淤点、淤斑情况、有无肢体变形等。

家属及相关人员的神态和举动：按照常理，在亲人发病或辞世后，多数家属都会陷入巨大的悲痛中，如果家属无动于衷，不要求或不积极要求抢救，或目光游移、眼神闪烁、遮遮掩掩，或哭泣时干打雷不下雨等等，此时急救医生就要提高警惕了。此时急救医生应该将自己的观察和疑问向有关部门反映。

案例 23　离奇的死亡，暗藏的陷阱

患者，女，24 岁，与丈夫吵架后意识丧失。恰好朋友来到看见此事后拨

打120急救电话。但在20分钟后救护车快到达现场时却接到患者家属的电话，说已经自行把患者送医院。由于已经到达事发地点，急救医生下车寻找事主，当地有人告知半分钟前患者家属已经用自己的面包车把患者拉走。随后救护车赶紧掉头追赶，终于在几分钟后赶上了正在运送患者的面包车。经现场检查，患者无意识，无呼吸及心跳，心电图为直线。随即就地展开心肺复苏抢救，但因患者死亡时间过长，抢救无效，在家属的同意下放弃抢救。现场诊断：猝死原因待查。

此时家属要求救护车送患者去某地太平间，但遭到急救医生的拒绝。后家属付费后提出自己把患者拉走，让救护车返回。急救医生起初同意了，但经过慎重考虑后他还是拨通了110报警电话，请求警察介入调查。警察赶到后检查完现场后让救护车把死者送到某太平间。一段时间后，急救医生得到的情况令人震惊，据初步调查，那天那位女患者发生的离奇死亡事件涉嫌一场激情犯罪。死者丈夫在与其激烈争吵过程中失去理智，竟然长时间掐住自己妻子的脖子，导致其窒息死亡，目前嫌疑人已经被刑事拘留并接收进一步调查。

　　点评：急救医生的原始初衷是向患者收取出诊费用，谁曾想竟然"收"出了一件刑事案件。设想如果急救医生听从死者家属的话，让他把死者送走，就会不可避免地掉入这个事件暗藏的陷阱中，其结果会怎么样呢？结果之一就是罪行被掩盖，死者蒙受不白之冤。结果之二是罪行掩饰失败，那么警察就会产生救护车为什么把死者拉走的疑问，你有什么权力把死者拉走？你是否收到了嫌疑人的某些"好处"？接着就是一系列讯问和调查，把你折腾个底儿掉。

　　幸亏我们的急救医生具有丰富的经验，但如果换了其他年轻医生会怎么样呢？避免落入陷阱的方法非常简单，就是特殊事件特殊对待，人的生命是刚强的，不是那么容易就能轻易告别这个世界的，凡是死亡者，必定有其原因，因此急救医生在任何情况下都要仔细分析死亡原因，对常理无法解释的就要格外小心，此时就不能按常规处理了，必要时就需要寻求其他部门和人员的帮助，千万不要放松警惕。

3. "三无"患者　"三无"患者是指无钱、无法证明其身份、无陪同人员的患者，也就是所谓的"盲流"。这类人往往是衣衫褴褛，蓬头垢面，身上散发着臭气。还有部分患者是属于走失的老人，这些人的头脑已经"糊涂"，无法说清楚自己住在哪里，也不能提供亲人的联系方式。上述人员多数都是发病后由过路的"雷锋"帮忙叫的救护车。大概所有医疗单位最不愿意看到这类患者。救护车将他们送到哪里，救护车的医生就可能在哪里遭到恶狠狠的"白眼"。在遇到这类患者时急救医生应该怎么办呢？

（1）首先急救人员必须端正态度。我们必须认识到，尽管这类患者不管出于什么原因沦落到如此地步，但他们与我们一样，是人，是有尊严的人。我们不应厌恶他们，不要训斥他们，对待他们应该像对待所有的患者一样，他们都是我们的患者，因此该怎么检查治疗就怎么检查治疗，不要计较经济问题，毕竟我们碰上的这类人并不多。这个世界并不是只有金钱这一种物质，还应该有爱心和温情。

（2）对病情较重的"三无"患者应该就近送院，这是天经地义的事情，国家也有明确规定，因此不必理会接收医院的"白眼"。衣着相对干净整洁的老年人大概是走失者，此时应该尽可能通过反复询问来发现一些线索，也注意观察和帮助患者一起寻找患者身上有无可以证明其住址及联系方式的纸片等物，如无线索时应给当地派出所打电话寻求帮助，也许他们的子女正在着急地寻找他们呢。对于不需要送医院的、年龄大的"盲流"，急救医生可以与当地收容站联系，使他们得到安置。

4. 精神或行为异常的患者　对精神异常或精神分裂症患者以及酒精中毒失去理智的患者实施院前急救和运送也是院前急救人员的工作，由于这部分人员丧失或缺乏"完全行为责任能力"，因此他们往往是"不可理喻"的，此时要因势利导，见机行事。此时的注意点有：

（1）尽量不要直接违背患者的意愿　应循循善诱地达到自己的目的，此时语言技巧十分重要，只要说得好，取得患者的好感和信任就能取得患者的配合，否则就容易发生冲突。

（2）找多人帮忙　对于一般体重的男性患者，往往需要3～5个健壮小伙子，女性患者要2～3人，总之要造成患者与救助人员体力上的巨大差异，这样在言语不能解决问题时能够控制患者，将其捆绑或其他方式控制后送到医院。人员数量不够而患者又人高马大时应该等待增援或求助于有关部门，如精神病医院等，千万不要鲁莽行事，试图强行控制患者，那样有可导致患者受伤、伤人或逃跑。

（3）药物的应用　对极度狂躁的精神病患者可以静脉注射苯二氮䓬类药物（安定），然后将其牢固固定在救护车的担架上方可运送。注意，这类药物的作用维持时间往往很短，通常也就十几分钟，因此必须进行妥善的固定。

多年前，一名女精神病患者旧病复发，急救医生应她丈夫的要求出车，试图将患者送到精神病院。一到现场急救医生就"傻了"，这位女患者身高超过1.8米，体重超过80公斤，此时家中没有其他亲人，只有她的丈夫，而她的丈夫又瘦又小。患者并不承认自己有病，她十分凶悍，当她丈夫试图拉她去医院时，她竟然掐着她丈夫的脖子像扔麻袋一样把她丈夫扔出去好远。在找不到人帮忙时，怎样能把这个患者送到精神病医院呢？急救医生开动了脑筋。当她喋喋不休地反复说"我没病，不去医院"时，急救医生对她说："我一看你就是没病，你很健康"。然后指着她丈夫说："他才有病，需要去医院，咱们把他送医院去好吗？你看他的样子，病得厉害，你帮我看着他，别让他跑了。"女患者欣然同意，这时急救医生帮着患者拿着住院所需用品如脸盆、毛巾等，患者则抓着她丈夫一起进了救护车，就这样把患者安全送到医院。途中患者"恪尽职守"，她始终牢牢抓着丈夫的手臂一直没松开。评书表演家单田芳先生常说的"逢强智取，遇弱活擒"就是这个意思，院前急救时当你用"武力"无法完成任务的时候应该开动智慧，用计谋让患者就范，"不战而屈人之兵"，是不是挺有趣的？

5. 突发意识丧失的患者　突发意识丧失是院前急救时最紧急的情况之一，因为导致患者发病的原因之一有可能是心搏骤停。在公共场所突然发生意识丧失，而又无陪同人员的患者也是院前急救时能够遇到的情况，患者发病后当即丧失了意识和行为能力，多数情况下是该场所人员或路过者帮忙拨打的急救电话，在这种情况下急救人员该怎么办呢？

（1）启动意识丧失紧急诊疗程序　立即检查患者有无呼吸，同时观察患者口唇及皮肤颜色，有条件时启用心电监护的P导联实施心电监护，以确认其有无心跳。对这类患者不要做常规心电图检查，那样太浪费时间，当前最关键的是确认患者有无心跳，心搏骤停一经确认，应争分夺秒，立即对患者展开心肺复苏。对有心脏搏动的患者则实施进一步检查，然后酌情处理，经现场对症治疗后将其送医院，途中的监护重点是保持患者呼吸道通畅。

（2）确认患者身份及寻找联系人　对无陪同人员的昏迷患者，急救人员应尽可能确认其身份，如与其他人共同检查患者随身携带物品以及患者的衣袋、钱包、手包等，以查找有无证明患者身份的物品如身份证、工作证、驾驶证等。注意：这项工作最好由不同单位的多人同时进行检查，急救医生不能自己单独行动，以避免瓜田李下之嫌。此外还可以与地段派出所警察联系等等，同时要积极寻找其联系人。

（3）妥善保管患者的物品　把患者所有的物品集中在一起存放，可放在救护车特定的位置上，切勿丢失及损坏，待患者家属来后将其交还。对于重要物品如钱币、贵重物品、重要文件等物，一定要有两人以上共同见证并妥善保管，必要时寻求帮助，如拨打110报警电话，求得民警的帮助，或将相关物品交予警察。尽量避免单独保管，以防事后发生不测时无法说清。

6. 可疑情况　有时急救人员发现现场情况超出了疾病和普通事故的范畴，如吸毒人员吸毒导致的毒品中毒、斗殴事件导致的创伤、患者被投毒后出现的异常情况等等，表现为患者及身边人员的举动可疑或患者的症状及发病可疑，或患者表现的症状无法用普通疾病解释（参阅案例24），此时急救人员应仔细思考和分析，必要时将可疑情况向有关方面汇报。

案例24　蹊跷的呼吸困难、严重发绀和剧烈躁动

患者，男，34岁。因午饭后无诱因突发呼吸困难、发绀、剧烈躁动15分钟而呼叫救护车。患者妻子反映患者既往有先天性心脏病（法洛四联症），平素有胸闷、心悸，有时发生阵发性呼吸困难，咳嗽和咳痰，经服用药物治疗及休息后可以缓解。查体：患者神志清醒，呼吸急促，张口呼吸，不能言语，面色、口唇、肢端及全身皮肤极度青紫，口唇颜色接近黑色，颈静脉怒张，同时伴有极度烦躁不安，躺下起来，来回翻滚，查体极不配合。血压110/

70mmHg，呼吸38次/分，心率140次/分，律齐，听诊双肺呼吸音清，心脏可闻明显双期杂音。血氧饱和度79%。由于患者极度躁动，无法实施心电图检查，同时数人亦无法将其按住做静脉穿刺，故急救医生无奈未作治疗，仅在吸氧条件下把患者送医院。次日急救医生电话随访得知患者于入院后1小时死亡，死亡原因不明。数月后急救医生偶然得知，这名34岁的患者死于急性亚硝酸钠中毒，投毒者是患者妻子，她把亚硝酸钠混入食物中让患者吃下，嫌疑人已经被刑事拘留。

点评：中国有句成语叫"人心叵测"，还有一句形象的俗语就是"林子大了什么鸟都有"，因此"害人之心不可有，防人之心不可无"真是一句至理名言。嫌疑人作案的动机很明显，患者常年生病，既折腾人，又耗费钱财，久而久之终于使妻子的忍耐到了尽头，从而起了杀心，将丈夫和自己送入万丈深渊。

急救医生那天实施院前急救时哪能想到这是一起刑事案件呢？但想不到不意味着不存在。其实现场已有一些非同寻常的蛛丝马迹，如果当时急救医生能够保持警惕和清醒的头脑，就不难发现其中的蹊跷。蹊跷主要表现在患者的极度呼吸困难，极度发绀和极度烦躁上。那么怎么解释这"三个极度"呢？

用医学原理很容易阐明，那就是缺氧！严重的缺氧导致脑皮质和中枢神经系统反常兴奋，表现为烦躁、呼吸急促等，而极度发绀和严重的低血氧饱和度更是缺氧的表现，因此患者剧烈缺氧是不争的事实。进一步分析，患者为什么缺氧？这就说不通了。

好好的一个人不可能无缘无故缺氧，导致缺氧的原因大致可分为3类，即环境缺氧、氧气来源和输送障碍和氧气利用障碍。第一类是患者所在的环境氧气匮乏，如溺水、处在高原等；第二类是氧气无法进入体内或进入体内无法被输送到组织器官，如自缢、呼吸道堵塞、支气管哮喘、肺严重的气体交换面积减少、严重贫血、一氧化碳中毒、心力衰竭、严重休克等；第三类是氧气到了组织器官，但组织细胞不会利用，如氢化物中毒等。

那么患者属于哪一类缺氧呢？患者的严重缺氧无法用其自身的原有疾病解释。诚然，患者长期患有严重的先天性心脏病，但此次发作的特征与患者的先天性心脏病似乎无明显的因果关系。首先患者是突然发病，病情迅速进展，而患者的临床表现除了"三个极度"和低血氧饱和度外仅有心动过速和既往存在的杂音，根据医学原理，导致患者"三个极度"和低血氧饱和度最大的可能是心脏病导致的急性左心室衰竭，然而患者的肺部听诊是清晰的，这足以将左心衰竭排除。不是心衰又何来如此剧烈的呼吸困难呢？无法用疾病解释。

第二是患者严重的发绀，像煤炭或紫茄子样的突然发绀，也无法用心脏病解释，因为它太紫了。分析到这里读者可能明白了：导致如此严重的突发性紫绀的最常见原因是急性亚硝酸盐中毒！高浓度亚硝酸盐进入体内后，将血红蛋白中的二价铁离子氧化成为三价铁离子，使正常的血红蛋白被转化成了失去携氧能力的高铁血红蛋白（met hemoglobin，MetHb），从而造成患者极度缺氧，由于高铁血红蛋白呈紫色，加之缺氧，故患者的血液呈紫色，也就表现出如此严重的发绀。

事情终于"山高月小，水落石出。"这不是挺简单的呀？是挺简单，但前提是急救医生应在心中保持警惕的那根"弦"，这根弦不松就很简单。这个事件告诉我们，在实施院前急救时对患者的所有表现都应该用医学的基本原理进行分析和解释，对无法解释的情况，要把思维拓宽，眼光放远，这样就能帮助我们确立正确的诊断。如果当时急救医生想到了这些，他就会立即报案，那将使患者的冤屈早日昭雪，也使这个案件的调查少了多少周折呀。

（冯　庚　付大庆）

第二节　突发群体事件的现场救援

导读

　　突发群体事件是指在某区域内发生了较大规模的伤害事件，其性质、范围、程度和危害都不能与常态普通事件同日而语。本节主要对两方面的内容作了探讨，首先是突发群体事件的性质和特点的研究，只有对这类特殊事件有深入的了解，才能对其实施高效的救援；第二部分内容是从组织和指挥的角度探讨了对这类事件的现场急救，其中重点研究了救援流程的科学设计和在相关政府统一组织领导下的多部门的协作。

　　与常态普通事件相对而言，突发群体事件是指突然发生的、规模较大的、对人民群众生命和健康及财产产生严重威胁和恶劣影响的健康意外事件、事故和灾难。包括群体性突发急症、急性中毒以及大型事故（交通事故、生产事故、公共安全事故等）、恐怖袭击事件、大型自然灾害等。由于突发群体事件的规模较大，多为群体发生，患者数量至少在三人以上，故危害性较大，造成的影响较大。

　　根据2007年8月10日卫生部公布的由卫生部疾病预防控制局、卫生部统计信息中心、中国疾病预防控制中心联合提交的中国伤害预防报告，中国每年各类伤害发生约2亿人次，因伤害死亡人数约70万~75万人，占死亡总人数的9%左右，是继恶性肿瘤、脑血管病、呼吸系统疾病和心脏病之后的第5位死亡原因。目前最为常见的伤害主要有交通运输伤害、自杀、溺水、中毒、跌落等，导致的死亡案例占全部伤害死亡的70%左右。估算每年发生各类需要就医的伤害约为6200万人次，占全年居民患病需要就诊总人次数的4.0%，每年因伤害引起的直接医疗费达650亿元，因伤害休工而产生的经济损失达60多亿元。因此对突发群体事件的患者实施的现场救援是120系统院前急救人员需要担负的重要任务。

　　尽管日常生活中突发群体事件发生的数量远远低于常态普通事件，但就其单次事件导致的伤害和损失程度却大大高于后者，更重要的是突发群体事件的性质和特点与常态普通事件有很大的不同，现场救援难度也大得多，正如中国伤害预防报告指出的那样，当前中国的伤害预防与控制工作尚处于一个初始阶段，总体上中国伤害的发生率与严重程度在居民疾病和死亡中仍处于较为突出的状态，伤害预防与控制的规划、策略和手段与预防控制工作的需要之间还有一定的差距。

目前伤害预防控制工作仍存在一些问题：一是对伤害预防与控制的认识尚不充分。二是不同伤害控制部门之间的力量和资源没有形成合力。三是预防伤害的各个环节的监督比较薄弱。四是伤害信息收集有待整合与规范。五是伤害救治体系需进一步完善。六是科研支撑不足，缺乏伤害的系统研究。在这种困难的条件下，如果120院前急救系统按照常态普通事件的工作程序来处理突发群体事件，没有一个明确的目标和行动纲要、工作重点和行为规范，其结果势必导致现场救援不得要领，乱作一团，"像雾像雨又像风"，或者仅仅起到了把患者拉走了事的、单纯解决交通工具的作用，那将失去120系统现场专业医疗救援的价值（参阅案例25），并肯定无法圆满完成救援任务。因此对突发群体事件现场救援的研究同样也是120院前急救系统学术研究中的重要课题。

案例25　戛然而止的年轻生命

某日夜晚，某建筑工地发生了严重火灾。当地指挥中心接到报警之后迅速调派大批消防员前往扑救。一名指挥员带领数名消防队员首先进入火场展开侦查工作。与此同时，当地的急救系统也派出多辆救护车到达事发现场，并在救援指挥部门指定的地点待命。当数十分钟后伤员们被从着火的建筑物中抬出来后，救护车在第一时间迅速将他们送到医院进行急救。但遗憾的是，那位年轻的指挥员却因吸入了大量有毒气体，发生了严重的窒息性中毒，经抢救无效，不幸以身殉职。

点评：年轻生命的逝去为我们留下了一系列思考，突发群体事件现场充满了各种各样的危险，因此救援的第一步就是要首先保障施救者的安全，否则就根本谈不到救援，不仅无法救援，连自己的生命也可能搭了进去。关于在火灾现场救援时如何保护自己，本书将在第七章第一节"突发群体事件救助时的安全避险"中详细讨论。

在这里我们需要反思的内容是：对突发群体事件的现场救援与普通疾病的现场急救有很大不同，那么此时医疗救援的含义和内容是什么？怎样才能最大限度地保障和挽回受害者的生命？怎样才能高效抢救不同致伤原因导致的受害者？我们是否针对不同情况制定了相应的急救预案？我们是否做好了对各种不同情况突发群体事件医疗救援的准备？如果仅仅是把患者拉走送医院，那么随便什么车都行，何必需要救护车！何必需要急救医生！

就拿这次事件来说，火灾现场存在窒息性毒气是毋庸置疑，那位年轻的指挥员正是死于这种可怕的毒气。那么医务人员对重症窒息性气体中毒患者应该怎么办？是拉起来就跑，赶紧将患者送医院？还是在现场给予吸氧、输液、用药、提供呼吸支持？吸氧怎么吸？输液输什么液？用药用什么药？怎样实施呼吸支持？如果患者不幸死亡，他的死因可能是什么？他是因什么而死？怎样才能避免患者死亡？上述问题都是我们在实施救援行动时事先必须考虑到的，否则我们就无法治疗或只能盲目治疗。

根据医学基本常识的推断，危及窒息性中毒患者生命的就是严重缺氧，导致患者缺氧的原因有四：首先是着火现场的氧气大量被消耗，导致急救人员没有足够的氧气可以利用；第二是毒气导致患者外呼吸功能障碍，即患者的呼吸中枢受严重抑制，无法进行有效自主呼吸而导致的气体交换障碍，氧气进不来，二氧化碳出不去；第三是氧气运输功能障碍，中毒后患者的红细胞不能携带氧气（如急性一氧化碳中毒）；第四是内呼吸障碍，即组织细胞中毒后不能利用氧气（如氢化物中毒）。

针对上述情况，对这类患者院前急救的主要目的和手段是呼吸支持，以增加供氧，改善缺氧。其中最重要的是尽快实施气管插管，人工呼吸和高流量供氧。这是院前急救条件内能够对患者做到的最重要的生命支持，三者缺一不可。如果仅仅拉起患者往医院跑，就可能会使患者丧失仅有的一线生机。那位年轻的指挥员用他那鲜活的生命告诉我们：必须对不同原因导致的突发群体事件的现场救援有所准备，有所研究，必须提前制定相应的、科学的抢救预案，这样才能最大限度地保障人民群众的生命和健康。

从 120 院前急救系统的工作角度需要进行的主要研究内容有：

（1）突发群体事件的特征、特点、原因以及与常态普通事件的不同点。

（2）伤员伤情定性和定量评估。

（3）现场救援的风险评估、程序设计、组织管理、现场指挥调度及协调（包括现场急救人员相互之间的协调、与上级领导的协调、与其他医疗单位和与政府其他职能部门的协调等）。

（4）各级指挥部的建立及职责；指挥员的素质、能力和作用；救援环境的建立。

（5）救援人员联络的方式方法（包括现场急救人员之间的相互联络、与上级的联络和分流伤员的目的地医院的联络等）。

（6）不同救援人员各自的位置、职责和工作内容。

（7）进入现场时的安全保障和方式方法。

（8）撤离现场的安全保障和方式方法。

（9）群体伤员情况的甄别和分拣；现场急救适应证和非适应证。

（10）就地生命支持的最佳方法。

（11）事故现场二次伤害的早期识别、预防、逃生和自救。

（12）增援计划和行动实施。

（13）转移和分流患者的方式及分配。

（14）目的地医院的选择和确定。

（15）平时针对突发群体事件救援准备所做的急救资源（人员及物资）

的配置、分布和储备等。

　　由于本书的主要目标读者是具体实施院前急救的 120 系统医生和基层医院的医生，故对突发群体事件院前急救时的领导组织指挥部分不做过多讨论。

一、对突发群体事件的基本认识

　　孙子兵法指出："知己知彼，百战不殆。"只有充分对突发群体事件的特征及特点进行深入研究，对其实质性问题有了深刻、全面的了解后才能制定科学的现场救援预案，从而提供高效的现场救援，将损失降至最低。那么突发群体事件都有哪些特征？它又与常态普通事件的主要区别在哪里呢？

（一）突发群体事件的性质和原因

　　我国的相关法律法规和应急预案将突发群体事件分成 4 部分：

　　1. 自然灾害　包括水灾、旱灾、地震、地质灾害、森林火害、生物灾害等，如 2007 年发生在南太平洋的海啸、2008 年发生于汶川的强烈地震等。

　　2. 各种事故及灾难　包括核与放射性污染事故、危险化学品事故、建筑工程事故、特种设备事故、矿山事故、道路交通事故、火灾、燃气事故等。如发生于 1986 年的苏联切尔诺贝利核电站核泄漏事故、发生于 2003 年我国重庆市开县井喷事故等。

　　3. 公共卫生事件　包括重大传染病疫情、重大动植物疫情、食品安全事故及职业危害事故等。如我国发生于 1998 年上海的甲型肝炎爆发流行、发生于 2003 年的急性呼吸困难综合征（SARS）爆发流行等。

　　4. 社会安全事件　包括重大群体事件（公共场所滋事事件、重大群体上访事件、高校群体事件、民族宗教群体事件等）、重大刑事案件（多由暴力事件造成，如凶杀、放火、强奸、伤害和斗殴等）和涉外突发群体事件（导致外国人及港、澳、台同胞伤亡的事件）。

（二）突发群体事件发生的规模、严重程度和事故等级

　　事故规模、伤员数量是普通疾病与突发群体事件的重要区别之一，也是现场救援必须考虑的主要问题。突发群体事件事故的严重等级往往是根据受伤和死亡人数决定的，据此将事故等级分为：

　　1. 小规模事件　一次伤病亡 10~29 人或死亡 1~2 人者，属于一般事故

（Ⅳ级）。

2. 中等规模事件　一次伤病亡30～49人或死亡3～9人者，属于重大事故（Ⅲ级）。如2004年4月15日重庆市天原化工总厂发生的氯冷凝器泄漏事故，由于抢修过程中处置不当，于凌晨2时和下午15时工厂发生两次爆炸，造成9人死亡3人受伤。

3. 大规模事件　一次伤病亡50～99人或死亡10～29人者，属于特大事故（Ⅱ级）。如2006年10月1日重庆嘉陵江石门大桥一辆公共汽车撞坏大桥护栏后坠落桥下地面，造成29人死亡，21人受伤。再如2008年10月29日陕西省澄城县尧头斜井煤矿发生瓦斯爆炸，造成29人遇难。

4. 特大规模事件　一次伤病亡100人以上或死亡30人以上者，属于特别重大事故（Ⅰ级）。如1976年2月发生在我国唐山市的强烈地震造成24万余人死亡。1986年4月26日发生在前苏联的切尔诺贝利核电站的核泄漏事件，使6000平方公里的土地无法使用，直接经济损失2350亿美元；1988年我国上海因人们食用毛蚶导致甲型肝炎爆发性流行，造成直接感染者30余万人，甲肝病毒携带者150万人之多，经济损失超过百亿元。1995年发生在日本的阪神地区的7.2级地震，导致5千余人死亡，3万余人受伤，几十万人无家可归。2004年12月26日发生在印度洋的海啸导致周边国家20余万人丧生；2008年5月12日发生在我国四川省汶川地区的8.0级大地震，涉及四川、甘肃等10省区市417个县（市、区）、4667个乡（镇）、48810个村庄。灾区总面积约50万平方公里、受灾群众4625万人，遇难69227人，受伤374176人、失踪17923人。

（三）突发群体事件发生的形式

突发群体事件的发生形式可大致分为3种：

1. 单发事件　单发是一个单独发生的事件，与其他的事件没有本质上的联系。事件规模有大有小，常见于事故灾难和社会安全事件，如：2008年9月8日山西襄汾县一尾矿库发生的特别重大溃坝事故，造成254人死亡，34人受伤。2005年4月19日上午北京天安门广场北端文化宫南门外发生一起刑事案件，3名外国人被刀扎伤，警察用警车运送伤者去医院，结果1人死亡，2人重伤。

2．散发事件　散发是指同一类型的恶性事件分散在不同地域几乎同时发生，常见于社会安全事件，如：2005 年 7 月 7 日上午的 1 个小时内，英国伦敦市区至少 7 处地点发生连环爆炸恐怖事件（一起涉及一辆公共汽车，其他几起则涉及六个地铁站），至少造成 49 人死亡，25 人失踪，上千人受伤。美国的 911 事件造成 3000 多人死亡。

3．群发事件　群发是指同一类型的事件但同时或陆续发生的事件，常见于自然灾害和公共卫生事件，如：2002 年底至 2003 年的呼吸困难综合征（非典）疫情扩散到中国 20 多个省市区，截至当年 6 月 24 日，该病患者 5327 名，死亡 348 名。

（四）突发群体事件的基本特点

1．事件发生的突然性和不可预料性　普通疾病的发生有一定的规律，比如心脏事件容易发生在早晨 6～12 时，这是由于这段时间人的交感神经处在兴奋状态，此外气候、季节等与发患者数的关系都有一定的规律可循，故急救部门可以据此安排和调配急救资源，以应付日常的急症。但突发群体事件的发生不论在时间、地点、范围以及伤员数量和伤情程度上都具有极大的不确定性，从一个矿山的重大瓦斯爆炸、一个地区的强烈地震，到仅涉及数人的一个相对较小的事件，都无规律可循，都存在其突然性和不可预料性，对此急救医生必须有充分的认识，以至时刻做好各项救援准备。

2．救援环境的危险性　在绝大多数情况下医院和普通疾病的诊疗环境是相对安全的，而院前急救时对突发群体事件的现场救援就可能存在各种各样的危险，这种危险既然已经危及到患者，同时势必能够威胁所有的在场人员，包括参加急救的所有医务人员。如抢救气体中毒患者时的有毒气体污染环境；在地震后的危险建筑物中抢救患者可能面临余震导致危险建筑物再次倒塌；在道路等公共交通环境抢救患者时可能遇到二次车祸的威胁；在治安事件及刑事案件现场可能会遭到他人的误会、攻击和伤害等；关于环境危险因素的主要内容和临床对策将在本书第七章中加以详细讨论。

3．致伤因素的特殊性、多样性和复杂性　突发群体事件由多种原因、多种因素、多种条件构成，而且这些原因、因素和条件往往同时存在，相互联系，相互影响，相互转化，因此导致的伤害也是多种多样的和极端复杂的。

突发群体事件致伤因素可大致分为两大类，其一是物理因素导致的创伤，如各种钝性打击如挤压、撞击、坠落导致的骨折和脏器损伤等，锐器所致的刺伤、割伤导致的出血和器官损伤、热力导致的烧伤等，以及由此产生的二次伤害，如疼痛或失血导致的休克，外伤、塌方、掩埋导致的窒息等；其二是化学和放射性因素导致的伤害，主要包括各种化学物质如有毒及腐蚀性化学物质、毒性气体、放射性物质导致的伤害等（参阅案例26）。有时上述两种情况可以同时出现，如化学物质爆炸导致的冲击伤、烧伤和中毒复合伤，成为复合伤中病情最严重、处理最棘手的复合伤。突发群体事件的多种伤害因素往往还互为因果，使伤情变得十分严重和复杂。

案例26　危险的化学战剂

　2003年8月4日晨4时，我国黑龙江省齐齐哈尔市龙沙区的一个建筑工地的工人，在施工过程中挖出5个锈迹斑斑的金属桶。当时挖掘机将其中的一个桶壁铲破，桶内渗出深红色油状并具有刺鼻的芥末味和大蒜味的液体部分喷溅到挖掘机司机身上，部分喷洒到挖掘出的土中。工人将这5个金属桶卖给了收购废品的商贩李贵珍。李贵珍为了卖个好价钱，和朋友一起用锯和锤子将桶锯开后卖出。晚6时左右，李贵珍等人相继发生头痛、眼痛、呕吐等症状。不久，许多接触过金属桶和沾有不明液体的土的人出现了严重的反应，轻者感到全身不适，较重的5名患者则出现恶心、呕吐，眼睛红肿，流泪不止，躯干及四肢有大量琥珀色水泡。他们到解放军203医院就医，诊断的结果竟是化学战剂芥子气中毒，金属桶是日军二战时期遗留下来的军用化学毒剂芥子气毒罐。此时发病患者数逐渐增多，已有41人中毒住院治疗，其中9人伤势严重。李贵珍等重症患者的病情正进一步恶化，躯干及四肢水泡不断增多，局部呈溃烂之势。由于芥子气中毒治疗十分棘手，解放军203医院动员了最大力量，国家及中央军委也给予了极大关注，全军权威防化专家和烧伤专家陆续奔赴203医院。一个由全军顶尖防化、烧伤专家组成的抢救专家小组迅速成立。全国十几个城市的几十家企业愿意为患者提供无偿援助。经过全力抢救，大部分患者逐渐转危为安，但伤势最严重的李贵珍虽经全力抢救，终因多器官衰竭于住院18天后死亡。

> **点评：** 根据中国官方估计，日本遗留在中国的化学炮弹有200万发，化学药剂100吨，芥子气毒弹就是其中的一种。芥子气有"毒气之王"之称，学名二氯二乙硫醚，呈微黄色或无色的油状液体，具芥末气味或蒜臭味。芥子气对皮肤、黏膜具有糜烂刺激作用，并能通过皮肤、眼、呼吸道黏膜吸收，这种毒剂能直接损伤组织细胞，导致全身中毒。接触芥子气后可引起眼结膜炎和呼吸道黏膜发炎，皮肤、黏膜的局部炎症、坏死，严重时造成糜烂性水肿，并伴有继发感染。严重中毒者多在中毒后3～10天死亡。第一次世界大战后期德军首先使用芥子气，造成大量人员伤亡，其死亡率占毒剂总伤亡人数的80%以上。齐齐哈尔的这起芥子气中毒事件告诉我们，天有不测风云，危险无处不在。而我们院前急救工作人员在突发群体事件救援中经常可能遇到这种不可预测的危险。如果放松警惕，疏于防范，就可能付出惨重代价。

4. 患者情况的严重性　与普通疾病相比，突发群体事件导致的伤情极为特殊、复杂和严重，首先突发群体事件的受害者往往不止是一个人，在事故环境中的所有人员都可能受到程度不同的伤害，因此伤员往往是数人、数十人或更多。第二是突发群体事件伤员的伤情往往十分严重，常常是复合伤、多发伤多见，头部创伤、四肢创伤、胸腹部损伤、脊柱损伤、有毒气体中毒等，以及由此导致的应激反应混杂在一起，造成损伤部位广泛，伤情变化及发展快，并发症发生率高，漏诊率高，极易引起失血性休克、呼吸道阻塞、窒息、颅脑损伤、多脏器损伤及功能衰竭、心搏骤停等急、危、重、难之症，处理十分棘手。如果不能施予及时正确的救援，死亡率往往很高。因此大规模突发群体事件伤员人数众多和伤情复杂严重的条件对院前急救的组织管理和具体医疗救援的实施构成了前所未有的挑战。

5. 现场救援的艰难性和救援时间要求的紧迫性　救援条件差也是突发群体事件救援的重要特征之一。首先是急救人员进入事故现场有诸多困难，自然原因和事故原因往往导致急救人员无法尽快到达伤员身边，如洪水、地震，爆炸等原因引起的交通障碍，建筑物的倒塌或巷道的坍塌，人们被压埋在废墟瓦砾碎石之中，现代化的大型工程机械设备无法及时到达现场，或到达现场后也无法应用，无疑大大增加了救援的难度，同时使急救人员无形中失去了许多宝贵的抢救时间。然而这些时间与伤员的预后息息相关。据唐山地震资料表明，震后半小时内从废墟中解救出来并抢救成活的达99.3%，第1天内从废墟中解救出来并抢救成活的降到81.0%，第2天内从废墟中解救出来并抢救成活的则降至33.7%，等到第5天，成活率则仅有7.4%。

6. 现场救援的社会性　对大规模突发群体事件的现场救援具有很强的社会性甚至是国际性，此时仅仅靠120院前急救系统单一的救援是远远不够的，救援必须得到社会方方面面的支持，包括各级政府的领导指挥、参与救援的各个部门和机构之间的合作、各种救援行动的协调、救灾物资的发放和分配、次生灾害和流行病的防范、媒体的关注和报道、各种援助的受理和接纳等等都是指挥者和调度人员在决策指挥和实施救援时必须考虑的。

7. 救援措施制定的科学性　突发群体事件的现场救援要比普通疾病的院前急救复杂得多，由于不同的致伤原因，制定的救援方案和对策的科学性就至关重要。对意外事件的现场救援应根据不同的致伤原因采用不同的救援方法，尽可能针对不同性质的伤害源导致的不同性质、不同伤情的伤员，采用有针对性的救援手段和治疗措施，这样才能最大限度地为受害者提供最有效的帮助，把损失降至最小。我国就有成功救援的范例，根据新浪网新闻中心报道，2009年2月22日，山西省太原古交屯兰煤矿的瓦斯爆事故，造成74人遇难，114人受伤，指挥部除迅速调集大批医护人员和40多辆救护车外，还调集了68部高压氧舱，从而有针对性地为一氧化碳中毒伤员提供了最佳的治疗方法，使大部分伤员转危为安。相反如果对致伤因素的性质和作用认识不足，在制定救援方案时没能采取有针对性的有效对应手段，就可能导致救援不利，延误治疗，甚至产生令人痛心的不良后果（参阅案例27）。

案例27　116条生命
——震惊世界的莫斯科恶性恐怖绑架事件

2002年10月23日晚，俄罗斯的首都莫斯科雨雪交加，此时位于市东南区梅尔尼科夫大街上的轴承厂文化宫剧院内却气氛热烈，音乐剧《西北风》正在上演，这是俄罗斯观众十分喜爱的一出喜剧。就在第二幕刚开始的时候，几十名戴着面罩、身着迷彩服的车臣武装人员突然闯入剧院大厅，他们边对着天花板鸣枪，边高声叫喊。一些观众最初以为这是导演为了剧情需要特别设计的一个场面，然而人们很快明白了：欢乐的时光结束了，喜剧已经不可避免地变为悲剧，700多名观众、100多名演员和文化宫的工作人员已经沦为非法武装分子的人质。劫持人质的头目巴拉耶夫要求俄罗斯在一周内撤出车臣，否则他们将引爆莫斯科轴承厂文化宫大楼。他警告：警方每打死他们一人，他们就杀死10名人质。

俄罗斯政府立即对这起恐怖事件作出反应，数千名特种部队士兵包围了文化宫大楼，几十辆救护车和消防车也开赴现场待命。俄罗斯总统普京取消了出访计划，他命令特种部队"准备解救人质，同时最大限度地保障人质的安全"。联合国安理会也召开专门会议，一致谴责劫持人质的恐怖行为，并呼吁无条件释放人质。与此同时，俄罗斯解救人质指挥部同绑匪取得联系并开始谈判。起先恐怖分子陆续释放了几批观众，总数有180人左右，其中大部分是妇女和儿童，但谈判并未取得实质性进展。

最后在双方谈判破裂，武装歹徒威胁炸毁剧院的情况下，俄"阿尔法"特种部队于10月26日凌晨5时30分发动了解救人质的突然袭击，他们首先用一种"特殊的气泵"向剧院发射了一种"未知气体"，并在大楼墙壁上炸开一个洞，随后冲了进去，双方爆发激烈枪战。1个多小时后爆炸声和枪声沉静下来，结果30多名绑匪在战斗中被击毙，其中包括绑匪头目巴拉耶夫。仅有1名人质死于在特种部队发动的解救过程中发生的枪战，此前还有1名人质在试图从文化宫逃跑时被绑匪杀害。特种部队士兵无严重伤亡。同日当局宣布750多名人质全部获救，但其中多人处于昏迷状态。随后报道共有118

名人质死亡。2000 年 10 月 27 日，莫斯科市健康委员会主席谢尔特斯沃斯基透露，在不幸死亡的 118 名人质中，有 116 名人质的死亡是吸入了在救援行动中施放的"麻醉气体"，这是俄罗斯官方首次证实本次危机中造成百余人质死亡的真正原因。

　　点评：俗话说"前事不忘，后事之师""亡羊补牢，犹未为晚。"逝去的 116 条宝贵的生命为我们带来哪些思考呢？俄罗斯政府解救人质的手段无可非议，据说释放"麻醉气体"的方法还是我国江苏省武进人民广播电台台长、新闻记者陈东夫先生首先想到的，他把自己的建议通过俄罗斯大使馆转告到莫斯科人质处理指挥部。当局对释放"麻醉气体"的解释是：这种气体可以让恐怖分子全部或部分丧失战斗力，同时可以让人质避免出现混乱和误伤。事后这种释放麻醉气体解救人质的方法受到了世界各国相关部门的理解，他们认为"俄罗斯应对人质危机的办法值得各国情报部门借鉴。"英国首相布莱尔也致电安慰普京总统说，在当时的情况下，动用特殊气体结束人质危机绝非随意而为，这并非冒险，而是一种安全的解决方式。

　　特种部队释放麻醉气体，试图用这样的方法使劫持人质的恐怖分子突然意识丧失，从而能够营救被绑架者，他们的目的达到了。曾经在现场的文化宫负责人回忆道，在特种部队开始行动后，伴随着枪声，一种类似"苦杏仁味道"的气体开始在场内蔓延，有人开始大声喊叫，"毒气！毒气！"很快剧场内的人员开始纷纷不省人事，跌倒在地。一些采取简单措施捂住口鼻的人质事后回忆说，许多匪徒在惊慌失措地寻找防毒面具的过程中便开始全身抽搐，随后就张开嘴巴，仰面朝天躺在椅子上死亡。

　　那么特种部队到底释放的是什么气体，当局以安全为由而一直拒绝透露。美联社援引俄罗斯军事专家和毒气专家的话说，俄罗斯特种部队可能将含有"苯二氮䓬（安定）"成分的气体泵入剧场内；不少化学武器专家推断，俄罗斯特种部队可能在行动中使用了某种神经毒气；俄罗斯卫生部长舍甫琴科说，俄特种部队 26 日在解救人质时使用的是医用麻醉剂芬太尼的衍生化合物；美国驻莫斯科大使馆则表示，他们已经辨认出俄罗斯特种部队 10 月 26 日攻击剧院解救人质时所施放的气体，它不是神经毒气，而是麻醉神经的鸦片制剂。负责给外国人质治疗的一些医生也说，他们相信特种部队所用的特殊气体是鸦片制剂，如果人们吸入了过量鸦片，会引发昏迷，甚至会因呼吸循环衰竭而死亡。

到目前为止，俄罗斯特种部队到底使用的是何种气体，人们仍然不得而知。但能够明确的是，这种气体能够迅速抑制人的中枢神经系统，特别是人的呼吸中枢，呼吸中枢被抑制后，人质由于无法进行有效的自主呼吸，没有呼吸的结果是人质机体迅速发生严重缺氧，进而不可避免地发生死亡。

显然，人质处理指挥部对这种气体的作用机制是十分明确的，但是为什么仍然导致那么多人质死亡呢？原因可能是多方面的，比如外界报道的现场混乱，指挥无序，对毒气性质、作用及伤害程度的估计不足等，最重要的是由于对营救方式采取保密措施，致使多数参加救援的医疗单位对营救行动缺乏应有的准备，包括专业技术准备和物质供应准备。有很多深度昏迷的人质甚至是被抬到大公共汽车上直接送到医院的，根本就未在现场得到必要的生命支持。

对于各种原因导致的中枢神经抑制的患者，拯救其生命的最重要的措施就是及时提供呼吸支持，呼吸支持的主要内容有两点：其一是物理性呼吸支持，即及时向患者提供各种方式的人工呼吸，如面罩、口对口、口咽管、气管插管气囊人工呼吸及气管插管呼吸机人工呼吸等，通过人为造成的呼吸运动让患者进行被动的气体交换，进而改善缺氧和二氧化碳潴留；其二是化学性呼吸支持，即药物的应用，主要包括中枢神经兴奋剂（尤其是呼吸兴奋剂等）和针对呼吸抑制的特效药物纳洛酮等，通过兴奋呼吸中枢、遏制呼吸抑制来增加患者的主动呼吸。

纳洛酮为羟二氢吗啡酮的衍生物，是体内阿片受体的拮抗剂，它可通过特异性地阻断 β-内啡肽而具有较为广泛的药理效用，如逆转 β-内啡肽或强啡肽所致的神经毒性作用，减轻脑水肿，改善脑循环，促进患者的意识恢复；逆转 β-内啡肽对心血管的抑制，增强心肌收缩力，升高动脉压，改善组织灌流保护缺血心肌；刺激体内超氧化物歧化酶的生成，对抗重症及应激中大量产生的脂质过氧化物，降低和防治自由基损伤；抑制 Ca^{2+} 内流，保护大脑，防止继发性损伤；尤其是该药能逆转 β-内啡肽对呼吸中枢的抑制，促进自主呼吸恢复，减轻和消除通气抑制。纳洛酮的这种作用在我们院前急救时屡试不爽，典型的是针对重度阿片中毒患者，静脉用药后患者几近停止的呼吸能在数分钟后恢复，其紫茄子样面容的缺氧状态也随之改善，这种效果可以说是立竿见影。

遗憾的是，由于莫斯科医疗救援方案的准备存在明显的不足，致使解救人质时的医疗救援未能对患者提供有效的呼吸支持，虽然部分患者接收了特效解毒药物纳洛酮的治疗，但纳洛酮的数量严重不足，辅助机械呼吸器的数量不足，加之人质已在高度紧张和缺食少水的状态下度过了 58 小时，这大大加剧了麻醉气体的作用效力，让大多数剧院中的人员在出现了中毒症状后很快陷于深度昏迷和严重的呼吸抑制状态，最终导致 116 名人质虽然获救却不幸身亡。而在整个事件中仅有 2 名人质死于匪徒的枪击。这就是救援时对突发群体事件致伤因素的性质和作用认识不足，因而未能采取有针对性的有效对应手段付出的惨重代价，多么惨痛的教训！

总之，突发群体事件的特点是突然发生、难以预料、难以应对、需要采取非常规方法来处理。虽然它在发生频率和患者人数上远远小于日常的疾病和外伤，但就单个事件来说有时它的规模大，伤害的人群多，波及的范围大，因此它的危害大，影响大，其危害和影响有时甚至可以超出国家的范围。突发群体事件给大众的生命带来严重的损害，必须积极应对，启动科学有效的应急预案，协调和调集足够的救援力量和资源，迅速减轻灾害造成的影响和损失。

二、大规模突发群体事件现场救援的组织与指挥

突发群体事件紧急医疗救援的工作流程与常态普通事件相似，但处置的原则和工作重点又有很大的区别，表现在事件发生的原因、特点、影响以及事件处置过程、方式、方法等方面。前苏联野战外科专家皮罗果夫的著名观点是：对大批伤员救治起主要作用的不是医疗，而是组织。这个论断已从诸多国内外突发群体事件的处置中得到了充分的印证。突发群体事件的现场救援可分为伤情及损失评估、人员和设备输送、探测搜索、解救脱险、生命支持、伤员转运、院内强化治疗、现场清理和恢复秩序等阶段。每一个阶段都有各自处理的重点，各处理阶段的划分并无统一的规定和时间表，要根据突发群体事件种类、当时的气象条件、抢救力量的组织及现场抢救的进程等进行综合分析。

组织指挥工作是突发群体事件现场救援能否成功的关键，那么怎样组织，怎样指挥就是政府相关部门和 120 院前急救部门研究的重点。应将大规模突发群体事件现场救援的研究作为 120 院前急救学术研究的一个重要分支，其主要研究方向和目的是制定科学的、完善的、切实可行的灾难事故救援预案。

救援预案的制定需要进行长时间分析和研究，并参考大量国内外成功经验和失败的教训以及反复论证才能形成，形成后还必须随时不断地加以修改和完善，以适应时代发展的需要，并通过相关救援部门反复演练形成一套完整的救援程序。只有这样，当事件发生后才能迅速启动救援预案程序，有条不紊地对预案中的各种方案逐一执行和落实。此时每个人都知道自己的位置，知道自己应该做哪些事情，所有的应急行动都必须提前在预案中体现，而不是在事件发生后才想到，这就叫"不打无准备之仗"。

大规模突发群体事件现场往往是混乱无序的，如何使救援工作迅速展开并有效地进行，取决于救援总指挥是否了解和掌握事件原因及规模以及应急组织指挥能力和随机应变能力。医疗救援总指挥必须按照预定的救援预案组织紧急医疗救援行动，要根据应急预案、救援进程和上级领导的指示随时做出指挥决策，其主要思考内容有：

是否需要启动高一级别的应急预案？是否需要启动核、生、化应急预案？

如何组织和协调现场各医疗救援队伍的统一行动？如何要求和规范各队伍的医疗救援行为？是否和什么时候需要组建后续梯队及投入后续梯队？是否和什么时候调集备用的救援装备及物资？是否和什么时候实施紧急救援的社会联动？是否和什么时候动员区域医院资源和其他地区的急救资源？是否和什么时候安排伤员分流？是否和什么时候组织分流医院？需要研究和探讨的地方很多，本文仅从下述几方面对救援预案的内容加以初步探讨。

（一）启动"指挥预案"——迅速成立各级指挥部，形成责任明确的各级指挥员

指挥预案是指大型事故发生后建立各级指挥系统的方案。在大规模突发群体事件救援中最容易出现的问题是来自不同单位的抢救人员、志愿者和在场人员不知道谁是指挥员，致使上述人员我行我素，抢救工作一哄而上。突发群体事件出现后，必须有人立即"挂起黄龙旗"，承担起指挥员的作用，这样才能避免群龙无首、你东我西、乱作一团的局面，因此建立各级组织指挥系统十分必要。

整个指挥体系包括了从现场指挥部、120 指挥中心、政府应急指挥中心、各专业机构指挥中心（110、119、122、999）、各专业部门总指挥（电力、煤气、航空、交通、地铁、铁路、药品供应、血液中心、防疫部门）、各二三级医院总指挥，直到一线各抢救单元，以及各种群众组织和志愿者。

所有救援相关的工作部门都必须按照预案迅速形成各自的指挥系统，并有自己的责任明确的指挥员，每一个人都必须服从各自的指挥系统发出的指令，而各自的指挥系统又必须服从上级指挥系统的调动和指挥，从而进行有条不紊地工作，提供高效的现场救援。从形式上，应该建立现场指挥部及后方指挥中心两级指挥部，前者负责现场救援指挥，后者为总指挥，负责救援的全盘指挥和协调，必要时指挥中心也应前移至事件现场。

对重大突发群体事件实施紧急医疗救援时，急救中心主管领导应作为紧急医疗救援总指挥率指挥组到现场。紧急医疗救援总指挥应明确指挥组的职责：即听取临时指挥的汇报、设置临时指挥部、向政府指挥部报到、接受上级指挥部的任务、联系社会应急机构、划分救援区域、建立相适应的急救场所、组织专业救援小组实施现场医疗救援、选择进出现场的通道、确定救护车的停放位置、联系有能力接收患者的医院、安排患者的分流运送、采集救援过程的音视频信息、维持正常的通信秩序、保证救援工作和救援人员必须的物资等。

指挥员的组织领导素质和能力至关重要，如果指挥员未能及时掌握灾情的真实情况，或瞻前顾后、优柔寡断，或鲁莽行事、盲目决策，或没有切实可行及有效的实施方案，或缺乏对灾害事故中的特殊情况处理的灵活应变对策，或缺乏通畅的联络途径以致指令不能迅速下达等等，结果必然导致现场救援失控，场面一片混乱。大批医护人员、非医务抢救人员甚至群众混杂在一起，各行其是，而关键的现场救治措施没有在最需要的地方实施和发挥，导致患者失去抢救时机，这种状况已为国内外许多事例所证明。

因此，现场医疗救援总指挥应该亲临一线现场，靠前指挥，减少中间环节，可以提高决策效率，加快抢救进程。此外平时应对各级指挥员进行突发群体事件现场救援组织指挥培训，提高他们的组织指挥能力，真正做到有备无患。

1. 指挥长负责制——全盘统筹　指挥长是突发群体事件医疗救援的总指挥，在事件发生的初期，呼救信息刚刚到达指挥中心时，调度科该时间段的当班班组长即成为临时指挥长，他（她）在听取了调度员对灾情的初步汇报后，应通过回拨呼救者电话、回放呼救电话录音、回放派车电话录音（包括无线通话），核实呼救信息、判断事件真伪及首调的处置过程，然后迅速向上级报告。此后指挥长的级别将根据事件规模逐渐升高，从调度组长至科主任，再至120急救中心领导，直至更高职务的领导人员和相关部门的专家。

指挥长应首先应纵观全局形势，具备启动突发群体事件救援全盘统筹的能力，了解当时突发群体事件的发生情况和急救资源的应用情况，其主要工作内容包括对事件的进一步审阅、分析、评估、派出先遣队及首批救援力量奔赴事发现场、指导现场人员自救以及向上级请示汇报并承担相应责任。并在此基础上对第一调度员（首调）的处置进行调整，包括增援、撤销、暂停、改派、加派，以及对响应人员职责的调整等，包括指定先遣人员和临时指挥。

2. 诸项具体救援行动的组织和指挥——各司其职　突发群体事件现场救援是由多部门的工作共同完成，其现场急救的指挥网络应该像树状结构，在总指挥的领导下，不同部门各自有各自的分支，每个分支都必须有人负责和指挥。

（1）医护人员：在上级指挥员到达之前，首先到达现场的急救医生将成为现场医疗救援的指挥长，负责现场急救的诸项工作，了解及汇报事件情况，带领在场的非医务人员实施救援；如到达现场的是急救车队，则应由高年资及高职称急救医生担任现场指挥长，所有在场医务人员和其他人员都应该服从指挥长的指挥，实施情况核实及汇报、寻找伤员、伤情评估、生命支持、紧急疏散或撤离等工作。当高级别领导和相关专家到达现场后，现场救援的指挥权将自动上移。

（2）物资供应：救援物资供应应由各个急救分站的护士长或指定人员负责，根据事故规模提供相应的物资保障。突发群体事件的救援现场必须保证应急药品、医疗器械、抢救设备、快速检测、医用耗材和担架、被褥、雨布、帐篷、照明、供电等抢救物资的充分供应；必须保证处置突发公共卫生事件及核生化事件所需的口罩、眼镜、防毒面具、防护服、手套、雨鞋等个人防护材料和洗消设施的充分供应；必须保证抢救人员所需的饮食、饮水和休息设施的供应等。

3. 迅速升高指挥级别——提高组织、指挥的权威性和有效性　大型事故发生后，现场救援需要多部门多单位的协同救援，此时仅120院前急救部门是无法单独完成救援任务的，因此升高指挥级别，让更高级别的领导和相关专家担任救援总指挥是必要的。这样可以提高组织指挥的权威性和有效性，以便调动方方面面的力量投入抢救。

（二）启动"汇报及请示预案"——尽快取得上级的领导和支持

请示预案是指各级指挥人员在组织领导自己工作范围内的救援行动时必须随时向上级领导部门汇报和请示，只有这样，急救人员才能了解事故情况变化并得到科学的指导和帮助。制定汇报及请示预案的目的是明确请示的对象、时间和内容，以防遗漏情况的发生。指挥长在启动预案应急调度后的3分钟内应向领导报告，遗漏请示汇报或延误请示汇报者将承担严重的责任。

请示预案的内容包括提前制定请示对象（主要报告对象有科主任、分中心及中心领导、总值班、办公室、卫生局应急办，直至市政府应急办）、请示途径、通讯联络的方法，以及何等级别的灾情请示何等级别的上级首长等等。

指挥长报告的内容包括：报告事件发生的原因和过程、报告事件导致的伤亡和其他损失、报告已经实施的应急处置情况、记录领导的指示、汇报落实领导指示的执行情况等。

报告中不容忽视的内容有突发群体事件发生的时间、地点、种类、涉及伤亡及失踪人数、派遣第一梯队救护车组的数量、现场需要的支援要求等。当领导有指示时，必须记录领导的姓名、指示的内容和时间，必须传达领导的指示、了解执行者执行指示的情况，向领导汇报指示的执行情况。

（三）启动"先遣队预案"——尽快派出先遣队救护车

先遣队应急预案的主要内容是指突发群体事件发生后，调度医生在接到呼救电话后将在最短的时间内派出距事件发生地点最近的救护车或摩托车，争取在最短的时间内到达事件现场。先遣队由急救医生负责，承担着重大的责任，其工作内容有：尽快赶到事件现场，通过亲自看、听、问等手段了解和核实事件真实情况，对事件的性质、规模、伤员人数、伤情等情况等进行调查和评估，然后向指挥中心报告，为后续现场救援提供较为准确的资讯，让指挥长应对灾情和应急处置措施再次做评估和修正。急救人员汇报完毕后或边汇报边立即展开工作，指挥和带领在场人员实施现场救援行动。

（四）启动"预备队待命预案"——随时准备增援

预备队预案是针对大型事故或灾难制定的后续支援力量（第二、第三梯队等）的建立、组织、准备及投入使用的方案。根据事故灾难程度按照预案内容将不同梯队人员及物质迅速在指定地点集结，并做好各种准备，以便随时可以在指挥部的命令下投入使用。第二梯队的预备队人员由120院前急救系统的非值班人员组成，第三、四梯队则由相关区域各个医疗单位的相关人员组成，必要时按照方案向外省市及解放军相关部门求助，以便能够根据情况投入足够的救援力量。在政府领导部门的协调下，各级预备队的建立和组织必须提前进行并不断完善，各方人员必须明确自己的职责、权利和工作内容，各种物质及车辆都有可靠的来源保障，以便在突发群体事件发生后能够迅速投入使用。

（五）启动"联络预案"——建立通畅的上请下达通道

联络预案是指在大规模事件发生后，120 医疗急救指挥系统的联络方法。在大型突发群体事件发生后，120 院前急救系统势必成为重要的指挥中心之一，此时必将有多种信息同时在这里交汇，此外，多途径了解事件情况、多方面汇报事件情况、多方向指挥各部门实施医疗救援等等信息的交流全部在短时间内集中，此时如果不能事先建立完善的通讯联络方式，势必会影响各种指令的传达和交流，进而影响救援质量，此外不同急救部门之间的联络、现场个急救小组之间的联络都十分重要，因此提前建立完善的通讯联络方式和途径十分必要。该预案的研究内容应包括根据事件等级设立、开通和增加相应的联络途径，包括有线无线通讯途径等，必要时应开辟专用线路。组织和建立畅通的信息交互网络在突发群体事件救援中的作用至关重要，现场医疗救援总指挥应该通过多种通信方式和强化管理方式，组建有效的通信网络，实现整个指挥体系内语音、文字、数据、视频信息的互通与共享，实现整个指挥体系内紧急救援关系的协调和指挥技巧的发挥。现场指挥要强调信息的标准化，信息的及时性和信息的安全性，有效控制通信秩序。

（六）启动"现场医疗救援环境创建预案"——建立临时现场急救点

对大型突发群体事件的医疗救援必须要有因地制宜的救治环境，因此，医疗救援总指挥应该根据现场的环境条件（建筑、场地、交通条件等）、气象条件（昼、夜、风、雨、雪）、医疗条件（心肺复苏、生命体征监测及创伤外科治疗条件等），搭建救援帐篷；提供救援床（毯、垫）、照明、通风等条件。设置安全的、便利的、能遮阳避雨（雪）的、采光和照明良好的医疗救援环境，并按伤情分类将不同地区化为红区、黄区、绿区的救治场地和尸体的停放场地。

（七）启动"协调预案"——强调多部门的协调和协作

协调预案是指 120 院前急救部门在大型事故救援中应取得其他政府部门的协助，如需要警察维持秩序；需要消防人员实施专业破拆；需要武警帮助寻找和解救；需要工程人员协助解救脱险；需要交通警察指挥交通；需要施工单位开辟救援场地等等。此外 120 紧急医疗救援机构与社会救援机构及社会大众之间的协作是非常必要的，同时也是非常困难的。

当发生核、生、化事件或疑似传染病流行时，必须请疾病预防控制机构对现场有害因素进行检测或流行病学调查，做出卫生学评价，以便救援人员采取预防措施，也便于控制现场环境和事件的发展。所有的一切都需要在政府主管部门的领导和帮助下与相关部门共同制定和完成。

制定预案时应提前与这些部门建立联系，各方应明确自己的责任、义务和相关的工作内容。这项工作必须提前进行和完成，不能等事件发生后再实施。拿《北大西洋公约组织》（简称"北约"）举例，北约是冷战时期美国与西欧、北美主要国家为实现防卫协作而建立的一个国际军事集团组织。其宗旨是强调"集体防御"，用"全方位应付危机战略"保障各成员国的安全，从而致力于建立一个完整、自由、统一的欧洲。一旦受到战争和各种威胁，各国需要共同行动并各自承担自己的义务，并明确自己采取何种行动，这所有的一切都是提前制定的。

我们可以借鉴这种组织方式，在市政府的领导下建立大型突发群体事件救援协调指挥部，所有的工作都必须提前想到，只有做了充分准备后才能有备无患。其主要内容有：

1. 与交通部门协作　重大事故的救援离不开交通部门的协助，其主要内容包括驰援事故现场及转送成批患者时的交通疏导、大型交通事故的现场勘察和救援等。

2. 与治安部门协作　重大公共安全事件的现场救援必须在政府治安部门的协助下进行，因此需要对协助方法进行研究。

3. 与消防部门协作　严重火灾的现场救援必须在消防部门的协助下进行，特别是火灾事故的原因、救援人员的自我保护措施、如何进入火灾现场、如何寻找和发现事故受害者等，120系统的急救人员是无法独立完成上述工作的，必须得到消防部门的协助。

4. 与传染病相关部门协作　大型公共卫生事件的医疗救援必须依赖有关部门特别是国家疾病预防和控制中心（CDC）的协助，盲目施救可能导致救援人员的自身危险和被感染。

5. 与气象部门协作　与气象部门协作的情况多见于大型自然灾害的救援，此外气温、天气条件等诸多因素都能影响到现场急救，亦需要气象部门的帮助。

6. 与相关工程部门协作　需要大型机械（挖掘机、推土机等）时需要取得相关工程部门的协助，预案制定时应事先与相关工程救援部门一起制定出协作方案，以便在紧急情况下迅速派出大型救援机械。

7. 组成联合救险组　突发群体事件的原因是各种各样的，并不仅仅限于疾病，因此120院前急救医生有时无法单独完成现场救援任务，此时各个部门的专家应该组成联合救援组，如根据不同情况可组成公安人员与急救医生、消防人员、化学专家与急救医生的救援组，共同进入事故现场，这样可以互利互乘，即保障自己安全，又提高救援效率。

（八）启动"专家预案"——充分发挥专家的专长和作用

专家是指在一定领域或学科有较深造诣和专业知识的人，专家的知识、经验和智慧往往能够在突发群体事件现场救援中发挥非常重要的作用。比如2004年4月15日，重庆市天原化工总厂的一个氯冷凝器泄漏，在抢修过程中因处置不当，于凌晨2时和下午15时发生两次爆炸，造成9人死亡3人受伤。由于现场条件复杂，爆炸随时可能再次发生，给救援工作带来极大的风险和困难。在无计可施的情况下，国务院及国家安全生产管理局及时组织了5位专家现场指挥抢险。专家对现场情况及救援措施进行了科学、客观的分析，在专家的建议下，抢险指挥部动用数量军用坦克向储气罐发射了具有强大穿甲威力而较小爆破威力的穿甲弹，瞬间消除了爆炸隐患，从而使救援顺利进展，终于圆满完成了救援任务，这是利用专家的知识和智慧使救援取得成功的典范。

因此，在特殊情况导致的突发群体事件的现场救援中，120院前急救部门应能够想到求助于相关部门的专家，如气象专家、消防专家、传染病专家、相关化学品专家、放射性物质伤害专家等，充分利用和发挥专家的智慧、专长和作用。专家预案应提前制定，建立专门的专家库，其内容和对象应囊括所有与突发群体事件相关的重要领域的一流专家，提前与他们建立某种形式的关系，明确其责任和义务，保持和更新他们的联系方式和通讯方法，以便事件发生后能够及时得到这些智囊的帮助。

此外，大型突发群体事件救援预案还有许多需要研究的内容，如疏散预案——引导大规模人员撤离现场、不同原因大规模事件救援预案（如核、生化武器事件救援预案、传染病爆发流行处置预案、大规模自然灾害救援预案等）等，由于本书主要的读者对象是基层医生，故不做进一步研究和讨论。

三、大规模突发群体事件现场紧急医疗救援工作流程及注意点

突发群体事件的处置程序可以划分为不同的阶段，各个阶段的划分是相对的又是连续的，其工作是交叉进行的，不同阶段的任务侧重又有所不同。从政府和社会的角度来看，可划分为呼救响应阶段、现场抢救阶段、伤员运送阶段、现场清理阶段和现场秩序恢复阶段等。从实施紧急医疗救援的角度来看，突发群体事件的紧急医疗救援可以分为呼叫受理与评估判断、应急指挥与报告请示、启动救援预案、梯队组成与驰援现场、现场指挥与灵活应变、捡伤分类与紧急救治、合理分流与安全运送、无缝交接与继续诊治和抢救小结与预案管理等过程。

突发群体事件紧急医疗救援的工作效率和成果主要取决于事件发生前救援预案的设计和制定是否科学、各种准备工作是否充足、救援行动落实情况是否完全、具体的贯彻执行情况是否坚决和彻底等，取决于现场救援指挥者的专业素质、心理素质、组织管理协调能力和应急决策能力，取决于整个救援团队的业务技术素质、心理素质和工作作风。其工作程序如下：

（一）受理呼救，判断灾情

受理突发群体事件呼救电话是紧急医疗救援的第一步，首先接到呼救电话的调度员称为第一调度员或称首位调度员（简称首调）。首调的责任重大，他（她）是受理突发群体事件呼救电话的第一责任人，应该在一分钟之内完成对突发群体事件呼救信息的采集与核实，以及对灾种与灾情性质和程度的判断与评估，然后立即向指挥长汇报。其主要工作内容有：

1. 信息收集　与常态普通事件有所不同，突发群体事件的信息收集的主要内容有：

事故信息：①事件性质及原因；②事件发生时间；③事件发生确切地点；④事件涉及范围；⑤灾害事件描述等。

患者信息：①患者数量；②伤员一般信息：姓名、性别、年龄、身份；

③伤情信息：受伤原因、性质、程度、生命是否受到威胁等；④失踪人数等。

呼救人信息：①呼救人的身份；②联系方式及主叫号码（呼救者呼救使用的电话号码）。

环境信息：事故现场周围环境情况，包括环境条件、气象条件、交通情况、事故对现有建筑物、公路的破坏程度，以及供水、供电、供气、供热和电信设施损坏的程度等。

了解突发群体事件的成因和种类至关重要，信息受理人员必须明确是常见的灾害事故、交通事故、工伤事故，公共卫生事件、还是化学中毒、核辐射或有毒生物制剂扩散等。其他重要信息还包括事件时间、地点、性质、程度等，上述信息需要随时得到更新、补充和修正。

最早的现场情况常常是由幸存者或轻伤员或旁观者提供的，他们可以叙述突发群体事件的细节，但由于遭到恶性突发群体事件的打击，以及展现在他们面前的可怕的灾害现场所引起的恐惧反应和心理伤害，使他们对灾害的性质和损害的程度常常报告的不准确。最初的报告常常是含混的、概括性的，缺乏头绪的，常常顾此失彼，挂一漏万。此时调度医生应该首先稳定呼救者情绪，同时对某些重要问题加以提示和提醒，包括受灾的程度、范围、灾区的地理情况、涉及的人口、可能涉及的人数、可能的死伤人数、可能的失踪人数等，以及伤员的致伤原因和基本特点，如烧伤、砸伤、压埋、坠落等。为了取得可靠的事件真实信息，指挥长应以最快的速度派出先遣队救护车或摩托车赶赴现场，通过救护车医生对事件情况进一步了解核实，如有不当之处，应立即纠正，以完善应急处置。

注意：大型突发群体事件的信息获取往往费时很多，因此当"首调"得知是大型事故或灾害时应立即招呼在场其他人员协助受理呼救电话，必要时开辟双条或多条通讯通道，边收集信息，边做出反应，尽快派出先遣队救护车奔赴现场。

2. 情况评估

（1）受灾情况的定量评估　灾情的严重程度是派出救援力量规模的依据，因此应对不同灾情实施定量分析，根据根据事件性质和涉及人数，评估灾情等级，一般将其分为以下4级（表4-1），此外事件发生地点和涉及到某些特殊人物时与灾情等级有关，当突发群体事件发生在重要场所如政府机构、外事单位、大型活动场所等或事件涉及重要人士如知名人士、高级政府官员时，灾情等级应提升一级。

表 4-1　受灾情况的定量评估

灾情评估等级	灾情颜色	一次受伤或中毒	一次死亡
一般（Ⅳ）	蓝色	3～5 人	1～2 人
较重（Ⅲ）	黄色	6～19 人	3～9 人
严重（Ⅱ）	橙色	20～49 人	10～19 人
特别严重（Ⅰ）	红色	≥50 人	>20 人

（2）烈性传染病爆发的判断　目前烈性传染病特别是呼吸道传染病的大规模爆发和流行成为威胁人类健康的最严重的问题之一，从 2003 年的 SARS，到 2008 年的禽流感和 2009 年的甲型 H1N1 型流感，为人类一次次敲响了警钟，如果我们不能认真对待，认真监控和防护，那将导致不可估量的损失。由于 120 系统有强大的网络并处于紧急情况的最前沿，因此调度医生和院前急救医生必须具有对传染病监测的职业敏感性，能够在众多的现象中发现疑点，能够在众多的疑点中捕捉到某些传染病爆发的蛛丝马迹，然后尽快上报加以证实或排除，从而将其遏制在萌芽中。

1）当多人出现相同症状时，无论是何症状，都要提高警惕。比如调度医生通过急救电话了解到某日的发热（或其他症状）患者超过数人，就应该将这种情况上报。

2）注意讯问患者有无疫源地生活史、经过史或停留史，以及与传染病患者的接触史等。

3）有无呼吸道传染病特别是某些容易导致大规模流行的传染病（如流行性感冒等）的主要表现，如发热、头痛、咽痛、肌肉酸痛、咳嗽、咳痰等。

（二）请示汇报，启动预案

应对突发群体事件，实行首调负责制，即接到突发群体事件呼救电话的第一位调度员负责先期处理，大型突发群体事件或灾情一经确认，由当班组长担任的临时指挥长应立即启动救援预案，将预案中的各种应急程序按照执行步骤同时或依次落实，其主要内容有：

1. 迅速向上级汇报 详情请参阅"启动请示及汇报预案"。

2. 迅速派出先遣队救护车 详情请参阅"启动先遣队预案"。

3. 派出第一梯队 如果是大型事故或灾害，调度员则应按"就近优先"的原则和应急预案的要求，调派相应数量的抢救小组和救护车，表4-2的内容是根据不同程度的灾情派出不同数量的救援力量。

表4-2 根据不同灾情采取的不同援救力量

灾情评估等级	颜色	应投入抢救组
一般（Ⅳ）	蓝色	1~3组
较重（Ⅲ）	黄色	4~10组
严重（Ⅱ）	橙色	11~30组
特别严重（Ⅰ）	红色	>30组

4. 横向求助 首调在收集信息的同时要讯问呼救者是否已经求助相关部门，如车祸是否已经求助122、社会治安事件是否已经求助110、火灾是否已经求助119系统等。由于事故及灾害等事件发生后，很多人在突然的打击下往往会忘记某些重要的事情，此时首调应立即通知相关部门参加救援。

5. 启动预备队待命预案 当发生橙色等级的突发群体事件时，指挥长应启用调度科的二线调度人员，增援调度力量。后续救援力量的紧急发动。当第一梯队的力量不足时应决定组建由专业急救机构或医院的应急抢救队组成的后续救援梯队，但动员医院的急救资源需要事先约定的或当时的政府授权。指挥长负责确定后续救援梯队的临时指挥，要求梯队内不同机构的组成人员服从临时指挥。详情请参阅"启动预备队待命预案"。

6. 指导在场人员自救与逃生 当首调对突发群体事件做了先期处理后，应立即指导呼救者该做什么和不该做什么，如果情况紧急，应在派车的同时尽快开通其他专线指导在场人员实施紧急避险和现场自救，其主要内容有：

（1）阻止在场人员进入有危险的事件现场，如火灾现场、毒气泄漏现场等。

（2）告知遇险人员尽快脱离及远离有毒或危险环境，尤其告知其帮助伤员撤离的方式和方法。

（3）告知在场人员保持肇事现场原有现状、不要随意破坏现场、保留现场残留物等。

（4）指导在场人员对伤员实施自救措施，如对出血伤员采取止血措施，对昏迷伤员检查呼吸心跳情况，对心搏骤停者实施心肺复苏，对有心跳的昏迷伤员保持其呼吸道通畅及防止窒息等。

（三）梯队组成，驰援现场

大型事故及灾害发生后，各种救援梯队相继建立并在指挥部的命令下开赴事故现场，此时个梯队的急救人员的注意事项有：

1．了解灾情，明确任务，各梯队的急救人员应该明确或基本明确事故原因、灾情程度、现场危险因素及自己的任务和职责，并在途中能与现场人员保持联系，以便随时得到最新的事故动态，从而有针对性地采用不同的救援措施。此外在行驶途中急救人员要对现场情况进行预先分析和思考，把能预见到的、有可能发生的各种情况和对策在心中反复酝酿，尽可能做到心中有数，这样到达现场后就能有准备地投入救援工作中。

2．将各种装备置于良好状态　医务人员在途中应进一步检查各种装备（诊疗设备、防护装备等）的情况，做到有序存放且无故障，能够到现场后立即投入使用。

3．尽可能得到相关部门的协助　对于大型事故需要出动急救车队时，调度医生及指挥部应与有关部门联系，如在交通部门的协助下保持相关道路通畅，必要时派出交警带路及疏导。

（四）进入现场，紧急救治

突发群体事件紧急医疗救援的医疗行为主要包括搜寻伤员、解救脱险、检伤分类、现场救治和监护运送，这既是几个不同阶段的先后的救援任务，又是相互交叉和重叠的救援任务，而实施的人员却都是相同的，如何让同一批人员实施不同的任务，又要保证医疗救援任务的顺利完成，这是医疗救援总指挥必须考虑与合理安排的，如需要有人协助解救脱险的行动、需要有人对脱离险境的遇险人员进行检伤分类、需要有人对经过检伤分类的伤员进行医学处置等等。现场医疗救治的实施由医疗救援总指挥或指定人员负责组织，成立搜寻组、检伤分类组、复苏组、紧急外科处置组（止血等）、手术组和转运组，必须要求实施规范的医疗救援行为。

1. 组织联合救援小组，尽快进入事件现场　在大型突发群体事件现场，医务人员不要单独行动，应与相关部门人员组成联合救援小组，小组成员除医护人员、担架员外还应根据不同情况配备警察及消防员等，各组配备无线对讲机及防护装备，然后迅速进入现场搜寻患者。

2. 创建现场医疗救援环境，合理安排现场救援力量　在对城区发生的大规模突发群体事件患者的救援时应在初步处置及生命支持下尽可能尽快将其后送，但如果事件发生地距后方医院较远及后送条件差（如路途遥远、交通不便等）时则必须展开现场急救，此外有的患者必须经过现场急救后方能后送，如果不经现场处置就盲目后送，有时就会使患者病情加重甚至死亡，因此现场急救十分重要。当部分急救人员进入现场搜寻患者时，现场指挥部应立即因地制宜创建现场急救医疗环境：

（1）根据现场条件开辟专用区域建立现场临时医疗救援中心，有条件时搭建救援帐篷，设置安全的、能遮阳避雨（雪）的、采光和照明良好的医疗救援环境，建立简易手术室等一系列医疗救援所必备的设施，并提供救援床、照明、通风等设施。

（2）在临时医疗中心的不同区域有针对性地配备强有力的医疗急救力量和设备，重点是心肺复苏、生命体征监测、呼吸支持、液体复苏及创伤外科治疗。

（3）开辟专用区域作为伤情分类区，并安排有经验的急救医生担任伤情分类工作。将不同地区化为红区、黄区、绿区的救治场地和尸体的停放场地（黑区），各区应有明显的标志。

3. 解救伤员脱离险境，同时给予生命支持　对困在某区域的遇险人员的解救脱险行动并不完全是医护人员的本职，但在解救脱险的过程中常常需要医护人员在旁边指导，提醒抢救人员注意保护伤员的头面部、颈部和躯干，清理口鼻腔、保持呼吸道的畅通，医护人员也要根据病情尽可能的采取给氧、止血、补液、固定颈部等应急措施，以坚实的担架与合理的体位实施科学搬运，尽可能维持伤员在解救脱险过程中的生命体征，避免发生次生损伤，提高抢救成活率、减少伤残率。

4. 实施检伤分类，区分轻重缓急　在突发群体事件现场存有众多伤亡人员，在患者的数量大于医务人员数量的情况下，必须对已脱离险境而要准备救治的伤员进行伤情评估和检伤分类，不仅把伤员的伤情按严重程度来分成各种类型，而且这些类型的标识还表明该伤员应该得到什么样的紧急救援服务。必要时，应对尚未脱离险境正在解救的伤员也尽可能的实施伤情评估和检伤分类。对伤情的评估标准必须有高度的一致性，在检伤分类的同时应不要忘记建立伤、病、亡人员名单，配置伤票号作为唯一识别标志，对意识不清的伤员尤其如此。（关于检伤分类的详细情况请看本书第 5 章第 2 节中的成批伤——国际创伤救助优先原则）

5. 提供医疗救治，紧急处理伤情　在自我保护和保障安全的前提下，医护人员应遵循"先救命后治伤、先救重后救轻"的原则，对经过检伤分类的伤员患者给予相应的处置，对心搏骤停的伤者实施心肺复苏，对窒息和呼吸抑制及昏迷的伤员实施呼吸支持及开放呼吸道，对大出血伤员实施紧急止血，对多发伤和复合伤或尚未被解救出来的伤者开辟液体通道，使心搏骤停者恢复生命体征，使生命垂危者稳定生命体征，使伤员病情进展减缓。其他重要措施有：对颈椎和脊柱实施固定、紧急止痛、处理骨折、处理烧伤、包扎伤口、固定肢体，以及必要的心理抚慰，对医疗救治过程和抢救效果应做记录。

（五）迅速撤离，安全分流

组织有序的患者分流后送是现场急救后的必要步骤，其目的是要降低死亡率和伤残率，但是要特别规范伤员转送的指征、分流的组织和目的地医院的选择。

1. 患者分流运送时机的确定　患者分流运送时机的确定原则上决定于两点：

（1）伤员的情况：在运输力量暂时不足的情况下优先转运经积极抢救后伤病情相对平稳的危重伤员，这些患者必须尽快得到紧急后续治疗，否则仍然有生命丧失或致残危险，如心搏骤停复苏后心搏恢复、严重出血、严重颅

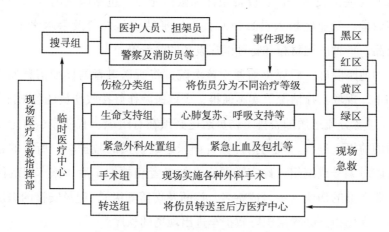

大规模突发群体事件现场医疗救援示意图

脑及内脏损伤、窒息及呼吸抑制、严重烧伤、急性中毒、肢体断离等；其次是经过处置的中等级别的患者，如轻、中度出血和创伤、肢体骨折等；第三是轻病微伤的患者，为节约急救资源，可以将数人同时后送；最后是已经去世的患者。上述情况是伤员后送的基本原则，实际实施时也要看具体情况，有些危重伤员的解救过程很长，耗时很多，需要有救护车备用，而能够走出现场的人伤势都不太重，他们可以在经过初步处置后先行被运送，这需要现场指挥人员的临时应变。

（2）运输力量的情况：运输力量包括救护车的数量和途中需要实施监护及救治工作的医务人员数量，此时要根据现有条件具体安排。在医务人员数量不足的情况下应该让危重患者暂时等待，同时呼叫更多的医务人员增援，千万不能让危重患者在无有力的医疗支援的情况下盲目后送。

2. 患者分流医院的选择　选择正确的目的地医院，为目的地医院制定量力而行的接收计划，不使急、危、重症伤员过于集中，以便让患者在最短的时间内得到与其伤情相适应的后续治疗是分流医院选择的要点。所有的一切需要现场指挥部事先掌握各个目的地医院的信息，然后在政府领导部门的协调下实现。选择分流患者的目的地医院要根据如下信息来确定：

（1）医院的位置及交通情况。

（2）医院的技术条件、设备条件和救治能力：包括医院的空床位和空闲手术室数量、专业医护人员数量及技术水平特别是外科及手术水平；血液、特种药品、特种医用材料和特种医疗设备的数量等。

目的地医院确定后要提前通知该医院，将所送患者的详细信息如致伤原因、伤情、现场治疗情况等实施通报，令该医院作好接收伤员的各项准备。

3．患者分流运送的安排　伤员运送必须在有组织、有秩序、有记录及信息互通的前提下进行。现场指挥负责调派运送伤员的救护车，所有的救护车应该有临时编号或编组。确定需要运送的患者和救护车后，该车组的医护人员要查验伤员的伤票（编号或姓名、诊断及伤情等级），记录安排的医院及车组编号，现场指挥必须组织好救护车进出现场的秩序。

4．患者运送途中的监护和紧急治疗

（1）患者的运送首先要安全的、平稳的将担架抬上救护车，这需要医护人员的指导、帮扶，甚至是亲自抬运，避免造成二次损伤。担架上车后要将担架与车体牢靠固定，同时要让伤员保持舒适的体位，还应注意用约束带将患者与担架牢靠的固定，对严重颅脑损伤、脊柱损伤及严重出血的伤员尽可能使用真空垫，必要时要有专人守护在伤员身边固定及稳定患者，防止在行驶中因颠簸和前后左右的移位等原因让患者受伤或病情加重。

（2）保持静脉输液、氧气或排液管道的畅通和心电监测电极稳固的粘贴及导线牢靠的连接，调试输液、输氧在合适的量，调试心电、呼吸监测的正常显示。

（3）急救医生要在运送途中对医疗仓内的患者时时观察伤情变化，包括伤员的生命体征、气道的通畅情况、有无活动性出血、止血部位的变换等等，出现异常及时给予紧急处置，同时将患者的病情变化和途中治疗认真记录，确保治疗内容的连续性，也便于与后续治疗医院的交接。

（六）无缝交接，救援总结

院前急救与院内救治的衔接必须是无缝隙的，患者必须按照现场指挥部的要求转送到指定医院，医院必需按约定接收伤员，彼此要做到运送的伤员伤情事先通报、接收医院事先准备、救护车到达时共同抬运伤员、运送方与接收方医护人员快速交接伤情、同时保持伤员生命体征的稳定、双方共同签收交接记录、运送完毕向指挥中心汇报运送结果、医院向指挥中心汇报接收结果等。

在突发群体事件的紧急医疗救援实施结束后应尽快对处置过程进行认真总结，包括对事件的判断评估、应急响应、组织指挥、现场救援、分流运送、无缝衔接、救援支持等主要内容，还应该总结事件处置过程中的缺憾与不足，及时对应急预案实施补充和修订，使其更加适应突发群体事件现场救援的需要。

（冯　庚　付大庆）

小　结

本章介绍了 120 系统院前急救的基本工作流程，它包括两大内容，即常态普通事件的现场急救和突发群体事件的现场救援。

常态普通事件的现场急救流程有七大内容：①如何受理 120 急救求助电话：其要点是正确收集患者信息特别是对病情加以分析和评估，并对患者提供现场急救自救指导和对患者实施心理安抚；②如何派出适合于患者的救护车；③尽快到达患者身边：医务人员要与患者建立充分的联系并提前进入抢救思维状态，驾驶员应熟悉道路，以便尽可能缩短急救反应时间；④如何提供高质量的现场急救服务：根据安全原则保障自身安全，预防感染及传染病传播，根据临床检查及症状评估原则区分患者病情及根据院前治疗原则为患者实施现场救治，还有最重要的是要时刻向上级请示汇报；⑤如何把患者送到合适的医院：包括搬运患者时的技巧和要点，途中的注意事项及目的地医院的选择；⑥送院后与该院实施交接；⑦特殊患者的现场急救注意点：介绍了对外籍患者、"三无"患者、死亡患者、精神异常者、突发意识丧失的患者以及可疑情况的正确处理方法和技巧。

突发群体事件的现场急救介绍了 3 项内容：①突发群体事件基本介绍，包括性质和原因，事件发生的规模、严重程度和事故等级，事件的发生形式以及突发群体事件的基本特点，突发群体事件与常态普通事件有很大的不同，如果不能区别对待，就有可能导致救援不利；②大规模突发群体事件现场救援的组织与指挥：包括启动各级指挥预案、先遣队预案、联络预案、预备队待命预案、现场医疗救援环境创建预案、专家预案及各部门协作预案，包括与交通部门、治安部门、消防部门、传染病相关部门、气象部门协作等；③介绍了大规模突发群体事件紧急医疗救援工作流程和注意点，包括现场情况分析和情况评估、派出救援梯队奔赴事发现场，到现场后的伤情分类及紧急医疗救援，患者的分流与转运等。

通过对上述内容的介绍，使急救者能了解和熟悉现场急救的各个环节的工作内容和工作重点，有条不紊地在紧急情况下做好每项工作，高质量、高效率地完成现场急救任务。

参 考 文 献

[1] 徐芳. 中国与法国院前急救模式的对比与研究. 临床急诊杂志，2008，9(5)：321－322.

[2] 城市居民应急避险手册编委会. 城市居民应急避险手册. 北京：北京出版社，2003：104.

[3] 王伟强，沈建姝，陈淑叶. 大剂量纳洛酮心肺复苏疗效分析. 中国综合临床，2003，19（11）：989－990.

[4] 肖振忠. 突发灾害应急医学救援. 上海：上海科学技术出版公司，2007.

第五章　院前急救工作原则与行为规范

第一节　现场诊断和检查原则

导读

如果我们让大家用最简练的语言回答下述问题："对一名基层医生或120系统的院前急救医生来说什么最重要?"答案应该是："尽可能避免患者死亡。"那么我们再问："院前急救时如何才能最大限度地避免患者死亡呢?"答案应该是："尽快识别危重急症。""危重"说明病势凶险,患者正在接近死亡的边缘;"急"则说明起病急骤,患者容不得时间的拖延。因此只有能够迅速识别危重急症,才能有针对性的采取相应的急救措施,或及时送患者去医院。然而,如何在短时间内识别危重症,却是基层医生和年轻的120院前急救医生工作时的薄弱环节,不少人就是未能及时识别出已经存在的危险情况,或未能在患者危重表现的蛛丝马迹中抓住其中的要点,或应该做某项检查而未去做,以至造成误诊、漏诊,使患者遭受惨重损失。因此本节将重点讨论如何在简陋条件下进行现场诊断的问题,以及怎样能够迅速识别危重急症。

诊断是医疗过程中的基本环节之一,只有确立了正确的诊断,医生才能从根本上提供最适合患者情况的治疗方法,而正确的诊断是建立在详细的检查和判断分析之上的。临床诊断一般可分为病因诊断、症状诊断、体检诊断(包括物理检查和各种仪器的检查)、实验室诊断、病理解剖学诊断、病理生理学诊断和分子生物学诊断等,这些诊断都是在通过相应的检查之后才能确立。其过程在医院通常有三步：

首先是调查、了解患者发病的综合情况（包括病史的调查、体格检查、实验室以及其他检查等），建立完整的临床资料；第二步是对上述临床资料加以综合、分析，做出初步诊断；第三是进行临床观察及随访，确立和验证所作出的诊断。临床医生通过正确的临床诊断除了能确切反映疾病的名称和性质以外，还应能够了解患者的全面情况，从而作出正确的、有针对性的临床对策。

但是在院前急救的时候医生们是不可能按部就班地依次完成上述工作的，院前急救的客观条件不允许这样做。在这种特殊情况下，急救人员只能通过了解病史、体检和利用有限的辅助检查设备了解病情，要求急救医生在短时间内确诊有时是不合实际的，因此院前急救时多用"判断"这个字眼。有时院前急救时作出的诊断，即使在有较充分的证据的情况下也只能称为"初步诊断（initial diagnosis）"，患者只有到医院后，经过系统的检查、观察，对其所患疾病才能下最后的结论。

院前急救时面对情况极其复杂的患者时，在缺乏很多辅助检查手段的情况下，在刻不容缓的时间要求下，医生们应该怎样展开思考，怎样建立正确的临床思路，怎样做才能迅速了解患者的真实情况、做出正确判断，从而做出正确的决策呢？这是每个院前急救医生都需要认真探讨的课题。

建立科学、严谨的逻辑思维模式，培养客观、全面的分析判断方法，制定并遵守正确、合理的诊断程序步骤，是急救者对危重症进行现场判断的基本要素，也是120院前急救医生和基层医生诊疗技术中的需要重点培养和加强的环节之一。

一、严峻的院前急救客观诊断条件

院前急救是少数医务人员利用有限的设备在特殊时间、特殊地点、特殊环境和相对艰苦的医疗条件下对处于紧急状态下的患者实施的紧急医疗救助行为。诸多客观条件使院前急救医生在很多方面处于弱势状态，大大增加了院前急救时诊断、治疗的难度，从而降低了对患者的保障系数。

首先医务人员在数量上占有弱势，由于院前急救时急救医生常常是单独工作，多数情况下他们无法能够像在医院那样及时得到同行的帮助和商讨，也无法得到上级医生的指导；第二是医疗设备上的弱势，院前急救的医疗设备和药物的匮乏，缺乏医院内那样的诊断和治疗的客观物质条件；第三是时间上的弱势，由于很多患者是在紧急情况下发病或受伤，突发的急病或健康意外事件对患者的生命构成严重威胁，由于时间紧迫，很多时候容不得医务人员对患者进一步观察，而是要求急救医生必须当机立断，迅速作出治疗决策；最后也是最重要的弱势，即基层医务人员没有受过专门的急诊医学培训，加之经验不足及急救技能上的不足，与大医院急诊科的经过千锤百炼的急诊医生相比，其急救技术和急救素质虽然不能说是天壤之别，但也绝对不能同日而语。

很多基层医生如社区的全科医生和诊所医生，他们在慢性病管理和轻病微伤处理上相对有经验，但在日常工作中他们却很少碰上真正的急诊危重患者，加之他们缺乏到大医院急诊科进修的机会，使他们对各种紧急情况缺乏足够的、充分的认识。在这种情况下如果在工作中他们一旦真正遇到性命攸关的急诊患者，就难以在很短的时间内做出正确的判断和制定正确的现场急救对策，此时如果不幸作出了错误的治疗决策，其结果肯定使患者付出惨重的代价（参看案例28）。

此外有的医生对危重症的表现缺乏足够的认识，他们往往面对危重情况却熟视无睹，不以为然，因而不能马上采取紧急措施，也不会建议患者立即转诊，这样使患者的病情一再耽搁，浪费了对患者至关重要的宝贵时光，致使患者病情加重甚至死亡。

在2009年2月作者参加的中华全科医师杂志社编委会上，一位编委指出，基层医生的重要薄弱环节之一就是不能认识危重病，不能正确处理急症。一位16岁的患者一连三天在某社区卫生服务中心就医，接诊医生当时按一般腹痛处理，即未给患者实施化验检查，又未及时建议患者转诊，3天后已经病入膏肓的患者来到某三级医院，入院诊断是急性化脓性胆管炎，7天后患者死于难以控制的脓毒症。

急性化脓性胆管炎是最危险的急腹症之一，患者只有早期得到治疗才能避免死亡，而接诊的社区医生却没有意识到该病的危险性。这种及时就医就能遏制病情，治愈疾病，但由于一些缺乏经验医生的忽视而没有建议患者及时转诊，患者为此付出惨重代价的情况时有发生，为什么会这样？答案显而易见：我们的一些医生缺乏对危重症的判断意识，缺乏对危重症患者表现的识别和认识。

案例 28　是雪中送炭还是雪上加霜？

患者，男，81岁，凌晨5时因睡眠时突发剧烈呼吸困难、咳嗽、不能平卧、颜面及口唇青紫而叫当地诊所医生，既往有冠心病、高血压20余年，糖尿病史10年，平素服用降血压及降糖药物。

诊所医生到现场后查体：患者端坐体位，面色青紫，无胸痛，无意识障碍，呼吸32次/分，血压170/100mmHg（平素血压140/90mmHg），双肺听诊可闻湿啰音，心脏听诊心率136次/分，律齐，心音低钝，腹部及神经系统未见异常，未做心电图检查（无心电图机）。

现场初步诊断：冠心病、高血压、糖尿病（血糖未测）。给予低分子右旋糖酐500ml加复方丹参20ml静滴，同时嘱家属呼叫120。

15分钟后120急救医生到达现场，此时患者病情明显加重，出现精神恍惚、烦躁不安、大汗淋漓，呼吸频率加快，频繁咳嗽、咳白色泡沫痰。血压同前，但心率增至150次/分，双肺听诊布满粗湿啰音。心电图示窦性心动过速及ST段及T波缺血性改变。肌钙蛋白T检查阴性。

现场诊断：冠心病、急性左心衰竭、高血压病、糖尿病（血糖未测）。当即停用右旋糖酐及丹参溶液静滴，给予患者吸氧，5%葡萄糖250ml加入硝酸甘油5mg静滴（20~80μg/min），呋塞米20mg静注，15分钟后患者病情开始缓解，呼吸困难明显减轻，30分钟后嘱患者排尿1次，尿量约400ml，此时患者病情完全缓解，出汗停止，呼吸平稳（18次/分），口唇青紫明显减轻，血压150/90mmHg，双肺湿啰音消失，心率降至120次/分。由于患者及家属执意不去医院，经过现场继续观察20分钟并由家属签署不去医院的书面意见后，120救护车返回，几小时后经电话随访患者平安无恙。

点评： 不难看出，这位患者所患的疾病是急性左心衰竭。患者的临床表现十分典型，符合该病诊断的所有基本要素：高龄，多年的冠心病势必损害心功能，降低心脏储备能力，这是导致其发生心力衰竭的基础条件。由于种种原因特别是早晨，人的交感神经兴奋，导致患者后负荷增高，其收缩压比平素高出30mmHg，这就是造成患者发生急性左心衰竭的诱因。后负荷增高超过了患者心脏的代偿性负荷能力时，左心室的血液就无法被泵进主动脉，这就是急性左心衰竭。

此时由于患者的左心室输出量下降，此时右心还将静脉血液源源不断地输送至肺动脉，而肺静脉的血液却无法进入左心室，导致患者发生严重的肺静脉淤血，进而发生肺水肿，故患者出现剧烈呼吸困难、咳痰、端坐呼吸及双肺湿性罗音，严重肺水肿又反过来加重缺氧，使不堪重负的心脏雪上加霜，如此形成恶性循环，严重时在短时间内（数分钟至数十分钟内）就可以危及患者生命。

但是诊所医生对此未能认识，还按冠心病给予"活血化瘀"治疗，更不应该的是他还给患者应用扩容药物右旋糖酐，对本应该减少血容量、降低回心血量的患者却使用扩容疗法增加了血容量，进而增加了回心血量，结果使患者病情雪上加霜，险些丧失性命。多亏该医生及时呼叫120系统，患者经过修正的治疗才侥幸转危为安。上述案例是急救医生诊断方向失误的典型，而诊断方向判断失误的后果则是治疗上的南辕北辙，由此我们看出正确诊断方向的确立是何等重要。

临床上由于急救医生缺乏急救相关理论和经验造成患者病情延误、病情加重的实例还有很多，此外滥用抗生素、滥用糖皮质激素、滥用补液疗法、滥用"活血化瘀，疏通血管"疗法等不科学的医疗行为时有发生，给广大患者带来了不应有的损害。由此看出，我国基层医疗单位的医生的技术水平特别是急救技能亟待提高，目前已经到了刻不容缓的时刻。

综上所述，院前急救的诸多医疗上的弱势条件是导致患者发生了本来可以避免的悲剧的原因之一，那么有什么办法能够改善上述弱势条件，提高院前急救效率，保障患者安全吗？

　　答案非常遗憾：首先院前急救的人员数量弱势和设备条件弱势由于国家财力等原因在短期内无法改善，目前国家没有能力也不可能在基层医疗单位做像三级医院那样的人力物力投入；时间弱势也无法改善，我们无法将患者的突发急症改为慢性病；提高广大急救医生的急救素质和业务水平在短时间内也是可望而不可即的，设想如此众多的基层医生，有什么办法能使他们在短时间内全面提高自己的急救水平呢？

　　我们得出的结论是：所有的院前急救弱势条件在短期内都很难解决。怎么办呢？难道就让突发的危重急症的患者凭运气决定他（她）们自己的未来吗？其实办法是有的，这个办法就是让急救医生掌握正确的临床思维方法，建立正确的诊断思路，有一句话是"路线是纲，纲举目张"，思路正确，分析有条理就较少容易犯错误。

二、现场检查及诊断要点

（一）建立正确的诊断思路

　　诊断是一种多途径、多方向的猜测、推断、构想及验证的过程，医生往往需要采用多倾向性的思维方式。而面对情况危急的患者，院前急救医生就难以像一般的医院门诊医生那样，按部就班地去参照各种疾病的多种表现逐一思考，逐一对照、逐一排除，然后再形成并确立诊断构想。因此简化思维程序，争取时间尽快展开抢救是院前急救医生的当务之急。从哪里做起和怎样做呢？

　　1. 将分析和思考的起始点放在患者的主诉上　　主诉是患者对自己最突出、最典型临床表现的叙述，很多情况下主诉往往能反映疾病的实质问题，对做出诊断很有帮助，即根据患者的主要发病特征来初步确认是哪个系统的疾病。以患者的主诉或主要表现为起点，迅速在患者诸多的临床表现的线索中找到并将其归纳到一个最小范围中去选择最大可能的诊断。这种简化的思维方式和程序有利于更快地接近病情实质，抓住患者临床表现的因果关系。这也是有经验的院前急救医生常常运用的诊断思维原则。

　　获得正确的主诉是从问诊做起的，问诊应该尽早开始，一般要在见到患者之前就要进行，往往是从询问接救护车的人开始，你询问的越早，你获得的信息可能越多。如果现场情况紧急，应该边问诊、边检查、边抢救。问诊要突出重点，简明扼要，但对关键性的问题在被问者阐述不清时要反复追问或换一角度询问，直到确认为止。

主诉的可靠性十分重要，有时由于患者因各种原因无法分清主次、无法准确表述疾病的真实情况，还有时疾病往往掩盖了患者最真实的感觉，这样可能导致主诉的偏差，此时急救医生应该加以正确的诱导，如："你觉得哪里最难受？""你觉得你与平时最不一样的地方在哪里？""除了某某情况外，你还有哪里不舒服？"等。此时要避免诱导性询问，例如急救医生要了解冠心病患者的运动耐量时就不应该这样问："你运动后是不是觉得胸痛？"而是应该这样问："你运动后有什么感觉？运动后有什么不舒服吗？"等。此外询问要细致，不要忽略任何蛛丝马迹，要知道有时某一细小征象，可能是整个问题的关键所在。

2. 现场诊断时运用的基本分析方法　院前急救医生要以患者主诉或主要表现为基础（主干）线索，进行树状结构分析筛查，其主要思考内容有：

（1）全面收集　收集是指急救医生通过询问病史和体检等工作，尽可能多地采纳有助于诊断的重要信息，并不断补充完善这些信息，因为它们都是形成完整诊断链条的重要依据，因此应尽可能避免遗漏，否则可能导致诊断失误。如对于急性支气管哮喘重症发作，临床主要表现为急性呼吸困难、剧烈喘息的患者，询问其既往有无类似发作史就对诊断至关重要，如果急救医生将这一重要信息漏掉，就可能因少了一条重要的诊断依据而漏诊。

（2）萃取提炼　萃取提炼是指急救医生应从患者的诸多临床表现中找到其最有代表性和最能说明患者情况特征的关键点，这一点非常重要，对任何疾病的诊断都极其有帮助。

（3）医学解释　对患者的任何一种现象，急救医生都应该用基本医学原理进一步解释，追根寻源，让医学解释引导我们走向正确的方向。比如一位脑出血同时伴有昏迷的患者突然发生面部青紫和烦躁不安时，急救医生该怎么判断？医学解释可以帮助我们。

通过医学原理的分析，导致昏迷患者突发性面部青紫和烦躁不安较常见的原因是窒息，是呼吸道堵塞，这样我们就有了基本诊断线索。再如对剧烈腹痛患者，急救医生就应想到为什么会突发腹痛？什么病最容易导致腹痛，这些病还有什么其他表现等。医学解释能够建立一系列线索，同样也是树状结构，急救医生将沿着这些线索逐一分析，从而使诊断不断深化。

（4）总结归纳　将患者的各种信息加以分析和总结，去粗取精，去伪存真，将数条线索合并思考，找到其相互之间的关系，如因果关系、同源关系、毫不相干等，从而做出初步构想，确立初步的诊断方向。患者的数条表现有时可以相互印证某些疾病，例如对主要表现为呕吐、昏迷者可以将诊断方向指向中枢神经系统疾病，而呕吐伴腹泻则很可能是消化系统疾病。任何一种现象都有其存在的原因，它们是不会无缘无故出现的，因此我们应该找到它们的根源。如患者是以突发昏迷为主要特征的，我们就要将可能导致患者昏迷的原因按系统逐条分析，使诊断进一步深入（图5-1）。

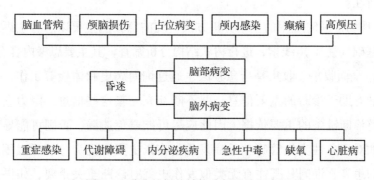

图 5-1　昏迷的树状结构分析思路示意图

（5）运用概率　概率是事件发生可能性的大小的量化指标。概率在医学诊断思考时十分重要，我们在判断一种疾病可能性时应首先从常见病、多发病想起，而不是先考虑那些罕见的疾病。例如对发热、咽痛的患者，我们应首先考虑患者是否患有上呼吸道感染，而不是首先怀疑患者是否患有白血病，尽管这组症状是某些白血病的症状之一。对此美国医生 Marriott 大夫有一段形象的比喻：“当你听到马蹄声时你应该首先想到的是马而不是斑马，只有你看到了斑马的条纹，你才应该认为它是斑马。”

（6）充分验证　确立了诊断方向后要对其进一步验证，包括进一步询问病史及实施相应的进一步检查。比如上面的举例，急救医生怀疑发生呼吸困难、面部青紫和烦躁不安的昏迷患者可能是窒息时，就要实施进一步检查和验证，比如观察患者是否有三凹征、有无缺氧表现、听诊的呼吸音情况等，通过验证进一步证实或排除。再如对一例主诉为剧烈头痛伴呕吐的患者，急救医生从数条线索中考虑到颅压增高的可能性较大，此时就要检查患者的血压和脑膜刺激征等，以验证自己的初步判断，符合者则沿着这条线索继续前进，不符合者则向其他线索的思考转移。

（7）果断排除　排除也是疾病诊断中不可或缺的重要手段，当我们考虑某病时，不要忘了运用排除的方法，排除能从反方向证明不是拟诊疾病。例如我们对主诉为"黑便"的某患者初步诊断为消化道出血，但患者反复检查大便潜血其结果却屡屡为阴性，这样我们的诊断就因缺乏证据而排除了该病。再如一位 21 岁的女患者，临床表现为突发剧烈呼吸困难，颜面、口唇及肢端青紫，伴咳嗽及咳大量白色泡沫痰，双肺听诊布满湿啰音，院前急救医生初步诊断为"急性左心衰竭"，但后来经查体发现患者双瞳孔小如针尖，这就出现了重要的否定因素，因为根据医学原理，任何情况下急性左心衰竭是不可能出现严重的瞳孔缩小的，除非患者合并其他情况，因此患者尽管有急性肺水肿的典型证据，但急救医生仍然否定了急性左心衰竭的诊断，最后证实患者是急性有机磷中毒。就这样急救医生通过依据现有的证据，不断修正前进方向，最终达到正确的目的地。

3. 注意阴性症状体征的询问和检查　阴性临床表现有时对于诊断具有十分重要的意义，例如对可疑蛛网膜下隙出血的患者要注意检查有无颈项强直，如果没有，则对该病的判断具有否定意义；再如急性右室心肌梗死，听诊双肺清晰是该病的特征之一，在可疑该病的患者出现颈静脉怒张同时听诊双肺清晰时，高度支持该病的诊断；腹壁有无肌卫是急腹症的重要判断方法之一，有则支持该病的诊断，无则否定诊断；临床上的类似情况不胜枚举。

（二）现场检查时的注意事项

实施各项检查并做出现场诊断是院前急救时基本医疗行为过程中不可缺少的重要环节之一，也是院前急救时为伤病者做出情况判断的重要手段。院前急救医生在患者病情危重，时间紧迫的情况下，实施现场检查和做出初步诊断时需要掌握哪些重点、注意哪些情况呢？

1. 情况紧急时常规检查要让位于重要的抢救性治疗　对危及患者生命的紧急情况，急救医生应该不拘泥一般状态下的检查常规，应该尽快展开抢救，这一点十分重要。例如患者已经发生了心搏骤停，有的医生还按常规要求依次测血压、数脉搏、看瞳孔、做心电图检查等，使宝贵的有效复苏时间白白消耗殆尽，进而使复苏失败，这种低级失误时有发生，必须坚决制止。院前急救医生实施检查时应对相应的检查内容有所侧重，有所省略，有所推迟，下述情况时应该优先抢救：

（1）对发生心搏骤停的伤病者，应仅做意识和呼吸检查，有条件时可实施 P 导联心电监护（将除颤器双手柄分别置于患者胸壁，开启监护仪观察及记录心电活动），诊断一经确认，立即展开心肺复苏，此时应避免血压、脉搏、瞳孔、心音听诊及常规心电图检查。

（2）对呼吸功能障碍（表现为呼吸浅、慢、不规则及呼吸停止等）及严重缺氧的患者，应重点做胸部听诊及血氧饱和度检查，然后立即给予呼吸支持，如供氧、通畅呼吸道（摆成正确体位、插入口咽管等）、实施人工呼吸（口对口、面罩加压、气管插管）等，然后再实施血压、神经系统及心电图检查。

（3）对严重的呼吸困难及疑似急性左心衰竭、张力性气胸等急症的患者，主要实施重要的相关检查，如血压、胸部体征检查等，然后迅速给氧、开放呼吸道及建立静脉通道等，然后再实施其他检查如心电图等。

（4）对明确的急性中毒患者，需要立即帮助其脱离中毒环境和尽快采取排毒措施，如将一氧化碳中毒者移至空气新鲜处及呼吸支持、对皮肤染毒者尽快实施洗消、对口服毒物者应该尽快催吐等，然后再实施常规检查。

（5）对急性呼吸道异物堵塞者要尽快采用清理呼吸道、拍背、腹部冲击法及喉镜下钳出等方法促使异物排出，高位堵塞可实施环甲膜穿刺或切开，如无效应该尽快送患者去医院，千万不要浪费时间实施无用检查。

（6）对严重外伤，需要紧急外科处置的患者，应立即实施止血等外科急救措施，对皮肤被化学物质损伤者应立即用大量清水冲洗患处。

2. 尽可能取得详细的临床资料　院前急救本来就存在客观辅助检查条件

（如实验室检查等）先天不足的缺陷，急救医生的判断依据在很大程度上依赖患者的临床资料，因此获得尽可能详细的患者信息就显得十分重要。

（1）不要忽略了病史采集　病史是患者患病或受伤的全过程，主要包括患者发病的过程，主要的临床表现特征（发病或受伤时间、部位、性质、程度、持续时间、缓解方法等），诊疗经过及效果，既往情况和其他相关情况等。病史是任何身体检查都不可替代的重要的患者信息，因此有人说病史是诊断的钥匙。

例如有心血管危险因素者的急性冠脉综合征的发生率比无危险因素者大18倍，同样是胸痛的患者，有无危险因素就起到了很大的诊断或排除作用。再如同样是急性腹痛的女性，月经史对是否是异位妊娠的诊断有明显的参考价值。对心力衰竭患者的诊断，病史也是一个非常有力的证据或反证。心力衰竭多数情况下属于终末期心脏病或严重的心脏病的结果，人是不会轻易发生心力衰竭的，因此如果没有长时间的心脏病史或严重心脏病的病史及其他临床证据，诊断心衰就十分牵强。

美国心脏病学会主席 Alfred A. Bove 在 2009 年大连召开的中国心律失常论坛上指出：“作为一名心血管医生应该掌握‘四大法宝’，即听诊器、心电图、体格检查和询问病史。”即使是在诊断仪器高度发达的当今时代，也无任何检查工具能够替代病史的询问，采集病史是临床医生最重要的基本功之一，中国医学论坛报刊登了医学大家张孝骞先生的一个故事，这个故事可能给我们某些提示。

20 世纪 60 年代中期，在北京协和医院工作的张教授接诊了一名女患者。这位患者临床表现奇特，辗转数家医院都没能够确诊。经过仔细的检查，张孝骞对已有的诊断产生了怀疑，却又一时不能确诊。张孝骞对这名患者产生了一种似曾相识之感。于是问道：“你曾经来协和医院看过病吗？”“来过。”患者回答说：“30 年以前来过。”“当时是来看什么病呢？”张孝骞一边回忆着，一边又问。“因为难产，请协和的医生到家里诊治过。”张孝骞记起来了。那是抗战之前，正是自己为这个难产患者治疗过，那时患者情况非常严重，自己还为她输过血呢！可是 30 多年过去了，那时的病历也已荡然无存，借鉴既往病历进行诊断已经不可能了。

　　下班以后，张教授怀着侥幸心理在家翻箱倒柜地寻找起来。因为多年来他形成了一个习惯，门诊或查房时总是随身携带着一个小本子，把一些典型的、重要的临床病例扼要地记在上面。一大堆纸质变了色的小本子全都摆到了面前，他一本一本地仔细翻阅着，一直到深夜，仍没有找到对这个患者的记录。家人都已入睡，他却没有丝毫倦意。

　　在查找过程中，他终于想起来了——那次难产曾经有过大出血，这会引起脑垂体坏死，导致脑垂体功能减退，因此造成了甲状腺、肾上腺等内分泌不足和应急反应的缺陷，在受到急性感染时，就可能发生休克。患者的阳性血清浊度试验，正是甲状腺功能减退、血脂增加的结果。第2天，一个新的诊断结论写进了患者的病历——席汉综合征。于是，张教授给患者服用了甲状腺素片和肾上腺皮质激素等药物作替代治疗，使她的病情很快好转。

　　而很多年轻医生往往没有意识到这一点，他们经常忽略了病史的详细询问或不知道如何问及问什么，导致忽略病史而造成诊断失误者不乏其例（参阅案例29）。

案例29　失之毫厘，谬以千里

　　患者，女，66岁。30分钟前无诱因突然出现呼吸困难，剧烈喘息，伴口唇青紫、大汗淋漓，不能平卧，自服"速效救心丸"后无效而呼叫120。发病后无意识丧失，无胸痛及肩背痛，无恶心呕吐，未服其他药物和异常食物，无与毒物接触史。自述既往有冠心病及高血压。救护车到达现场后查体：患者神志模糊，呼吸急促，端坐体位，严重发绀，血压140/80mmHg，心率60次/分，呼吸40次/分，无颈静脉怒张，双肺布满哮鸣音，肺底可闻湿啰音，心律不齐，未闻杂音。腹部及神经系统未见异常。心电图示QRS波宽大畸形。

　　现场急救：吸氧，5% GS 250ml 静滴。5分钟后患者血压降至70/60mmHg，心率降至45次/分，呼吸停止，意识丧失，呼吸音消失。当即用面罩和简易呼吸器辅助呼吸，给予肾上腺素1mg、可拉明0.375g、洛贝林3mg静注，数分钟后患者心跳停止，经心脏按压、静注肾上腺素等复苏措施，但结局归于无效，45分钟后放弃抢救。现场诊断：冠心病，急性左心衰竭，心律失常，阵发性室性心动过速，频发多源室性早搏，心源性猝死。

点评：这个案例有很多方面值得讨论，本文仅从病史和诊断的角度加以分析。院前急救医生抢救突发危重症患者时的首要问题是治疗方向的定位，如果方向错误，就势必导致治疗失误。本例患者最突出的特征是剧烈呼吸困难，这就是我们的主要思考方向。

突发呼吸困难的常见原因有 3 大类，即肺源性、心源性和其他原因导致的呼吸困难。因此可以使用排除法将不符合者逐一淘汰：

首先来看其他原因导致的呼吸困难，这里主要包括中毒性呼吸困难（毒血症、一氧化碳中毒、氰化物中毒、药物中毒等）；神经、精神性呼吸困难（急性脑血管病、脑炎；重症肌无力、格林－巴利综合征、周期性麻痹；癔病、高通气综合征等）；代谢性呼吸困难（酸中毒、尿毒症、糖尿病酮症、甲状腺功能亢进、肥胖等）；血源性呼吸困难（重症贫血、严重失血、休克及低血容量状态等）。从患者的病史到临床表现都缺乏上述诊断的依据，故均可排除。

再来看心源性呼吸困难，主要疾病包括各种心脏病及心力衰竭和心包积液、心包窄缩等。患者虽然有高血压和冠心病史，但她的临床表现与上述疾病都难以吻合，特别是急救医生作出的"急性左心衰竭"的诊断值得商榷。

急性左心衰竭最突出的特征是肺水肿，而该患者仅在肺底有少许湿啰音，故用肺水肿解释患者如此剧烈的呼吸困难、端坐呼吸和发绀显然是缺乏说服力的。加之无其他支持严重心脏病的临床证据，因此心源性呼吸困难的诊断不能支持。

最后就是肺源性呼吸困难了，患者的诸多证据（剧烈呼吸困难、发绀、大量哮鸣音等）都指向一个疾病——支气管哮喘。为了证实这个结论，作者对患者家属进行了电话随访，得知患者 10 年前有支气管哮喘发作史。导致急救医生误诊的原因可能出在患者异常的心电图上，这份非阵发性室性心动过速的心电图将急救医生引到了心脏这个错误方向，此外病史采集也存在重大疏漏，患者有支气管哮喘史这项重要的诊断证据却没有被当事的急救医生采集到，这也是导致误诊的重要原因。由此失之毫厘，谬以千里，以致出现了最不应该出现的结果。

假如时光能够倒流，正确的现场抢救措施可能是应用糖皮质激素、β受体兴奋剂及支气管解痉药物等。最重要的是要当即为患者实施现场气管插管，通过强制性过度人工呼吸解除或缓解患者的严重缺氧状态，如果能够及时实施这些措施，患者也许是另一种结果。

这个案例充分说明，病史对某些急症的诊断是何等的重要！（关于该案例的详细情况我们将在本丛书的《常见症状判断思路和临床对策》一书中加以讨论）

（2）尽可能做详细检查　询问病史和体格检查是院前急救医生诊断疾病的"两条腿"，如果少了任何一条腿，那么我们都将是"跛子"，都有可能造成漏诊或误诊。院前急救时急救医生虽然不能像医院写大病历那样按系统回顾的方式全面查体，但至少不能忽略一些重要的检查，否则就容易造成漏诊，有时平时看上去极其简单的体检，但它能够给我们提供足够确诊的信息（参阅案例30）。

案例 30　问题出在哪里？

患者，男，年龄不详，被人发现走路不稳，躺倒在某长途汽车站的椅子上，继而呼之不应，旁观者呼叫120。院前急救医生约12分钟后到达现场。查体，患者意识丧失，消瘦，皮肤湿冷，无破损，颜面、口唇及肢端青紫，呼吸微弱，10次/分，血压90/60mmHg，心率140次/分，双肺呼吸音弱，未闻病理性呼吸音及啰音，心脏听诊未见异常，腹壁软，神经系统检查提示肌张力低，未引出病理反射，血氧饱和度71%，心电图示窦性心动过速。由于患者身边无亲人，其发病初始情况及既往病史不详。现场诊断：昏迷原因待查。

给予 5% 葡萄糖 250ml 加入尼可刹米和洛贝林各 3 支静滴。同时急救医生因患者病情过重及诊断不明而呼叫增援。10 分钟后增援救护车到达现场，高年资医生通过查体发现患者重度发绀，呼吸极度微弱，浅、慢、不规则，几近停顿，血氧饱和度 67%，再行查体，撸起患者上衣袖子，发现患者患者双上臂布满针孔痕迹，由此高度怀疑为急性毒品（阿片类）中毒，故再追查患者瞳孔，发现其双瞳孔小如针尖，从而更加接近了诊断。

急救医生当即给予纳洛酮 0.4mg 静注，约 2 分钟后患者呼吸情况有所改善，故于第一次注射 5 分钟后再次追加静注纳洛酮 0.4mg，此后患者情况迅速好转，呼吸在数分钟后逐渐增加至 14 次/分，同时发绀明显改善，血氧饱和度增至 95%，心率降至 120 次/分。10 分钟后患者意识恢复，自述自己 20 岁，有海洛因注射史，3 天前刚从戒毒所回家，今日是戒毒后第一次为自己注射毒品海洛因。

点评：面对这例病情危重，已经接近死亡边缘的患者，我们怎样在现场迅速做出临床判断和治疗决策呢？还是遵循从患者的主要表现做出树状结构分析的方法。通过对现有信息的萃取提炼得知，患者的主要特征是年轻、起病急骤、呼吸异常（浅、慢、不规则）、昏迷、严重缺氧（发绀、低血氧饱和度）和低血压，那么就上述重要信息我们都应该思考哪些内容呢？首先应该考虑什么病能够导致这种状态？这几种主要表现之间是什么关系？哪个因素起主导作用？

严重缺氧可以造成昏迷，而呼吸异常则可能是导致缺氧的根源，因此呼吸异常就是对这位患者诊断思路的主干，患者呼吸微弱、频率严重减慢，提示呼吸衰竭，那么患者为什么会突然发生呼吸衰竭呢？呼吸是由呼吸中枢和周围参与呼吸器官和组织的协同工作而形成和维持的，参与呼吸运动过程的任何一个环节，包括中枢神经系统、运动神经、肌肉、胸廓、胸膜、肺组织和气道的病变，都可以导致呼吸衰竭，那么这例患者是哪个地方的问题呢？

首先从患者年轻和起病急骤看来，在很大程度上提示患者可能不是慢性疾病或终末期疾病；患者无外伤证据，除外了胸廓方面的问题；患者无异常呼吸音及啰音，除外了常见气管、支气管及肺泡方面的呼吸系统疾病；患者亦无呼吸道异物堵塞的证据；经过上述筛查，我们的目标只剩下中枢神经的问题了。

是何原因导致的呼吸中枢功能障碍呢？还是应用排除法，患者起病急骤提示可能不是颅内炎症性疾病以及占位病变，同时患者无颅脑损伤、脑血管病及颅压增高的证据，因此颅内原因导致的呼吸中枢功能障碍的可能性较小，看来患者的呼吸衰竭的原因又回到了外周。

那么哪些外周原因可以导致呼吸衰竭呢？在除外了运动神经、肌肉、胸廓、胸膜、肺组织和气道的病变外，我们就只剩下一个目标了，那就是——急性中毒，毒物导致的呼吸抑制。再进一步思考，哪些中毒能够造成呼吸抑制呢？

再引入概率分析，临床较常见的能够导致急性呼吸衰竭的是急性安眠药或阿片类毒品中毒，这两种化学物质都能在短时间内造成强烈的中枢神经包括呼吸中枢抑制，从而使患者发生急性中毒。怎样验证是否是上述中毒呢？经过进一步查体得知患者瞳孔极度缩小，加之患者肢体上的针孔痕迹，从而强烈提示患者可能是阿片类毒品中毒。

经过分析，整个发病经过的证据链逐步趋于完整：患者吸毒（海洛因）过量导致中枢神经系统高度抑制从而出现昏迷，急性呼吸抑制使其呼吸浅、慢、不规则，由于微弱和几近停顿的自主呼吸无法满足身体氧气需要，故患者发生严重缺氧，缺氧又反过来及加重患者昏迷并造成低血压及代偿性心动过速，并逐步把患者推向死亡边缘，这就是实际发病过程的合理解释。

及时应用阿片类特效解毒药物纳洛酮后患者病情迅速缓解，证实了上述分析和推断是正确的。这个案例说明，有条理的临床分析能够帮助急救医生确认诊疗方向，特别是在患者无法叙述病史，使诊断难度增加的情况下，细致的体检就更加重要。而我们的年轻急救医生却忽略了瞳孔这个至关重要的检查，以至无法确诊。请记住，瞳孔检查是反映患者神经系统情况和提示患者是否危险的重要步骤，千万不能将其忘记。

（3）尽可能做客观性检查　客观性检查是指使用一定设备的、非单纯主观方式的检查，如院前急救时实施的心电图检查、血氧饱和度检查、血糖检查等。从证据的角度看，客观性检查得到的结果的证据效力要比主观检查结果的可靠性强，因此院前急救时应尽可能应用该类检查。

3. 对拒绝检查的患者要有其书面签字　院前急救时经常有患者拒绝现场检查和治疗、要求 120 工作人员仅为其解决交通工具的情况。有时尽管患者病情危重，但家属仍然执意要求不做现场诊疗，此时急救医生应向患方充分说明不做现场诊疗的利害关系，尽可能说服患者接受必要的现场检查和治疗。如果患方执意坚持自己的立场，那么需要注意：无论是送医院还是转院，均应该让患方用书面的形式明确表达不做现场诊疗的观点。

签字说明书应提前印制，上面应该有如下字眼："患方要求不做现场诊疗，急救人员已经向患方充分说明不做诊疗的利害关系，但患方仍然坚持自己的意见，特此证明。"然后让患方人员亲自签字。

既往有这样的情况：开始患者明确拒绝现场检查，而后来却把 120 的急救人员告上法庭，说他们没有实施现场检查，延误了诊断和治疗，并因此要求为患者的损失进行赔偿，并且辩解说"我们又不懂医，你们的医生又没有跟我们说必须要去医院和不去医院的后果……"，此时 120 的医生却拿不出反证。在目前急救方面相关的法律还很不健全的情况下，尽管书面签字的法律效率十分有限，但仍需要实施这一步骤。

三、病情评估原则——院前危重病危险分级

院前急救医生在较短的时间内迅速接近病情实质，然后做出正确的治疗决策，即是院前急救的客观需要，也是院前急救工作的难点之一。院前急救医生应该练就一副"火眼金睛"，面对急诊患者，急救医生最重要的技能之一就是能够一眼就看出来患者病情的轻或重，如果病情重，那么到底有多重？患者有没有生命危险？会不会很快死亡？如果你不具备这个能力，无论如何都不是一名合格的急救医生，哪怕你的职称再高，资格再老，洋文再厉害，或发表了无数篇论文都没有用。那么怎么才能练就这副火眼金睛呢？

（一）什么要实施病情评估

病情评估是指院前急救时医生以患者的主要临床表现和基本检查为依据，对其病情所做的危险性分析。通过评估，急救医生能够较快识别危重患者，才能够能沿着正确的治疗方向对患者实施有效救治或采取其他措施。也就是说院前急救时急救医生首先要了解患者病情的轻重，而不是试图确立诊断。

评估在急诊医学中占有不可取代的位置，如美国急诊医学会颁布的急诊医学定义为："急诊医学是一门对于非预期的伤或病提供立即评估、处置治疗和预防的专门学科。"2005 年国际心肺复苏和心血管急救指南对"现场急救（first aid）"所做的定义也将评估放在了与干预同等的位置，其原文是 The National First Aid Science Advisory Board defined fir staid as assessments and interventions that can be performed by a bystander（or by the victim）with minimal or no medical equipment.（现场救助者，包括患者自己，所采取的评估和干预措施称为现场急救）。由此看出评估在急症处置中的作用和地位是何等的重要。

1. 何谓"危险分级"　危险分级亦称为危险分层。先解释什么是危险：这里"危险"一词的含义是指疾病和意外伤害对患者健康和生命的威胁程度。从广义上讲对患者来说最大的危险就是死亡，因此危险性就是伤害导致患者死亡的可能性。所以，危险性越大，对患者造成死亡的可能性越大。从院前急救医生判断病情的角度来说，"危险"有两层含义。

首先是疾病的严重程度，有的病虽然很重，但病情发展缓慢，那在一定的时间内（数小时）就算不上真正意义的危险。

第二是疾病的发展速度，不同的疾病其发展速度亦不尽相同，有的情况几分钟内就能导致患者发生生物学死亡，有的情况几小时就可对患者生命构成威胁，而更多的情况是患者在相当长的一段时间内不会死亡。有时虽然患者暂时不会死亡，但延误就医就会给后续治疗带来极大的困难，甚至造成在一段时间后发生死亡。

因此院前急救医生判断病情时必须把病情进展的速度考虑进去，只有同时具备病情严重和病情进展快这两点时，疾病院前急救的时间内才真正构成对患者的威胁，两者缺一不可。把不同急症的危险性加以量化，用不同的级别显示不同的危险就是危险分级。

2. 评估的目的和意义　轻症患者无生命危险，病重但病情发展缓慢的患者在时间上有很大余地，但危重急症患者就不行了，危重急症患者在院前急救时随时可能恶化甚至发生死亡，因此必须采取紧急措施。所以，急救医生首先必须学会和掌握识别危重急症患者的能力。院前急救医生在评估病情时主要基于两点。

第一点要考虑患者是否有在院前急救的这段时间死亡的可能性，也就是说急救医生要学会预测患者在院前急救这段时间内有没有可能发生心搏骤停，患者会不会死亡，是不是接近死亡，何时可能发生死亡。

第二点是要考虑虽然患者在院前急救的这段时间内发生心搏骤停进而死亡的可能性较小，但在未来的一段时间内患者的病情会不会加重，如果会加重，同样视为危险。

通过评估，急救医生根据病情的严重程度将患者分成不同等级，然后"对号入座"，根据不同等级的院前急救预案分别对不同层级的患者采取与其相对应的急救措施。

情况评估的意义在于帮助院前急救医生迅速识别一般患者和危重患者，急救医生通过病情分析，将复杂的情况简单化，此时急救医生不是要诊断清楚疾病，而是要发现和甄别出重症患者，特别是在院前有生命危险的患者，从而有针对性地采用适用于患者的现场急救措施，包括帮助院前急救医生做出是否采取就地抢救、是否送医院、何时去医院，或者不用去医院而原地观察等院前急救决策，以及与患者家属沟通，让其了解患者的真实情况。

此外调度医生在受理急救电话时所做的病情评估还有助于选择适合于患者的救护车，为重病患者派出装备精良的抢救型救护车，为轻病患者派出一般装备的救护车，这就是评估的意义所在。换言之，急救医生可能不知道患者得的是什么病，但他必须知道患者病情的轻重程度，眼下有无生命危险，近期病情会不会加重，对患者的后续治疗和预后有无影响等。因此可以说院前急救时对危重急症患者实施危险分级评估是提高院前救治成功率、保障患者生命和健康的"捷径"。

3. 评估方法和依据

（1）院内对危重病评估的方法和依据　国际上有许多医院内患者病情评

估的方法，统称为危重病评分系统，危重病评分不仅能客观评价危重患者发生严重并发症甚至死亡的危险，还广泛用于评价医疗资源利用及医疗费用；治疗措施选择；患者住院周转和病房使用率及病愈后生活质量、残疾状况；患者住院期间的医疗和护理工作质量、医院和科室管理水平、领导决策能力等。其中最有代表性和最常用的有如下几种危重病评分系统：

1）格拉斯哥昏迷评分（GCS）：Glasgow 昏迷评分是英国人 Teasdale 和 Jennett 于 1974 年制定的，用该法对昏迷程度进行评估简单方便，实用性强，因此被广泛应用（表5-1）。评估中最高 15 分，最低 3 分。患者的昏迷程度与其所得分数成反比关系，即得分越高，昏迷程度越轻，反之得分越少，昏迷程度越重。GCS 评分在脑血管疾病中权重较大，其分值与病情轻重程度明显相关。认为该法对脑外伤患者的病情评估、预后预测仍以 GCS 评分为最佳选择。但 Glasgow 昏迷评分也有其局限性，它不适合老年人、精神病患者、言语不通者和 3 岁以下儿童。

表5-1　Glasgow 昏迷评分

患者反应	功能状态	得分
睁眼反应	有目的的、自发性的睁眼	4
	得到口头命令后睁眼	3
	疼痛刺激后睁眼	2
	无睁眼反应	1
口语反应	定向正确、可以对答	5
	定向不佳	4
	不恰当的词汇	3
	合混的发音	2
	无口语反应	1
运动反应	服从医嘱	6
	对疼痛刺激，局部可以感到疼痛	5
	逃避疼痛刺激	4
	刺激时呈屈曲反应（取皮层强直）	3
	刺激时呈伸展反应（去大脑强直）	2
	无运动反应	1

2）急性生理和慢性健康评估评分（acute physiology and chronic health evaluation，APACHE）：APACHE 评分是临床上最权威、应用最广泛的病情评估系统，该系统自 1985 年以来不断得到改良和完善，目前常用的是 APACHE Ⅱ和 APACHE Ⅲ等。APACHE Ⅱ评分系统主要由三部分组成，即急性生理学评分（APS）、年龄及慢性健康评分（CPS）。其中第一部分（APS）尤为重要，它由患者的生命体征（心率、呼吸、体温）、血常规、血液生化（血清钠和血清钾）、血气分析指标和格拉斯哥昏迷评分构成。

APACHE Ⅲ评分系统是 Knaus 等在 APACHE Ⅱ基础上作的修正，增加了 5 个符合统计学上最低限度标准的新变量，即尿量、血肌酐、血清白蛋白、血清胆红素和血糖，去掉了血清钾和血气分析中的 HCO_3^- 这两个不符合统计学最低限度标准的变量，并简化了 Glasgow 评分系统。

上述两个系统多用于评估疾病的严重程度及预测预后，根据上述各项指标所得出的相对分值来预测患者情况，分值与病情呈负相关，即分值越大患者的危险性越大，预后越差。

3）简化生理学评分Ⅱ（SAPS Ⅱ评分）：该法是 APACHE Ⅱ指标的改良，同时舍弃了其他 APACHE Ⅱ的评估指标。有人认为 SAPS Ⅱ评分虽可反映患者的病情严重程度，但在预测死亡危险度方面却与实际病死率有较明显差异，不如 APACHE Ⅱ准确。

4）全身炎症反应综合征评分（SIRS 评分）：SIRS 诊断涉及 4 项生理指标：体温、呼吸、心率、白细胞及杆状核比例（注：杆状核是白细胞分化过程中的一个类型。）。SIRS score ≥2 时，患者病死率明显增加。

5）儿科危重病评分（PCIS）：包括心率、血压、呼吸、动脉氧分压（PaO_2）、pH、血钠、血钾、血 BUN（或肌酐）、血红蛋白、胃肠系统 10 项生理指标，用以评估患儿病情和预后，临床应用证实其简便、有效。与 APACHE 评分系统相反，PCIS 分值与病情呈正相关，即 PCIS 评分越低，病情越危重，患儿病死率越高。将 PCIS 从高至低依次分为 ≥100 分、71～99 分、≤70 分 3 组，分别代表病情非危重、危重、极危重。

6）早期预警评分（early warning score，EWS）：根据患者的体温、呼吸频率、收缩压和意识状态所做的评估，这是一种早期识别"急诊潜在危重症患者"的方法（表5-2）。Coldhill 等对 1047 例普通病房患者进行调查发现，EWS 分值越高，患者住院死亡率越高（$P < 0.0001$）。临床医生需要根据评估所得的分值采取相应的干预措施，如果分值达到"触发"水平，应立即采取紧急干预方法稳定病情。

表 5-2　早期预警评分（EWS 评分）

项 目	EWS 评分						
	3	2	1	0	1	2	3
心率（次/分）		≤40	41~50	51~100	101~110	111~129	≥130
收缩压（mmHg）	≤70	71~80	81~100	101~199		≥200	
呼吸频率（次/分）		<9		9~14	15~20	21~29	≥30
体温（℃）		<35.0		35~38.4		≥38.5	
意识状态				清楚	对声音 有反应	对疼痛 有反应	无反应

上述方法是临床医生应该掌握的、评估患者病情及预后的常用方法，这些方法主要是对患者病情和预后的整体性预测，即患者是否存活可能性的说明，而无法描述在一定的时间内患者的病情变化，亦无法预测患者在何时可能发生猝死及死亡的可能性等。此外上述方法都需要一定的实验室检查支持，故在院前急救时难以应用。

（2）院前急救时采用的病情评估方法和依据　院前急救的客观条件无法实施像医院内那样的评分方法，但我们有一套更加简单的评估系统。有的读者可能会问：院前急救时实施病情评估的方法难不难？尤其对学历相对较低、资历相对较浅、经验相对不足的初学者或基层医生，评估方法容易学习和掌握吗？

答案是非常容易。院前急救时无法实施实验室等项检查，因此评估依据是患者的临床表现。绝大多数情况下各种危重情况都有自己的特征，我们只要记住这些表示危重症患者的特征性表现，就能很容易将其识别出来，因此，即使是对学历相对较低、资历相对较浅、经验相对不足的初学者或基层医生，只要稍作训练，记住危重病患者的表现特征就行。

通过评估和分析，我们将患者的危险性分成了Ⅰ、Ⅱ、Ⅲ、Ⅳ共 4 个级别，分别代表极高危、高危、中危和低危，其中Ⅱ级又分为Ⅱa 和Ⅱb 级两类。每一类症状都有其相对应的危险级别、相关疾病、急救等级和送院适应证，这样读者就会根据患者的症状来迅速查到其危险级别、可能涉及的疾病、急救等级、送院适应证等项急救对策了。

（二）常态事件患者的危险分级——危重症现场判断基本思路

1. 急救医生必须了解和掌握的危重症信息　在患者诸多的临床表现中，有一些表现能够提示情况危险，急救医生应该了解这些重要的、能够提示危险的信息，并在脑海中建立自己的检查标尺，以便能够及时发现这些情况，及时采取相应的临床对策。

无论是从院前和院内的角度，最危险的情况就是患者发生心搏骤停。心搏骤停一旦发生，将给医务人员抢救的有效时间限定在数分钟内，如果应对失误，患者就产生了无可挽回的巨大损失，这对于如何一个人来说都是无法接受的。因此院前急救时我们要把心搏骤停列为危险情况的首位和预防的重点。

根据近期文献报道，多数心源性猝死事件并非像其术语解释的那样突然发生，而是在之前的相当长一段时间内有预警症状存在，遗憾的是这些预警症状常被误解或忽略。

研究显示，84% 的患者有可以识别的病情变化，也就是说多数患者在发生心搏骤停之前都存在某些可以察觉和识别的症状，如果我们能根据这些征兆对即将发生的情况进行预见，并采取各种措施加强对这些患者的监控和救治，就有可能避免心搏骤停的发生。下面是主要思考内容：

（1）危险病史

1）心搏骤停史：文献报道，既往发生过室颤并接受复苏而存活的患者在有 30% 的人一年内会因室颤再次发作而猝死，因此对这类患者应保持高度警惕。

2）猝死家族史：询问病史是预测患者是否可能发生心搏骤停的重要内容，多数情况下猝死来自于心脏疾病导致的心搏骤停。Jouven 等对 7079 例患者随访了 23 年，结果死亡 2083 例，其中 603 例死于心血管疾病，猝死 118 例

（19.6%），其中有猝死家族史者占18.6%，而且亲代的猝死发生年龄之间存在明显的正相关，显示猝死家族史是心搏骤停乃至猝死的一个独立危险因子。

（2）威胁生命的预警症状

1）突发昏迷：昏迷的发生提示患者的大脑皮质功能发生了严重的障碍，因此任何情况下的突发昏迷都提示病情危重，患者需要得到紧急医疗救援。

2）晕厥和黑矇：晕厥是临床上比较常见的症状，其临床表现可分为两种，即先兆晕厥和晕厥发作。前者患者感到头晕、眼花、黑矇（眼前发黑），有时有面色苍白、出汗、乏力、下肢发抖等，但并未发生意识丧失；后者在前者的基础上发生了短暂而完全的意识丧失，患者发病后当即丧失其原有姿势，常常就地摔倒，但意识丧失的持续时间很短，多数情况下患者在数秒钟内就会自然清醒。晕厥发生的主要机制是一过性的脑供血骤然减少，造成短暂的脑功能紊乱或缺失。如果脑供血完全中断超过8秒钟，或每百克脑组织的血流低于30ml，或脑组织的供血低于20%，患者就会发生晕厥。

晕厥可由多种原因造成，目前临床上尚缺乏公认的、统一的晕厥分类方法，本文将其分4类（图5-2）：①由自主神经状态改变导致的血管张力和心搏速率变化而造成的晕厥称为自主神经介导性晕厥，也称为反射性晕厥或神

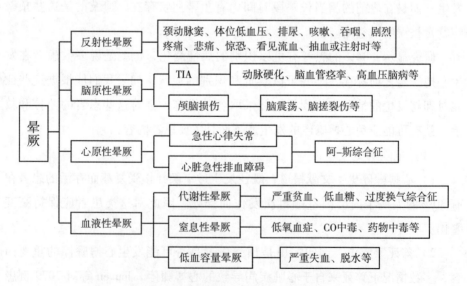

图 5-2　晕厥发病原因的临床判断思路

经源性晕厥，这类晕厥占全部晕厥的80％以上；②脑部和颈部血管病变造成脑供血障碍而产生的晕厥称为脑源性晕厥；③血液成分改变导致脑部供氧和能量不足以及血液中的有害成分过多造成的晕厥称为血液性晕厥；④由心脏本身原因导致心输出量突然下降而引起的晕厥称为心源性晕厥。心源性晕厥的出现提示患者发生了较重的血流动力学障碍。这是由于心源性晕厥不会凭空发生，它必定继发于某些严重的心脏病，其表现形式多为一过性的快速或缓慢心律失常，这些心脏病患者发生心搏骤停的可能性很大。

文献报道心源性晕厥是进展性心力衰竭发生心源性猝死的一个重要危险因素，但这个因素常常被忽略。研究结果表明有30％的纽约心功能分级（NYHA）Ⅲ～Ⅳ级的扩张型心肌病（DCM）患者经常发生晕厥。因此临床上处理晕厥患者时首当其冲的就是对晕厥性质的判断，因此急救医生必须有能力从这4种晕厥中将致命的心源性晕厥甄别出来。

3）呼吸困难：呼吸困难是患者感到空气不够用的一种主观痛苦感觉，客观上表现为呼吸费力及呼吸形式改变（如呼吸幅度变深及变浅、呼吸频率加快、减慢或不规则、出现异常呼吸如潮式呼吸、下颌呼吸等）等。除了癔病性呼吸困难（表现为呼吸浅快）外，所有的呼吸困难都是病情严重的预警信号，尤其是急性呼吸道异物堵塞是其中最危急的情况，患者需要得到立即急救。

4）缺血性胸痛：导致胸痛的原因有数十种，其中对生命最有威胁的是缺血性胸痛，这是由于缺血性胸痛可能提示急性冠脉综合征，而后者是导致心搏骤停乃至猝死的最常见原因。因此急救医生必须能够对胸痛的性质做出鉴别，如对胸痛的部位、性质、程度、持续时间、诱因等项目的调查。

5）突然发绀：发绀是指患者口唇、皮肤及肢端发紫或灰白。发绀是一些慢性心肺疾病的常见表现，其预警意义不大，但如果患者突然发绀则说明其病情危重，特别是一些心血管系统急症及急性中毒都可能表现为突然发绀。

6）无因大汗：出汗是机体散热的一种方式，但如果环境温度不高，患者无缘无故出汗特别是出大汗则是机体的一种重要的应激反应，此时患者交感神经兴奋，做出全身动员来应付某种不良刺激，因此无因出汗往往能提示发生了重大健康意外事件。

（3）重要的生命体征异常

1）脉搏异常：脉搏微弱甚至不能触及常见于严重的心动过速、休克或低血压；脉搏洪大常见于急性脑血管病；双侧脉搏不一致考虑主动脉夹层。

2）呼吸异常：北京大学人民医院的楼槟城教授指出："呼吸是首位生命体征。"呼吸是最直观、同时又是最能反映患者病情危重的症候。呼吸异常主要表现为呼吸频率改变、节律改变、深度改变以及呼吸形式异常等。在绝大多数情况下，除癔病外，所有的呼吸异常都有提示病情危重的意义。

3）血压异常：单纯的血压异常（增高或降低）预警的意义往往不大，但要在某些疾病的基础上出现就有重要的意义，如冠脉综合征患者如果合并低血压往往提示病情危重，患者可能有大面积心肌丧失。出血（如消化道出血、外伤性出血等）患者发生低血压说明其出血量已经大于血容量的30%，且机体的代偿机制已经失效。

4）血氧饱和度下降：该项检查是院前急救时惟一能够反映患者供氧情况的客观指标，如果低于90%则提示病情危重。

由于篇幅所限，关于心搏骤停的临床预测，我们将在本套丛书的"心脏急症"中详加讨论。本书仅描述了心搏骤停预警判断的基本思路（图5-3）。

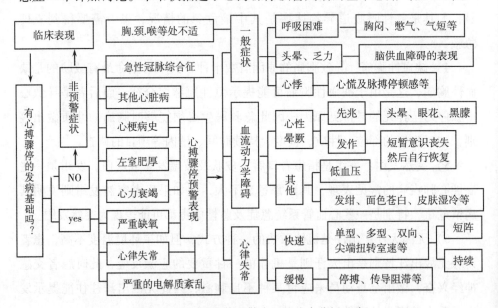

图5-3　对心搏骤停预警表现的临床分析思路

2. 院前危重症危险程度分级　不同的国家和地区有各自的危重症分类方法，如我国台湾医院的检伤分类法将患者的情况分为 4 级：第一级提示患者生命征象极不稳定，有即刻生命危险，需要立即处理。第二级提示生命征象不稳定，有严重疾病或外伤，患者有生命危险，但暂不危及生命，须在 20 分钟内尽快处理。第三级提示生命征象稳定，但患者的病情有可能恶化，须在 60 分钟内予以处理。第四级提示患者生命之征象稳定，在短时间内病情恶化的机会不大，可以延后处理。

本书作者通过分析患者的临床表现，把其病情分成如下危险等级：

（1）危险等级Ⅰ级急症（极高危）

1）患者状态提示：病情极其危重，患者已经发生心搏骤停，目前正处在临床死亡状态，必须立即就地展开心肺复苏，否则患者将发生猝死或死亡。

2）临床表现：主要表现为意识丧失，呼吸停止；辅助表现为皮肤、黏膜青紫或灰白，大动脉搏动停止，心音消失，血压测不到，瞳孔散大，二便失禁；心电图示心室颤动、电－机械分离或心室停顿。

3）可能涉及的急症：各种原因导致的心搏骤停。

（2）危险等级Ⅱa 级急症（高危）

1）患者状态提示：病情十分危重且随时可能恶化，患者发生心搏骤停及猝死的可能性较大，应该立刻采取紧急对症及对因治疗并且做好随时进行心肺脑复苏的准备。

2）临床表现：突发持续性剧烈疼痛（胸、背、左肩左上肢等）；极度呼吸困难，端坐呼吸或进行性呼吸困难；皮肤、黏膜青紫或灰白；大汗淋漓；表情无欲或烦躁不安；神志不清；不能平卧；收缩压低于平时 30mmHg 以上；脉搏异常；双肺布满湿啰音；咳粉红色泡沫痰；单侧胸部呼吸音消失伴气管移位；心电图改变：急性心肌梗死合并频发室性期前收缩、室性心动过速、心室率≥200 次/分的心动过速、Ⅲ度房室传导阻滞伴心室率≤50 次/分等；血氧饱和度 <80% 等。

3）可能涉及的急症：有合并症的急性心肌梗死（如合并室性心律失常、心源性休克及心力衰竭）；某些恶性心律失常（如预激综合征合并的快速心室率、室速等）；急性左心衰竭（休克期）；急性呼吸道异物堵塞；张力气胸；

急性心包填塞；重度主动脉夹层；急性大面积肺梗死等。

（3）危险等级Ⅱb级急症（亚高危）

1）患者状态提示：病情危重，有发生心搏骤停及猝死的可能，应该积极采取措施防止病情恶化，然后尽快送患者去医院。

2）临床表现：可有Ⅱa级疾病患者的表现，但程度相对较轻；呼吸频率改变：>30次/分或<10次/分；呼吸节律改变：潮式呼吸、间停呼吸等；呼吸形式改变：点头状呼吸、下颌呼吸、鼾式呼吸等；哮鸣音；三凹征；大呕血；大咯血；血氧饱和度80%~90%。

3）可能涉及的急症：无合并症的急性冠脉综合征；急性左心衰竭（肺水肿期）；重症支气管哮喘；各种原因（中毒、急性脑血管病、肺心病等）导致的呼吸衰竭；潜在窒息因素（各种原因导致的深昏迷、大咯血、大呕血等）等。

（4）危险等级Ⅲ级急症（中危）

1）患者状态提示：病情较重，但短时间内（数小时）危及患者生命的可能性较小，患者应该在得到现场对症治疗后尽快送医院，如果不送医院，患者可能因病情进展而发生严重后果（参看案例31）。

2）临床表现：先兆性头痛头晕继而昏迷；恶心呕吐；口眼歪斜及单侧肢体活动障碍；瞳孔不等大；持续抽搐；可以缓解的胸痛；持续性腹痛阵发性加剧；腹肌强直，腹部拒按；流涎；面色苍白；血压明显升高或降低；高热；其他。

3）可能涉及的急症：稳定性心绞痛；急性脑血管病；NYHA心功能分级Ⅲ~Ⅳ级的心力衰竭、各种急腹症、非心源性昏迷及休克、意识清醒的各种急性中毒、严重高血压、癫痫大发作、轻中度中暑等。

（5）危险等级Ⅳ级急症（低危）

1）患者状态提示：病情相对较轻，在相当长的一段时间内不会对生命构成威胁，患者无生命危险，患者可以就地治疗、观察或去医院。

2）临床表现：发热；咳嗽；咳痰；腹痛；腹泻；腹胀；皮疹；头痛；头晕；单纯短暂意识丧失；出汗；尿急；尿频；尿痛；便血；关节及肌肉酸痛；其他。

3）可能涉及的急症：不在Ⅰ～Ⅲ级范围内的急症如感冒、急性呼吸道感染、急性胃肠炎、急性泌尿系感染、血管性晕厥、脱水、轻症低血糖、尿潴留等。

案例31 延误就医带来的巨大遗憾

患者，女，30岁，已婚未育，于夜间11时因腹痛2小时呼叫120。救护车到后急救医生了解到患者既往健康，两小时前无诱因感到下腹部疼痛，呈阵发性绞痛，伴恶心、呕吐1次，为胃内容物。病后患者无意识丧失、无出汗、无腹泻，否认停经史。查体：患者神清，体温37℃，脉搏110次/分，血压90/60mmHg，心肺检查未见异常，腹部平坦，触诊无包块，腹肌紧张不明显，下腹部有弥漫性轻度压痛及反跳痛，麦氏点无明显压痛，莫非征阴性。神经系统未见异常。心电图提示窦性心动过速。现场诊断：腹痛原因待查。

由于诊断不清，急救医生建议患者去医院进一步检查，但患者执意不去医院，要求就地处理，等明日天亮后再自行去医院。急救医生反复劝说无果，故给予患者山莨菪碱10mg肌注，并让患者签字明确表示不去医院的意见后返回。

次日早晨7时，患者丈夫回家，发现患者神志不清，呼之不应，面色苍白，呼吸急促，大汗淋漓，紧急呼叫120。救护车医生到后查：患者昏迷，血压测不到，脉搏摸不到，心率140次/分，心音极其微弱，故立即把患者送到医院。到医院后患者虽经全力抢救但终归无效，于入院2小时后死亡。事后查明死亡原因：输卵管妊娠破裂，失血性休克。为此患者家属以120急救医生延误诊疗为由将该单位告上法庭。

点评：有些疾病的患者虽然在一定的时间内（数小时）可能不会有生命危险，但如果得不到尽快治疗，病情就会迅速进展，从而给患者带来重大损失，甚至使其付出生命的代价。像急性脑血管病、各种急腹症（胃、十二指肠穿孔、急性梗阻性化脓性胆管炎、急性胰腺炎、各种肠梗阻、输卵管妊娠破裂等）等疾病就属于这种情况，刚发病时情况并不十分严重，但随着时间的推移，患者的危险性和治疗难度将迅速增加，预后也越来越差。因此院前急救医生应该有能力识别这类疾病（Ⅲ级急症）并将患者迅速送医院治疗，越早越好。

本案例中患者的症状并不典型，患者恶心呕吐及含糊的腹部体征使急救医生误以为是消化道疾病症状，尤其是患者断然否认停经史误导了急救医生，使其没有意识到患者的病是产科急腹症——异位妊娠。其实患者已经有急腹症的蛛丝马迹了，患者脉搏加快、血压偏低、弥漫性下腹疼痛等都能提示患者可能存在一定的危险，但急救医生轻信了患者口述，放松了警惕而留患者单独在家中，以至酿成大祸。对此我们应该充分引以为戒，在院前急救时如果面对似是而非的情况，宁愿倾向病重，不可轻易下"没事"的结论，一定要对患者及家属阐明利害关系，劝说患者去医院进一步检查，这样才能避免类似悲剧的发生。

综上所述，危重症患者多有自己的特征性表现，只要记住这些表现，就能够做出病情判断。我们不难看出，在所有的危重症中，已经发生心搏骤停无疑是最危险、最紧急的情况，临床再没有其他情况比心搏骤停更严重的，因为多数情况下心搏骤停发生后留给医务人员的有效抢救时间仅有数分钟，如果超过这个期限，患者生还希望渺茫，故将其列为危险等级Ⅰ级。因此急救医生应该首先记住心搏骤停的主要临床表现（突然意识丧失、呼吸停止）。

急性冠脉综合征是导致心搏骤停的最常见原因，文献报道90%的心源性猝死是由该病造成，特别是有合并症的急性冠脉综合征患者，极有可能发生心搏骤停，故将该类情况列为危险等级Ⅱ级，因此急救医生也应该记住该病的主要临床特征（突发胸痛、呼吸困难等）。

此外能够表示病情危重的临床表现有：呼吸异常表现（包括呼吸停止、呼吸困难、呼吸形式异常如频率改变、节律改变、形式改变等）；心搏异常表现（心率过快、过慢及节律异常等）；左心衰竭表现（呼吸困难、不能平卧、咳嗽咳痰、双肺湿啰音等）、神经系统定位体征（三偏综合征等）、进行性加重的气胸表现（气管移位、单侧胸壁肋间隙饱满、叩诊鼓音、呼吸音减弱及消失等）、急性重度呼吸道异物堵塞表现（极度呼吸困难、不能言语、三凹征、V字手形等）、急腹症表现（剧烈腹痛、腹部压痛及肌卫等），对上述情况应立即采取急救措施并尽快送患者去医院去医院。

　　注：①本节从内科的角度对患者的危险性评估做了讨论，关于外伤及群发伤患者情况的临床评估详见下一节"成批伤——国际创伤救助优先原则"；②根据患者的临床表现所做的临床情况评估与其预后的关系需要得到循证医学的进一步证实，目前尚未在临床报道上见到类似评估研究报告，希望读者能够在这方面开展科研，以完善我国的院前危重症评估方法。

表 5-3　内科常见急症的危险程度分级及现场急救对策

急症等级	常见急症	患者主要临床表现	所需救护车	急救等级	送院适应证
Ⅰ级：病情极其危重，患者已经发生临床死亡	心搏骤停	①意识丧失；②呼吸停止；③皮肤、黏膜青紫；④大动脉搏动停止；⑤心音消失、血压为0；⑥瞳孔散大、短暂抽搐、二便失禁（上述情况见于部分患者）；⑦心电图示心室纤颤、电－机械分离或心室停顿⑧血氧饱和度为0	重症抢救车	A	A
Ⅱa级：病情十分危重，患者发生心搏骤停及猝死的可能性较大	有合并症的急性心肌梗死（合并室性心律失常、心源性休克及心力衰竭）；某些恶性心律失常；急性左心衰竭（休克期）；急性呼吸道异物堵塞；张力性气胸；急性心包填塞；重度主动脉夹层；急性大面积肺梗塞等	①持续性剧烈疼痛（胸、背、左肩等）；②极度呼吸困难；③皮肤、黏膜青紫；④大汗淋漓；⑤表情无欲或烦躁不安；⑥神志不清；⑦不能平卧；⑧收缩压低于平时30mmHg以上；⑨脉搏异常；⑩双肺布满湿啰音；⑪咳粉红色泡沫痰；⑫单侧胸部呼吸音消失伴气管移位；⑬心电图改变：急性性心肌梗死合并频发室早、室速、心室率≥200次/分的室上速、Ⅲ°房室传导阻滞伴心室率≤50次/分等；⑭血氧饱和度<80	重症抢救车	B	B
Ⅱb级：病情危重，患者有发生心搏骤停及猝死的可能	无合并症的急性冠脉综合征；急性左心衰竭（肺水肿期）；重症支气管衰竭；各种原因（中毒、急性脑血管病、肺心病等）导致的呼吸衰竭；潜在窒息因素（各种原因导致的深昏迷、大咯血、大呕血）等	①可有Ⅱa级疾病患者的表现，但程度相对较轻；②呼吸频率改变>30次或<10次/分；③呼吸节律改变：潮式呼吸、音停呼吸等；④呼吸形式改变：点头状呼吸、下颌呼吸、鼾式呼吸等；⑤哮鸣音；⑥三凹征；⑦大呕血；⑧大咯血；⑨血氧饱和度80%~90%	重症抢救车	B	B

急症等级	常见急症	患者主要临床表现	所需救护车	急救等级	送院适应证
Ⅲ级:病情较重,但短时间内(30min)危及患者生命的可能性较小	稳定性心绞痛,急性脑血管病(脑出血、脑梗死等),脑疝,NYHA 心功能分级Ⅲ～Ⅳ级的心力衰竭,各种急腹症,非心源性昏迷及休克,急性中毒,严重高血压,癫痫大发作,中暑等	①先兆性头痛头晕继而昏迷;②恶心呕吐;③口眼歪斜及单侧肢体活动障碍;④瞳孔不等大;⑤持续抽搐;⑥可以缓解的胸痛;⑦持续性腹痛阵发性加剧;⑧腹肌强直;⑨腹部拒按;⑩流涎;⑪面色苍白;⑫血压明显升高或降低;⑬高热	普通救护车	C	C
Ⅳ级:病情相对较轻,目前不会对生命构成威胁	不在Ⅰ～Ⅲ级范围内的急症,如 TIA、感冒、急性呼吸道感染、急性胃肠炎、急性泌尿系统感染、血管性晕厥、脱水、低血糖、尿潴留等	①发热;②咳嗽;③咳痰;④腹痛;⑤腹泻;⑥腹胀;⑦皮疹;⑧头痛;⑨头晕;⑩短暂意识丧失;⑪出汗;⑫尿急;⑬尿频;⑭尿痛;⑮便血;⑯关节及肌肉酸痛	普通救护车	C、D	C、D

四、现场心电图检查要点

心电图(electrocardiogram,ECG)由荷兰的 Willem Einthoven 大夫在1903年发明并首先在临床上应用,它将被检者的心电活动以图形的方式表达和记录,是反映被检者心脏电活动状况的直观、客观和比较准确的方法。由于该法操作简便,加之对患者无创无痛,费用低廉,百年后的今天还在临床上广泛应用,特别是在抢救急危重症患者时,心电图检查有着不可替代的作用。随着国家的发展,越来越多的基层医疗单位装备了心电图机,越来越多的院前急救医生也有条件为患者实施心电图检查,因此了解和使用心电图、特别是了解心电图在抢救急危重症患者时的作用和要领十分必要。

(一)心电图检查在院前急救时的意义和作用

1. 诊断某些疾病时的重要参考依据　正确的诊断是正确治疗的前提,而心电图可以作为许多疾病诊断的辅助参考依据，特别是在实验室检查等手段匮乏的基层医疗单位和院前急救时，心电图在心律失常、急性冠脉综合征、某些电解质紊乱等疾病的诊断方面，体现了非常重要的辅助诊断价值。

例如急性心肌梗死的诊断有四大支柱，即患者有无心血管危险因素、患者的临床表现、心电图和心肌标志物检查，现场急救时除了解患者有无心血管危险因素和他们的临床表现外，心电图检查是院前诊断急性心梗的决定性手段，这是由于多数情况下现场不能做心肌实验室检测，且急性心梗患者的血清标志物改变多出现于发病数小时之后，如果依赖实验室则可能延误患者的早期急救。

再如严重的血钾异常可以导致心搏骤停，直接威胁患者的生命，而现场急救时很少能够实施血钾化验，此时就可以通过心电图间接了解。

对于某些疾病来说，心电图甚至是诊断的决定性依据，如预激综合征的诊断必须依赖心电图才能确诊。

2. 患者病情轻重的现场评估手段　心电图可以用来评估患者病情的轻重，尤其对急危重症患者更是如此。心率快慢的范围（是否在 50～160 次/分之间）、主导心律是何种类型（窦性、房性、交界区性、室性等）、QRS 波形态（振幅和时间）、异常 QRS 波出现的时间（早搏和逸搏）以及有无预警性心律失常等，都可以作为评估患者病情轻重的标尺。由于病情评估不是诊断疾病，由于重病有重病的心电图特征，因此即使是心电图基础知识较差的初学者，也能较容易地通过心电图检查掌握评估患者病情轻重的技能。

3. 急危重症现场急救的重要学术资料　对于总结经验、开展科研和撰写学术论文的院前急救医生来说，某些疾病的心电图更是必不可少。作为几种医学期刊的审稿者，作者多次接到基层医生的关于抢救急危重症患者的论文，其中不少论文叙述了急危重症患者的现场急救，比如怎样纠正了室性心律失常、怎样通过电复律复苏成功等，但大多数文章没有心电图。为此多数情况下这种文章写得再好也难以被采纳。有时某些方面的论文仅用文字描述是不够的，不然读者会想："你说是心律失常，那客观的依据在哪里？"没有心电图的某些相关论文的学术价值自然大打折扣。因此急救医生应该尽可能在实施心电图检查后将心电图资料保存整理，在当前信息设备高度发达的社会，使用扫描仪或数码相机技术将心电图资料附在论文中并不难，我们应该充分加以利用。

4. 医疗急救行为的客观法律证据 现场急救与医院内急救有很大不同，前者是以患者为中心环境，后者是以医务人员为中心环境的，因此实施现场急救时医务人员就要承担更多的困难和风险，稍有疏漏就可能产生严重的后果。随着时代的发展，群众的法律意识逐渐增强，运用法律武器为自己赢得应有的利益的情况日益增多，这是可喜的进步，但也有人利用这一点做文章，试图从中得到某种不当的利益。尤其在我国总体上的医患关系尚未达到真正和谐的情况下，对医患双方来说，证据就显得十分重要。

法律不会偏袒哪一方，法律就认证据，而心电图是反映现场急危重病患者病情及诊疗情况的最好的客观证据之一。因此，利用心电图来客观地反映病情，即能帮助患者得到正确治疗，也能为医务人员自己提供有利的工作佐证。反之，能够实施心电图检查而不好好利用这个条件，在某个特定情况下有时就无法客观反映病情，甚至被别有用心的人钻了空子（参阅案例32）。

案例32 缺失的心电图检查

20世纪90年代末的一天，某市120系统的急救医生接到了出诊指令，患者73岁，由于短暂意识丧失而由他人呼救。5分钟后救护车赶到，发病现场是一条街道的路边。患者既往无心脏病史，十多分钟前无诱因突感头晕并从椅子上摔倒在地，经过旁人按压人中穴后苏醒，意识丧失时间大约1~2分钟。救护车到时患者诉无头痛、恶心呕吐、胸闷胸痛、肢体活动障碍及二便失禁。

查体：患者神志清醒，靠墙坐在地上，呼吸平稳，面色微白，额头有微干的汗迹，无口唇青紫，血压130/70mmHg，心率90次/分，脉搏规整有力，心肺未见异常。现场初步诊断为"晕厥原因待查"，急救医生建议患者去医院进一步检查。

起初患者不肯，说现在已经无任何不适感，不需要去。但在医生反复劝说下同意去医院并自行站起欲步行上救护车，但医生坚持用担架将患者抬上救护车。1分钟后救护车到达医院，途中患者无任何异常，还与急救医生聊天。到医院后用担架车将患者推入急诊室，经过正常交接后救护车返回。数日后得知患者当日在医院死亡，死因是"室颤"。据说患者入院时就是"室颤"，事后患者家属认为急救医生在现场未能对"室颤患者"进行急救，从而耽误了治疗，因而将120系统告上法庭，最终原告败诉。

点评： 这场诉讼为我们带来了哪些思考？客观地讲，判决的结果是公正的，作为被告的120系统胜诉是在情理之中。患者当时是否发生了"室颤"，从其当时的表现和检查以及旁观者的证明中得到了印证。室颤是心搏骤停的一种，室颤患者怎么可能还可以主动要自己上救护车并在车中与急救者聊天呢？

没有在现场对患者进行急救是根据病情的需要，由于当时未发现患者有需要现场急救的指征，因此也就无从进行急救。尽管如此，必须指出，当事的急救医生在这场纠纷中有着不可推卸的责任！其根源就是未为患者实施心电图检查，这是急救医生存在的严重疏漏。基于两个原因使医生当时做出了错误的决定：

第一，患者一般情况较好，发病地点距离医院急诊室仅约数百米，救护车仅需1分钟就可以到达。

第二，从患者的衣着和工作都提示其经济状况不佳，如此高龄者很少有人还在街上摆摊挣钱。

因此急救医生为避免增加患者经济负担而放弃了心电图检查（可以少收患者10元钱检查费）。如此"恻隐之心"带来的结果是一场诉讼，如果当时作了心电图检查，那就是患者未发生室颤有力的客观证据，有了这个证据还可能打官司吗？在没有客观证据时你可以说患者没发生室颤，但你的说服苍白无力。

从急救医学专业学术的角度讲不作心电图检查也是重大失误，患者发生晕厥这一点是毋庸置疑的，既然是晕厥，那就意味着可能有4种常见的原因，即反射性晕厥（神经源性晕厥）、心源性晕厥、脑源性晕厥和血液性晕厥。其中心源性晕厥患者是有相当的危险性的，它提示患者有严重的心脏问题，因此除非患者拒绝，无论什么原因都不能成为不为患者实施心电图检查的理由。

上述案例告诉我们，在实施现场急救特别是抢救急危重症患者时，为患者做详尽的检查，特别是做心电图这种客观仪器的检查，不仅对患者的诊断和危险性判断很有帮助，而且对现场急救时的医疗行为同样有重要的证实和保护作用。急救医生在现场急救时可做可不做的治疗应该不做，以免避免治疗带来的不良反应，而可做可不做的检查则一定要做，尤其是心电图检查，这样做即是为患者，也是为自己，请切勿忽略了这一点。

（二）心电图机院前应用注意事项

1. 心电图机的保管、准备和携带 心电图机是价格昂贵的精密仪器，而院前急救时又缺乏像医院那样的防尘、防潮、防颠簸的基本条件，造成心电图机的使用寿命将不可避免地缩短。此外由于是将心电图机携带到院外使用，如果准备不充分就可能影响检查，造成诊断方面的困难。故院前急救部门应建立严格的规章制度，以延长心电图机的使用寿命，保障院前心电图检查的质量。

（1）保管 平时心电图机应有专人保管，将其存放在专门的固定、干燥通风地点，并要定期检查，定期充电，使其保持在良好状态，发现故障及时排除和维修。同时心电图机的各项配件一应俱全，缺少时及时补充。

（2）准备 出车前心电图机的检查和准备十分重要，有时到现场后实施心电图检查时急救医生方发现心电图机有故障，或某些配件未能带齐，如心电图纸不够用了等，以至影响了心电图检查。

下述内容是出车前的检查和准备工作中不可缺少的内容：①心电图机内置电池是否有充足的电量，尤其是急救现场是在无外接电源的环境更应注意；②是否附带了心电图机外接电源的导线；③导电用的盐水棉球是否充足；④心电图机导联线是否完整无破损，肢体导联夹子是否齐全，胸导联的负压吸引皮球数量是否为 6 个；⑤是否有备用心电图记录纸；⑥心电图导联线与心电图机的连接是否紧密，有无接触不良；⑦心电图机是否有不能运行及其他方面的故障。

（3）心电图机应放在有避震功能的箱子中　救护车上专门设有安放心电图机的位置，这个位置应精心选择和设计，通常是在救护车后厢靠近驾驶员背后的位置，并有防滑及固定设施。急救人员使用心电图机时应轻拿轻放，切不可让其无故碰撞和随意丢放。

2. 心电图机的现场应用

（1）熟悉心电图的使用方法　急救医生应该熟悉其携带的心电图机的使用方法，这是院前应用心电图检查的最起码要求，因此急救医生应将所使用的心电图机的说明书烂熟于心，而不是一知半解。

（2）利用心电图实施心电监护　很多基层医疗单位仅有心电图机而无心电监护设备，故心电图机在某些情况下可以当作心电监护仪使用，作者在院前急救无心电监护仪时就曾多次采用这种方法，取得了非常好的效果。例如在现场纠正快速心律失常时就可以用心电图机当作监护仪使用，其方法是：

1）在实施心电图检查后为被检者保留肢体导联，然后关机。

2）做好治疗的前期准备，如供氧，建立静脉通道等。

3）当准备好药物、要开始实施静脉注射时打开心电图机，将心电图导联设在 II 导联或 V_1 导联的位置，此时可以看见心电图机的记录笔在跳动，其跳动频率与被检查者的心动频率一致。

4）为患者缓慢静脉注射药物，院前急救时纠正快速心律失常的常用药物有普罗帕酮、利多卡因及胺碘酮等。在注射的同时急救医生应在密切观察患者情况的同时注意用眼睛的余光观察以及用耳听心电图机记录笔的跳动情况，如果发现患者心动频率及节律出现变化时立即按动心电图机的走纸记录键，以记录下患者心电活动情况，然后停止走纸，继续注射，或根据情况随时调整治疗行动（静脉注射的加快、减慢及停止等），直到注射完毕。这样，在急救医生的肉眼监护下，能够如期进行并完成治疗，在没有心电监护仪的情况下即记录了患者心电活动情况，同时也完成了纠正心律失常的治疗。该法十分简便易行，值得在基层医疗单位试用。

注意：走纸记录不能长时间进行，那样将造成浪费，只有在发现异常情况时才临时开启走纸记录，然后停止走纸记录。

3. 心电图机反常情况的判断和排除　有的急救医生只会作图，而一旦心电图机出现故障或异常情况时就不知所措了，这样是无法圆满完成院前急救任务的，急救医生应该具备分析异常情况及排除故障的能力。下面是院前急救时可能遇到的异常情况的处理方法：

（1）心电图机不能走纸记录或一走纸就自动关机　此种现象多为心电图机的电池电量不足所致，此时应该更换电池或用导线接上外接电源。

（2）基线不稳定及各种干扰波形　这是院前心电图检查时较常见的情况，其原因有心电图电极与被检查者的皮肤接触不良（如肢体导联电极安放在关节骨性隆起部位、胸导联电极安放在胸毛较多的部位、导电盐水涂抹不足等）、患者皮肤高电阻现象（皮肤不洁、皮肤病等）、电极与导联线接触不良、患者肌肉颤抖（寒冷或帕金森病等）或抽搐（癫痫或癔病等）、电极与金属物体如金属检查床、手表、钥匙、手机等接触、患者剧烈喘息或活动、附近有电子设备在运转中、心电图机使用交流电等，应根据具体情况做相应处理。

（3）心电图伪差　凡不是由心脏电活动造成的心电图波形改变的现象称为伪差，其主要原因多为各种干扰所致。伪差可以造成伪差性心律失常（artifact arrhythmia），使医生误诊，从而采取错误的治疗，以 Knight 等报道的 12 例伪差性室性心动过速为例，其中 7 例次静脉应用了利多卡因、2 例次施行了心前区拳击、8 例次进行心导管或心脏电生理检查、1 例次植入了心脏起搏器、2 例次植入了心律转复除颤器。这种误诊误治给患者带来了不必要的痛苦、风险和经济负担，因此急救医生必须学习和掌握伪差性心律失常的识别，以避免这种悲剧的发生。

导致伪差的主要原因与基线不稳定的原因大致相同，均可在心电图上形成或大或小的肌颤波，甚至波幅超过某些肢体导联 QRS 波，此类干扰波的特点一般是肢导联重于胸导联。此外急救医生操作不当（如导联反接、导联脱落等）也可以导致伪差及误判。

（三）院前心电图检查制度

院前急救时的心电图检查非常重要，从医学专业的角度讲，心电图是急救医生了解患者病情的重要途径，从法律上讲，心电图又是保护急救人员的盾牌。但是有时有的急救医生忽略了实施现场心电图检查（参阅案例32：缺失的心电图检查），或虽然做了心电图检查，但心电图因故未能放置在病历中，此时一旦发生问题或纠纷，如果涉及心电图的相关问题，急救医生将百口难辩。例如一位患者发生了急性一氧化碳中毒，急救医生到现场后经过物理检查发现患者已经死亡，但未作现场心电图检查，仅向患者家属宣布死亡，并在患方人员的强烈要求下把患者送医院抢救。事后患者家属否认患者现场死亡的事实，指责医务人员抢救不利，要求赔偿，给120系统和当事的急救医生带来了极大的困扰。

因此，提高急救人员对现场心电图检查重要性的认识，建立院前心电图检查制度是非常必要的，用制度约束和提醒急救人员严格按照程序操作，从而尽可能在院前急救时避免出现心电图检查方面的漏洞。

1. 心电图检查的适应证和非适应证　尽管心电图检查十分重要，但不是所有的人、所有的时候都适合实施现场心电图检查，特别是在某些特殊情况下，心电图检查应该让位于现场紧急抢救，在患者性命攸关的时刻（如心搏骤停）如果还是按部就班地实施心电图检查，就有可能浪费极其宝贵的抢救时间。因此明确院前心电图检查的适应证和非适应证是必要的。

（1）适应证　下述情况应该实施心电图检查：

1）40岁以上的、有心血管危险因素的人。

2）50岁以上的所有患者，特别是高龄患者。

3）对于所有心血管疾病、呼吸系统疾病、糖尿病、电解质紊乱等疾病的人，以及所有危重症患者或病因不明的患者无论何种年龄，都需要实施心电图检查。

4）现场已经临床死亡和生物学死亡的患者。

在对上述情况的患者实施院前急救时，急救医生应一律实施心电图检查。如果对方提出不接受检查，急救医生应讲清楚现场心电图检查的意义，说服他（她）们接受检查，如果对方仍然拒绝检查，急救人员应记录该情况并让患方人员签字认可。120急救单位最好提前设计及印制格式医疗文件，上面应有如下内容："根据病情，患者需要接受心电图检查。急救医生已经向对方讲清楚实施心电图检查的必要性，但患方人员坚持不做该项检查，特此证明。"

（2）非适应证　下述情况不应实施心电图检查：

1）不在心电图检查适应证内的患者。

2）急救现场有危险，需要迅速撤离或转移的情况。

3）需要争分夺秒展开抢救或后送的患者，如心搏骤停、急性心力衰竭、急性心律失常、急性中毒（需要洗消或催吐排毒者等）、严重外伤及出血、窒息、呼吸道烧伤、断肢等。上述情况应将心电图检查时间推后或根本不必做检查。

4）患者刚刚实施过心电图检查。但对急性冠脉综合征、急性心律失常以及心电活动不稳定的患者仍然要根据情况实施心电图检查，甚至每隔 10~20 分钟要重复检查。

5）患者拒绝检查。

2. 现场心电图检查时的注意点

（1）情况紧急时心电图检查要让位于重要的抢救性治疗　心电图毕竟是一种检查手段，当遇到非常严重的紧急情况且现场急救人员数量有限时，应该优先实施抢救性治疗，而不是先做心电图。应该先抢救后检查，至少要边抢救边检查，此时患者正在死亡线上挣扎，千万不要只顾检查而浪费宝贵的时间。主要见于下述情况：发生心搏骤停，需要心肺复苏的患者；严重缺氧，需要立即得到呼吸支持（开放呼吸道、气管插管及人工呼吸等）的患者；严重的急性左心衰竭，需要迅速给氧和降低心脏负荷的患者；急性中毒，需要首先脱离中毒环境和排泄毒物的患者；严重外伤及出血，需要紧急外科处置的患者等。

（2）一般情况下心电图应做两份，一份交给被检查者以及相关医院，另一份存放在院前急救病历中。如果仅做一份图，该图应保留在院前急救单位。

（3）由于院前急救时的特殊条件，急救医生往往无专用记录用纸或本，因此利用心电图纸记录患者信息对急救人员来说是非常方便的。检查后急救医生应立即在心电图纸上记录被检查者的重要信息，包括姓名、性别、年龄、检查时间（年、月、日、时、分）、单位，如有可能，应记录被检者的身份证号码。检查后立即记录患者信息是十分必要的。由于院前急救医生常常连续工作，有时还没回到驻地就去救治下一名患者，往往来不及写病历，此时如果不在心电图上做好患者信息记录，不同患者的心电图就可能混淆。因此，院前急救人员应养成检查后立即记录的习惯，并将这一步骤纳入心电图检查程序中，管理部门也应加强对心电图纸上患者信息情况的检查，以督促急救医生养成良好习惯。

3. 建立心电图检查监督条例　为了帮助临床医生做好院前心电图检查工作，确保现场心电图检查的得当，必须建立相关的检查监督条例，并派专人实施相关检查，以随时纠正出现的问题。主要检查的内容有：

（1）病历中是否有心电图　对有院前心电图检查适应证的患者，其病历中必须有心电图，无图者应说明原因，并有患者拒绝作图的签字书。对经常在病历中缺失心电图的急救人员给予提醒和批评教育。

（2）心电图图形是否合格　心电图的图形质量对诊断也很重要，有的心电图基线不稳定，有的心电图在一个导联中的心搏数量不够，都给心电图诊断增加了难度。诚然，院前急救时有的患者极度消瘦，有的患者剧烈呼吸困难，有的患者会有持续抽搐或躁动，有时急救现场会有各种各样的电磁干扰等等，这些情况严重干扰了心电图的正常检查，故在上述情况下出现不理想的心电图是情有可原的。但是，凡事要讲究概率，如果某人做的心电图总是有问题，那就需要找找原因了。非正常情况毕竟是少数，因此对经常做出不合格心电图者要帮助其找到问题所在。

（3）心电图纸上是否记录了患者的信息　对经常忘记记录者给予督促和批评。

（四）院前心电图检查程序和诊断要点

1. 现场心电图检查操作基本程序

（1）准备工作　让被检查者采取仰卧位，暴露其胸部及四肢腕部，并嘱其平稳呼吸，不要讲话。

（2）将各导联安置在被检查者身体的相应部位，如天气寒冷则要给被检查者采取保暖措施（如盖好被子等），尽可能避免患者着凉，或发生寒战现象。

（3）打开心电图机，首先记录基本电压，然后走纸做图。

（4）做图完毕后关机，然后立即在心电图纸上记录被检者的相关信息。

2. 心电图诊断要点

心电图诊断对大医院的专科医生来说司空见惯，但对工作在基层的全科医生、特别是经验欠缺的年轻医生来说就显得有些棘手。怎样尽快掌握心电图检查的基本要领，将心电图作为自己抢救急危重症患者时的工具，是需要认真讨论的，除了遵从科学的心电图检查程序，养成良好的心电图检查习惯外，下面几点仅供参考：

（1）确认主导心律　主导心律是形成患者心搏的主要心律，大致可分为窦性、房性、交界区及室性心律4种。心电图检查的第一步是判断患者主导心律，这是心电图判断的起点。当心电图Ⅰ导的图形出现后检查者就应开始观察（不要等全部心电图做完才开始观察），其主要观察内容是P波的方向、形态、发生时间以及与其后QRS波的相关性。

Ⅰ导联、Ⅱ导联、aVF导联P波直立，P-R间期≥0.12秒是窦性心律的基本特征，否则是异位心律。换言之，P波的有无方向和P-R间期时间决定心律的性质（起主导作用的起搏点的位置）。

（2）观察QRS波形态　多数情况下QRS形态能够决定异位起搏点的位置。如有异常（畸形）则要观察其异常程度如何，是单个还是全部，有无规律，主波方向有无改变、与T波方向是否一致、其前有无P波、P波的方向和形态以及与QRS波的相关性等；QRS形态无异常多为室上性心律，异常则多为室性心律。

（3）观察异常QRS波发生的时间　异常QRS波是提前发生还是推后发生，前者多见于早搏，后者多见于逸搏。早搏（期前收缩）是异位起搏点先于上级起搏点发出电冲动，属于不请自来，以小犯上；逸搏（图5-4）则是一种保护性机制，即当上级起搏点丧失功能后，次级起搏点代替上级起搏心脏，属于见义勇为，挺身而出。因此现场急救时对逸搏和逸搏心律不要轻易横加干预。

（4）加长走纸记录　有时有人拿着心电图让作者做出诊断，作者看后无法回答，这是由于心电图做得不合格，最常见的原因就是做图太短（图5-5）。很多情况下心电图是需要比较的，如果你在所有导联都按常规做三个心动周

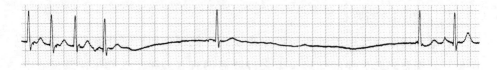

图 5-4　第 5、6 个 QRS 波是作者纠正房颤时出现的交界区逸搏

期，这在正常情况下可以，但遇到复杂心电图时就因无法比较而无法判断了，这是年轻医生容易犯的错误。特别是在院前急救时会将患者送到其他医院，以致无法复查心电图，从而丧失了纠正错误的机会。因此，现场急救时遇到难以辨别的图形时应在两个基线平稳、P 波及 QRS 波特征突出的导联（一般在 II 导联和 V_1 导联）加长走纸，至少要记录 10 ~ 20 个甚至更多的心动周期，这样才能辨别异常情况与基本图形的规律和相互关系。

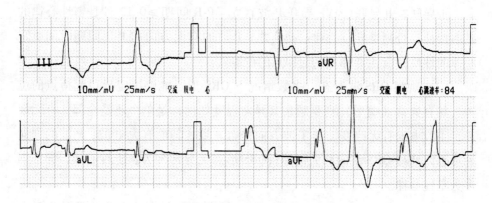

图 5-5　不合格心电图

（5）在心电图上记录正确的相关信息　做完图后首先要将患者姓名、性别、做图时间等信息记录在心电图纸上，这是现场心电图检查必不可少的程序。此外还要将心电图设定的时间调整到与当前时间一致，这些内容看上去简单，但它关系到医疗急救行为是否严谨，因此不容忽视。我们来看如下案例：2005 年一名患者在北京某医院内猝死，家属认为医院诊治失误、抢救不利，将医院告上法庭。调查委员会在医疗事故鉴定中发现，抢救患者时的心电图所示时间与抢救记录时间不符，医院辩称心脏除颤器未调整时间，因此

出现上述不符情况。据此，法院认为医院提供的材料有纰漏，不能证明院方不存在过错，故于 2007 年 8 月一审判处医院败诉，赔偿各种费用43 万元。

上述案例仅是最近发生的情况，近年来全国发生的类似诉讼屡见不鲜。严谨是医疗工作的命脉，它不但关系着患者的生命和健康，而且与医务人员的自身利益密不可分。医疗行为的不严谨，关键之处出现了不应有的纰漏，有时就会为此付出惨重的代价。

（五）院前急救医生必须掌握的心电图诊断知识

心电图检查是院前急救时重要的辅助检查手段，院前急救医生应该充分利用这项有力武器。但是心电图检查的内容繁多，其中不乏涉及很多比较复杂和难以理解掌握的内容，有时使基层单位的急救医生望而却步，那么有没有一种"捷径"使急救医生能在较短的时间内掌握一些必需的、重要的心电图诊断技能呢？

作者从众多的心电图诊断内容中挑出了与院前急救密切相关的 14 项重要内容，这些内容是院前急救医生在院前急救时进行现场诊断和实施病情评估时的基础内容和必不可少的依据，因此将其提出，供读者用较短的时间集中突击学习和掌握，以解决院前急救时利用心电图对危重症诊断和评估时的"燃眉之急"。下面讲述院前急救医生必须掌握的心电图检查内容和临床意义。

1. 心电图基础知识

（1）心率推算、心率安全范围和临床意义　用心电图推算被检者的心率十分容易和直观，如果掌握这项技术，可以使急救医生在瞬间了解患者的心率情况，从而得出从心率的角度判断患者安全性的目的。表格 5-4 的内容是根据 R-R 间期小格数与心率换算（两个相邻 R 波之间的小格数量与心率呈负相关）。

一般情况下心率安全范围是在 50～160 次/分之间，如果超出了这个范围，多数情况下将导致心输出量不足，其中快速心率使每搏输出量下降、缓慢心率使每分输出量下降，进而影响患者的血流动力学状态。

表5-4　心率与心电图小格换算表

格数	心率	格数	心率	格数	心率	格数	心率	格数	心率	格数	心率
5	300	11	136	17	88	23	65	29	52	35	43
6	250	12	125	18	83	24	63	30	50	36	42
7	214	13	115	19	79	25	60	31	48	37	41
8	188	14	107	20	75	26	58	32	47	38	40
9	167	15	100	21	71	27	56	33	46	39	39
10	150	16	94	22	68	28	54	34	44	40	38

（2）主导心律的判断和临床意义　主导心律是指导致被检者心搏的基本心律，它能提示被检者心脏起搏点的位置。比如，如果被检者的心律是窦性心律，那么说明这个被检者的主要心脏搏动是由窦房结发出的冲动造成的。一般情况下心脏起搏点可分4类，它们自上而下依次为窦房结、心房、房室结（房室交界区）和心室。

上述部位都可以发出电流，谁发出的电流能够控制心脏搏动，那么主导心律就由这个部位的名称命名。例如患者心房发出的电流控制和主宰了心脏搏动，那么这位患者的主导心律就是房性心律，依此类推。正常情况下我们的心搏是由窦房结发出的电流控制和主宰的，因此正常的心律称为窦性心律。判断程序参看图5-6。

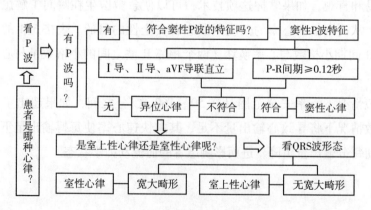

图5-6　基本心律的心电图判断

判断被检者基本心律的方法是：①窦性心律：P波Ⅰ、Ⅱ、aVF导联直立，同时P-R间期时间≥0.12秒（3个小格）；②房性心律：有P波，但不符合窦性心律时P波的特征，如P波方向相反、P-R间期时间缩短等；③房室结性心律：也称为交界区心律，无P波或QRS波群前后可有倒置的P波，QRS波群形态规整（无宽大畸形），心率在40～60次/分（图5-7）；④室性心律：无P波，同时QRS波群形态宽大畸形，心率多在40次/分以下（图5-8）。

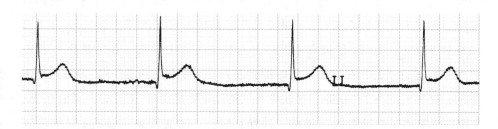

图5-7　房室结性心律（结性逸搏心律）

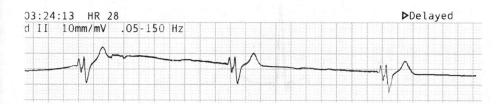

图5-8　室性逸搏心律

从图5-6我们可以看出，基本心律判断要领是首先要看P波，如果P波符合窦性心律特征就是窦性心律；如果无P波或虽有P波但不符合窦性心律的特征就是异位心律；接下来就需要看被检者是室上性心律还是室性心律，前者QRS波规整，后者QRS波畸形。

基本心律判断的意义在于：多数情况下起搏点的位置越靠上，被检者的安全性越高。其中窦房结冲动属于正常心律，其余的都属于异位心律。也就是说由窦房结发出冲动导致的心搏状态最安全，然后依次是心房，房室结，最后是心室。如果患者的心跳是由心室起搏点发出的冲动造成的（室性心律），患者的状态最危险，容易发生猝死。

2. 心肌缺血、损伤和坏死　心肌缺血、损伤和坏死是冠脉供血障碍的结果，而冠脉供血障碍是导致恶性心律失常乃至猝死的最常见原因，因此急救医生必须有迅速鉴别心肌供血障碍的能力。

（1）心肌缺血　心肌缺血即冠状动脉供血障碍，这是院前急救时最常见的异常情况，绝大多数的心源性猝死是由于冠脉供血障碍造成的，因此了解心脏缺血的心电图特征十分必要。心脏缺血的心电图表现十分简单，我们只要把目光集中在 T 波上就行，T 波是反映心肌供血情况的"投影仪"。正常 T 波有如下特征：方向：T 波在主波向上的导联（如 I 导联、II 导联及 V_5、V_6 导联等）是直立的，在主波（QRS 综合波）向下的导联（如 aVR 导联）是倒置的；振幅（高度）：在同一导联中 T 波的高度不能低于 R 波的 1/10；形态：T 波的正常形态不是等腰三角形，其升支较长，降支较短，形成上升坡度较缓，下降坡度较陡的图形（图 5-9）。

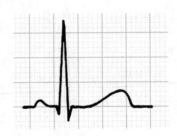

图 5-9　正常 T 波

如果心脏缺血，就不符合上述表现了，最常见的表现为 T 波地平（T 波振幅小于同导联 R 波的 1/10）、倒置（T 波与同导联 R 波方向相反）和冠状 T 波（T 波上升支与下降支长度相同）（图 5-10）。如果被检者心电图有缺血特征，院前急救医生则需要鉴别患者是急性缺血和慢性缺血，两者的临床表现、病情严重程度、患者的风险和预后截然不同。其鉴别点一是根据患者的发病情况和临床症状，二是将此次心电图与患者既往做的心电图加以对照。

（2）心肌损伤　心肌损伤是心肌缺血加重的结果，患者疾病的严重程度

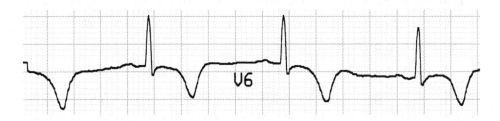

图 5-10 冠状 T 波

比心肌缺血严重，有时很可能是急性心肌梗死前期的表现。心肌损伤的部位分为心内膜损伤和心外膜损伤两种，其心电图特征是：①心外膜损伤：ST 段多数导联上移，aVR 导联下移；②心内膜下损伤：ST 段在多数导联下移，aVR 导联上移。

由此看来心肌有无损伤要看 ST 段，如果 ST 段偏移超过正常范围就提示心肌损伤，导致心肌损伤的原因主要有两点，一是心肌缺血性损伤，这种情况在临床上占大多数；另一种原因是各种原因导致的心肌炎，这种情况相对少见。院前急救时对心肌损伤的患者也要鉴别是慢性的还是急性的、突发的。突发的心肌损伤是急性冠脉综合征的典型特征之一，此时患者的心电活动极不稳定，应该引起院前急救医生的高度警惕。

（3）心肌坏死 心肌坏死是心肌持续严重损伤的结果，多数情况下坏死在心电图上显示为病理性 Q 波（图 5-11），即在主波向上的导联 Q 波的振幅（深度）超过同导联 R 波的 1/4，时间（宽度）超过 0.04 秒（一个小格）。多数情况下病理性 Q 波的出现提示患者可能发生了心肌梗死，此时急救医生要

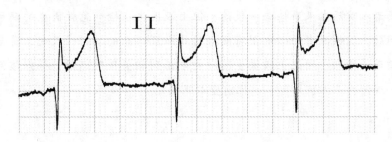

图 5-11 病理性 Q 波（下壁心肌梗死）

结合临床情况鉴别患者是急性心肌梗死还是陈旧性心梗，两者的临床意义、危险程度和预后大相径庭。判断依据：患者的发病情况，临床表现和心电图，此时最好能与患者既往的心电图加以对照。

患者有无缺血性 T 波、损伤性 ST 段和坏死性 Q 波是诊断急性冠脉综合征的基本心电图依据，这是院前急救医生必须掌握的心电图检查的基本技能，由于急性冠脉综合征是导致猝死的最常见诱因，因此只有掌握了这项技能，我们才有能力及时"识别死神"，才能尽快对患者采取干预措施，从而预防猝死的发生。如果未能掌握心脏急性缺血时的心电图特征，就不可避免地发生漏诊，漏诊则肯定带来漏治，一旦患者发生意外情况，其后果将不堪设想（参阅案例33）。

病例33　对"死神"视而不见

患者，男，65 岁，因胸闷、气短呼叫 120，发病后患者自行吸氧并口服速效救心丸 20 粒，急救医生 30 分钟后到现场时患者自诉症状稍减轻。

患者既往有冠心病史，二年前曾患下壁心肌梗死。体格检查：一般情况尚可，神清，呼吸平稳，口唇无发绀，血压 120/80mmHg，呼吸 16 次/分，心率 80 次/分，双肺呼吸音未闻异常，未闻及湿啰音，心音正常，律齐，腹部检查未见异常，四肢活动自如。心电图检查见图 5-12。

现场诊断：冠心病，心绞痛，不完全性右束枝传导阻滞，陈旧下壁心肌梗死。

急救医生将患者送达医院，在现场和途中未实施任何治疗。

患者入院后本来事情告一段落，但上级医生在检查急救医生的病历时发现了问题，该例患者的心电图有明显的缺血及坏死的特征性改变，符合急性心肌梗死的诊断，因此上级医生随即打电话到相关医院随访，得知该例患者已经入院治疗，入院诊断：急性前壁心肌梗死。

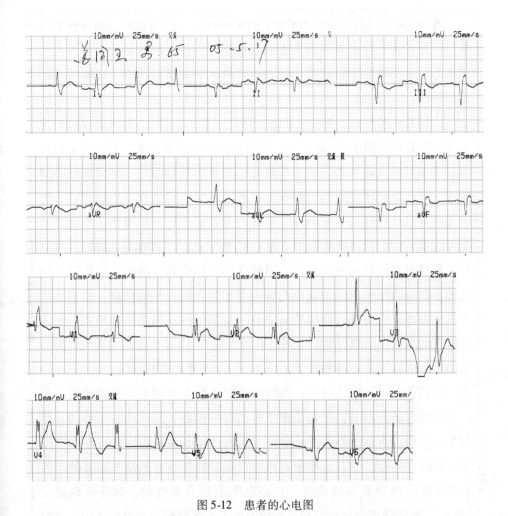

图 5-12　患者的心电图

　　点评： 本例是典型的院前急救时急性心肌梗死患者的漏诊病例。院前急性心肌梗死的诊断是急救医生经常面临的问题，尽管院前对急性心肌梗死的诊断缺乏相关实验室检查的支持，但多数情况下如果急救医生掌握了该病的诊断要点，加之患者的症状突出，心电图表现典型，其诊断并不十分困难。而对于症状和心电图缺乏特征性表现的患者，其诊断难度则相对较大。

漏诊是应该做出某项诊断而未做出的行为。院前急性心梗诊断漏诊的原因比较多，除患者的临床表现不典型、急救现场的环境因素及人文因素外，主要取决于急救医生的基础医学水平和是否建立了正确的现场诊断思路。

急性心肌梗死的诊断主要依靠所谓的"四大支柱"，即病史（特别是有无心血管危险因素）、症状、心电图和心肌标志物检查。首先是急救医生能否想到患者是否为急性心肌梗死，如果连想都没想，那何谈进行诊断呢？那么怎样才能想到该病呢？患者的症状、病史和心电图检查，患者无胸痛且自述症状"稍减轻"可能使急救医生放松了警惕，而重要的参考因素，病史中的既往陈旧下壁心肌梗死史也没有引起急救医生的重视。虽然患者没有典型的急性心肌梗死的临床表现，但是，仅凭冠心病陈旧下壁心肌梗死的病史就应当首先考虑是否有再梗的问题，就应当视为高危患者，需要进行详细的病史进一步询问和认真的体格检查。更为不应该的是，本例患者的心电图已有明显的 ST 段异常抬高的表现，但急诊医生并未察觉这个重要的信息，这是一个非常严重的错误。

院前急救时同样是漏诊，不同的疾病的患者可能有不同的结局。如果是急性胃肠炎漏诊，患者顶多痊愈的时间推后，虽然增加了痛苦，但与生命无碍。而急性心肌梗死这样的疾病是容不得漏诊的，因为90%以上的心脏性猝死，患者是死于冠脉综合征时的急性心肌缺血诱发的恶性心律失常，而缺血多数情况下在心电图上是有表现的，这些表现就是"死神"即将降临的提示，如果急救医生未能掌握相关心电图知识，对急性心脏缺血的心电图表现视而不见，未能做出应有的诊断，就势必不会采取相应的现场急救措施，一旦患者病情进展，出现恶性心律失常，急救医生就会措手不及，后果不堪设想。

急性心肌梗死的心电图识别是急救医生必须掌握的技能。其实掌握这项技能并不十分困难，只要多下工夫。可是，这项技能恰恰是很多急救医生的弱项，看来不重视是不行了。对没有临床证据的急性心肌梗死患者，如果发生室颤而死，急救医生是无能为力的，没有临床证据就没有干预行动，这是合情合理的。而患者有临床证据而你没有能够识别，这就是致命性的失误。由于医学知识、法律知识的普及，很多患方人员都能掌握一定的医学和法律知识，这是时代的进步。千万不要认为你不给患者治疗就不会有错，有些情况下你不作为本身就是错误，而且这个错误可能已经触犯了法律。

假设本例患者在送医院途中发生室颤（这在急性心肌梗死时很常见）而失去生命、假设家属要求医疗鉴定，那么鉴定人员就会根据患者的病史和心电图检查就能非常容易地认定本例为急性心肌梗死，而对于急性心肌梗死的患者不做现场急救肯定违反医疗常规。由于急救医生未对患者及时采取减轻心肌缺血、预防恶性心律失常的措施，这既有医方的违规行为，又有患者的死亡的现实，这就构成了医疗事故的因果关系。这就是漏诊的结果，为此医患双方将付出惨痛代价：患者失去宝贵生命，医方付出巨额赔偿。

幸好命运的眷顾，这位患者没有发生意外，幸好患者家属没有医疗投诉，但你不会总是这么幸运，只要你不按照规章制度去做，不提高自己的专业技术水平，可能今天不出问题，明天不出问题，但总有一天会出问题，这就是"常在河边走，肯定要湿鞋"。医疗急救行为需要规范、严谨、认真，如果常常这样提醒自己，相关领导部门如果这样要求自己的医务人员这样做，相信很多医疗纠纷是可以避免的。

3. 常见快速心律失常

（1）期前收缩：期前收缩也称期外收缩或过早搏动（premature beats），简称早搏，它指窦房结或窦房结以外的异位起搏点发出的冲动提前发生，导致心跳提早出现，在心电图上显示为提前出现的（P）QRS波群。期前收缩在临床上十分常见，其发生率几乎可达100%，其中老年人的发生率更高。根据期前收缩的心电图特征，临床上将其分为窦性、房性、结性（交界区）和室性期前收缩4种，其中后3种比较常见。

1）房性期前收缩：提前出现的P′波，其形态与窦性P波不同；P′-R间期在 0.12～0.20s；QRS 波群形态与主导心律的 QRS 波群形态相同；代偿间歇多不完全。

2）结性期前收缩（图 5-13）：也称为交界区性期前收缩，无 P 波或 P 波为逆行 P 波（P'波），有以下几种形式：P'波出现在 QRS 波之前，此时其 P'-R 间期 <0.12s、P'波出现在 QRS 波之后，此时其 R-P'间期 <0.20s、QRS 波前后均无 P'波、P'波后无 QRS 波；提前出现的 QRS 波群，其形态与主导心律的 QRS 波群形态相同，但在合并差异传导时可出现宽大畸形的 QRS 波，其形态大多类似右束支传导阻滞，此时应与室早鉴别；代偿间歇多为完全。

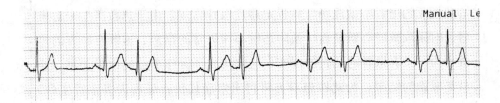

图 5-13　结性期前收缩（二联律）

3）室性期前收缩（图 5-14）：提前出现的宽大畸形 QRS 波群，其前无相关的 P 波，心室起搏点的位置越靠下，距希氏束分叉越远，其 QRS 形态畸形越明显；T 波与 QRS 主波方向相反；代偿间歇完全；如果窦性冲动与室性早搏同时激动心室则出现室性融合波，该现象有助于室早的诊断。

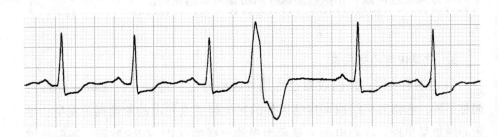

图 5-14　室性期前收缩

期前收缩的临床意义在于它属于主动性心律失常，也就是说期前收缩是异位的心电冲动主动提前出现，这种"不请自来，犯上作乱"的行为干扰了正常的心脏节律，也可能是恶性心律失常的信号，如果期前收缩连续出现，就形成了阵发性心动过速，使患者病情加重甚至恶化。期前收缩的危险性因人而异，有的无危险，有的则提示高度危险。院前急救医生要根据其位置和患者的原发病情况以及他（她）的基础心脏情况和全身情况实施综合判断。通常起搏点的位置越靠下危险越大（危险性：房性＜结性＜室性），此外高频度（每小时大于5次）、高龄、器质性心脏病患者的危险性较大。

（2）阵发性心动过速　阵发性心动过速是期前收缩连续出现的结果，临床多将其分为两种：

1）室上性心动过速（图5-15）：心率较快（一般在150～260次/分）；心室律基本匀齐（R-R间距差异＜0.01s）；P波常因与其前的T波融合而不易辨认，或呈逆性P'波，如果P'位于QRS波之前则P'-R间期＜0.12s，如果P'波位于QRS波之后则R-P'间期＜0.20s；由于过快的心率，冠心病及60岁以上的患者常有相应导联ST段显著下移（aVR导联除外），T波低平或倒置，此时应与非Q波心梗鉴别；QRS波呈室上图形，时间常小于0.12s；患者如合并束支传导阻滞、预激综合征及心室内差异传导，则可使QRS波宽大畸形，需要于与室性心动过速鉴别。

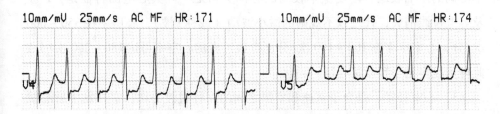

图5-15　室上速伴ST段严重下移

2）室性心动过速（VT）：简称室速，它指是心电冲动起源于心室的、连续3个或3个以上的、频率大于100次/分的异位搏动（图5-16）。室速在院前急救时并不罕见，多数情况下属于病理状态，部分患者将很快发展为心室纤颤，极有可能对患者的生命构成威胁，故该病被列为致命性心律失常。因此在现场迅速识别室速并采取相应的治疗措施十分重要。

（3）扑动和颤动　扑动（flutter）和颤动（fibrillation）是指异位起搏点

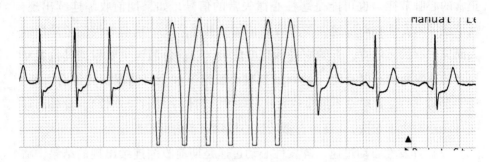

图 5-16　短阵室速

的兴奋性过度增高，其发生频率超过心动过速的情况。

1）心房扑动：它指心房的异位节律点兴奋性增高，导致心房呈一种快速、细小、匀齐的节律。心电图特征：P波消失，代之以快速、匀齐、规则的锯齿状扑动波（或称F波），在Ⅱ、Ⅲ、aVF、V₁导联较为明显，频率大致在250~350次/分。该波往往与其前的T波重叠，但有其规律性，一般看不到等电位线。

2）心房颤动（图 5-17）：是指心房肌出现的350~600次/分的不规则、不协调的微细收缩，是发生率较高的心律失常之一。其心电图特征是：P波及等电位线消失，代之以不规则的微小波动（或称f波），心房率在350~600次/分，心室率多在100~180次/分，少数患者的心室率可达180~250次/分，此种情况多见于预激综合征。

3）心室扑动：是介于室速和室颤之间的一种过渡心律，室扑发生后心肌呈无力状态的快速收缩，使心输出量明显下降。室扑持续时间很短，一般在

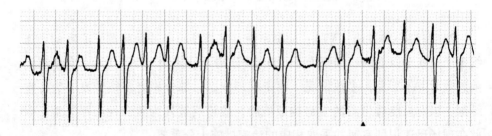

图 5-17　房颤伴快速心室率

数分钟内患者的心律就会转为室速或室颤。其心电图特征是：P 波、QRS 波、T 波及等电位线消失，代之以宽大畸形的正弦波，其顶端和底部均呈钝圆形，无法区分该波的正负；节律基本匀齐；频率在 150～250 次/分。

4）心室颤动（图 5-18）：是指患者的心肌突然丧失了整体的协调性，呈不规则的收缩，因而不能将血液泵出，因此心室颤动是心搏骤停的一种类型。其心电图特征是：P 波、QRS 波、T 波及等电位线消失，代之以形状不同、大小各异、无规律的畸形波群；频率在 250～500 次/分；多数波群的振幅大于 0.5mV 的称为粗颤、小于 0.5mV 的称为细颤。

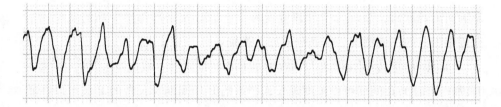

图 5-18　心室颤动

不同区域的扑动和颤动有其各自的临床意义，阵发性房扑和房颤如果伴快速心室率则可以导致心输出量下降，故需要采取干预措施，降低其心室率。而室扑和室颤则属于心搏骤停的一种，必须立即展开抢救，其中最重要的是实施早期除颤，否则患者将发生猝死。

4. 常见缓慢心律失常

（1）窦性心动过缓（图 5-19）　窦性心律（心电图呈窦性 P 波）；频率 <60 次/分（但很少低于 40 次/分）；窦性节律缓慢时，房性、结性或室性异位搏动较易出现。

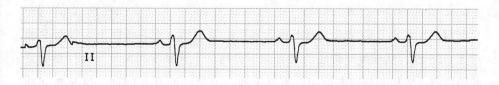

图 5-19　窦性心动过缓

窦性心动过缓多数情况下属于良性心律失常，其原因有生理性和病理性两大类，前者多见于迷走神经张力过高的状态，如深度睡眠时，尤其见于经过长期大运动量的体力活动者如运动员等，这种人的心率多在50次/分左右，如果心率持续低于45次/分，无论有无临床症状，都应考虑为病窦综合征；后者较常见的原因是冠心病、病窦综合征，其他原因有心肌炎、颅内压增高、重症黄疸等。对突然发作的严重窦缓（心率＜50次/分）且伴有其他症状的患者，应首先考虑急性冠状动脉综合征特别是下壁心肌梗死，其次考虑药物（如β-阻滞剂、地高辛等）过量以及抗快速心律失常药物的叠加反应。

（2）传导阻滞　是指心脏的电冲动在正常下传的过程中受到各种因素的影响而出现障碍，表现为传导速度变慢，或部分及全部传导中断的现象。根据传导阻滞的不同情况，将其分成如下类别：

1）Ⅰ°房室传导阻滞（Ⅰ°A-VB）：P-R间期延长，成人＞0.20s，儿童＞0.17s；有时P-R间期可以极度延长，严重的P-R间期延长者的P波可以在其前的ST段内，有时其P-R间期甚至可以超过R-R间期（图5-20）。

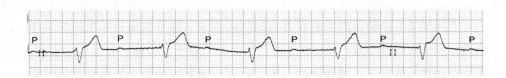

图5-20　Ⅰ°房室传导阻滞

2）Ⅱ°房室传导阻滞（Ⅱ°A-VB）：指室上性冲动有时不能下传到心室的现象。它可分为两型，即Ⅰ型和Ⅱ型。导致前者的主要原因是房室传导系统的相对不应期延长，导致后者的原因是其绝对不应期延长，有时两型传导阻滞可以同时存在或相互转化。

Ⅱ°Ⅰ型A-VB（图5-21）：P-R间期依次逐渐延长（文氏现象），直到一个P波的冲动由于阻滞而未能下传而发生心室漏搏，在心电图上表现为P波后无QRS波，从而发生较长的R-R间歇，然后上述情况再次发生并且周而复始地进行；R-R间期逐渐缩短，直至出现一个较长的R-R间期，长R-R间期小于任何两个短R-R间期之和；漏搏前的最后一个R-R间期最短，漏搏后的第一个 R-R 间期最长；心室漏搏后的长间歇后可以出现房室交界区逸搏。

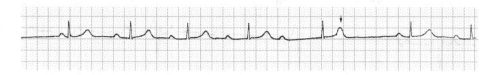

图 5-21　Ⅱ°Ⅰ型房室传导阻滞

Ⅱ°Ⅱ型 A-VB：也称为莫氏（Mobitz）Ⅱ型（图 5-22）。多数情况下 P-R 间期固定，无逐渐延长的现象，然后突然出现心室漏搏，在心电图上表现为 P 波后无 QRS 波，从而发生较长的 R－R 间歇；长 R-R 间歇是正常 R-R 间歇的倍数，多为 2 倍；房室传导比例多为 3：2（即 3 个 P 波引起 2 个 QRS 波，有一个未下传）或 4：3（即 4 个 P 波引起 3 个 QRS 波，有一个未下传），而 5：4、6：5 等情况比较少见，此外房室传导比例可以发生变化，如 3：1 可以转变为 4：1 等；QRS 波形态正常，但有时可以发生宽大畸形；院前急救时区别该型 A-VB 与Ⅲ°A-VB 的方法是仔细观察 P 波与其后的 QRS 波有无关系，如有则是Ⅱ°A-VB，如无则是Ⅲ°A-VB。

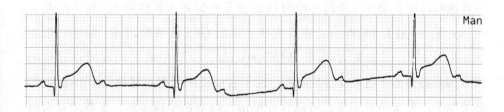

图 5-22　Ⅱ°Ⅱ型房室传导阻滞

3）高度 A-VB：患者半数以上的 P 波不能下传。此时的房室传导比例多为 3：1（即 3 个 P 波才能有一个下传，引起一个 QRS 波）、4：1 或更低。高度 A-VB 是介于Ⅱ°和Ⅲ°之间的 A-VB，其心电图表现为 P-P 间期基本规则；房室传导比例固定或多变，多为偶数，即 4：1、6：1、8：1 等，奇数少见；多数情况下 QRS 波宽大畸形，呈束支传导阻滞图形；常常有交界性逸搏或逸搏心

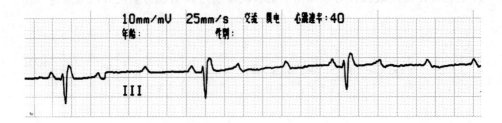

图 5-23　高度房室传导阻滞

律（图 5-23）。

4）Ⅲ°房室传导阻滞（Ⅲ°A-VB）：亦称为完全性房室传导阻滞。由于房室交界区的绝对不应期极度延长，或其他原因导致所有的室上性冲动均无法下传至心室。此时心房和心室分别由两个起搏点控制，两者相互无关，形成完全性房室分离，患者的基本心律为逸搏心律。心电图特征：P-P 间期和 R-R 间期均有各自的规律，但两者之间却毫无关系；心房率较心室率快，因此 P 波数量大于 QRS 波，但多数情况下无倍数关系；如果控制心室率的逸搏冲动是由房室结或希氏束分叉以上的部位发出，则患者的主导心律为交界区（结性）逸搏心律，如果冲动的起搏点位于希氏束分叉以下，患者的主导心律为室性逸搏心律；交界区逸搏心律的 QRS 波节律匀齐，形态正常，频率在 40～60 次/分，一般为 50 次/分；室性逸搏心律的 QRS 波节律匀齐，频率一般在 28～40 次/分，形态宽大畸形，时间≥0.12s，位于左束支的起搏点导致的 QRS 波形态类似于右束支传导阻滞，位于右束支的起搏点导致的 QRS 波的形态类似于左束支传导阻滞；可以合并早搏，以室性早搏多见，少数患者有时可以发生扭转性室速（图 5-24）。

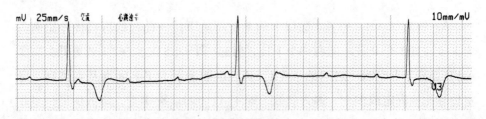

图 5-24　Ⅲ°房室传导阻滞

5. 其他可能提示危险的心电图情况

（1）预激综合征（图5-25）　除了正常的房室传导通路（房室束）外，有些人的心脏还先天生有附加的房室传导通道，对此我们称之为"旁路"或"附束"。由于有时旁路的传导绕过了房室结，其速度要比正常传导途径的速度快，所以有时在窦性冲动的电流尚未从正常途径下传之前，电冲动就从旁路传到了心室，并且提前引起了部分心室激动除极，这种现象就称为预激综合征（WPW综合征），这部分人占全部心电图检查者的5‰。预激的心电图可分不同类型，它们的主要共同表现有：P-R间期缩短（<0.12秒）；QRS波起始部有Δ波（预激波）同时伴QRS波增宽（≥0.12秒）；ST-T继发性改变（主波向上的导联ST段下移、T波直立；主波向下的导联ST段上移，T波倒置）。

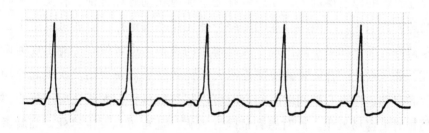

图5-25　预激综合征

预激综合征的临床意义在于：预激在窦性心律时与正常人无异，有70%的预激者无器质性心脏病，但它一旦触发及合并阵发性心动过速，就可能给患者带来一定的危险。特别是在预激合并心动过速的治疗时禁用洋地黄类药物和钙离子拮抗剂（如维拉帕米），如果误用这些药物，就可能使病情加重，甚至导致室颤的发生。此外预激有时还常常与急性心肌梗死的心电图相混淆，有时它能掩盖心梗图形，容易造成漏诊，有时它的图形又与心梗相似，容易造成误诊，故应该引起我们的重视。

（2）病窦综合征　患者可以单独或同时出现以下情况：严重而持久的窦性心动过缓：心率常<50次/分；窦性停搏：在正常的节律后出现较长时间的间歇，其间无P波、长P-P间期与短P-P间期不呈倍数关系、常有逸搏或逸

搏心律；莫氏Ⅱ型窦房传导阻滞；缓慢心室率的慢性房颤；慢－快综合征：在窦缓、窦停及窦房阻滞的基础上反复发作心动过速（室上速、房扑、房颤），发作过后常有一个较长的间歇；双结病变：在窦缓、窦停及窦房阻滞的基础上不能及时出现交界区逸搏或逸搏心律或该逸搏心律的频率低于40次/分；房室传导阻滞或室内传导阻滞。

病窦的最常见原因是心脏起搏及传导系统的原发性退行性病变，部分患者为家族性。其次为冠心病导致的起搏及传导系统供血不足，特别见于急性下壁心梗。此外还见于心肌炎、心肌病、风心病以及药物（如洋地黄类、奎尼丁）、电解质紊乱（如高血钾）、迷走神经张力增高对起搏及传导系统的影响等。

院前急救时对病窦的危险性评估有一定的困难，因此评估的重点应该主要放在患者的原发疾病上，如患者有无急性冠状动脉综合征、有无电解质紊乱及药物影响等。单纯的轻症病窦综合征无需现场治疗，重者可以由于在窦性停搏等情况下如果不能出现次级起搏点的逸搏，患者就有可能出现阿斯综合征，如当慢快综合征时的快速心律失常突然终止而窦房结及次级起搏功能未及时启动，患者心脏间歇时间有时可以超过数秒钟，尤其在应用抗心律失常药物时更容易发生。此时患者危险性较大，甚至可以发生猝死，高龄者尤其如此。其评估依据大致有：①患者有血流动力学障碍者危险性较大；②逸搏周期的长度超过1.6s（8个大格）往往提示双结病变，其危险性较大。此外院前欲为患者实施电击复律时对该病要格外小心，除非万不得已，一般情况下要避免实施电击。

（3）逸搏和逸搏心律　当窦房结丧失了发出冲动的能力、或发出的冲动不能下传时，作为次级起搏点的心房、房室结或心室失去了窦房结的控制，自己就可以代替窦房结发出冲动，维持心脏继续跳动，这种上级起搏点功能丧失时次级起搏点开始工作从而维持心跳的现象就是逸搏（escape）。"逸"的意思是"逃逸"，也就是"下级逃脱了上级的控制"。根据不同的起搏点的位置，逸搏可以分为房性、房室交界区性及室性3种，其中后两者相对多见。

1）房性逸搏：在一段较长的间歇后出现的与窦性P波不同形状的P′波及相应的QRS波群，P′-R间期＞0.12秒。

2）交界区（结性）逸搏：在一段较长的间歇后出现的结性 QRS 波群，其前无 P 波或有 <0.12 秒的 P′波，或 QRS 波群后有 P′波，其 R-P′间期 <0.16 秒（图 5-26）。

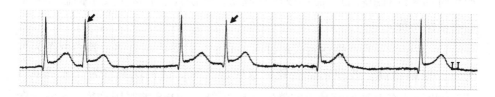

图 5-26　交界区逸搏心律（箭头处为交界区早搏）

3）室性逸搏：在一段较长的间歇后出现室性 QRS 波群（宽大畸形、时间 >0.12 秒）。连续 3 个或 3 个以上的逸搏就称为逸搏心律（escape rhythm），临床相对多见的为结性和室性逸搏心律，常见的逸搏心律的特点有三：QRS 波前无 P 波或有逆行 P′波、各个 QRS 波形态相同、心率较慢。起搏点的位置越靠下心率越慢，QRS 波的形态越畸形（图 5-27）。

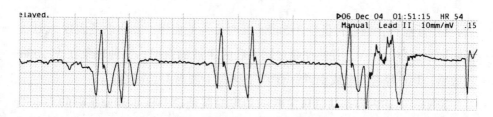

图 5-27　室性逸搏心律（Q 波性逸搏）

逸搏的临床意义在于它与早搏相反，是一种被动发生的心律失常，属于"见义勇为，挺身而出"。即上级起搏点功能丧失时次级起搏点代替其起搏，以维持心脏的持续搏动（图 5-4）。由此看出，逸搏现象是我们的心脏乃至生命的重要保护功能，因此不要将其认友为敌而攻之。特别禁止应用利多卡因类抑制普氏纤维自律性的药物，此时由于患者的高位起搏点功能丧失，其心跳主要依靠心室的起搏点维持，如果降低或抑制普氏纤维的自律性，患者有可能发生灾难性后果。临床上曾有人将加速性室性逸搏心律（非阵发性室速）

当成阵发性室速加以干预（静脉应用利多卡因），从而导致患者死亡的例子，我们应该引以为戒。

（4）血钾异常：血钾异常在心电图的反映大致有高血钾和低血钾两种，严重时都可以对患者的生命构成严重威胁，故院前急救医生要掌握血钾异常的心电图特征。

1）高血钾：当血钾达到或超过 5.5mEq/L 时即为高血钾，其心电图表现为 T 波振幅增高，波顶角度变锐，基底部狭窄，这种现象称为"帐篷状 T 波"；此外还有 P 波振幅减小或消失（图 5-28）、QRS 波时限增宽，S 波变深及心动过缓等。

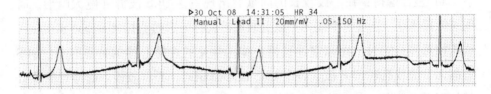

图 5-28　高血钾导致窦性窦性心动过缓（患者血钾 6.5mEq/L）

2）低血钾：当血钾低于 3.5mEq/L 时称为低血钾，其心电图表现为 U 波振幅增高，≥0.1mV，并往往超过同导联的 T 波的振幅，这种现象在 V_3 导联较敏感；T 波普遍低平或倒置；ST 段下移及 T 波与 U 波融合。

说明：上述内容是从临床急救的角度对院前急救医生需要掌握的心电图检查内容的概括，这些内容是经过节选和删节的，仅仅起到提纲挈领的作用，故从心电图学习的角度，仅仅了解和掌握上述内容是远远不够的，读者应参阅更多的相关临床资料。

（冯　庚　杨萍芬）

第二节　成批伤患——国际创伤救助优先原则

导读

在大规模伤害事件发生后，如果现场的患者的数量多于急救人员的数量，此时我们应该先抢救谁？答案是我们应该首先抢救最需要得到抢救、或抢救价值最高的患者，只有这样才能达到利益的最大化。那么为什么要对患者按病情轻重分类？什么样的患者符合我们的优先急救的标准？我们在现场十分有限的检查条件下怎样评估？评估的依据是什么？怎样根据评估结果对患者采取相应的急救措施就是本节探讨的主要问题。

某日傍晚，一位自述发烧、咽痛的男性患者来到某市急救中心急诊室就医，急诊科的值班护士在初步询问了病史后让患者测量体温，患者边测体温边对护士抱怨医生为什么不来，并对医师未能立刻给予诊疗表示不满，要求医生立刻给自己诊疗。就在值班医生正要为其诊疗的时候，一位因刀伤大量出血的患者被人送到急诊室，患者面色苍白，意识不清，颈部伤口有大量鲜血涌出，情况十分危急。值班医生见状对那位发热的患者说："请你稍等一会儿好吗？那个患者很重，我先去看看他。"不料患者非但不接受医生的解释，反而大声嚷道："我是先来的，必须先给我看！别人的生命重要，我的生命就不值钱吗……"

一位叫小辛的患者因急性支气管哮喘发作被她的丈夫急匆匆送到某医院急诊室，但此时急诊室的所有医务人员正在忙于抢救一个终末期心脏病的患者，那是一个曾经两次患心肌梗死并有多年严重心力衰竭的81岁的老人，而小辛年仅28岁。由于抽不出抢救人员，小辛在急诊室仅仅接受了吸氧治疗而未得到任何其他帮助，而为她吸氧的护士也在那位老年患者家属的呵斥下回去参加抢救。在急诊室待了20分钟后最严重的事情发生了——小辛终因严重缺氧发生了心搏骤停，她的生命终止在28岁的青春年华，从发病到猝死还不到1小时。而那位老年患者也与次日告别人间。

种种泣血的经历不得不使我们深思——在患者的数量多于急救人员的数量时，我们应该怎么办？像上述情况一样，一边是即将走到生命尽头的老人，即使动员所有的医疗资源，也只能将患者的生命延续极其有限的时间；一边是偶然濒临险境的少妇，如果帮助她迈过这道"坎"，她将与所有正常人一样有着生命的坦途。同样都是患者，同样都是生命，在人人享有平等的医疗权与选择优先救治对象的矛盾中，我们将做出怎样的抉择？我们应该首先抢救谁？

突发急症时是这样，在意外事件发生时更是如此，因为意外事件往往在瞬间同时造成多名伤员，故在一定的时间内，医疗急救资源不足的情况经常发生，此时急救人员应该怎样做呢？在医疗急救战线工作过一段时间的读者想必有同样的经历，我们经常不得不面临着这样的艰难抉择。在这种特殊情况下，如果缺乏法律、道德、伦理、心理、医学理论及技术以及制度上的充分准备，急救人员将陷入极大的困惑中，例如急救人员可以因为自己对某些患者的"见死不救"而背上沉重的心理包袱；也可以因随意的"避重救轻"，使最需要抢救的患者失去了生命，因而受到终身的"良心谴责"；还可能因为未能掌握现场急救的关键技术而使原本有希望的伤员丧失了生命。因此研究检伤分类，制定相应的大规模突发事件医疗救援的工作预案，从道德、哲学、伦理、心理、法律、法规、制度、价值观以及救援医学专业技术等层面展开对成批患者的医学救援的研究势在必行。

一、检伤分类概述

（一）检伤分类的发展和现状

检伤分类（triage）也称为伤员鉴别分类或治疗优先分类，它是将受伤人员按其伤情的轻重缓急或立即治疗的可能性进行分类的过程。检伤分类常用于战场、灾难现场和医院急诊室，这是在有限的医疗设施和人员无法满足所有的患者同时治疗的需要时不得不进行分配的举措，是不得已而为之但同时又必须为之的重要医疗行动。

检伤分类是根据患者需要得到医疗救援的紧迫性和救活的可能性等在战场上决定哪些人优先治疗的方法，这个概念早在第一次、第二次世界大战期间就应用于伤兵的现场处置，后来逐步发展并形成了大型灾难和医院急诊患者的病情评估。

一九六三年美国 Yale-New Haven Hospital 最早成立急诊检伤分类制度，由医师评估患者并将患者分为危急（emergent）、紧急（urgent）、和不急（non-urgent）3 类。此后不同的国家和地区有不同的分拣方法，不少学者主张将其分为 4 类，如我国台湾的台北市荣民总医院依患者病情如求诊的原因、主诉、病史、疾病的严重度及急迫性等经急诊专业人员加以筛检，将疾病的危急程度分为 4 级：

1 级表示患者情况极其紧急，即将危及生命，需立即紧急处理；2 级表示紧急，患者相当痛苦或生命征象异常，但无立即性的生命危险，需在 10 分钟内处理；3 级表示次紧急，应在 30 分钟内处理；4 级表示非紧急，可延后处理。

目前国际上的检伤分类渐趋一致，大致上分为：立即治疗（immediate treatment，T1）、延后治疗（delayed treatment，T2）、轻伤（minimal treatment，T3）及期待治疗（expectant treatment，T4）共四级，分别用不同的颜色来加以区别和显示。T1 以红色表示、T2 为黄色、T3 为绿色，T4 在不同的国家及地区则不尽相同，大多数国家和地区用黑色，英国则使用白色。

（二）检伤分类的目的和意义

对短时间内导致大批伤员产生的大型事故及灾难的现场急救中，降低死亡及伤残率最关键的不是技术，而是高效的组织。2008 年我国汶川强烈地震发生后，尽管各级政府迅速反应，组织了各种救助行动，但由于伤员数量、地型及环境情况复杂及交通闭塞等原因，特别是未能在第一时间对伤员进行及时、良好的分类，结果造成对患者未能及时提供与之向对应的医疗救援以及及时后送，灾区现场及附近医院早期处于工作混乱和极度超负荷状态，直到震后第 4 天（2008 年 5 月 16 日）才开始组织伤员后送，严重影响了伤员的救治质量，这种情况值得我们认真反思和总结。

大型灾难事故的发生往往能产生群体患者，在事故发生后的相当一段时间内，大批急救人员和物资、设备不可能立即到达现场，故现场急救时医疗资源不足在所难免。实施检伤分级只是尝试将有限的急救资源做最大的利用，其道德基础来源于有效性原则。

有效性原则认为一个行为的正确与否应该由它的结果来判断，当一个行为能产生最大的利益时，这个行为就是正确的或者是好的。有效性原则必须考虑到所有人的利益，但是并不对所有人都产生相同或相似结果。为了产生最大的利益，一个行为对某些个体产生不良后果也被认为是公平的。

为了争取最大的整体利益，有时会否决一个受伤严重的伤员的治疗权甚至生命以换取更多的伤员得到治疗资源和更多的生命，也就是说为了抢救更多人的生命，允许个体伤员死亡。也有人将检伤分类原则称之为功利主义（Utilitarian）原则，即"为最大多数人谋求最大的利益"或"牺牲小我，完成大我"的原则，这是检伤分类的哲学及伦理基础。

灾难及事故发生后，造成大规模物质和人员伤害是不依人的意志而转移的，损失和牺牲在所难免，关键是如何将损失和牺牲降至最小。London 等提出伤后 1 小时是挽救生命、减少致残的"黄金时间"。对严重创伤者伤后 30 分内给予急救，可多挽救 18%～25% 的生命。在这段珍贵的黄金时间内，将有限的医疗资源用在最需要的患者身上，首先抢救最有抢救价值的患者，这就是检伤分类的意义所在。

在诸多患者中，有的是已经失去生命迹象的特重伤员，有的则是奄奄一息的重伤员，有的则是轻病微伤。特重伤员已无生命体征，说明其伤情已经造成不可挽回的结果，如颈部断离等，这类伤员不管怎么治疗都不太可能存活，因此没必要浪费有限的急救资源；轻伤员不管有没有治疗都会存活，并且能够忍耐和等待一段时间，因此不立即治疗也不会产生严重后果；而重伤员是有治疗就会存活，没有治疗就会死亡，如果得到及时救助就能大大增加生存希望。

检伤分类的目的和意义就是将最需要得到抢救的重伤员甄别出来而给予及时的救助，以达到利益的最大化，尽可能减少损失。此时我们的主要救治目标首先是拯救生命，其次是保全肢体及脏器功能，第三是避免各种并发症的出现以及减轻痛苦、降低治疗费用等。此外在群体性伤害事件时还可以避免免非重伤伤员的过度转运，以节省宝贵的急救资源。

（三）检伤分类应用的基本内容

检伤分类的应用是根据意外事件的规模而随时调整的，其主要内容大致应用在如下情况：

1. 收容分类　决定患者在哪个救治地点（如红区、黄区等）及机构和（或）职能组（室）接受治疗。

2. 救治分类　明确患者救治的优先等级及采用何种救治措施。

3. 后送分类　明确患者后送的目标救治机构、运送的体位、工具及顺序。

二、检伤分类法的临床应用

（一）检伤分类的标准、依据及临床意义

1. 伤情分类标准和特征　检伤分类是将患者的情况区别开来，并分别用不同的级别表示，不同的级别用不同的颜色作为标志，具体体现在伤票标识系统（Mettag）的应用上。伤票有不同的颜色以及各种患者的信息，由现场急救人员填写，并牢固放置在患者身体的明显部位。以下是世界卫生组织推荐的急救检伤分类标准。

（1）生命垂危，需要立即治疗，而且有望救活的伤员（红色标志，提示优先1级）。

（2）生命没有立即的危险，需要紧急但不是立即处理的伤员（黄色标志，提示优先2级）。

（3）需要简单处理的伤员（绿色标志，提示优先3级）。

（4）心理受到创伤需要安慰和镇静的患者（没有特别的分类标志）。

（5）患者的伤情超过目前已有的救治能力，如严重的辐射伤害或者严重烧伤，当时当地无法救治，或者复杂手术病例迫使医生不得不在这个患者和其他患者之间作出取舍（黑色标志，提示暂时放弃治疗）。

2. 伤情判断方法和评估依据　院前急救时判断伤情的主要依据是对对于受伤类型、受伤部位、致伤原因及伤势的综合检查和分析，通过询问伤史和身体检查及询问他人相关情况以及查看相关医疗文书等手段实施判断。其判断的基本内容有：

（1）确认患者意识情况和精神状态　通过观察、呼唤及询问患者来了解患者的意识情况和精神状态，以及应用格拉斯哥昏迷量表（GCS）评分实施评估。

（2）重要生命征象的检查　面色、呼吸、脉搏、血压、心率、经皮血氧饱和度、毛细血管充盈度（用手压患者嘴唇或指甲床，观察其充盈时间）、尿量等。

（3）伤情检查　充分暴露伤员身体，通过目视及适当的触摸、局部按压、关节移动等方式自上而下实施检查，其顺序是头面部、颈部、胸腹部、四肢检查，边检查边加以询问。通常将受伤部位划分为九个部位（CHANSPEMS），即胸部 C、头部 H、腹部 A、颈部 N、脊柱 S、骨盆 P、上下肢体 E、颌面 M、体表皮肤 S，其中以 CHANS（头部、颈部、胸部、腹部和脊柱）最为重要。

3. 伤情程度的认定和它们的临床意义

（1）重伤　重伤是指伤员身体的重要部位或脏器遭受严重损伤，伤员正在走向死亡或濒临死亡，如严重出血（包括能够直观的外出血和脏器损伤导致的内出血等）、呼吸道异物堵塞、张力性气胸、较重的脑挫裂伤、特殊部位的损伤（如吸入热气导致的呼吸道烧伤、颌面部及颈部损伤）等，这类情况的发生率约占伤亡总数的 20%～25%。伤员如果能得到及时的医学救援，其生还的希望较大，需要得到优先救治，反之如果在一定的时间内没有得到及时救治就可能丧失生命，因此这类伤员的抢救价值最大。重伤员治愈时间一般需要 2 个月以上，部分伤员的预后较差，可以遗留终身残疾。

（2）次重伤　也称为中度伤，是指伤情介于重伤与轻伤之间的情况，发生率约为 25%～35%。这类伤员身体的重要部位或脏器有损伤，如胸腔脏器损伤、腹腔脏器损伤、严重的长骨骨折、多发性肋骨骨折、较高位的脊柱损伤、盆腔及相应脏器损伤、严重的挤压综合征、较大面积烧伤等，这类伤员的伤势尽管严重，但其情况相对稳定或进展较慢，故伤员通常可以坚持一定的时间（通常为 1 小时以上）。虽然伤员短时间内不会发生心搏骤停，但如果伤情发展及恶化则有潜在的生命危险。这类伤员如果在若干小时内得到救治和手术则完全可以使伤员存活，且预后良好。治愈时间约需 1～2 个月，部分伤员可能遗留功能障碍。

（3）轻伤　轻伤是指伤员身体的重要部位和脏器均未受到损伤，一般多为皮肤及软组织损伤或远端肢体闭合性骨折，轻伤在整个灾害事故中的发生率至少为 35%～50%。伤员的生命体征平稳，在一定的时间（如数小时以上等）内即使没有得到治疗也不会有生命危险。轻伤员的预后很好，一般在 1～4 周内痊愈，基本不会遗留后遗症。

（4）极重伤　极重伤是指伤员受伤极其严重，即将发生临床死亡或已经死亡，这类情况约占灾害人员伤亡总数的 5%～20%。严重创伤造成的第一死亡高峰在伤后 1 小时内，多数极重伤员都在这个时间段死亡。死亡的标志为脑死亡和自主循环停止，此时伤员的临床特征是生命体征的丧失，如无呼吸和心搏，心电图持续呈直线，或发生直观的严重损伤如颈部离断、胸腔及心脏破裂、头颅严重变形，以及颈动脉、主动脉等大动脉严重破裂出血等。在大多数情况下这类伤员的死亡已经不可逆转，现场实施心肺脑复苏不可能成功，故基本无抢救价值。

（二）院前伤情评估的基本方法——检伤分类的定量分析

检伤分类为的是将患者的伤病程度区分开来，但何种情况为轻伤、何种情况为重伤呢？应该有一个能够将伤情量化的标准，这个标准就是伤情评分。评分就是将患者不同的伤情赋予不同的分值，分值的大小能直接反映患者病情。在不同的国家和地区，伤情评分的方法不尽相同，按其不同的适用范围，创伤评分主要分为院前评分法、院内评分法，以及适用于特定专科的评分法（如颅脑损伤时的 GCS 评分方法）等，本书仅介绍院前急救时应用的评分方法。

1. 类选对照指标（triage checklist，TC）　该法由 Kane 在 1985 年提出，不需记分。下述情况的患者是应优先治疗和快速转送医院的几项指标：

（1）收缩压 <90mmHg，心率 >120 次/分，呼吸频率 >30 次/分或 <12 次/分。

（2）头、颈、胸腹或腹股沟穿透伤。

（3）意识丧失或严重障碍。

（4）腕、踝以上毁损离断伤。

（5）连枷胸。

（6）两处以上长骨骨折。

（7）5m 以上高处坠落伤。

2. 院前指数（prehospitalindex，PHI） 该法是由 Kochler 等人在 1986 年提出，规定收缩压、脉搏、呼吸、意识 4 项生理指标 0～5 分的标准（表 5-5）。各项记分相加，总分 0～3 为轻伤，4～20 分为重伤，胸腹穿透伤另加 4 分。

表 5-5　院前指数

记分	收缩压（mmHg）	脉搏（次/分）	呼吸（次/分）	意识
0	<100	51～199	正常	正常
1	85～100			
2	75～85			
3	0～75		浅、费力	模糊或烦躁
4			<10 或需要插管	言语不能理解

3. CRAMS 评分法 该法由 Gormican 等人于 1982 年提出，将患者的循环、呼吸、腹部运动、胸部运动和语言表现作为评估依据，故又称"五项功能记分法"。按正常、轻度和重度改变分别记分（表 5-6），正常总分 10 分，按此法，分值越低伤情越重，9～10 为轻度伤，7～8 分重度伤，≤6 分极重度伤。将≤8 分作为应立即治疗及转送伤员到医院的标准。

表 5-6　CRAMS 评分法

记分	循环	呼吸	胸腹	运动	言语
0	毛细血管不能充盈，或收缩压小于 84mmHg	无自主呼吸	连枷胸，板状腹，腹部有贯通伤	无反应	不能言语或无法理解
1	毛细血管充盈迟缓，或收缩压 85～100mmHg	费力，浅或呼吸频率大于 35 次/分	胸或腹部压痛	只对疼痛刺激有反应	言语错乱
2	毛细血管充盈正常，或收缩压大于 100mmHg	正常	均无压痛	正常，能按吩咐动作	正常

4. 创伤计分法（trauma score, TS）　该法由 Champion 等于 1981 年提出，根据患者的呼吸频率和幅度、收缩压、毛细血管充盈状况和格拉斯哥昏迷指数（GCS）记分（表5-7），5 项分值相加。总分 1～16，分越低伤情越重，≤12 分视为重伤，应即转送医院。

表5-7　创伤计分法

记分	呼吸频率（次/分）	呼吸幅度	收缩压	毛细血管充盈	GCS 总分
0	0	浅或困难	0	无	
1	<10	正常	<50	迟滞	3～4
2	>35		50～60	正常	5～7
3	25～35		70～90		8～10
4	10～24		>90		11～13
5					14～15

5. 简易创伤计分法　该法是我军新版《战伤救治规则》规定使用的战伤计分法（表5-8），根据伤员呼吸次数、收缩压及意识状态 3 项生理指标的客观检查与观察，进行评分与计算积分，对伤情进行判定。然后根据记分实施处理。6～9 分者为重伤（红色），应紧急处理；10～11 分为中等伤（黄色），应优先处理；12 分为轻伤（绿色），按常规处理；小于 5 分为危重伤（黑色），应按期待处理。

表5-8　简易创伤记分法

呼吸次数		收缩压（mmHg）		意识状态	
等级	记分	等级	记分	等级	记分
10～29	4	>89	4	13～15	4
>29	3	76～89	3	9～12	3
6～9	2	50～75	2	6～8	2
1～5	1	1～49	1	4～5	1
0	0	0	0	3	0

（三）现场伤情评估的基本程序和要求

设计和制定现场伤情评估程序预案十分必要，科学的伤情评估程序能够帮助急救人员在复杂的现场条件下有条不紊地工作，迅速对患者的情况做出甄别。目前国际上有不少适合院前伤情评估程序，如 START（Simple Triage And Rapid Treatment）检伤分类法、SAVE（Secondary Assessment of Victim Endpoint）分类法、加拿大的 Careflight 分类法、英国的 Triage Sieve and Sort 分类法等，此外还有适用于儿童的 JumpSTART 法等。但上述方法似乎都有不十分尽如人意的地方，因此需要我们进一步研究和探讨，制定更加科学、实用的检伤分类程序。篇幅所限，本书仅介绍两种分类方法：

1. START 检伤分类程序　START 检伤分类的名称取自其英文的头一个字母，其含义是简单评估和迅速提供治疗，该法为较常用的初级检伤分类程序，根据伤员呼吸次数、有无脉搏、意识情况（能否听从指令等）将其分为三类，

然后分别给予紧急治疗及后送、延迟治疗及后送以及期待治疗及后送的对应措施，其基本步骤如下（图 5-29）。

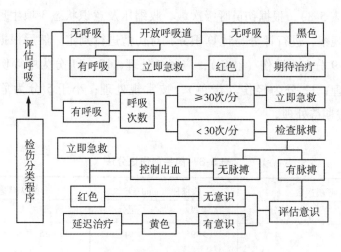

图 5-29　START 检伤分类程序

2. 八步检伤分类程序　该法由本书作者在 CESIRA 检伤分类程序的基础上改良而来，因此亦称为改良 CESIRA 分类法。该分类法原是 CESIRA 分类法是意大利灾难医学会制定的检伤流程，其原名称取自意大利文，CESIRA 的英

文含义是 consciousness（意识），external profuse bleeding（严重外出血），shock（休克），insufficiency of respiration（呼吸障碍），rupture of bones（骨折）及 another pathology（其他情况）。该程序是为非医务人员的第一线救助人员使用而设计的，由于使用者不是医生，所以它避开了判定"死亡"（黑色）的部分，以免在法律上引起争议。

本书作者在 CESIRA 分类的基础上做了一些改动，将分类程序分为 7 个步骤，增加了黑色标识，完善了伤情判断的内容，其临床对策仍采用国际上流行的 4 类处理方式，即：立即治疗（T1）、延后治疗（T2）、轻伤（T3）及期待治疗（T4），其操作步骤如下（图 5-30）：

（1）能否行走　通过询问及患者的表现断定其是否能够行走，如果能够自己行走则归类为绿色，做 T3 处理。

（2）有无意识障碍　如伤员不能行走则立即判断其意识状态，对有意识障碍者则立即检查其有无呼吸。

（3）如果无呼吸则说明伤员失去生命体征，这意味着伤员已经发生临床死亡，对此将归类为黑色，按 T4 处理；对有呼吸者以及无意识障碍者进入下一步骤。

（4）有无动脉出血　根据伤员情况（面色、脉搏、血压、心率、毛细血管充盈时间是否 >2 秒、腔体及肢体肿胀程度、伤口及外出血情况等）判断，有动脉出血者归为红色，按 T1 处理，无出血者则进入下一步骤。

（5）有无休克　根据伤员情况（口唇、面色及肤色、血压、脉搏以及有无烦躁、出汗等）判断，有休克者归为红色，无休克者进入下一步骤。

（6）有无呼吸异常及窒息表现　呼吸异常是指伤员有呼吸困难及呼吸形式改变（呼吸频率、节律及深度的改变等），窒息则为各种原因导致的呼吸障碍，如呼吸道异物堵塞、气胸、连枷胸等。有呼吸异常及窒息者归为红色，按 T1 处理，呼吸正常者进入下一步骤。

（7）有无长骨骨折　长骨骨折指肱骨、股骨等处的骨折，有则归为黄色，按 T2 处理，无骨折者则进入下一步骤。

（8）有无其他情况　指伤员有无除上述情况以外的异常情况，如头晕、腹痛、恶心呕吐、呕血、某处严重疼痛及活动受限，以及特殊致伤原因导致的伤害如烧伤、中毒、毒蛇咬伤、放射性损伤等。有则归为黄色，按 T2 处理，无则归为绿色，可以暂时不做处理。

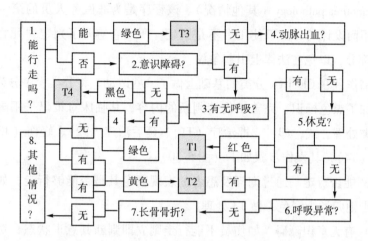

图 5-30　八步检伤分类程序（改良 CESIRA 分类法）

（四）检伤分类临床分析要点和临床对策

　　现场检伤分类和急诊室的检伤分类还是有所区别的，在缺乏上级医生指导及专业团队协作的情况下，尤其是对于现场急救经验不足的检伤人员来说实施该项工作有时就很棘手。而检伤分类的质量和展开时间将直接关系到患者的预后，做不好就会使损失加大，甚至留下终生遗憾。那么怎么办？有没有让经验不足的检伤人员迅速掌握检伤技巧、提高检伤能力的方法呢？方法就是了解和掌握检伤分类的临床分析要点，也就是说有些知识是检伤分类的精髓，我们必须了解和掌握的主要内容有：

　　1. 了解哪些情况的伤员最需要得到优先抢救和尽快后送　在群发伤的急救现场，诸多伤员情况参差不齐，大致可分为 4 类：重伤、次重伤、轻伤和极重伤，它们各自的含义已经在前面做过介绍。在上述情况中，检伤者首先需要将第一类伤员甄别出来，及时提供医学支持和迅速送医院，进而挽救伤员生命；其次需要将第二类伤员甄别出来，让这部分伤员得到及时的后续增援医务人员的治疗或尽快送院。

　　2. 了解可能导致伤员现场死亡的主要原因、潜在原因及临床对策　导致伤员在较短的时间内死亡的原因主要有三大类，一类是严重的脏器损伤，如颅脑损伤、心肺损伤、大血管损伤等，这类伤员由于情况严重，救治十分棘手，往往回天乏力，多数伤员往往死于受伤后的第一个小时。另一类伤员占大多数，他们的脏器损伤并不十分严重，但往往死于其他的致命性原因，且死亡时间多在受伤后的数小时之内。还有部分伤员为第三类，虽然他们在一定的时间内似乎安然无恙，但一些潜在性的危险则如影随形，随着时间的推移，伤员的危险性逐渐增加，甚至导致死亡。第一种情况属于病情太重，而后两种情况如果经过人为的正确干预，可以在很大程度上避免死亡，因此我们必须了解其发生的原因和相应的基本处理原则。

（1）出血　出血是导致伤员现场死亡的最常见原因，尤其是失血性休克的发生，提示病情危重，伤员需要尽快得到止血和输血及手术，因此对现场能够止血的伤员（如肢体离断及破裂等）应立即采取止血措施，对无法止血的伤员应争分夺秒迅速送其去医院。

（2）呼吸障碍和缺氧　这也是导致伤员现场死亡的常见原因，导致呼吸障碍和缺氧的主要原因有急性呼吸道异物堵塞（呼吸器官损伤造成的呼吸道出血、窒息、昏迷伤员的不良体位、反流的胃内容物等）、张力性气胸导致的气体交换面积减少、连枷胸、多发肋骨骨折导致的胸廓运动障碍、脑挫裂伤性呼吸中枢损害导致的呼吸衰竭等，很多伤员没有及时得到正确的呼吸支持而因严重缺氧丧失了生命。因此对这类伤员应及时解除致病原因（如对气胸伤员的胸腔减压等），同时实施呼吸支持、改善供氧至关重要，对无法实施呼吸支持者应尽快送院，同时在途中保持伤员呼吸道通畅。

（3）休克　伤员最常见的休克是失血性休克，但其他原因导致的休克也不容忽视，较常见的是疼痛导致的神经源性休克，剧烈疼痛可以导致副交感神经兴奋，使伤员全身血管扩张，造成血容量相对不足，发生晕厥，严重者发生休克。一般情况下疾病导致的休克患者还能耐受相当一段时间，而创伤和失血性休克对于严重外伤伤员意味着什么已经不言而喻。这种情况常常发生在运送伤员途中，多由于搬运过程和送医院途中的拉扯、颠簸和晃动等原因，致使损伤和出血加重，同时可造成伤员剧烈疼痛，由此造成的休克和死亡不在少数。对此急救人员应有足够的认识，在转运伤员前必须做好各种准备，如妥善牢固包扎、固定，应用止痛药物，尽量避免颠簸等，以防止休克的发生和加重，进而减少死亡的发生率。

（4）存在潜在致命威胁的情况　有些伤员的伤势并非十分严重，但由于损伤发生在一些重要的部位，虽然这些伤员在短时间内似乎没有生命危险，但病情随着时间的推移会发生可怕的变化和进展，直至危及生命，见于下述情况：

1）吸入热气导致的呼吸道烧伤、颌面部损伤或烧伤、颈部损伤或烧伤：上述情况的伤员由于创面将发生肿胀而很快导致窒息，因此必须争分夺秒尽快送其去医院。

2）颅脑损伤：一些严重颅脑损伤伤员已经现场死亡，而更多的伤员则在一定时间的晕厥或昏迷后恢复了意识，但每个急救人员必须意识到，这种情况并不意味着颅脑损伤伤员的伤势不重或已经脱离危险，因为一些伤员存在着"中间清醒期"，清醒时间的长短取决于病情的轻重及进展速度，病情越重、进展速度越快，清醒的时间越短，伤员很快再度发生意识障碍，进而发生昏迷。中间清醒期的发病机制是：伤员脑部受伤后的首次意识丧失是由于脑震荡及脑挫裂伤导致，即在突然的"打击"下脑组织暂时丧失了功能，然后随着机体的自我调整和修复，一些伤势不是特别严重伤员的意识随之恢复。但是部分伤员由于脑组织损伤将发生脑水肿，或有颅内出血形成硬膜下血肿，随着脑水肿或硬膜下血肿的加重，对伤员的脑组织产生挤压，而挤压的结果又加重脑水肿，形成恶性循环，使伤员再度发生昏迷，进而危及生命。中间清醒期往往能够掩盖病情真相，麻痹急救人员，如果意识不到它的严重性，未能及时送其去医院，将延误伤员的治疗，从而导致伤员死亡，这种情况并不罕见。因此对于所有因暴力或外伤导致短暂意识丧失的伤员，无论其意识恢复与否，一律尽快送其去医院进一步检查和观察。

3）胸部钝挫伤：这类伤害可能产生严重的周围呼吸器官（胸壁、肺及支气管等）伤害，随着病情进展，有可能发生呼吸窘迫综合征（ARDS），伤员需要呼吸机支持才能挽救生命，故应争分夺秒送伤员去医院，此时如果目的地医院在30分钟车程之内，现场可不做任何救护，直接送医院。

3. 掌握最有价值伤员的主要判断依据　创伤发生后伤员会有各种各样的

表现和临床特征，那么哪些表现和临床特征对检伤人员甄别最有价值的伤员最有警示意义呢？

（1）意识状态　伤员的意识状态是反映其伤势的最直观、最客观的特征之一。因此检查伤员有无意识障碍就是判断伤情的重要内容。意识障碍的程度与伤情呈正相关，轻者伤员表现为烦躁、嗜睡、定向力不足、重者发生谵妄、昏睡甚至昏迷，部分伤员可有瞳孔改变（双侧瞳孔大小不等、对光反射迟钝或消失等）。创伤导致意识障碍的发病机制大致可分为两类，第一是颅脑损伤，即外伤使形成和维持意识状态的中枢神经遭到破坏，其功能发生障碍或丧失；第二类是颅外原因，由于严重创伤导致的循环血量不足或（和）严重缺氧，使中枢神经系统的功能受到影响。从上述原因可以看出，只要是创伤伤员出现意识障碍，都提示病情危重，需要使用红色标识。

（2）呼吸情况　呼吸是首位生命体征，绝大多数情况下呼吸异常都提示病情严重。伤员的呼吸情况也是反映其伤势的最直观、最客观的特征之一，因此检查伤员的呼吸情况是甄别伤员情况的重要手段。呼吸异常主要包括呼吸困难，伤员感到空气不够用，因而采用用力呼吸的情形，或出现呼吸形式的改变，如呼吸频率异常（＜10 次/分、≥30 次/分或呼吸停顿甚至停止）、呼吸深度异常（深大呼吸或浅表呼吸）以及出现反常呼吸等（潮式呼吸、间停呼吸、下颌呼吸、端坐呼吸、点头呼吸等）。创伤导致伤员发生呼吸异常的主要机制有 3 点：其一是颅脑损伤造成呼吸中枢功能障碍；其二是周围呼吸器官的伤害，包括肺及气管的伤害、胸壁组织（呼吸肌、肋骨、胸膜腔）的伤害、膈肌的伤害等；其三是呼吸道堵塞。

上述情况都可以导致呼吸异常，都提示伤员有生命危险，需要使用红色标识。呼吸异常的出现常常伴有缺氧的表现，如口唇及皮肤青紫或灰白，血氧饱和度下降等。此外急救人员在检查伤员呼吸时特别要注意有无呼吸道异物堵塞特征（极度呼吸困难、发绀、窒息痛苦表情、V 字手形、吸气时的三凹征、不能言语及咳嗽、颜面青紫等）、张力性气胸特征（进行性呼吸困难、发绀、气管移位、单侧胸壁肋间隙饱满、听诊呼吸音减弱或消失、叩诊为鼓音等），这些都是危及生命的紧急情况，需要立即展开急救。

（3）出血情况　有两个方面的情况能够反映出伤员的出血程度，首先是直观检查，可以从出血速度（渗出、流出还是喷出）、血液颜色（鲜红还是暗红）、流在地上的血迹大小以及衣物血迹浸泡情况得知出血量的多少；另一方面是出血的间接推测，如伤员出现脉搏细速，烦躁不安，面色苍白，四肢湿冷，收缩压低于100mmHg 或脉压 <30mmHg，毛细血管充盈时间 >2s，即应判断为严重出血。此外腹部膨隆、肢体肿胀情况也能在一定程度上反映出血量。注意：机体对出血有强大的代偿能力，故一旦患者发生低血压说明其出血量已经大于血容量的 30%，且机体的代偿机制已经失效，提示情况十分紧急。

（4）重要部位受伤　某些部位受伤如头部、眼部、颌面部、颈部、胸腹部及脊柱外伤等，伤员虽无意识、呼吸及血压改变，但因受伤部位以及病情进展的可能性也应按黄色处理，同时密切观察病情，尤其注意某些重要脏器的闭合性损伤，伤员的代偿机制可能掩盖病情，因此应将这类伤员尽快送医院。

4. 对现场检伤评估人员的基本要求

（1）现场检伤评估人员一般由医生担任，他们需要头脑冷静，目光敏锐，视野开阔，并要有一定的临床经验，最好受过急救医学的专门培训。

（2）尽可能采用简便易行、无需复杂设备的评估手段。

（3）仅仅评估伤情轻重，而不要求做出诊断。

（4）评估者要不断地走动，不要在一个地方过长时间停留，以发现更多的伤员。如果现场有成批伤员时，评估者在每位伤员前的停留时间一般不超过1分钟，因此要求评估人员在 1 分钟内就能得出伤员情况的结论。此外还要根据伤员情况变化实施二次评估，这也是要求评估者不断走动的原因。

（5）评估者的主要任务是甄别伤员情况，因此多数情况下在完成评估前一般不参与抢救，尤其不实施现场心肺复苏术，但遇到如下情况时应该立即投入抢救：对严重出血的伤员应立即采取止血措施；对急性呼吸道异物堵塞者要立即解除其病因；对在有危险因素的现场的患者应帮助其迅速脱离险境。

（冯　庚　杨萍芬）

第三节　危重症现场治疗原则

> **导读**
>
> 　　院前急救时有些情况必须立即展开治疗，否则可能错过最佳的治疗时机；而另一些情况则不能治疗，如果实施无谓的治疗会耽搁后送的时间，从而使患者情况恶化。此外无端治疗可能给患者造成或增加意外发生的机会，因为在理论上任何治疗方法都存在一定的风险。我们反复强调，多数情况下院前急救时对可做可不做的检查应该去做，而对可做可不做的治疗一定不要去做。因此急救医生必须知道院前急救时哪些情况必须治疗，而哪些情况不必治疗甚至不能治疗，这就是本节介绍的现场急救的治疗原则。如果违背这个原则，急救人员就有可能因各种意外情况贻害患者，同时也势必将殃及自己。

　　实施治疗（treatment）或称干预（intervention），是医学科学中最重要的工作环节之一，也是医学研究的主要内容之一，只有通过治疗或干预，才能帮助患者摆脱病痛，转危为安。同时治疗存在一定的风险，甚至可能给患者带来严重伤害。因此自从医学科学诞生以来，是否治疗、何时治疗、怎样治疗、用何种疗法等，都是需要医生们认真研究的问题。

　　正如北京军区总医院急诊科的周荣斌主任说的："面对一位患者，一百种治疗方案可能有一百种结局。但患者的生命只有一次，你用了一种措施就排除了另外的措施。而你用的这种措施对患者来说，可能好，也可能不好。试想，如果医生因为选择了不适当的治疗方案而没有治愈患者，患者的生命甚至因此受到威胁，我们的心该不该流血。"

　　当今世界，医学步入了信息爆炸和循证医学的时代，随着医学科研的飞速进展，各种药物和医疗器械的大量研发，临床试验层出不穷，各种诊疗指南不断出台与更新，使疾病的诊疗变得更加复杂。目前全世界的医生都面临着同样的问题：

　　我们怎样适应这种情况复杂多变，万象不断更新的时代？当一种新药物或新疗法出现时，当种种新药物、新疗法令我们眼花缭乱时，我们是否知道这些药物或疗法真正对患者有益？我们是否知道在这些药物或疗法的宣传中有多少商业因素？这些药物或疗法的广泛应用是医疗行为还是商业行为？我们是否知道这些药物和疗法给患者带来的效益与和伤害之间的比例？我们怎样才能做出科学的、正确的、最有利于患者的医疗决策？

在这种情况下，规范医疗行为，合理应用药物和医学技术，避免过度应用、滥用和应用不足，避免伤害患者，成了医疗行业的重中之重。对此国外一些国家如美国、加拿大、瑞典、荷兰等国不同领域的专家在临床指南的基础上制定了适宜性标准（appropriateness criteria）和医疗质量标准（performance measure），充分应用各种临床证据评估各种临床诊疗行为的正确性，指导诊疗行为沿着正确的方向发展。

根据循证医学的调查，医院的过度治疗或治疗不足的现象并存，很多患者得到了并不需要的治疗，既增加了痛苦，又浪费了大量钱财，甚至节外生枝，发生了无法挽回的恶果（参阅案例36），而另一部分患者则未能得到需要的治疗（参阅案例4、34），这样极有可能造成康复时间的推后甚至病情恶化。

院前急救时更是如此，在我国120院前急救系统中，由于各个地区的地域因素、经济发展速度、现代化发达程度、信息传播力度以及其他方方面面的差异，使得不同地区、不同级别院前急救单位的急救医生做出的临床决策大相径庭。对同一种情况，即使在同一个院前急救单位，不同的医生也可能有大相径庭的治疗措施。

院前急救的特点决定了并不是所有的患者都能够在现场实施治疗，这就决定了急救医生必须知道哪些情况必须治疗，哪些情况不能治疗，哪些情况应该立即治疗，而另一些情况可以等待，哪些情况应该争分夺秒送患者去医院……，如果不了解这些，未能掌握危重症院前急救时的现场治疗原则，患者就极有可能付出惨重的代价，甚至是自己的生命，而院前急救医生也极有可能为此陷入不应该发生的法律诉讼之中。

一、常态事件——根据急救等级选择治疗决策

对不同严重程度的疾病有不同的治疗决策，院前急救时可将急症抢救的

紧急程度分成4个等级：

A级：不必做详细检查，立即展开现场急救，适合于危险级别Ⅰ级的患者。

B级：边做检查边进行现场急救，适合于危险级别Ⅱ级的患者。

C级：检查后再进行救治，适合于危险级别Ⅲ级的患者。

D级：预防性救治或不必采用任何急救措施，适合于危险级别Ⅳ级的患者。

设立急救等级十分重要，就拿危险等级Ⅰ级的情况心搏骤停来说，患者必须立即得到抢救，抢救延迟时间越长，患者预后越差，如果在心搏骤停发生4分钟后再实施抢救，那么患者几乎无生还的可能。但是，有的急救医生在抢救心搏骤停患者时还采取常规检查措施，如测血压、检查瞳孔及脉搏、做心电图等，使性命攸关的几分钟白白浪费，从而葬送了患者的生命，临床这种情况并非没有发生过。因此制定不同的抢救级别，规定对不同危险的患者必须按其相应的抢救级别去做，就能避免因急救医生经验不足而造成的失误，从而提高院前急救的效率，保障患者生命。

二、现场急救时的治疗适应证和非适应证

（一）积极治疗原则——选择最佳治疗适应证

积极治疗是相对于消极治疗而言，它指院前急救医生对某些情况应该立即展开急救。院前急救时对不同情况的患者是否实施现场急救是值得研究的课题，有的病必须当即治疗，不治疗或推迟治疗就可能使病情进展、病情加重而危及患者生命，目前已经有不少由于该治疗而未治疗而引起法律诉讼的例证（请看案例34：急救医生不作为导致的法律诉讼）。而有的病则不需要院外治疗，如果盲目施加治疗，就可能引起一些不良反应和意外情况。那么急救医生怎样决定患者到底是治疗还是不治疗呢？哪些情况适用于积极治疗原则呢？答案是选择最佳治疗适应证。

最佳治疗适应证是患者应该得到治疗而且能够治疗的情况。换言之，同时满足下述两条就属于最佳治疗适应证：第一条是患者必须得到治疗，如果未加治疗或延误治疗则可能导致严重后果；第二条是院前急救条件能够具备

有效的治疗方法，如果患者需要治疗但院前急救不具备治疗条件仍不能算是最佳治疗适应证。

院前急救医生对具有最佳治疗适应证的患者实施的现场救治的主要目的是生命支持、缓解症状、减轻痛苦、稳定病情、增加患者生存能力和机会，以及预防危险合并症的发生。下面是院前急救时常见最佳治疗适应证的内容和治疗原则：

1. 各种原因导致的心搏骤停——提供生命支持

（1）目击下的心搏骤停　以迅速电击除颤为首选的心肺复苏术。

（2）非目击下的心搏骤停　常规心肺复苏术。

治疗理由：目击下的心搏骤停发生后患者的血液循环立即停顿，全身各个脏器立即失去了血液供应，其中脑组织对缺氧的耐受性最差，在常温（22℃）下脑组织对完全缺氧的耐受时间极限是 4 分钟，超过了这个时间脑组织将发生不可逆转的坏死，因此必须立即实施心肺复苏治疗，多数情况下心搏骤停的原因是心室颤动，因此尽快除颤是此时心肺复苏的最有效方法。非目击下的心搏骤停患者心搏骤停时间较长，其心脏储备的氧气、能量和代谢底物（substrate）已经耗尽，此时实施电击除颤是无效的，因为除颤后患者心脏无能力复搏，故应首先实施心脏按压及呼吸支持，为心脏复搏提供能量，待时机成熟后再实施除颤。

2. 急性中毒——减少毒物吸收，加速毒物排泄，应用特效解毒剂

（1）口服毒物　尽快催吐、导泻及对症治疗。

（2）皮肤染毒　立即皮肤洗消及对症治疗。

（3）各种特效解毒剂的应用，如阿托品、氯磷定、纳洛酮、亚甲蓝、二巯基丙醇等药物的早期应用等。

治疗理由：急性重症中毒的基本治疗原则之一是"尽快减少毒物吸收，加速毒物排泄"，因此院前急救时急救人员必须尽早实施排毒措施，并提供生命支持。如果不这样做，直接送患者去医院，但是在送院过程中毒物的吸收势必增加，从而加重病情，甚至造成患者死亡。而特效药物是针对相关毒物的特异性方法，应用越早，疗效越好。

3. 各种严重疾病——稳定病情，减轻症状，预防合并症

（1）急性冠脉综合征 镇痛、扩冠、降低心肌耗氧量、抗血小板及抗凝、防治心律失常。

（2）重症心力衰竭 供氧、降低心脏负荷、加强心功能。

（3）重症心律失常 消除诱因、控制心室率、治疗原发病。

（4）重症支气管哮喘发作 供氧、糖皮质激素、缓解支气管痉挛、呼吸支持（面罩加压、气管插管、呼吸兴奋剂等）。

（5）呼吸衰竭及肺性脑病 供氧、呼吸支持（面罩加压、气管插管及呼吸兴奋剂等）。

（6）张力性气胸 减轻或消除胸膜腔气体（封闭及闭式引流等）。

（7）癫痫大发作及持续状态 供氧、制止抽搐、保持呼吸道通畅。

（8）脑疝 降低颅压、呼吸支持。

（9）高血压急症 降低血压。

（10）各种休克 供氧、根据不同病因采用扩容、抗过敏等措施。

（11）各种昏迷 保持呼吸道通畅。

（12）重症低血糖 补充葡萄糖。

（13）重症高钾血症 降低血钾（高渗糖加胰岛素、碱性药物、钙剂等）。

（14）低钾血症 补充血钾。

（15）严重上消化道出血 针对不同情况给予止血措施如三腔管、冰盐水洗胃等。

小儿高热惊厥 降低体温（物理措施及药物等）。

治疗理由：上述情况的患者必须得到及时的治疗，尽快控制病情发展，同时尽快采取措施预防和遏制恶性事件的发生，否则有可能发生猝死。

4. 外伤——必要的对症处理

（1）出血 止血。

（2）肢体骨折 固定、保护头颈部和脊柱等。

（3）烧伤 生命支持（如补液等）、保护创面、热力烧伤局部降温、化学烧伤尽快用清水冲洗创面。

治疗理由：对于能够减轻伤痛的外科治疗也必须实施，否则失血伤员将发生失血性休克；骨折伤员则因未加妥善固定而在运送途中发生骨折合并症如疼痛导致休克、骨茬刺破血管和神经加重伤害、脊柱损伤者发生或加重截瘫等；大面积烧伤患者如未能得到生命支持如补液等，其死亡率将大大增加。

5. 急性呼吸道异物堵塞——呼吸支持、排出异物及环甲膜穿刺及切开等

治疗理由：急性呼吸道异物堵塞是非常凶险的情况，完全堵塞后患者立即失去了氧气的供应，可导致患者迅速死亡，而不完全堵塞者也有可能发展为完全堵塞（气道肿胀、分泌物增加、坠入呼吸道的异物如黄豆、花生米等发生膨胀等），因此应该立刻排除异物，至少边送医院，边在途中采取排除异物的措施。

如果院前急救时对上述情况的患者未做处理，急救医生将有可能承担由此引起的部分或一切后果。有时即使患者发生的后果与急救医生的消极治疗无直接关系，但如果发生法律诉讼，急救医生因为存在过失而势必付出惨重代价。

案例34　急救医生不作为导致的法律诉讼

患者男性，50岁，因短暂意识丧失而呼叫救护车。既往患者有糖尿病史10年，30分钟以前大便时突然发生意识丧失，醒后感周身不适，胸闷，恶心，上腹部轻微疼痛，伴出汗及面色苍白。120急救医生到现场后查体：患者神志清醒，一般情况差，血压未测，心率65次/分，律齐，心音正常，未闻杂音，腹部及神经系统检查未见异常。未采取其他检查措施。现场初步诊断：晕厥原因待查。对此急救医生亦未采取任何急救措施，让患者自行上救护车后自己在副驾驶位置上就座，然后救护车向医院驶去。

发病地点距医院较远，途中患者述不适感加重，并出现大小便失禁，但该医生仍未采取任何措施。40分钟后救护车到达医院急诊室，查体：患者神清，血压105/75mmHg，心率60次/分，可闻杂音，双下肢无水肿。心电图示广泛前壁心肌梗死伴Ⅲ°房室传导阻滞和室内传导阻滞。初步诊断：冠心病、急性心肌梗死、心律失常、糖尿病。

给予罂粟碱30mg肌内注射、硝酸甘油0.3mg含服后将患者收入院治疗。

10 分钟后患者转至病房，病房医生发现患者面色发绀，呼之不应，四肢湿冷，随后发生呼吸停止，血压测不到，心音消失，瞳孔散大，对光反射消失，心音听不到。经过现场心肺复苏无效，抢救 2 小时后宣布患者死亡。死亡诊断：冠心病、急性心肌梗死、糖尿病。

家属严重不满急救医生的行为和后果，将其告上法庭。由于 120 急救医师在诊疗过程中的严重不作为行为，医疗鉴定的结果为一级甲等医疗事故。

点评：何谓不作为？不作为是指行为人负有实施某种行为的特定法律义务，在他（她）能够履行这个义务时却不履行，这就是不作为。不作为如果发生在医务人员身上，将直接影响到诊疗效果，甚至殃及患者的健康和生命。院前急救时为什么有些医生会发生不作为行为？应该追根溯源，深入探讨。分析其原因可能有两种：

第一种是医务人员丧失和违背了起码的医学道德准则，或视患者的病痛而不见，或不去试图为患者搞清病因，解除痛苦，或明知患者需要得到救助而懒得施以援手，这些行为都是对生命的漠视，应予以强烈谴责并依法制裁。

第二种原因占大多数，那就是急救医生的专业技术水平较低，在短时间内无法了解真实病情，做出正确的判断，误把重症患者当成轻病微伤，因而掉以轻心，未采取急救措施，以至导致严重后果，或者知道患者情况严重，但没有解决问题的能力和手段，在危重病面前束手无策，无法阻挡死神的脚步。

本案例当事的 120 院前急救医生的不作为行为属于哪种类型我们不得而知，他的行为与患者的死亡之间是否有因果关系亦无法明确，但他起码违背了院前抢救危重患者时要遵循的"全力以赴"原则，表现在：首先对患者的危重病提示视而不见，患者发生晕厥提示不除外心脏原因，而心源性晕厥则高度提示患者有发生猝死的可能，从这点也可以看出院前急救时对患者病情实施的危险分级有多么重要。120 系统急救医生的不作为行为将救护车变成了出租车，而失去了其原有的重要功能。

案例 35　悬在医患双方人员头顶上的达摩克利斯剑

　　患者男性，52 岁，既往有高血压及糖尿病史 5 年，15 分钟前患者看电视（足球比赛）时因情绪激动而突然发生严重心悸，伴胸闷，大汗淋漓，自服速效救心丸 10 粒无效而呼叫 120。救护车到后医生查体：患者神志清醒，焦虑表情，半卧位，面色苍白，口唇及肢端青紫。血压 0/0，桡动脉脉搏测不出，呼吸 32 次/分，颈部无三凹征，肺部听诊未闻异常，心脏听诊心音遥远，心率 300 次/分，未闻杂音。腹部及神经系统未见异常。心电图示宽 QRS 波心动过速（图 5-31）。现场诊断：休克原因待查，心动过速。

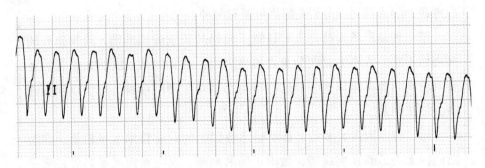

图 5-31　心动过速（心率 300 次/分）

　　现场治疗：鼻导管供氧，0.9% 生理盐水 250ml 加入多巴胺 80mg 静滴，然后将患者送医院。10 分钟后到达医院，患者病情无改善，血压仍然为 0，心率为 300 次/分。

　　点评：这个病例有很多值得探讨之处，比如患者血压和心率的关系，心律失常与低血压孰因孰果？原发病的临床判断？宽 QRS 心动过速的诊断？如此快速心动过速的现场治疗手段等，都可以进行深入讨论。但本书的侧重点是对院前急救整体程序和工作要点进行分析，故上述问题将在本套丛书的《心脏急症》一书中详细研究，本文仅从危重症现场急救治疗原则的角度加以讨论。

当患者的生命受到威胁时为其提供生命支持，从保障患者的生命，这是院前急救的核心内容，是所有院前急救工作的重中之重。但是当事的120急救医生显然没有做到这一点。如果说这例患者的生命危在旦夕一点也不为过。他突然起病，心率如此之快，血压如此之低，其危险性一目了然。

证据1：患者肯定有一个较重的原发病，因为人在绝大多数情况下是不会无缘无故发生如此严重心动过速的。其中可能性较大的原发病有两种：首先考虑预激综合征，如此超快的心率用一般的心电原理难以解释；第二考虑急性冠脉综合征，当某处冠脉供血突然中断后，立即造成患者心电紊乱，诱发心电折返，导致心动过速的发生。上述两种疾病无论是哪种，都提示极度危险，患者极有可能发生更加严重的心律失常——心室颤动，从而使患者猝死。

证据2：即使患者未发生室颤，也是极度危险的，因为如此快速的心律失常持续时间越长，对患者的伤害越大，其直接伤害就是导致心力衰竭，其次就是低血压带来的损害，这些损害都是致命的，也可能导致患者猝死。因此必须迅速纠正这种心律失常。

而我们的120急救医生却未实施任何抗心律失常治疗，而仅用了升压药物多巴胺，但在这种情况下升压药物的效果可想而知，升压药物是主要通过收缩血管、加强动脉血管的紧张度来提高血压的，但患者心率300次/分，哪有足够的心输出量？在这种情况下又怎样能够提升患者的血压呢？

这个病例的患者和当事的急救医生实属幸运，因为恶性事件没有发生，尽管如此，我们还是感到十分害怕和忧虑，因为在120系统中院前急救时必须治疗但未提供治疗的情况并不在少数。

古老的希腊神话中，一个叫达摩克利斯的人常常吹捧自己的国王有多么荣耀，于是国王让他坐在自己的王座上，然后将一把宝剑用一根细细的马鬃高高悬于自己的座位之上，向他说明宝剑随时可因马鬃断裂而落下，帝王的位置是多么危险。这样，达摩克利斯剑就成了潜在的、随时可以降临的危险的象征。

对危重症患者不实施生命支持，就等于在患者和我们自己头上悬上了达摩克利斯之剑。就拿这例患者来说，如果他在院前或入院后发生了恶性事件，如果家属提起诉讼，要求医疗鉴定，并说患者的死亡就是急救医生没有实施及时的治疗，耽误了病情的话，当事的急救医生难脱干系，120 的败诉在所难免。因此掌握危重症现场治疗的适应证，及时为危重患者提供生命支持十分重要，让我们牢牢记住这一点。

（二）消极治疗——避免无效治疗带来的风险和时间浪费

消极治疗是相对于积极治疗而言，它指院前急救时对某些无法治疗或虽可治疗但疗效欠佳的情况尽可能不做现场治疗的情况。俗话说："是药三分毒"，任何一种疗法都可能存在一定的不良反应或副作用，如果对不该治疗的情况加以治疗，一则浪费时间，二则可能节外生枝，导致不良反应的发生并由此带来一定的风险，甚至是灾难（参阅案例36）。因此我们必须了解院前急救时治疗的非适应证，从患者的安全角度和争取时间的角度出发，不到万不得已时能不用药的不用，能口服的药物不肌注，能肌注的药物不静滴，能静滴的药物不静注，能静注的药物不心内注射。此外应该尽量缩短现场的诊疗时间，尽快送患者去医院。

1. 外伤

（1）严重创伤如颅脑损伤、严重胸部及腹部创伤等。

（2）严重出血而止血措施无效的情况，如外伤引起的颅内出血及胸腔、腹腔内脏器破裂出血等。

（3）面部烧伤和呼吸道烧伤，伤员有呼吸道肿胀进而发生窒息的危险。

（4）创伤及失血性休克。

2. 各种严重的疾病

（1）各种原因不明的意识障碍。

（2）各种急腹症。

（3）疑似主动脉夹层破裂，疑似严重肺动脉栓塞。

（4）儿科、五官科及妇产科疑难情况。

（5）各种急性中毒，同时现场无有效排毒及解毒措施者。

上述患者应在建立（或不建立）静脉通道后迅速送医院，千万不要试图在现场治疗并观察病情，浪费宝贵的时间。

3．诊断不清、无明确治疗目标和手段的严重情况

4．轻病微伤

不积极治疗的理由：上述情况或患者情况严重，但现场急救无行之有效的针对性措施；或轻病微伤，不做任何治疗对病情也无不利影响；或病因不清，无治疗目标及方向，加之现场治疗将浪费珍贵的时间，可能使原有可能在医院治疗能够得救的危重患者失去仅存的一线生机。总之，凡无治疗目标.或无有效治疗手段的任何情况，都不适合在现场实施治疗，此时应尽快送患者去医院。

5．患者本人或家属拒绝现场治疗的各种疾病　不积极治疗的理由：如果患者及家属明确拒绝治疗，此时如果违背他们的意愿而强行治疗的话，将得不到患者的配合，甚至导致和加剧医患冲突，本着院前急救时应尽可能让患者满意的原则，急救人员只能遵从患方的意愿，但必须晓以利害，充分做患者的工作，说服他们尽量配合必要的治疗。

案例36　静脉滴注复方丹参注射液致过敏性休克死亡1例

患者，男，62岁，因跌伤左小腿2天入院。患者于2天前骑自行车不慎跌伤左小腿，当时皮肤有小片擦伤渗血，回家自行清洗涂敷碘酒，第2天擦伤处及周围青肿压痛，未作处理，第3天肿胀疼痛明显，遂入院诊治。既往史无过敏史。查体：T 36.8℃，P 60次/分，R 18次/分，BP 160/90mmHg，头颅五官及心、肺、腹未见异常。左小腿外侧见一皮肤擦损区3cm×4cm，已结痂，周围青肿，压痛。X线片提示左小腿无骨折征象。入院诊断：左小腿外伤（皮下淤血）。

给予5%葡萄糖250ml加复方丹参注射液12ml静脉滴注（75滴/分），用药10分钟后患者诉心悸、胸闷、口唇及指尖麻木。HR 98次/分，R 28次/分，BP 92/48mmHg，皮肤少许渗汗。考虑输液速度过快所致，随即把液体滴速调至约35滴/分，未引起更多注意，亦无采取其他对应措施。再过15分钟后查看，患者呈昏迷状态，口唇指趾发绀、抽吸样呼吸4次/分，脉搏触不到。给予吸氧，肌注肾上腺素1mg，胸外心脏按压等抢救，但一切措施无效，患者死亡。

点评：过度治疗是指给予患者以并不需要的治疗，其目的多数都是为了赚钱，此时的医疗行为已经变为商业行为，甚至是奸商行为。这个案例的院方把一名仅仅有皮肤擦伤的患者收入医院治疗，还给予静脉用药，而且用的是毫无相关的药物，我们实在无从得知复方丹参注射液与小腿擦伤的治疗关系，治疗理由可能还是那个金光闪闪的字——钱。谁知天有不测风云，人有旦夕祸福，意外情况发生了，过度治疗把患者送上了不归路，也把自己送上了法庭，但此时已经悔之晚矣。这个典型案例告诉了我们过度治疗的危害，我们必须以此为鉴，引以为戒。

与治疗不足一样，院前急救时的治疗过度的情况并不少见，其原因大致有两种：第一个原因是经济利益的驱动，一些120院前急救系统将医务人员的工资奖金与其工作收入挂钩，收钱越多，医务人员工资奖金提成越多，从而导致了一些人为了多收钱而实施过度治疗，这种情况占大多数。第二个原因占少数，一些年轻医生对患者情况判断失误，将轻症患者误认为是重症，从而给予不必要的治疗。无论什么原因，过度治疗是不对的，有害的，甚至是危险的，因此我们必须了解院前急救时的非适应证，改进院前急救的管理体制和工作制度，提高诊断能力，以杜绝过度治疗现象的发生。

（冯　庚）

第四节　患者送院及转运原则

> 患者的转运是院前急救工作的最常见内容，包括将患者送医院和将其由甲医院转送至乙医院。转运患者看似简单，其实里面是大有学问、大有讲究的，因为转运工作中有很多盲区、难点、困难和风险。例如有些患者的情况暂时不适合移动，如果盲目实施转运，在途中就可能出危险；再如目的地医院选择不正确，就会贻误治疗；此外转运途中也可能会发生很多意想不到的情况，如果急救医生对此准备不足，同样也可能导致严重后果。因此如何安全转运患者，也是院前急救学术研究中的重要内容。

转运患者是院前急救工作的基本内容之一，这里面的工作又可分为两部分：第一部分是将院外发病或受伤的患者送到医院进一步诊疗，这部分工作简称为"送院"；第二部分是将已经在医院的患者转送到另一家医院，或患者指定的其他地点，这部分工作简称为"转送"；送院和转送合称为"转运"。院前急救医生应该充分认识到，患者转运的工作十分重要，救护车不是出租车，把患者安全送到目的地并没有一般人想象的那么简单，因此我们引入院前急救时的患者转运原则的研究。

院前急救时患者的转运工作中有很多难点、困难和风险，首先需要选择正确的医院，此时急救医生需要了解和掌握当地相关医院的医疗技术情况、接收和处置能力等。转送成批患者时，还要了解院前急救时患者的分流标准。

根据医疗卫生管理条例的分流标准，三级医院一次接收重症患者 4 ~ 5人，轻患者 20 ~ 30 人；二级医院一次接收重症患者 2 ~ 3 人，轻患者 5 ~ 10人。此外急救医生还应能够确认患者什么情况下适合转运、在什么时间适合转运等，如果做出了错误的决定，将不适合立即转运的患者盲目转运，或未将需要立即转运的患者及时转运，或将患者送到不适当的医院等，都会贻误患者，造成其后续诊疗不利，甚至造成严重后果。

　　此外在转运途中也可能会发生很多意想不到的情况，如因交通阻塞延长转送时间、转送过程中患者在急救车内突然发生病情恶化而救护车紧急救治的客观条件有限、救护车行驶中因摇晃、颠簸或紧急刹车造成病情加重，以及路途遥远带来的诸多相关问题等等。急救医生如果对转运工作中的难点、困难和风险认识不足，就可能出现纰漏，从而让自己和患者付出不应该付出的代价。

一、患者送院原则

　　经过现场急救之后，急救医生就要将患者送到医院进一步诊疗，但是什么情况的患者能够送医院、什么时候送医院、去哪家医院、去医院前需要做哪些准备工作等，都需要经过急救医生细心斟酌。如果不假思索，随便拉起人就走，有时往往就会出现不利于患者的情况。那么急救医生在送院时应考虑哪些问题呢？

（一）哪些情况、什么时间应该送院——充分掌握送院适应证

　　1. 是就地抢救还是立刻送医院——送院适应证的分级处理原则　院前急救时将不同情况分为不同等级，采取不同的措施，掌握送院适应证的分级处理原则在院前急救时也是不可缺少的，有的患者应该争分夺秒送医院，有的情况的患者不能简单的拉走了之，必须立即实施现场急救，这些对患者都至关重要，如果违背送院适应证原则，有时可能发生严重后果，甚至让患者付出生命的代价（参阅案例37）。下面就是送院适应证的分级处理原则：

　　A级处理：患者必须立即就地得到抢救，不能随便送其去医院，否则将发生难以挽回的后果，适合于危险级别Ⅰ级的患者。

　　B级处理：患者经过治疗病情稳定后可以送医院，但途中必须有心电监护，否则一旦病情恶化，将严重危害患者，适合于危险级别Ⅱ级的患者。

　　C级处理：患者经过检查和治疗后可以送医院，多数情况下途中病情突然恶化的可能性较小，适合于危险级别Ⅲ级的患者。

　　D级处理：不必治疗，可以直接送医院，适合于危险级别Ⅲ级、Ⅳ级的患者以及现场无有效治疗措施的危重患者。

　　参阅表5-1。

案例 37　匆匆逝去的年轻生命

患者男性，20 岁，某部士兵，平素身体健康。上午 10 时训练时突然神志不清，摔倒在地，口唇青紫。此时在场人员立即去找医生，部队卫生队军医约 2 分钟后赶到现场，患者发绀，无呼吸运动，双瞳孔散大，胸部听诊无心音及呼吸音，心电图检查提示心室颤动。由于无除颤器，医生当即用车将患者送到当地驻军医院，途中医生为患者实施了口对口人工呼吸和胸外心脏按压。13 分钟后患者到达医院，但虽经医院全力抢救但患者情况无任何改善，于入院后 2 小时放弃抢救，宣布患者死亡。

点评：年轻士兵发生猝死是谁也不愿意看到的结果，事后通过调查，排除了患者非正常致死原因。死因推断倾向于患者可能死于离子通道缺陷性心脏病（如 Brugada 综合征、长或短 QT 间期综合征以及某些心肌病等）导致的恶性心律失常。该类疾病属于非器质性心脏病，多为先天性的基因突变，造成患者心肌的离子通道功能障碍，导致一过性心电活动紊乱，进而促发心搏骤停（多为心室颤动），如果发作时未能得到及时正确抢救，患者就会发生猝死。最可惜的是这类患者的心脏虽有缺陷，虽有隐患，但从整体上讲其整个心脏状态并不很差，患者也不属于严重的终末期心脏病，甚至算不上所谓的"器质性心脏病"，其心律失常的发作也多呈阵发性，如果发作时患者能及时得到正确抢救，迈过这个"坎"后就会一切如常，可以不留任何后遗症，但如果迈不过这个坎就会发生猝死，就像这例患者，年仅 20 岁就与世长辞，令人惋惜。

　　该例事件的部队卫生队医生盲目将Ⅰ级急症患者送医院是不正确的，违背了送院适应证的分级处理原则。Ⅰ级急症也就是心搏骤停发生后患者必须就地抢救，否则将丧失最佳抢救时机。急救医生在送院途中如何实施高质量心肺复苏呢？只有就地抢救，同时呼叫有除颤器的急救单位赶赴现场，尽快实施电击复律，患者还可能有一线生还希望，否则猝死

> 的发生将不可避免。由此看出院前急救时的危险分级评估是何等重要，只有实施分级，然后按不同级别情况的抢救预案处理才能最大限度地减少患者损失，避免患者死亡。

2. 争分夺秒、十万火急——立即送患者去医院的情况　下述情况适用于"拉起就跑"原则，此时院前急救医生应该争分夺秒，尽快送患者去医院，如果在院前做无谓治疗而耽搁时间，将造成病情加重甚至可能危及患者生命（参阅案例2），常见于下述常见情况：

（1）现场无法止血或止血措施无效的各种出血　如胸腔、腹腔外伤出血，外伤性颅内出血，消化道大出血等，此外肺结核或支气管扩张导致的大咯血在急救人员无垂体后叶素时也应尽快送其去医院。

（2）创伤及失血性休克及泵衰竭导致的心源性休克。

（3）需要紧急手术或其他特殊治疗的各种情况，如各种急腹症、急产、气管异物、重症急性一氧化碳中毒。

（4）各种急性中毒而现场无有效排毒及解毒措施（但对窒息性毒气中毒患者应实施气管插管后再行送院）。

（5）面部热力烧伤和呼吸道热力烧伤。

（6）无明确治疗目标和有效治疗手段的各种情况。

（7）无有效治疗手段的婴儿和幼儿。

（8）患者本人或家属拒绝现场治疗的各种情况（此时需要患者及家属签字确认）。

3. 浮冰底下暗藏激流——劝说患者尽快去医院的情况　有些时候，伤病者的病情看似并不严重，但其实在其背后可能存有巨大的隐患，就像浮冰底下暗藏激流，表面看似平静，其实波涛汹涌。经常有这种情况：患者发病时很紧急，情况很严重，但经过治疗或过一段时间后患者症状基本缓解，此时病情看上去平稳，其实病情还在发展，危险并没有解除，甚至即将爆发。此时伤病者的实际情况是需要去医院进一步检查和治疗的，但由于种种原因，特别是患者对自己的病情认识不足，他们往往不愿意去医院，或者要求推迟去医院的时间。

在这种情况下院前急救医生应该有能力找出这些隐患，同时也有义务和责任做说服工作，让伤病者及家属充分了解病情，以及推迟去医院可能造成的后果及风险，否则一旦病情急剧进展或恶化，将给患者带来不可估量的损失（参阅案例31）。

下述情况应该劝说患者立即去医院：

（1）根据危险分级　危险分级中Ⅱ级、Ⅲ级的急症都应该及时去医院，延误治疗将给患者带来惨重后果（表5-3）。

（2）根据致病原因

1）心源性晕厥：心源性晕厥是提示患者可能发生猝死的最有警示意义的征兆，大量的临床文献证实了这一点。由于突发了严重的心律失常，如心动过缓（心率少于45次/分）或心动过速（心率大于180次/分），使患者在短时间内的心输出量急剧下降，造成脑部供血不足而发生晕厥。由于急性心律失常是一过性的，患者可以很快恢复意识，但这并不意味着危险的消失。

心源性晕厥不会凭空发生，它通常是建立在某些严重的心脏病的基础上的，比如急性冠脉综合征、病窦综合征、预激综合征、严重的电解质紊乱等，这些病因都没有随着患者的意识恢复而消失，因此患者还有再次发生晕厥的可能。其实晕厥本身到无重大危险，危险在于导致晕厥的原发疾病。

院前急救时急救医生忽略了该病的危险性从而导致恶果发生的情况并不罕见，因此急救医生应该格外加以小心。晕厥的原因大致可分为反射性（神经源性）晕厥、心源性晕厥、脑源性晕厥和血液性晕厥4种，急救医生要有能力对上述晕厥的病因加以鉴别，对于心源性晕厥和未能鉴别出病因的晕厥患者，一律将其送医院进一步检查。

2）颅脑损伤：头部受到钝性外力打击的伤员可能发生颅脑损伤，包括脑震荡和脑挫裂伤，其中部分患者将发生颅内血肿等严重情况，在临床上表现为"昏迷—清醒—再昏迷"的特征（详见"检伤分类"的内容），这类伤员应尽快送医院诊疗，贻误时机可能发生严重后果（参阅案例38）。

案例38　危险的台风之"眼"

患者，男性，19岁。6小时前因头部被重物撞击而当即意识丧失，约数分钟后苏醒，醒后感到头晕、恶心，呕吐1次，为胃内容物，无其他不适感。患者在家人的劝说下步行去某一级医院就医。查体：左侧头顶部有3cm×3cm隆起一处，局部有压痛，无头皮破损，其他检查未见异常。检查完毕后医生让患者步行回家休息，但6小时后（夜间11时）患者被发现躺在床上，呼之不应，周围有呕吐物，因此急呼救护车。

20分钟后救护车到达现场，急救医生查体：患者深昏迷，面色发红，大汗淋漓，呼吸深大，呈鼾式呼吸，16次/分，血压110/70mmHg，脉搏58次/分，呼吸双瞳孔不等大（左侧5mm，右侧3mm），对光反射迟钝，右侧肢体肌张力差，其他检查未见异常。现场诊断：颅脑损伤，颅内血肿？脑疝。

现场治疗：口咽管插入以通畅呼吸道，20%甘露醇250ml静脉滴注后送患者去医院。途中患者情况曾一度改善，但随后趋于恶化，其呼吸逐渐减慢，下降至12次/分，脉搏下降至46次/分，急救医生给予尼可刹米0.375mg静注，但患者病情无改善，救护车到达医院时患者呼吸几近停止，在急诊室接受了气管插管及呼吸机治疗。次日急救医生电话随访，患者于入院3小时后去世，由于病情过重，患者甚至没有来得及接受CT及X线检查。

点评： 部分颅脑损伤特别是颅内血肿伤员表现的"中间清醒期"现象是麻痹伤员及接诊医生的烟幕弹，这种暂时的病情缓解现象好像是自然现象的"台风眼"。

台风是发生在太平洋西部洋面和南海海面上的一种热带气旋。由于空气对流造成气流强烈旋转，形成了极其强烈的漩涡形海上风暴。有趣的是在台风来临时附近区域的海面可以说是惊涛骇浪，狂风暴雨，其风力可达12级甚至12级以上，而台风漩涡的中心却在各种力的综合作用下表现为波澜不惊，风平浪静的现象，这种物理现象被俗称为"台风眼"现象。

> 我们只要了解了台风形成的原理和台风的状态就不难看出，台风眼所在区域的风平浪静是暂时的，随着台风的移动，狂风暴雨的到来在所难免。部分颅脑损伤患者也是如此，受伤后的清醒是伤员自我调整和代偿的结果，尽管意识恢复正常，但损伤还在，血肿还在，并可能在逐渐增大，因此得到及时的治疗特别是手术至关重要，但是正是这种"中间清醒期"的台风眼现象常常使伤员及急诊医生丧失了警惕，未能把伤员送院或放伤员离开医院回家，以至病情加重后发生最严重的后果。

3）急性冠脉综合征（ACS）发作后：ACS 是导致猝死的最常见原因，故每个急救医生都知道必须将 ACS 患者送医院，但对 ACS 发作后，症状已经缓解的患者是否还需要送其去医院呢？答案是肯定的（参阅案例 39）。注意：普通心绞痛与 ACS 有本质上的不同，院前急救医生要有能力鉴别胸痛患者是普通心绞痛还是 ACS，前者可以留在家中观察治疗，而对于后者，必须送其去医院。

案例 39　病情加重为哪般

患者，男，72 岁，因发作性胸痛 15 分钟而呼叫 120。救护车到后急救医生通过询问病史得知，患者 15 分钟前看电视时突感胸骨后疼痛，性质呈闷痛伴胸部压榨感，疼痛程度较剧烈，首次疼痛持续约数秒钟后自行缓解，故患者未做处理。大约在 5 分钟后疼痛再次发作，性质同前但疼痛程度加重，伴乏力、恶心（未吐）、出汗及胸闷，患者当即口服速效救心丸 10 粒并呼叫救护车，救护车到时疼痛及胸闷等症状均已经停止。

患者平素吸烟（每天 20 支左右），既往有冠心病、稳定型心绞痛史 20 年，但近 2 年来未曾发作过。查体：患者神清，超力体型（肥胖），无发绀情况，呼吸 18 次/分，血压 130/80mmHg，心率 108 次/分，心、肺、腹部及神经系统未见异常。心电图检查：窦性心动过速、ST 段 I 导联、aVL 导联及 $V_1 \sim V_6$ 导联下移 $0.1 \sim 0.2mV$ 伴相应导联 T 波倒置，ST 段 aVR 导联上移

0.2mV。与患者1周前及1个月前的两份心电图对照，其ST段下移程度明显减轻（以前的两份心电图之间的对比无变化，其相应导联的ST段均下移0.2～0.3mV）。现场诊断：冠心病、心绞痛（发作后）。

由于患者执意拒绝去医院进一步检查治疗，经反复沟通仍不能达成一致，故急救医生给予罂粟碱30mg肌内注射，并口服消心痛20mg，还嘱患者静卧休息，避免体力活动和情绪波动，以及如果疼痛再次发作时应含服硝酸甘油片并尽快叫救护车去医院。交代完毕后急救医生随救护车返回。

2小时后患者因疼痛再次发作急呼120。另一辆救护车医生到现场后查：患者面色苍白，大汗淋漓，诉胸骨后持续性疼痛及剧烈胸闷。血压110/60mmHg，心率120次/分，心电图示急性广泛前壁心肌梗死、急性心律失常、窦性心动过速、频发室性期前收缩（二联律、三联律）。患者经现场急救后被安全送达医院，后经随访得知患者安放心脏支架后症状消失，痊愈出院。

点评：患者由心绞痛发展至急性心肌梗死的情况并不少见，多数情况下这是发生心绞痛后因未能及时得到充分治疗，进而没有控制住病情或没有控制病情的结果。请注意：没有控制住和没有控制是有区别的，前者是全力以赴采取了各种措施而没能遏制病情发展，后者则是由于没能采取积极的干预措施，结果使病情发展。

本案例可能就属于后者。患者病情加重带来的损失不言而喻，作为医生的我们应该认真反思，汲取教训。在这个事件中，120急救医生听任患者意见将其留在家中，同时又未能提供病情所需要的进一步治疗，这是病情未能得到控制的根本原因。

再进一步分析，急救医生为什么会这样做？源于对冠心病及心绞痛性质认识的不足。通常冠心病患者有两种表现形式，即一般情况和紧急状态，前者属于稳定的冠心病状态，后者则是不稳定的危险状态（图5-32）。

心绞痛是心脏缺血的典型表现之一，临床可分为稳定性心绞痛和不稳定性心绞痛。同样是心脏缺血，不同的情况可以出现不同的结果，因此分清心脏缺血的类型和原因十分重要。多数情况下心肌缺血大致可分为两种，即普通心绞痛和急性冠脉综合征。

普通心绞痛又称为劳力型心绞痛，其发病机制是因心脏做功增加超过了心脏供血的代偿能力，进而发生心脏相对缺血缺氧而出现的疼痛。患者经过休息（减少心脏需氧）或应用扩冠药物增加心脏供血供氧后，症状就会缓解，故此普通心绞痛对患者生命的威胁程度较小。

而急性冠脉综合征则是冠状动脉斑块破裂导致的心脏绝对缺血，包括不稳定心绞痛和急性心肌梗死。发作时患者的心脏电活动紊乱是导致心源性猝死的主要根源，因此它是危害人民生命和健康的大敌。

所以，院前急救医生要有能力区别普通的稳定性心绞痛和急性冠脉综合征中的不稳定心绞痛。下列情况应引起我们的高度警惕：心绞痛首次发作（患者还不适应这种被打乱的心脏生理活动）、心绞痛静息发作（在患者心脏做功没有增加时出现症状，可见其冠脉供血状态）、心绞痛反复发作（可能是急性心梗的前兆）以及心绞痛发作伴随其他情况（如出汗、恶心呕吐、低血压、晕厥及心律失常等等）。

上述情况都属于高危的心绞痛，因此患者需要去医院治疗，且治疗措施必须跟上，才能制止病情向心肌梗死发展。这例患者基本符合不稳定心绞痛的发病特征，特别是患者出现发作性加重的情况尤其应该引起注意。此外患者的心电图也有一定的提示意义。

患者发作后的心电图与平素心电图对照竟然有所"改善"，这不仅不能说明患者病情减轻，反而提示患者的心脏供血情况和心肌电活动处在不稳定状态，因此有人将此称其为"伪改善"，此时更应该小心谨慎，千万不要轻易把患者留在家中。

4. 经过现场急救，适合送医院的情况　适合送院的情况有两种，其一是患者符合消极治疗条件，经过基本处理后应尽快送院。其二是符合现场急救的最佳适应证的患者经过现场治疗病情趋于稳定，能够或基本能够经得住运送途中各种因素对其造成的不利影响。下面是重症患者的送院条件：

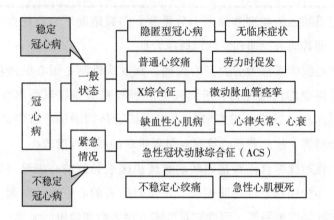

图 5-32　冠心病的临床分型

（1）心搏骤停　经过复苏后患者的心搏恢复并处于稳定或基本稳定状态，且收缩压应稳定在 90mmHg 以上，此时如有可靠的给药途径和呼吸支持手段（完成了气管插管），患者可在心电监护下送院。不应期待患者的自主呼吸及神志恢复后再送院，有时达到这样的治疗目标非常困难。无静脉通道、呼吸支持、心电监护及除颤条件时禁止送院。

（2）低血压及休克　对有治疗目的和有效治疗手段的低血压和休克患者需要经过抗休克治疗后方可送院，如低血容量患者的扩容、过敏性休克患者的抗过敏等。对无有效治疗手段的患者（如感染性休克院前无抗生素）应在建立静脉通道后迅速送院。

（3）急性冠脉综合征　患者经过治疗情况趋于稳定，如疼痛及胸痛减轻、发绀改善等，可在有可靠的静脉通道及心电监护的条件下送院。对症状未改善者，必须在各种治疗（镇静、止痛、降低心脏耗氧、扩冠、抗血小板等）充分到位后方能送院。无心电监护及除颤条件时禁止送院，此时应呼叫有该设备的救护车。

（4）昏迷　对有治疗目的的昏迷采取急救措施（如低血糖昏迷等），对不能采取措施的昏迷应该建立静脉通道，在有能力保持呼吸道通畅的条件下送院。

（5）重症毒气窒息　该情况多发生于火灾现场，此时最好首先实施气管插管，然后在气囊呼吸器及便携式呼吸机的支持下送院，这样可以提高患者生存率。如果无气管插管装置，应在口咽管及口对口人工呼吸或面罩加压人工呼吸下送院。如既无口咽管又无面罩的基层医疗单位和个人，也应争分夺秒，立即送院，不要盲目等待救护车。

（6）急性呼吸道异物堵塞　部分堵塞应采取体位引流、腹部冲击及钳夹法排除异物后送院，对完全堵塞患者应立即送院，上述抢救应在途中进行，对液体堵塞（如大咯血）的患者应尽快送院。

（7）急性左心衰竭　左心衰竭是非常凶险的急症，多数患者都需要去医院，但由于导致左心衰竭的病因不同，其临床对策也不尽相同。对于泵衰竭（如大面积心肌梗死等）导致的左心衰竭应建立静脉通道，此时强调尽快送院，在途中再给予各种药物，千万不要期待病情能够在短时间内改善而拖延送院时间。对于心脏负荷增高的左心衰竭应尽量减低心脏负荷，如应用扩张动脉、静脉、及利尿药等，待病情趋于缓解（如患者呼吸困难及肺部啰音减轻）时再行送院。如果高负荷状态完全解除，病情完全缓解也可以不送患者去医院。

（8）心律失常　快速心律失常的心率降至小于 160 次/分，缓慢心律失常的心率升至 50 次/分，患者血流动力学趋于稳定，此时如有心电监护及除颤设备即可送院；

（9）肺性脑病和呼吸衰竭　给予充分的呼吸支持（如面罩加压供氧、气管插管、呼吸兴奋剂等）后方可送院。此时不要期待病情能够迅速改善而推迟送院时间。

（10）癫痫持续状态　多数情况下患者经过治疗抽搐停止后方可送院，但有时因种种原因（如无法建立静脉通道等）无法终止患者抽搐时，亦可将其送院，但途中要保证患者呼吸道通畅，并有呼吸支持措施。

（11）高血压急症　经过治疗患者的收缩压降至 180mmHg 以下或患者平素水平时方可送院。

（12）外伤　对能止血、包扎及固定的伤员必须妥善止血、包扎和固定，然后才能实施送院。

5. 不适合立即送院的情况

（1）没有经过详细检查，病情不清的患者。

（2）病情危重，需要实施现场急救的患者。

（3）对于心脏疾病的患者或有可能发生致命性心律失常的患者无心电监护及除颤设备。

（4）患者的病情处在不稳定状态，尚未得到有效控制，且无法耐受途中的不利条件，从而有可能加重病情者。

（5）可以实施有效处理但未经有效处理的外伤伤员，如未充分止血的肢体损伤、未加以妥善固定的肢体骨折等。

案例40　谁的责任?

患者，男性，18 岁。20 分钟前（午夜 1 时）家属回家后发现患者躺在床上，呼之不应，屋中有一无烟囱的煤炉，炉内有煤正在燃烧，室内充满煤气味道，家属怀疑患者发生了煤气中毒，故以此为理由急呼救护车。120 急救医生到达现场后发现现场情况与呼救者反映的情况一致，现场初步诊断为急性一氧化碳中毒。

在家属的紧急催促下，急救医生未给患者实施查体就匆匆将患者抬上救护车，并将其送往能够实施高压氧治疗的医院，途中给予患者吸氧。到达医院后急诊室的医生经过查体，发现患者已经没有呼吸和心跳，心电图为直线，故当即实施心肺复苏，但是终因治疗无效，患者死亡。事后患方将 120 告上法庭，理由是急救医生延误了患者的治疗。法庭上医患双方进行了反复激烈的辩论，焦点是患者呼吸心跳停止的时间和 120 急救医生是否耽误了治疗，经过审理，法庭一审判决 120 系统赔偿患方 12 万余元。

点评: 120 系统是否应该承担如此巨额赔偿? 急救医生的行为与两位患者的死亡之间有什么因果关系? 明眼人不难看出，一氧化碳中毒是导致患者死亡的主要原因，高浓度一氧化碳能在瞬间导致人员丧命，在一个密闭环境燃烧无烟囱的煤炉的后果可想而知。但是 120 仍然败诉难免，在劫难逃，因为它存在严重的过失。

其中最重要的过失就是违背了我们送院原则中的"没有经过详细检查，病情不清的患者不适合立即送院"这一条。根据推测，这位患者极有可能在急救医生到达现场前已经发生了临床死亡，如果真是这样，就不存在急救医生耽误诊疗的问题，但是 120 系统却无法证实这一点。

在法庭上，患方坚持认为患者在送院前有呼吸心跳，而医方却拿不出有力的反证，这是 120 败诉的主要原因之一。当事的急救医生是一名刚刚上岗的经验不足的年轻人，在先入为主（急性重症一氧化碳中毒需要立即实施高压氧治疗）思维的干扰下，在患者家属急切地催促下，他丧失了应有的判断能力，竟然未给患者实施查体就将患者拉走，以至到最后他也不知道患者是否真的已经临床死亡。

在缺乏科学的院前急救预案及院前急救行动要领和操作规范的情况下，实施院前急救行为时我们会遇到各色各样的"陷阱"，这些陷阱有些是先天存在的，有的是患方设下的，有的则是医务人员自己先挖的坑然后自己再跳下去的，就像本案例就是如此，急救医生未在现场作认真检查，盲目将病情不明的患者送医院，这难道还能赖别人吗？让我们记住这些深刻的教训。

6. 如果患者拒绝去医院时应该怎么办　患者拒绝去医院的情况并不少见，有时这对院前急救医生来说是一个大大的难题。作者曾遇到一位急性心肌梗死患者，其梗死部位为下壁及广泛前壁，心电图的各相关导联 ST 段上移近 1.6mV，同时血压为 100/60mmHg，尽管有如此严重的病情，尽管作者做了大量的动员工作，但患者坚决拒绝去医院。理由很简单：没钱。还有很多情况的患者都因各种理由拒绝去医院。病情需要或必须去医院时而患者拒绝去的情况给急救医生造成巨大困扰，也势必留下医疗诉讼的隐患。让他去，他不走，真不去，谁负责？相信每个 120 院前急救医生都有同样的经历。有时有的患者信誓旦旦地拒绝去医院，并毫不犹豫地"签字画押"以明其志，但后来又把 120 告上法庭，说急救医生轻易同意患者请求，耽误了治疗，并要求高额赔偿。而且还辩解说："我们又不是医生，我们又不懂医学，而你是医生，你为什么不坚持自己的意见？你为什么不告诉我们不去医院会发生什么结果？……"类似的诉讼发生过不止一次。那么在这种情况下急救医生应该怎么办呢？

（1）充分动员，做足工作　好好做工作，说服患者去医院，这是最佳方案。因为患者需要得到治疗，如果急救医生能成功改变患者的立场，将其送到医院，即对患方有利，也为医方避免了发生事后追究责任，从而产生纠纷的风险。因此急救医生应该做大量的工作，充分说明不去医院的利害关系，特别是由此可能导致的严重后果，大多数情况下患者的工作还是可以做通的，这样最好。患者拒绝去医院的常见原因有 3 条：

1）认为自己没事，怕麻烦而不去医院：此时急救医生应充分告知病情，警示患者，比如可以说："您的病情确实需要现在去医院，如果不需要去医院我就不劝你去了。你的病可能是……，千万不能大意，很多人就是这个病，没有及时去医院而发生了严重的后果……"等。同时说明去医院并不麻烦，比如可以说："我们的救护车可以直接把您送到医院的急诊室，到了急诊室马上就有人给你看病，一点也不麻烦，您看完病如果没事可以马上回家……"等。

2）不愿意打扰他人，不愿意麻烦自己的亲人：对此急救医生应晓以大义，告诉患者去医院才是最不麻烦别人的，比如可以说："有了病应该早去医院，去的越早，治疗越容易，您现在怕麻烦别人而不去医院，如果病情加重了，那会更麻烦别人了，对吗？……"等。

3）怕花钱，舍不得花钱：对此急救医生应该强调生命的价值，比如可以说："您别心疼钱，钱是为人服务的，钱花了可以再挣，但要是人的生命都没了，留着钱有什么意义？只要渡过这一关，以后挣钱的机会有的是，对吗？……"等。

话语是打开心锁的钥匙，如果我们能够将心比心，真正为患者着想，充分说明利害关系，大多数情况下工作还是能够做通的。此外还可以做家属的工作，让家属说服患者。

（2）留下证据，铁案如山　尽管我们做了大量工作，如果患者仍然执意不去医院，急救医生也无法强硬地将其拉走，此时就必须采取自我保护措施了，其措施就是留下可靠的证据，因为事后追究责任时要靠证据说话。那么我们需要什么样的证据呢？

1）书面签字：书面签字不能仅让患方签一个名字了之，最好应该有提前预制的格式文件，上面必须有如下字眼："急救医生已经充分向患方说明不去医院时患者可能发生的后果，这些后果可能严重威胁患者的健康，甚至生命，但是在这种情况下患方仍然坚持不去医院。"如果有可能，还要写上患方不去医院的具体理由，然后让当事人签字画押。总之，要尽可能详尽地制定院前急救时的患方意见表达的格式文件，最大限度地保护院前急救人员。

2）录音证据：录音证据最能说明当时的情况，在法庭上的说服力较大。现在录音设备已经十分普及，如手机、MP3 随身听、录音笔等等都非常容易得到，且录音过程非常便捷，急救医生应该充分加以利用。录音应从做动员工作时开始，详细记录当时急救医生如何动员患方去医院，而被患方拒绝的过程，录音后将资料妥善保管，切勿遗失，否则前功尽弃。如果有录像证据更好，但从具体操作的角度上难以实施。

（二）推荐方式——谁决定患者的去向

推荐和选择接收医院的方式通常有 3 种，首先是遵从患者及家属的意愿，第二是急救医生推荐，将患者送至适合于医疗的医院，第三种是调度医生指派医院。前两种方式是目前我国院前急救时常用的，简介如下。

1. 遵照患者或亲属的意愿 由于我国的医疗卫生制度，不少人都有自己的医疗合同医院，由于一般情况下要求患者必须到自己的合同医院就医，就牵扯到医疗费用报销等问题，患者及其家属往往要求去自己的合同医院。此外还有交通情况、家属照顾患者是否方便等诸多原因，目前院前急救时送患者去哪家医院多由患者及其家属决定，因此院前急救医生在大多数情况下需要尊重患者和家属的意见。

2. 由急救医师向患者或家属推荐 如果患者情况紧急或情况特殊，急救医生可以向患者及家属推荐适合于疾病治疗的医院，这一点十分重要。患者往往不了解医院的技术能力，有时指定了错误的医院，如果将患者送到该院，就可能对其的后续诊疗不利。此时急救医生有责任晓以利害，说服患者及家属，将其送到更加合适的医院进一步诊疗。

3. 由调度医生决定　此类送往医院的方式在我国还很少应用，但却是一些发达国家的做法，也是行之有效的方式，是值得我们仿效的。特别是在大型事故或意外事件导致群发伤病的情况下，出于统筹安排，院前急救人员在选择医院时应得到调度人员的帮助，这样才能最大限度地使用和发挥当地医疗资源的效用，帮助伤病者渡过难关。

（三）应该送到哪家医院——送院基本原则

目的地医院的选择十分重要，选择最有利于患者诊疗的医院是院前急救医生必须考虑的问题之一，多数情况下急救医生应该遵照患者及家属的意见，将他们送到自己要去的医院，但如果情况特殊，就需要从下述原则思考和决定：

1. 就近原则　对情况紧急、危在旦夕的患者，急救医生应推荐距离较近的有治疗能力的医院，待患者病情稳定后再前往自己提出的医院，此时如果患者及家属提出不同意见，急救医生也应本着人命至重、以患者的生命为中心的原则，尽量做工作，向其充分说明就近就医的利害关系，以征得患方的同意。这一点在患方提出的目的地医院距离过远，同时患者病情危重时尤其重要。当然，如果患方执意要求去自己提出的医院，院前急救人员也只能遵从患方意见，但事前必须充分晓以利害，此外还需要有家属的书面意见证明。

案例41　制度、人性和责任

患者，男，2岁，河北承德人，因发热、皮疹5天，加重伴咳嗽及呼吸困难1天在北京市儿童医院诊为麻疹合并肺炎。根据北京市卫生局必须将传染病患者转至专科医院的规定，儿童医院工作人员呼叫120。下午5时救护车到达，120急救医生查体：患儿神志不清但对外界刺激有反应，面色苍白，呼吸30次/分，血压80/60mmHg，心率140次/分，律齐，肺部可闻干湿啰音。

由于医院已经为患者建立静脉通道并已应用了抗生素，故救护车医生未作处理，让患儿带液体上救护车，拟途中给予氧气吸入并延续医院的静脉点滴抗炎治疗。北京市能够接收患者的只有A、B两个传染病专科医院，医院告知，由于距市儿童医院较近的 B 传染病院床位已满，故只能送患者去较远的 A 传染病院，事先经联系该医院已经同意接收患儿并做好了准备。无奈之下救护车只好向 A 医院驶去。

出发几分钟后救护车经过天安门广场时，因天安门广场正在举行活动，救护车被堵在路上动弹不得，经过十多分钟的等待，所有车辆仍然纹丝不动。此时随车急救医生十分着急，当时正值傍晚下班高峰时间，道路十分拥堵，而目的地医院远在数十公里的北五环路外，堵车情况在所难免，即使不在高峰期也需要近一个小时的行驶时间，而天安门广场的活动更使途中额外消耗的时间更加难以确定。患者病情如此危重，而救护车的条件又无法保障孩子生命的矛盾使急救医生进退两难，这样下去一旦病情突然变化，其后果则无法设想！

孩子的母亲始终在车内哭泣，孩子的父亲和其他亲属此时则变得十分焦躁和暴怒，甚至做出不理智的举动，他们要下车找儿童医院，怨他们耽误了孩子治疗。怎么办？是照章办事、听天由命还是另辟蹊径，采取变通措施？急救医生此时选择了后者，他一面安抚患者家属，一面用手机拨通了 B 传染病院急诊室的电话，将患儿的情况详细告知，希望能取得该院的帮助，接纳患儿。但由于医院床位的确紧张，答复仍是无法收容患儿，因为有明文规定。于是急救医生又把电话打到了市卫生局总值班室，将目前情况和可能发生的后果如实汇报，终于在市卫生局的协调下，B 传染病院同意接收患者。

得知这个好消息后救护车医生赶紧下车拦阻附近车辆，开辟通道让救护车掉头逆行，最后在其他车辆驾驶员的协助下，救护车艰难地在 30 分钟后将患儿送达 B 传染病院。孩子终于平安了，一场结果难以预料的冲突也终于随之化解。

点评：从表面看，这件事是小事一桩，根本不值得一提，但如果加以深入思考，就可能从中得到一些启示。在这个案例中 120 急救医生如果墨守成规，照章办事不但无可厚非，而且最省心，就像某位前国家领导人妻子日记中的名言："闭目养神，照上面办"。制度就是这么规定的，遵守制度，天经地义。即使患儿发生不测，也没有急救医生什么责任，他已经尽了自己的职责，做了自己职责范围内应该做的事，对此患者家属也没什么可说的。但从人性的角度看，情况就大有不同了，人性向善，毋庸置疑。

俗话说"祸莫大于死，福莫大于生"。一条生命对旁人可能不算什么，但对患者和他（她）的家人来说可能就是整个世界！就拿这个案例来说，如果孩子发生意外，对他的家人将意味着什么？由此又能引来哪些后果？制度是不会考虑这些的，而人性会考虑！如果换位思考，如果是你的亲人，如果是你的孩子，你该怎么办？答案不言而喻。

一事当前先开脱自己，以遵循制度，照章办事为挡箭牌，只求自保而不顾他人的痛苦感受，这是当代某些人的通病，如果这些人中有的人是医生，那可就惨了。惨的是患者，患病是不幸的，但更不幸的是患病后碰上个比病还可怕的医生。如果急救医生无动于衷，从表面看反映的是冷漠，从深层想则是人性的泯灭。

我们不能要求所有的人都是天使，一个人的人性或灵魂只能自己来拯救，但对医生来说，必须对其有所要求，因为医生有自己的责任。医务人员的责任或职责是救死扶伤，院前急救的核心是生命至重，因此院前急救医生必须时时刻刻从维护患者的生命出发，全力以赴，尽其所能，像这位120急救医生那样。如果每个医生都能够遵从人性、彰显人性、发扬人性中的真善美，恪尽医疗道德的操守，那么我们的医患关系就能从根本上得到改善，社会也变得更加和谐。

案例42　生死关头的决断

患者，女，23岁。既往有1型糖尿病20年。因呕吐、意识丧失、发热在河北省某医院诊断为"糖尿病酮症昏迷"，经治疗效果不明显，故家属要救护车要求将患者转至北京市某三甲医院治疗。救护车到后查体：患者轻度昏迷，呼吸有酮臭（烂苹果味），面色及皮肤颜色无异常，双瞳孔等大等圆，光反射存在，压眶有反应，心率 116 次/分，血压 140/70mmHg，双肺呼吸音粗糙，未闻啰音，心脏未闻杂音。复习县医院的化验单：4 小时前患者血糖 136mg/dl（7.6mmol），血酮体 50mg/dl（4.8mmol）。现场诊断：1 型糖尿病、糖尿病酮症昏迷。

鉴于患者病情相对平稳，故救护车医生同意载患者驶回北京，途中维持原医院用药（生理盐水 500ml 加正规胰岛素 12U 静脉点滴）。由于救护车的必经之路（京开路）正在施工，故路况较差使救护车车速较慢，在行驶了 30 分钟左右救护车到北京郊区大兴县境内时，患者突然发生躁动，查体：患者面色及全身皮肤苍白、出汗、心率升至 136 次/分，血压降为 80/40mmHg，继续观察，10 分钟后患者出现肌颤，瞳孔散大，大小便失禁，心率升至 152 次/分，血压降至 40/0mmHg。此时随车医生见患者病情恶化，立即建议家属把其就近送到附近医院抢救，起初家属反对，但急救医生告知患者病情严重，终于征得家属同意将患者送到大兴县医院。在医院急诊室急查血糖，结果竟为 26mg/dl（1.4mmol）！如此严重的低血糖令人震惊。经过紧急应用高渗糖等措施，30 分钟后患者病情逐渐平稳，最后救护车将其安全送到目的地医院。

> **点评：**这个例子发生在十几年以前，但至今给当事的急救医生留下深刻印象。糖尿病患者在治疗过程中发生低血糖的情况时有发生，多为治疗过度（如胰岛素应用过量）所致。该例患者的化验单是 4 小时前所查，无法反映救护车到县医院时患者的真实血糖情况，故仍然应用胰岛素，因此患者在车上发生如此严重的低血糖是可以解释的。加之当时北京急救中心的救护车还没有装备血糖仪，急救医生在送院途中无法对患者的血糖进行监测，因此在途中患者发生了严重的低血糖情况急救医生却不得而知。出现险情后，急救医生虽然无法根据患者的临床表现确立治疗方向，但他能能当机立断，及时把患者送到附近的医院实施了实验室检查，从而得知病情恶化的真相并使患者转危为安。这个案例充分说明了院前急救时的转送患者时的"就近原则"的意义和重要性。

2. 适合原则　把患者送到最适合他（她）治疗的医院是院前急救人员义不容辞的责任，如应将气体中毒、溺水、窒息等严重缺氧的患者送到最近的、有高压氧舱的、可 24 小时随时开仓的医院、将重症急性冠脉综合征的患者送到有成熟的介入治疗条件的医院、将重症烧伤患者送到有烧伤专科的医院、将儿童患者送往儿童专科医院、将严重眼疾患者送到眼科专科医院、将疑难杂症患者送到较大型的医院等，这样让患者一步到位，免去其来回奔走更换医院的麻烦和时间的延误。为此，院前急救医生应该对自己服务的地区的各个医疗单位的状况、特长和能力有深入的了解，以便最大限度地造福于患者。反之，如果把患者送到了不适合诊疗的医院，就有可能给患者带来危害，参阅案例 43。

案例43　不幸的治疗地点　幸运的发病时间

患者，男，51 岁，既往有高血压及吸烟史，午夜 1 时因突发剧烈胸痛、胸闷 30 分钟而呼叫 120。救护车到后医生查：患者神志清醒，大汗淋漓，颜面及口唇青紫，诉剧烈胸骨后及背部疼痛。体检：血压 160/100mmHg，心率 136 次/分，双肺呼吸音清，未闻病理性呼吸音及啰音。心脏听诊心律不齐，未闻杂音。腹部及神经系统未见异常。心电图：ST 段 $V_1 \sim V_6$ 上移 0.4 ～ 0.5mV、频发室性期前收缩。血氧饱和度 90%。现场诊断：冠心病、急性心肌梗死（广泛前壁）、心律失常、窦性心动过速、频发室性期前收缩、高血压病。

现场急救：嘱患者静卧放松、吸氧、建立静脉通道、心电监护、先后给予硝酸甘油 5mg 入 250ml 液体静滴（40μg/min）、利多卡因 50mg 静注、150mg 入 100ml 液体静滴、吗啡 3mg 从莫氏管滴入。经过短暂现场救治和观察，20 分钟后患者室性期前收缩逐渐减少直至消失，病情相对平稳。

此时救护车按患者及家属要求，将其送到某三级甲等医院。此时患者病情平稳，出汗停止，胸痛及口唇发绀明显减轻，心电监护示心率 120 次/分，未见室性期前收缩。到医院后 120 急救人员将患者安置在该医院急诊室的床上，并撤下心电监护仪并让护士拿回救护车，同时该医院护士为患者换上急诊室的监护仪。

就在120急救医生与医院急诊室值班医生进行病情及治疗情况交接之际，患者突然大叫一声，随即意识丧失，口唇青紫，心电监护示心室颤动。120急救医生见状立即提示让急诊室医生实施电击除颤，但该医院急诊室却无除颤器，其心电监护仪仅有心电监护功能，要用除颤器得到该院某科室病房去拿。

此时120急救医生见状赶紧跑回救护车取回单相波除颤器为患者分别实施200J和360J非同步除颤各一次，经过努力抢救，终于使患者恢复了窦性心律和正常血压。但由于心搏骤停时间较长（据估算已经超过5分钟），患者呼吸一直未恢复，故需要气管插管。但该医院急诊室仅有插管设备，却无插管人员，要插管需要找麻醉科。于是120急救医生又当场为患者实施了气管插管，待其病情相对稳定后返回。事后经过电话随访得知，患者院前诊断正确，而且在插管半小时后恢复了呼吸和意识，目前已经转往其他医院治疗。

> **点评：** 这个事件对患者来说是九死一生。对家属来说是触目惊心，若非患者在120急救医生还没离开时发病，若非120系统的急救医生及时地施以援手，患者的后果将不堪设想，这就是所谓的"幸运的发病时间"。
>
> 那家医院虽然是三级甲等医院，但由于是中医院，该院急诊室的医生对急性心肌梗死和心室颤动的处理上并没有足够的经验，故不能得心应手，此外该医院的急救设备也不能满足危重症患者急救的需要。尽管当时120急救医生已经告诉患者及家属，那家医院不适合这种危重的急性病的紧急治疗，但由于牵扯到报销关系等原因，医生的意见并没有得到患者认同，加之急救医生并不真正了解该医院急诊室医生的急救水平，于是遵从了患者及家属的意见，以至险些酿成大祸。
>
> 从这个例子可以看出，为患者选择与其治疗相适合的医院是多么重要！为了避免类似情况发生，急救医生一定要阐明利害关系，说服患者去适合其疾病治疗的医院。如果患者只能在这家医院治疗怎么办呢？有没有避免上述险情的办法呢？

> 答案当然是有！如果120急救医生能在救护车驶往医院的途中用电话通知该医院，让急诊室的医务人员了解患者情况，提前做好处置危重病的各项准备，如准备好除颤设备等，就能在险情发生后及时采用正确的对应措施，使患者转危为安。因此应该建立相应的规章制度，在转送危重症患者时把提前通知目的地医院，让他们做好危重症处置的各种准备当成制度和院前急救程序而严格执行。

3. 道德原则　改革开放以来，由于我国经济环境的逐渐宽松，目前各地区的各种医疗单位如医院、个体诊所等犹如雨后春笋，层出不穷。如果在同一地区同时存在相当数量的医疗单位，就势必会涉及患者资源问题。为了生存，为了追求利润的最大化，如何吸引更多的患者成为各个医疗单位竞争的主要内容之一。

大型医院（三级以上的医院）往往有雄厚的医疗资源、先进的技术水平和较大的影响力，故使患者趋之若鹜，故不存在患者资源问题，而许多中小医院和由个人承包的科室就为患者来源而发愁了，没有患者将意味着没有收入，那么如何吸纳更多的患者就成为一些小型医院和个人承包科室工作中的一项重要内容。

众所周知，医院和科室增加患者数量的一个有效措施就是提供所谓的"回扣"，一些医院对介绍患者去该院就医的人给予一定的经济回报是谁也不愿提及的敏感话题，而120院前急救系统在这方面有得天独厚的条件。尽管人们试图回避这个问题，但这是目前存在的、并已经持续多年的普遍现象，这种现象不是个别的和局部的，甚至不是一个国家的问题，全世界的医务界都有类似的行为。

原本作者没打算对此进行分析，如何看待和解决这个问题已经超出了本书的讨论范畴，但由于该现象能够影响伤病者的救治质量，有人曾把患者送到了没有救治能力的医院，从而贻误了疾病的诊疗，因此我们不得不咬牙提出这个棘手问题。

首先可以说收取回扣是不对的，甚至是不道德的。但是院前急救人员这样做在很多情况下是不得已而为之的，在院前急救人员高强度、高风险、高技术含量的工作与相对极低的报酬极不对等的情况下，怎么能够要求他们完全、彻底、真正拒绝所谓的"灰色收入"呢？谁都会唱"高调"，谁都会说为人民服务，但空唱高调不仅没人听，没有用，而且只能令人反感。因此不少国家和地区提出的"高薪养廉"正是基于此点。

在现实条件下，改变可以改变的，接受或远离不可改变的，这也许是明智的做法。那么怎样做呢？有没有什么措施可以加以管理和监督、从根本上杜绝这种行为吗？答案可能是很难或不知道。但是任何事情都有"底线"，收取回扣这件事情的底线就是患者送院时的道德原则：谁都想挣更多的钱，但是我们挣的钱如果是以患者的痛苦和生命为代价的，这种钱就绝对不能挣！在自己的利益和患者的利益发生冲突时，请摸一下自己的良心。

此时我们应该设身处地地想一下，如果我或我的亲人是患者，我们还会这样做吗？我们绝对不能因为回扣而影响患者的救治质量！不要把患者送到不适合治疗的医院去，否则我们就不配做医生，甚至不配做人。每个人都必须有某种道德的自我约束，否则这个人就变得不可救药。同时我们还呼吁国家应该提高院前急救人员的待遇，并且制定更加科学的规章制度，这样可能对减少直至杜绝这种行为更有帮助。

（四）送院前的准备工作

送院前的准备工作中最重要的内容有两点，一是医务人员的准备，这项工作的目的是院前急救人员能够在途中随时提供高质量的抢救，二是患者的身体情况准备，即患者的身体能够经得住途中的时间拖延和车辆行驶时的摇晃和颠簸等。

1. 医方的准备工作

（1）履行告知义务　送院前急救医生要将一些重要问题提前告知患者及家属，并嘱其要加强双方的沟通，途中有什么异常情况或出现不适感时及时告诉随车医务人员，主要告知内容包括患者在搬运过程及途中的需要注意和遵从的各种事项：如对于咯血患者必须嘱其尽量避免咳嗽，以防促发或加剧咯血，进而导致患者窒息；对于冠脉综合征患者要嘱其放松，避免精神紧张及体力活动；对于正在输液的患者要嘱其注意针刺部位，尽量减少该处活动，以免输液针头刺破血管；对于呼吸道传染病患者要嘱其戴上口罩，因救护车是一个狭小的密闭环境，这样做可以减少将疾病传染给同车人员的可能；对陪同患者的随行人员要嘱其帮助医务人员密切观察病情，发现意外情况及时告知等。

（2）仔细清理现场　送院前院前急救人员必须将各种抢救药品及器材等认真检查核对，整理归位带回，将所有的医用废弃物（用过的注射器、输液器、用过的药物安瓿、消毒后的酒精棉、敷料等）装入垃圾袋中统一带回，切勿将各种物品遗留在现场。上述步骤十分重要，应该将其作为院前急救工作的重要程序，认真执行和落实。院前急救工作人员也必须养成离开现场前仔细检查及归纳各种物品的习惯，否则就可能碰到"意想不到"的事情（参阅案例44）。

（3）途中抢救的工作准备

1）物质准备：送院前急救医生应该仔细检查院前急救时必需的抢救设施是否充足完备，如氧气是否够用、心电监护设施的电源是否充足、各种药物是否齐全充足等。此外对有潜在恶性心律失常并有高度发作可能性的患者，急救医生应该将相关药物抽在注射器中，以便发生恶性心律失常时能够及时用药。对极高危患者，急救医生还可将除颤耦合剂（导电糊）放在随时可以取到的地方（如自己工作服的口袋中等），必要时提前将耦合剂涂在除颤电极板上，这样一旦患者发生心室颤动，就能马上为其除颤。

2）思想准备：院前急救医生应在对患者病情分析的基础上预估其可能发生的种种情况，并提前在心中拟定相应的应对方案，有备而无患。

3）工作准备：转运危重患者时，急救医生和护士都应该坐在患者身边，不能坐在副驾驶的位置上，以便发现异常情况能够及时处理。以往已经有由于急救医生未坐在患者身边而坐在驾驶室，因此家属诉其未能提供及时抢救的法律诉讼，对此我们应该引以为戒。

（4）其他工作

1）检查患者是否得到了良好的固定，其体位是否正确，是否舒适，如患者背部担架的高度是否合适等，如果不合适要做调整。否则途中时间一长患者就可能出现不适感，甚至可能加重病情。

2）危重患者和成批伤员送院时要提前通知目的地医院，让相关科室人员做好各种准备工作迎接患者，否则有时将使医院急诊室"措手不及"，从而耽误患者的抢救。

2. **患方的准备工作**　患者及家属的准备工作包括携带既往的病历资料，如既往病历及就医记录、X 线片、CT 片、就医证件及医保材料等，这些都是到医院后医生需要的重要参考依据，千万不可忘记，否则还得回来去取从而耽误了时间。如果是食物中毒或口服某些物质（如安眠药等）中毒的可疑患者，应该将可疑食品及药瓶等，以及患者的呕吐物等带到医院供医生检查，以协助其尽快确诊。

此外医务人员要嘱咐和提醒患者携带住院所需物品，如手机、眼镜、必要的衣物、洗漱用具、毛巾、手纸，大便器及小便器；现金及信用卡（没有足够的钱，到医院后就无法实施各种治疗和检查，这点至关重要，因此对一时没有现金者要让其做好准备），最后还要提醒家属准备数个塑料袋，以备患者在救护车中呕吐。

案例 44　5000 元钱的教训

患者，男性，85 岁，既往有肺结核病史 20 余年。家属回家时发现其躺在地上，呼之不应，故立即呼叫 120，没有给予其他处理。急救医生 5 分钟后到达现场，发现患者躺在地上，面色惨白，口、鼻、满脸及周身附近有大量已经接近干枯的鲜红色血液，身体各处（如髋部、肘部等）皮下有大量紫色淤斑。查体：患者无呼吸运动、听诊无心音，触诊无颈动脉搏动，心电图呈直线。现场诊断：患者死亡，死因推断为肺结核大咯血导致的窒息。

由于发病时患者家中无旁人，但根据患者干枯的血液及尸斑看来，死亡时间推断至少在 30 分钟以上。急救医生将患者已经死亡并早已丧失抢救时机的情况如实告知家属，但家属强烈要求给予现场抢救，并作出过激举动。因此急救医生只好尊重家属意见为患者实施了心肺复苏术，经用口咽管人工呼吸、胸外心脏按压及注射肾上腺素等措施，现场抢救 30 分钟后患者病情无任何改善迹象，故征得家属同意后停止抢救。于是救护车结账返回，家属自行找车将患者送太平间。

数日后患者家属来到 120 院前急救单位，拿出当日急救医生抢救患者时遗留在现场用过的药物安瓿，上面的数字表明：肾上腺素注射液已经过期 7天。患方据此认为患者死亡是由于药物过期导致的抢救无效，因此要求赔偿，否则要将该 120 单位告上法庭并将该事件在媒体上曝光。经过反复协商，双方最终达成和解，120 急救部门本着息事宁人的态度赔偿患者家属人民币5000 元。

点评：不知道读者看到这里时会有何感想，大家可以见仁见智，作者对此有两点看法：

第一点是 120 赔偿患者家属 5000 元冤吗？作者认为一点也不冤。尽管从表面看对一个已经明确诊断的死亡患者，对一个死亡多时的患者用什么药物和治疗方法都不可能有效，但这并不能成为 120 急救医生为患者应用过期药的理由。当事的急救医生可能有很多缘由，但归根结底是医生的职业素质——责任心。你为什么不检查自己诊箱里的药物的有效期？

要知道医生手里掌握着患者的生命，而你却如此疏忽，这是对生命的漠视！你还应该庆幸呢！幸亏你碰上了一个已经死亡的患者，假如你遇到的患者是真正需要抢救的呢？那会有什么结果？如果患者因你的过失发生不测，那你将终生受到良心的谴责，而且赔偿的就不是 5000 元了，因此你还得感谢这些索赔的家属呢！是他们帮助你找到了这个漏洞。俗话说"苍蝇不叮无缝的蛋"，既然你留下了"缝"，你的确存在过失，那么你受到惩罚是应该的，不管出于什么原因，都应该为自己的不负责任行为付出代价，因此赔偿 5000 元并不冤。

第二点就是我们的工作必须细致。有一句话叫"魔鬼藏于细节（The devil conceals in the details）"，这句话是至理名言。在平常的工作中谁能在乎一个遗留下来的安瓿呢？但有人就在乎，而且还用这个安瓿挣了5000 元钱。有时细节决定成败，无数事实充分说明了这个真理，而忽略了这个真理，有时就可能犯致命的错误。事实上在院前急救工作中经常存在遗忘的现象，如将氧气瓶、心电图机等物品遗忘在患者家中，事后想起来再回去取等。有些人为什么会遗忘呢？除了院前急救人员的高风险、高强度的工作使其身心疲惫等原因外，缺乏严谨的工作作风是导致这个现象的主要原因。

严谨是医疗工作这个行业的命脉，别的行业粗心一点可能还没什么，但医疗行业的不严谨就可能葬送患者的生命，因此疲惫不能成为遗忘的理由。而严谨的医疗作风是与工作制度和工作程序息息相关的。事件发生后，120院前急救单位制定了院前急救后清理现场，不能遗留任何物品的规定，把离开前清理现场作为制度规定下来，将其看做是必须执行的程序之一。我们只有把执行所有的院前急救中重要的工作程序变成下意识的活动，让急救人员不需要经过思考就能流利操作，就像回家进门前掏钥匙一样，这样才能提高医疗质量，避免类似案例中急救医生那样的低级失误。

二、患者转送原则

患者转送的主要内容大致可分为两部分，第一部分是真正意义上的转院，其含义是将患者从甲医院转送到乙医院继续诊疗；第二部分主要是为用户解决交通工具问题，其含义是将要出院的患者送回家或其他地点。这两方面的工作都是院前急救人员主要的日常工作，其注意点有：

（一）转院

转院是120院前急救系统承担的重要的日常工作之一。尽管与现场急救相比，转院工作相对容易，但由于转院的日常工作量较大，仍然容易出现纰漏，特别是转运危重患者时要冒极大的风险，因此也是需要认真对待的。

卫生部颁布的《医院工作制度》第三十条的转院、转科制度中的"患者转院，如估计途中可能加重病情或死亡者，应留院处置，待病情稳定或危险过后，再行转院。""较重患者转院时应派医护人员护送。""病员转院时，应将病历摘要随病员转去。"等项规定是院前急救人员执行转院工作的基本准则。我们要把这几条规定牢牢记在心上。

一些医院为了把危重症患者转出去，做了很多工作，包括做家属的工作和救护车医生的工作，并且使用各种手段，甚至不惜采用欺骗患者家属，谎报患者途中平安，甚至向上级机关造谣和告伪状的方法，威胁救护车医生，试图迫使其把不适合转院的危重症患者拉走，这种情况经常发生。

此时急救医生必须"心中有谱"，不要轻易"钻入圈套"。要知道，患者如果在家中死亡、或从家里到医院的途中在救护车里死亡，或在医院内死亡，那么这些情况都是无可厚非的，因为病情实在太重了。但是转院的患者无论如何不能在救护车中死亡！这是问题的关键所在。

医院把患者推出去，他们的关系、责任和麻烦少了很多，而此时对谁不利呢？首先对患者不利，途中的搬动、颠簸，以及抢救条件都可能使危重症患者丧失生命。人命关天，如果盲目行动，发生恶果后必定悔之晚矣。第二是对 120 救护车医务人员不利，患者不出意外则罢，一旦患者在途中死亡，而患者提起诉讼，认为是救护车颠簸造成病情加重，你 120 能够提出不是救护车颠簸造成死亡的证据吗？或者患方说你 120 违背了卫生部颁布的《医院工作制度》第三十条，你这是违法转运，你又如何回答？结果肯定将十分不利，即使有家属签字也是如此（参看案例 46：无效的签字）。所以不要以为有家属签字就万事大吉了，我们的一切行动取决于患者的病情。因此告状也好，威胁也好，造谣也好，随他去吧。患者无论如何不能在转院途中死亡才是问题的关键，急救医生要有一定的把握和准备才能转院，否则拜拜。只要我们做得对，我们就问心无愧。请每个急救医生千万不要忘记此点。

此外，做好与相关医院的沟通也十分重要。有时医院告状是出于误解，他们没有认识到卫生部颁布的《医院工作制度》第三十条的转院、转科制度规定的内容的重要性，也没有认识到如果患者死在转院途中的危险性和后果，因此片面地认为是急救医生有意刁难院方，故意不转患者，于是才有投诉上级，状告 120 急救医生的行为。而有些领导"只看结果，不问原因"，尽管急救医生这样做是为了避免更大的风险和损失，但有的领导有时不这么认为，他们有时会指责你："为什么你老遭到投诉？而别人没有？"因此做好沟通工作，避免院方投诉告状也是不容忽视的问题，否则急救医生的麻烦就很多，同时也给领导留下了不好的印象。此时我们应该设身处地地替院方想一想，人家也有人家的难处，你手里要有一个滚烫的山芋，是不是也想马上扔掉？和颜悦色地与院方沟通，晓以大义，达成谅解，共同为患者筑起平安的桥梁。毕竟生命对每个人只有一次呀。

1. 转院工作的重点——维护患者的生命安全　院前急救的各项工作都不能违背"以患者生命为中心"的院前急救原则，在执行转院工作时也是一样。对于120系统的院前急救人员来说转院的最大目的是将患者安全送达目的地，尤其是要避免患者途中发生恶性事件，因此，我们的一切工作都应围绕着这个目的进行。院前急救医生在转院时对任何能够危及患者生命或使病情加重的因素，都必须提前加以预测、考虑和分析，绝不能因为患者已经在医院得到诊断和治疗而掉以轻心。由于多数情况下转院途中需要的时间并不长，急救医生应该了解能在短时间内造成患者死亡的情况，然后将其作为途中预防工作的重点。

（1）心脏性死亡　突发心脏事件是导致猝死的最常见原因，因此急救医生应将突发心脏情况的预测和预防作为转院工作中首要问题，对转院过程中有恶性或潜在恶性心律失常发作可能的患者，如急性冠脉综合征发作期的患者、存在心律失常或心电活动不稳定的患者等，途中必须有心电监护和电击复律设备，因此应选择有该设备的救护车，否则不能转院。

（2）缺氧性死亡　严重缺氧是导致患者院前死亡的最常见原因之一，导致这种情况的有两大常见原因：

1）窒息：患者因呼吸道堵塞而死亡。导致呼吸道堵塞的原因第一是异物，如患者的呕吐物等，第二是体位，如深昏迷患者的仰卧位，因其全身组织极度松弛，在重力的作用下造成咽部组织下坠，堵塞了呼吸道。对此急救人员在转运急性脑血管病、严重外伤等情况导致的昏迷患者时应让其采取稳定侧卧位（recovery position），并实施保持呼吸道通畅的措施，如气管插管或口咽管等，同时患者身边必须有医务人员陪护，否则发生问题后无法及时处理而导致恶性事件发生。

2）呼吸障碍：指患者自主呼吸无法满足其自身氧气供应需要的情况，这也是容易导致患者途中死亡的原因。常见的情况有急性中毒（阿片类药物或毒品、安眠药等）、各种原因导致的呼吸衰竭、严重的肺部感染、呼吸窘迫综合征、胸部严重创伤等。对此必须有足够的呼吸支持条件如良好的呼吸通道（气管插管或切开）、呼吸机、吸引器等，同时有监测条件（如心电监护和血氧饱和度监测仪等），同时急救人员必须了解和掌握这些仪器的使用方法和呼吸支持的要领才能转院。

2. 正确掌握转院适应证　弄清什么情况的患者可以转院是至关重要的，这一点做得不好，就会引出很多麻烦，轻者浪费时间，重者导致纠纷，甚至发生严重的事故。下述条件同时满足才是转院适应证：

（1）患者病情稳定或相对稳定，符合或基本符合转运指征。这一条是急救医生必须遵循的、转院工作的首要条件。众所周知，静卧是危重患者调养的必需条件，因此是不适合移动的，而转院时的搬运和途中救护车的颠簸、晃动势必破坏了这种静态。搬动、颠簸和晃动对一般患者没什么，但对于危重患者来说却是致命的，此时是"稳定压倒一切"。

（2）目的地医院能够接收患者。有时救护车到达目的地医院后得知该医院无法接收患者，其理由有病房无病床、技术条件不适合等，造成救护车拉着患者到处乱转，浪费了大量的急救资源，也能加重患者的病情。因此应明确了目的地医院能够接收患者时再实施转院工作。

（3）原医院同意患者转院。有时患者所在的医院因各种原因特别是费用问题，不同意转院，此时救护车医生应该提前了解该情况，尽量做好协调工作，转院应在协调好后再进行，以免发生救护车到后医院不让患者走的尴尬。

3. 转运危重症患者或特殊患者时的重要注意事项

（1）患方人员的签字　患者病情危重，不符合转院条件，但患者及家属执意要求转院时，必须有其亲笔书面认可方能转运，且急救医生事前必须充分陈述利害，让患者家属了解救护车的抢救条件和途中可能发生的后果，否则不能转院。

（2）原医院工作人员的签字　患者病情危重，不符合转院条件，但医院方面执意要求转院者，必须有医院方面的书面认可，而且还必须同时征得患者及家属的认可，否则不能转院。如果患者无行为能力且身边无家属时，应请示上级机关决定是否转院，否则一旦患者发生意外，则无法明确责任。

（3）加强途中监护　重症患者和特殊患者转院时，身边必须随时有医务人员监护，医务人员不能坐在救护车前舱副驾驶的位置上，以免患者病情突然变化时不能及时提供检查和治疗。

（4）准备和创造途中抢救的条件　特殊及重症患者转院前，应做好途中抢救的准备，最重要的是要提前建立可靠的呼吸通道和静脉通道，尤其是婴幼儿患者和其他特殊患者，如果没有可靠的呼吸通道和静脉通道，一旦发生意外，急救医生将束手无策。因此院前急救医生应在原医院工作人员的协助下做好这项工作，然后再实施转院。

（5）请求支援　特殊患者转院时需要有相关的专科医院医生执行监护任务。如转送危重婴幼儿患者时应有相关医院的儿科医生监护，转送危重产妇或妇产科患者时应有该领域的医生监护，转送正在使用院前急救医生不熟悉的特殊治疗器材如某种类型的呼吸机、输液泵等应该有该院相关人员监护等等。

平心而论，院前急救医生的技术水平属于"万金油"类型，其工作范围属于急救领域里的"全科"，因此他们再用功，其在某一领域的水平也赶不上专科医生，因此遇到特殊领域的危重患者就有可能无法圆满完成院前急救任务。因此本着"一切以患者生命为中心"的院前急救原则，120系统的医生应向相关医院说明情况，请求该医院有经验的专科医生参与该患者转院时途中的保障工作，这一点十分重要，千万不可在自己没有足够的保障能力的情况下自行转运患者，以免途中一旦发生难以处理的情况时，急救人员无法采取有效的急救措施，保障患者的生命。

注意：如果相关医院不同意派医生随车参与转院途中的保障工作，出于对患者生命安全负责的考虑，120急救医生可以拒绝为其转院。

（6）完善各项协调工作，尽量避免纠纷的发生　转院时的纠纷并不少见，有的是急救医生与患方人员的纠纷，有的则是急救医生与转院医院的纠纷。导致纠纷发生的原因有多种，其中比较多见的是工作中的失误，此外沟通不利导致对方的误解和不满也是造成纠纷的重要原因。这些纠纷轻则造成不和谐状态，重则闹到上级机关，甚至告上法庭。有时急救医生以为自己的工作没有什么缺陷，以为事情万无一失，但仍然有意想不到的事情发生，造成了不好的影响，请看下面的案例：

案例 45   120 急救医生错在哪里？

某月某日某急救中心的急救医生接到出车指令，去某市的一家医院转送一名甲型 H1N1 流感患者去传染病医院。为了了解患者情况，急救医生按规定通过电话与该医院的经管医生取得了联系。她告诉急救医生，患者情况危重，病情十分不稳定，目前暂时无法转院，让急救医生原地等待通知。约 1 小时后该院人员第二次呼叫 120，要求救护车将患者拉走。急救医生再次通过电话十分明确地了解到患者病情，认为目前患者情况不适合转院，依据有 3 点：患者处在深昏迷状态；无自主呼吸，已经实施气管插管并在使用呼吸机；严重休克，在 3 个输液泵的维持下患者的血压仅为 90/50mmHg。

上述情况已经非常明确地提示患者情况危重，目前尚未达到转院的标准，这种情况如果强行转院，途中因救护车晃动、颠簸等原因极有可能加重病情，甚至导致患者死亡，如果事情真的发生，即增加了甲流患者的死亡率，又有可能引发严重的医患冲突。急救医生把上述情况与该院的某主管主任说明，并强调我们的一切是要尽量避免患者死亡，而此时转院，就可能造成意外的发生。如果他们执意要求转院，必须有医院人员和家属签字，同时转院时还要派出医生配合抢救。只有这样才能尽量保证患者安全，同时一旦患者死亡需要明确责任。

该院的那位主任坚持让患者转院，她同意院方签字，同时派出医务人员随车帮忙，并找来患者家属，让急救医生与家属达成共识。急救医生通过电话把患者情况告诉患者家属，并说明此时转院对患者不利，病情这么重，地坛医院的距离又很远，如果因途中救护车晃动、颠簸等原因一旦使病情恶化，后果则不堪设想。患者家属当即表示自己的意见，就是先就地治疗，稳定病情后再转院。因此救护车仍然原地待命。

在整个事件中急救医生反复向该院某主任和患者家属强调，救护车随时可以转送患者，但因患者病情太重，必须有家属的同意书，只要医方患方达成共识后可以立即转院，否则一旦发生问题就不好办了。但是该医院的相关人员仍然对120急救医生的做法十分不满，他们认为急救医生教唆患者家属不走，并且将此情况状告到了市卫生局，投诉120急救医生拒绝转院，为120带来了不良影响。事后当事的急救医生受到了相关领导的批评。

点评：整件事情有几个关键点：①不是救护车拒绝转运，而是患者病情危重，不适合立即转院，此时如果按照当事医院医生的要求强行转院，就违背了"以患者的生命为中心"的院前急救核心原则，这是对患者的生命不负责任；②如果院方和家属仍然强烈要求转院，必须有书面签字，以便事后能够明确责任的认定，两方人员的签字缺一不可，此时急救医生缺乏患方人员的签字，因此是不能转院的；③患者家属的意见是让先患者就地治疗，稳定病情后再走，这是导致救护车没有出动的根本原因。

有时候出于各种原因（病情原因、费用原因、责任原因等），很多医院都急于让救护车把危重患者拉走，只要拉走就行，这样他们可以省很多事情。但对患者的病情是否适合转院却漠不关心，对患者是否经得起途中的折腾漠不关心，因为患者如果一经转出，就没有他们的责任了。此时如果120默许医院的做法，把患者转走，不出事则万事大吉，但是如果在转院途中患者发生意外，120就会陷入十分被动的境地。

如果患者出事，导致法律诉讼的话，患方人员会说120在患者不适合转院的情况下把患者拉走，因此要对患者死亡负责，而120则对此无法辩解。为了避免这种情况，转院前取得有医院方面和患者方面人员签字的意见书是非常必要的。对于转运危重症患者来说，医方和患者任何一方不签字就不能转运，这是铁打的制度，必须严格执行，否则后患无穷。在整个事件中急救医生就是按照制度做的，他错在哪里呢？他没有错为什么会受到领导的批评呢？

急救医生是有错误的。他错在没能与当事医院的医务人员很好的沟通，造成对方对120的行为产生误解，误认为救护车有意刁难院方，在患者院方之间制造矛盾，拒绝患者转院，在这种误解没有得到排解或消除时，人家自然会向上级医疗管理机关告状，这就是问题所在。

　　首先急救医生应该到现场，当面与当事医院以及患者家属沟通，当着双方的面把问题和利害关系讲清楚，而不是通过电话一对一地"单线联系"，尤其当患者家属在接电话后要求患者就地治疗时，院方会自然联想到这时急救医生的"教唆"所为，其实急救医生仅仅向患者家属陈述了事实和利害关系，并让家属选择患者是留还是走的。

　　第二，急救医生没有去现场，仅从电话中了解了患者情况，这样做也是不够的，你连患者都没看见，怎么能断定患者病情是否真的危重呢？只有亲临现场，才能真正了解病情，取得第一手资料，这样才是真正对患者负责任，而急救医生忽略了这一点，因此导致当事医院的医生误解，以至投诉的发生，对此我们应该引以为戒。

　　第三，工作制度上的缺陷。120系统没有急救医生转院时必须到达现场的规定，长期以来急救医生都是首先通过电话与院方以及患方人员沟通的，虽然这样做节约了急救资源，避免了急救人员无谓的体力消耗，但容易造成沟通不利，产生误解，从而造成不利影响。因此尽快采取措施制定和完善各种规章制度是120系统的当务之急，如果不从这一点做起，急救人员无意中还会犯这样那样的错误。

4. 转院基本程序

（1）掌握和确认患者的转院指征　转院指征是指反映患者的病情稳定，并具有相当的安全性的各项临床指标，本着"一切以患者生命为中心"的院前急救核心原则，患者只有符合转院指征才能实施转院，其主要内容有：

1）患者生命体征平稳：指患者的脉搏、呼吸、血压、心律、血氧饱和度等重要指标都大致在能够允许的范围之内，且在一定的时间内波动范围不大。生命体征平稳提示患者的病情相对稳定，原发病已经基本得到控制，故在一定的时间内有能力承受因转院途中颠簸等方面造成的不利情况。

2）转院工作不会延误患者的诊断和治疗：对于某些性命攸关的危重患者，转院有可能耽误其诊断和治疗，此时院前急救医生一定要与叫车医院的医务人员共同斟酌，达成一致方能转院，否则患者一旦出现意外或因盲目转院造成损失，院方则将承担由此导致的后果（案例 46）。

3）患者已经完成了必要的检查和治疗以及各种手续：这一点也很重要，有时转院前患者还没完成一些必要的检查和治疗就要求转院，救护车去后由于患者正在进行没有完成的治疗，或没有与该医院结账等原因，使急救医生只好原地等待或返回，浪费了大量的时间和急救资源。

4）目的地医院是否同意接收，是否有接收能力，如是否有病床、是否适合该患者、是否已经联系好等，上述问题必须确认才能转送患者。必要时可打电话与目的地医院核实，如果不事先实施有效沟通，往往就容易吃亏。比如在甲医院的患者要求去乙医院，但急救医生不做沟通就把患者送去，但到达乙医院后该医院无能力接纳患者，结果救护车白跑一趟，还得去其他医院，白白浪费了大量的时间和急救资源。类似的例子很多，因此转院前实施沟通，了解目的地医院的情况十分必要。

5）为了了解患者是否符合转院指征，急救医生最好在救护车出发之前亲自与位于原始医院的叫救护车者特别是患者家属做电话联系，尤其需要询问的内容有：①患者目前的大致状况，病情是否严重，有无生命危险等；②救护车到后患者是否能马上转院；③患者的各种检查和治疗是否完成；④与院方是否已经完成结账等必要的财务事宜，还有什么没完成的事情；⑤目的地医院是否需要联系、需要联系的是否已经联系好、对方能不能接收患者等。

如果上述问题没有落实或没有完全落实，就要告诉用户先完成这些工作再要车转院。总之一定要问清楚并落实了上述情况后救护车再出发。

案例 46　无效的签字

患者，男，31 岁，因车祸就诊于某市 A 医院急诊科，事故发生后患者持续昏迷，CT 检查示右颞骨骨折，右颞硬膜外血肿 40ml，急需手术治疗。但 A 医院称该院床位不够不能手术，建议转院，经家属签字同意后转往 B 医院。次日凌晨（事故发生后 5 小时）患者在 B 医院接受开颅手术，但因其大脑受损严重，患者术后一直呈植物状态。因此家属将 A 医院告上法庭。

法院认为 A 医院在有能力就地抢救的情况下将患者转院，结果错过了最佳治疗时间，加重了病情，违反了《医疗机构管理条例》第31条，故应承担由此造成的损失。院方所称的无床位不能成为转院的理由。院方称转院事前已经得到家属签字认可，但法院认为，由于双方信息不对等，家属的签字仅能起到对 A 医院的医疗决定的见证作用，并不能承担责任。为此，法院最终判决 A 医院支付巨额医疗赔偿。

点评：案例中 A 医院将不具备转院条件的患者转院是造成这场官司的起因，并为此付出惨重的代价。显然，A 医院违背了卫生部《医院工作制度》第三十条的转院、转科制度中的规定："患者转院，如估计途中可能加重病情或死亡者，应留院处置，待病情稳定或危险过后，再行转院。"患者病情危重，本不具备转院条件，也就是说在转院时如果存在着严重影响患者的诊断、治疗进而影响其预后的各种因素，特别是使有效治疗时间的推后等，因此不能盲目实施转院。所以，患者是否应该立即转院，其决定权在院方而不是在患方，转院是否得当也只有院方才能认定，故其责任还是在院方。而患者及家属的同意签字实际上苍白无力，且不具备法律效力。

我们在工作中曾多次遇到类似情况，患者或家属想办一件事，千方百计说服救护车医生，并慷慨签字以表达观点，使院方只好同意照办，但如果事后患者出了问题，有时患方的态度就会来个180度的转弯，而且有180个推脱的理由，如"我们不是医务人员，我们不懂，我们不了解情况，你们没说清楚……"等，此时院方只能是哑巴吃黄连，有苦难辨。

因此，一切从科学出发，本着对患者高度负责的精神，首先为患者着想而不是首先考虑自己的利益，是医务人员避免纠纷、或使自己被人所乘的关键。其实在这个案例中患者出现的结果未必与治疗时间延迟有必然的因果关系，也就是说即使这位患者不转院，即使在 A 医院实施手术，因伤势过重也能造成植物状态，如果是这样，何谈赔偿呢？遗憾的是究竟是何原因导致这例患者目前的植物状态结果呢？医院无从证明。因此院方败诉在所难免。

（2）核实和确认接收医院信息　执行转院任务的救护车出发前，急救人员要核实和确认接收医院的信息十分必要。有时急救人员不能轻信要车者提供的信息，既往有如下情况：要车者在呼叫 120 救护车时信誓旦旦地说已经联系好了接收医院，但救护车载着患者到达后发现该医院无床，进而无法接收该患者，以至造成救护车空驶和医务人员体力活动的无端消耗和急救资源的浪费，例如北京某区疾病控制中心 CDC 工作人员呼叫 120，让救护车送某甲型流感患者去某医院，并告诉 120 医务人员目的地医院已经联系好，结果救护车把患者送达医院后，医院则拒绝接收，理由是缺乏某手续或证明，CDC 工作人员没有把患者信息传真给目的地医院，造成救护车在该医院滞留 2 小时。院前急救时类似情况并不少见。

导致这种现象的原因大致有两点：

首先是患者及家属的盲从心理，他们想去某医院，以为救护车将他们送去后，该医院就必须接收，其实这是误解，医院能否接收患者要看该院是否适合该患者的诊疗和该医院的容纳能力，一般情况下已经无病床的医院是无法接收患者的。

第二个原因是一些医院的医务人员由于患者病重、无钱或其他原因，不想让某些患者在自己单位进行诊疗，使该医院的医务人员只想把患者推出了事，他们往往替患者打电话叫救护车，并谎称目的地医院已经联系好，其实根本没有联系。因此只有在核实了目的地医院的信息后方能避免上述现象，此时急救医生需要与目的地医院的急诊室进行电话联系，讯问该医院是否已经联系好，是否有病床，是否同意并能够接收患者，电话核实后救护车再出动。

（3）仔细了解病情，掌握患者信息　了解患者情况是急救医生同意运送患者的重要前提，也是保障患者生命的重要举措。如果院前急救医生未能了解真实病情而将病情危重的患者盲目转院，由于救护车抢救条件所限，途中一旦出现意外或发生危险，将危及患者生命，急救人员也将陷入被动的局面（参阅案例 47）。因此必须将了解患者情况作为转送患者中的固定程序，无论什么时间，何种情况，只要患者坐救护车，急救医生都需要酌情对其实施详细程度不同的检查。如必须对重症患者实施生命体征检查，对心脏病患者实施心电图检查等。如果患者或家属拒绝检查，此时应有其书面意见证明。

此外了解患者意愿也是不可缺少的，有的患者不想转院，而医务人员则想让患者走，所以打电话叫救护车把患者拉走，但救护车到达后患者拒绝转院，造成救护车空驶，因此执行转院任务的急救医生在出车前应与家属取得电话联系，了解患者意愿，以避免上述情况发生。

案例47　谁该喊冤叫屈？

患者，女性，8个月。因发热、咳嗽5天在某区妇幼保健院诊为"肺炎"，要求转院。救护车到时患者母亲已经抱着患儿等在卫生院门口。此时120急救医生即没有向该医院的医生了解患儿情况，也未对孩子实施检查，而是看都未看就让家属直接把孩子抱上救护车后厢，自己坐在前面副驾驶的位子上。

当救护车刚行驶了几分钟时家属就反映孩子情况不好。急救医生赶紧来到后车厢检查，发现患儿颜面及口唇青紫，皮肤冰凉，无呼吸运动，胸部听诊无心音。尽管医生在救护车上尽力实施了持续抢救，到市儿童医院后又在急诊室继续抢救，但结果事与愿违，最终抢救无效，孩子死亡。事后家属找到相关120院前急救单位要求赔偿，几经商讨终于达成和解协议，院方赔偿家属数万元人民币。

> **点评**：首先提患方喊冤，患方是文化程度较低的外来打工人员，因此区区几万元就被"打发"，难道一条生命就值这个价钱？话又说回，几十万、几百万能买回一条生命吗？再替120叫屈，当事的急救医生连患者什么时候死的都不知道，到底是谁的责任就更无从谈起。有迹象表明，患者很可能早已病入膏肓，甚至可能在区妇幼保健院时就已经离开人世。但遗憾的是120无法证明这一点，谁让你偏偏赶上了个转院前没有交接病情、连起码身体检查都没做的急救医生呢，所以一切都只能停留在"可能"这个名词上。

急救医生转院前必须通过与医院的当值医生交流和为患者查体，了解患者的真实情况，这一步绝对不能省略，只有这样，才能做到心中有数，才能在转院前对危重患者提前制定抢救措施，做好抢救准备，才能确保患者安全，绝不能糊里糊涂地让患者上车。只有制定周详的转院工作程序，一切都按照程序操作，并建立严格的检查、监督制度，淘汰那些只顾挣钱，视患者生命如草芥的不称职者，方能避免类似的低级失误。

（4）对需要治疗的患者积极展开治疗　经过仔细检查，了解了患者的病情及诊疗情况后，急救医生的就需要分析：患者是否得到了充分的治疗？以目前的治疗状态，患者在途中有无危险？患者的病情能否禁得住途中的种种不利因素？诸如此类的问题都是急救医生应该思考的，如果患者没有得到充分的治疗，病情尚未得到控制，转运中的不利因素就有可能加重病情，甚至危及患者生命，因此对病情危重或不稳定、需要进一步治疗的患者应该积极展开治疗，或要求原医院给予充分治疗，从而达到控制病情的目的后方能转院，这一点十分必要（参阅案例48、49）。

案例48　首先拆除"炸弹"再转运患者

患者，男，67岁，因与他人发生剧烈争执后出现头痛、头晕、胸闷、恶心呕吐及视物模糊，到当地社区卫生院就医。查体：患者神清，血压240/140mmHg，其余未见异常。医院给予降压0号1片口服及10%硫酸镁溶液5ml肌内注射，同时呼叫120，要求转院。

10分钟后救护车到现场，转运前急救医生通过询问病史了解到患者既往有冠心病及高血压史多年，2年前曾患脑出血，平素血压150/100mmHg，一直服用降压药物及阿司匹林。查体：患者神清，烦躁不安，面色红润，睑结膜及球结膜充血，频繁干呕，诉剧烈头痛，无言语模糊，无视物旋转，无发绀体征。呼吸14次/分，心率56次/分，血压260/150mmHg。心、肺、腹部检查未见异常。神经系统检查：感觉、肌力、肌张力正常，无神经系统定位体征，未引出病理反射。心电图：窦性心动过缓、ST-T缺血性改变。现场诊断：高血压病、高血压危象（高血压亚急症）、冠心病。

现场治疗：给予患者吸氧，5%葡萄糖250ml静脉滴注，盐酸乌拉地尔（亚宁定）50mg，其中25mg缓慢静注（10分钟），25mg入液静滴。由于患者烦躁不安，给予地西泮（安定）5mg静注。用药后患者病情逐渐平稳，15分钟后测血压为200/120mmHg，30分钟后患者诉头痛明显减轻，恶心消失，血压降至180/100mmHg，此时将患者送达目的地医院。次日电话随访，患者已经完全恢复到平素状态，经医院观察3小时后平安回家。

点评：请读者想象一下，如果你抱着一个随时可能爆炸、或有一点点刺激就可能造成爆炸的炸弹坐在救护车上，此时你会有什么感觉？用药前的患者就是这样一颗"炸弹"，只不过一旦爆炸，炸毁的是他自己而已。幸亏这位先生是多年的高血压患者，对高血压已经有一定的适应性了，否则他的血管怎么能禁得起260/160mmHg的血压。我们还应替患者庆幸，他碰上了一名合格的院前急救医生，如果这个医生不对患者详加检查，对如此严重的病情不加控制，把患者拉起来就走，随着途中时间的拖延、救护车的颠簸、晃动、患者如果发生恶心呕吐（促使颅压进一步升高）等因素可能是导致病情突然恶化的"扳机点"，"子弹"一旦射出，就肯定导致不堪设想的后果。

上述例子如果发生在患者家中，多数情况下急救医生会毫不犹豫地实施治疗，但如果发生在医院，患者是转院而不是送院，很多医生就不会像在家中那样仔细询问病史及查体，全力以赴地加以救治了，他们以为患者已经得到了相应的诊断和治疗，因此没必要再做什么检查和治疗，我们只要按用户要求把他们送到目的地就行了，这是院前急救医生在转院工作时的一个小小盲点，但就是这个盲点，曾使急救医生糊里糊涂地把危险的"炸弹"放到了自己的救护车上，使不少患者蒙受了不该应有的惨重损失，也把自己放在了被告席上（案例47）。

唐代大医孙思邈说过："胆欲大而心欲小，智欲圆而行欲方"。院前急救医生应该牢记：在任何时间和地点，我们不管患者是否已经得到了检查和治疗，都应该仔细查体，认真详细了解病情，不要盲目轻信别人的看法，尤其是当有人跟你说："他没事，你们把他送走就行了"的时候。马克思有一句名言叫"怀疑一切"，此时我们就要遵从这句名言的精神，在心里问一下自己，医院的诊断正确吗？措施得当吗？患者安全吗？他说没事就没事吗？要知道如果患者一旦有事，这个"事"就是你的而不是他的。

如果院前急救医生在实施转院工作之前想到这些，他（她）就会对患者提供必要的检查，对该治疗的患者实施进一步的治疗，从而拆除"炸弹的引信"了，只有这样才能最大限度地保障患者安全，同时也保障了急救医生的安全。

案例49　死不瞑目

患者，男性，3岁。因口服"毛鸡蛋两个"后感到头晕、恶心、腹痛及口唇及皮肤青紫，其母亲拦了一辆面包车连闯数个红灯来到A医院就医，该院医生以医院条件有限，没有儿科为由，建议患者去B医院就医，对孩子未作任何处理，甚至连门都没让患者进。就在去B医院的途中，孩子发生意识丧失，手中拿着的玩具汽车掉到了地上。

到达B医院后，经过简单问诊及检查，根据患者明显发绀的表现及病史，考虑患儿可能是"急性亚硝酸盐中毒"。但此时因该医院急诊室已经接待很多类似患者（都是吃了同一小摊卖的毛鸡蛋），无法抽出人手实施治疗，故该医院人员给予患儿5%葡萄糖250ml加维生素C 3g静滴，并劝说患者母亲让患儿去其他医院就诊。起初患儿母亲坚持要在该医院治疗，但由于该急诊室医务人员实在太忙，故坚持让其转院，在这种情况下家属只好同意将孩子送到C医院诊疗。因患者无交通工具，B医院的工作人员让家属借别人的手机呼叫了120救护车。

救护车医生到后向B医院医生初步了解了患者情况，但未做详查就让患儿母亲抱孩子上车，然后救护车向C医院驶去。到达C医院时，该院急诊室医生发现孩子病情恶化，呼吸心跳停止。尽管急诊室医生当即实施了应有的全部抢救措施，但孩子还是因病情过重离开人世。从发病到呼吸心跳停止历时 2 小时 40 分钟。

事后患儿家属以"延误治疗"为由，把当事的 A 医院、B 医院、C 医院和 120 院前急救单位共同告上法庭，索赔 100 万元。法庭经过调查，并委托北京医学会组织了由 3 名急诊科专家、两名儿科专家组成的医疗事故鉴定委员会实施了仔细的调查和分析，其结论认定孩子的死亡属于一级甲等医疗事故。

A 医院因拒绝救治患儿并未主动将其转往上级医院，故应承担 30% 的责任，B 医院因未为患儿实施积极治疗（如注射亚甲蓝等）就让其转院，故应承担 50% 的责任，C 医院已经尽到抢救责任，故无过错，也无需承担责任，120 院前急救部门的医生未能在救护车上严密观察病情，当病情恶化后未采取相应的急救措施，故承担 20% 的责任。最终法院判决三家被告共同赔偿人民币 54 万元。悲愤交加的患儿母亲离京时发誓今生永远不会再来北京。

点评：作者为什么用"死不瞑目"作为这个案例的名称？原因就是孩子不该死，孩子死得冤。几家医疗单位的医生"例行公事，照章办事"的做法，将一条鲜活的生命永远终止在人生的第 3 年，令人凄然泪下。"没有儿科""我们太忙"这些托辞背后的是个别医生的冷漠，医德的沦丧和人性的泯灭。

对这个案例，我们有许多内容可以探讨，本文主要从急救医学学术的角度加以分析。为什么说孩子死得冤？答案是孩子没有得到应有的及时治疗，这就是该事件被定为一级甲等医疗事故的根据。

对于急性中毒患者来说，能否及时得到治疗至关重要，而治疗中的最重要的内容有两点，第一点是"减少毒物吸收，加速毒物排泄，"这是急性中毒治疗中最重要的内容之一，只有尽可能早、尽可能快、尽可能多的排出毒物，才能尽可能减少毒物造成的伤害，从而保住患者生命，排毒治疗开始越早，患者受益越大。

第二点是有针对性的特效药物的应用。有的中毒无特效药，而有的中毒有特效药，对有特效药的中毒必须尽快应用特效药，这才能挽救患者生命。比如这个亚硝酸钠中毒的案例，亚硝酸盐进入体内后，将血红蛋白中的二价铁离子氧化成为三价铁离子，正常的血红蛋白此时就转变成了失去携氧能力的高铁血红蛋白（methemoglobin，MetHb），从而造成患者缺氧。当20%的血红蛋白被转变为高铁血蛋白时，机体则出现组织缺氧症状，随着亚硝酸钠在肠道不断地被吸收，高铁血红蛋白血症也势必会越来越重，患者就会发生呼吸困难、循环衰竭及中枢神经系统损害，临床表现为昏迷，病情继续进展就会危及患者生命。

亚甲蓝（美蓝）是一种氧化剂，少量亚甲蓝进入血液后，可被身体内的酶还原成还原型亚甲蓝，它能使高铁血红蛋白还原为正常的血红蛋白，而恢复了红细胞的携氧能力，故该药是亚硝酸盐中毒的特效药。维生素C也有还原作用，但该药作用缓慢，同时需要较大剂量，故在中毒的治疗中往往与亚甲蓝同时应用。

遗憾的是孩子仅接受了维生素C，却未能得到亚甲蓝治疗。当时孩子的母亲说：别人都打了"蓝药水（亚甲蓝）"为什么不给我的孩子打？此时读者也会问：为什么没有用呢？——据B医院的医生说"正要给孩子用药时救护车就来了，因此没来得及用⋯⋯"对此我们还能说什么？

这个案例印证了本书提出的转院时"对需要治疗的患者积极展开治疗"的意义所在，由此可见转院前积极采取措施稳定病情是多么重要。遗憾的是A医院未能实施这两点治疗，B医院未能完全实施这两点治疗，120院前急救医生也没能实施这两点治疗，把一个"即将爆炸的炸弹"放在了自己的救护车上。如果孩子能够及时得到这两点治疗，那可能是另一种结果了。

在这次亚硝酸盐中毒事件中，有十几名患者先后食入了同一家个体商贩的有毒毛鸡蛋而发生中毒，但只有这个3岁的男孩子一个人丧失了生命，因此孩子死得冤！事情已经过去，人死不能复生，但愿孩子的死能唤起当事医生的道德和良知，但愿所有的急诊医生能够认识到急性中毒患者早期排毒和特效药物治疗的重要性，但愿天下所有的医生都视患者为自己的亲人。

（5）做好途中抢救的各项准备　参阅某页送院前的各项准备的详细内容。

（6）到达目的地医院后，急救医生应将现场急救经过及转院前的相关检查治疗经过以及患者的其他重要信息实施详细的书面交接。

（二）解决交通工具

患者出院回家时由于种种原因不能自己行走时往往也呼叫救护车，此时救护车虽然没有救治任务，但由于患者在自己的救护车上，急救人员仍然有重大的责任在身，仍然有许多工作需要去做，其主要工作内容有：

1. 提前与用户沟通，提高院前急救效率　由于用户是出院回家，此时不存在时间的紧迫性问题，但 120 急救资源有限，因此要尽可能提高院前急救效率，避免浪费现象。有时救护车到医院后，由于用户还没做好出院准备等原因，救护车只好在医院等待，既浪费了大量时间，也浪费了珍贵的急救资源。因此对出院回家的患者，救护车医生一定事先通过电话与他们沟通，了解其办好各项手续没有，能否在救护车到后立即出发等，让用户在救护车到达之前将各种准备工作做完。

2. 了解用户需求，尽量满足用户愿望　用户既然要救护车，就说明自己无法到达目的地，因此救护车医生应该了解用户的需要，如能否行走，是否需要担架员，家中有无人员帮忙，途中是否需要氧气等。对不能行走的患者提供担架员服务，如无担架员，可协助用户联系用户住家的邻居、小区保安或居委会等，让他们在救护车到达后协助患者回家。

3. 告知患者对相关情况的日常注意问题　患者虽然出院了，但有时仍存在复发的可能，而在很多情况下他们对怎样防止复发却一无所知，因此救护车医生有责任将一些重要的疾病防治知识和注意事项讲给他们听，例如对传染病患者要告诉他（她）该病是如何传播的以及如何预防；对出院的结核病患者，应该告诉平时要注意开窗通风和补充营养；对冠心病患者要告知心血管危险因素以及如何防范等。这些工作对急救医生是举手之劳，但有时对患者却十分重要。与其说医生是自然科学工作者，不如说是社会科学工作者，医患关系的融洽，就是在这一点一滴的工作中形成的。

4. 对放弃治疗的患者提供人文关怀　少部分患者出院回家是因为病情过重或经济问题而放弃治疗，对类似的悲剧性问题已经超出了急救医生能够解决的能力范围，但急救医生可以提供人文关怀，这正是目前我们医生所欠缺的。正如北京朝阳医院院长王辰说的："患者带着病痛来寻求你的照顾，作为医生，能解决的问题和不能解决的问题，你都要帮助患者去解决，技术不能解决的，医生要去影响他的心理状态，让他在精神上得到慰藉，帮助他面对现实，树立达观的生命观。"因此鼓励患者建立信心，不要轻言放弃，安慰家属，减轻他们的焦虑情绪和痛苦，都是 120 院前急救医生需要做的工作。万福基业始于一念之慈，没有怜悯之心，缺乏恻隐之情，就不配做医生。

（冯　庚）

第五节　院前急救病历书写及管理原则

导读

病历是非常重要的医疗文件，它不仅是医疗、教学、科研的重要资料，也是评定伤残、医疗保险及医疗纠纷诉讼和事故评定的重要法律上的依据。因此书写病历和管理病历是非常重要的医疗行为。一些临床医生和医疗机构的管理人员对病历书写和病历管理的重要性认识不足，由此导致该医疗机构的病历质量低下，一方面严重地影响了医疗质量的提高，第二方面又在法律层面为医疗诉讼留下了漏洞，这样就使病历降低或丧失了它们的学术价值和法律价值。本节试图从病历书写和管理这两方面加以探讨，以期强化相关人员对病历重要性的认识，提高临床医生的病历书写能力，尽量避免各种失误，同时加强对病历的管理和监督，使病历能够物尽其用，真正成为医、教、研以及法律方面的重要的参考依据。

过去流行着这样一种说法：看一个部门或企业的管理水平如何，有一个非常简单的方法，就是到这个部门的厕所去一趟，臭气熏天或一尘不染的厕所完全能反映这个部门的管理水平。如果只给你 5 分钟的时间，让你对一个你从不了解的医疗机构的管理水平做出评判，或让你对一个你从不认识的医生的专业素质和技术水平做出评判，你能做到吗？你怎么去评判呢？也有一个非常简单的办法——看看这个部门的病历或这名医生写的病历。

病历能够反映它的撰写者——临床医生的基本素质，可以反映他（她）的医学理论水平，诊疗能力，思维方法，医疗作风，文笔和字迹，甚至能够反映出他（她）的人品；同时病历也能反映这个医疗部门的学术能力、医疗风气和管理水平。这一点并不夸张。

病历质量是医生质量的反映，是医疗质量的反映，同时也是一个医疗机构管理水平的反映。由于 120 系统的特殊诊疗条件，急救医生大多数是在院前急救现场单独工作，身边没有同行的帮助和上级医生把关，故没有人能够发现问题以及指出工作中的不足，因此院前急救病历就成为反映急救医生工作情况的展示平台，成为上级医生和管理人员了解急救医生专业水平和工作能力的重要途径。我们必须对病历格外重视，通过对病历的严格要求和科学管理来使急救医生的技能和医疗质量进一步提高。

一、概述

（一）病历的意义和作用

病历是患者在发病现场以及门诊、急诊、留观和住院过程期间全部医疗过程的概括性体现，是指医务人员在医疗活动过程中形成的文字、符号、图表、影像、切片等资料的总和，是患方的伤病情况和医方的医疗行为整个过程的完整记录和深入总结。它包括两方面的内容，首先是患者的信息，如发病或受伤情况、病情变化等；第二是医疗行为如检查、诊断、治疗、护理等医疗活动的记录。上述内容体现在相关人员撰写的以文字、符号、图表为主要内容的书面资料，和各种临床检查的结果如 X 线片、心电图以及各种实验室检查的报告单中。

从法律的角度可将病历分为主观病历和客观病历，主观病历是医务人员根据患者的主诉、症状、体征，并结合各项化验、检查，作出的诊断和治疗方案和根据患者在治疗过程中病情的变化调整治疗的方案。包括病程记录、诊疗经过记录、上级医师查房记录、会诊意见、疑难病例讨论记录、死亡病例讨论记录等。主观病历反映了医务人员对患者疾病的认识和治疗方案的制定及调整过程。

客观病历主要是对患者进行各项检查和治疗护理过程的客观记录。它包括门诊病历、住院志、体温单、医嘱单、化验单（检验报告）、医学影像检查资料、特殊检查同意书、手术同意书、手术及麻醉记录单、病理资料、护理记录以及国务院卫生行政部门规定的病历资料。

创建病历是极端重要的医疗活动之一，一份病历的完成可分为两个步骤，首先是信息收集，医务人员通过问诊、查体、辅助检查等医疗活动陆续获得患者的相关情况；第二步是对这些信息进行归纳、分析、整理，并从中得出推论或结论，然后据此实施干预行为，并将上述情况详细记录，在上述过程中形成的最终临床资料就是病历。

1. 病历的价值　一份合格的病历应该具有三重价值：

（1）学术价值　从医学学术的角度上看，病历是人类认识疾病、研究疾病的重要原始资料，它是患者伤病情况和医务人员诊疗行为的记录和展示，人类开展的绝大部分临床医学研究都是建立在病历的基础上、并以病历为基本依据和客观素材的。

对于医院来说，病历是医院最宝贵的财富之一。一个医院，只要有钱，房子、设备乃至图书都可以买到，只有病历、辅助检查图片资料和病理标本切片就是再多的金钱也买不到的，病历必须经过长时间一点一滴地积累才能形成。病历是医院医疗信息管理水平和医护质量的客观凭证，是衡量医院总体医疗水平和学术水平的重要资料和基本依据。因此病历是医院的"无价之宝"。

对患者来说，病历是他（她）们的健康档案，一份完整的病历能记载一个患者的伤病发生、发展、转归的过程，这不仅有利于对患者的病情观察和治疗、预防的连续性，也能够对维护患者身心健康有非常重要的意义，同时病历还能对患者未来可能发生的情况以及相关疾病的预测、预防和临床干预等方面具有提示和指导作用。

对于临床医生来说，病历是他（她）们在医疗工作实践中的心得体会的结晶。优质病历能够作为很好的临床医疗、教学及科研基本素材，同时也是医生临床经验总结、诊疗水平提高的基石和出发点。不仅如此，病历也是撰写者们的专业素质及人格素质的展示。病历质量的高低直接反映医生的水平，包括专业技术水平、文化水平和思想水平。因此病历是考察临床医生的重要指标。病历书写是锻炼和培养临床医生的思维分析能力和提高诊疗能力最好的方法之一，写好病历是临床医生的基本功。

（2）法律价值　病历不仅是处理医疗纠纷、民事诉讼的依据，医疗事故鉴定的原始证据和医疗保险后付制的凭据，也是鉴定伤残的重要法律依据。作为书证，它可以在发生医疗纠纷时充分的保护患者和医生的合法权益。一旦病历有缺陷，就势必严重影响医疗质量，给患者带来损失。在发生医疗纠纷时，医方也常常因有瑕疵的病历而败诉。因为法律是以书证为准，不管你在行医时说了什么，做了什么，法庭只看你在病历中写了什么。即使你在工作时做得再多再好，但是如果没有记录或记录错误，就会被认定你什么也没做或做错了。

什么是医疗鉴定？医疗鉴定的实质就是病历分析，就是看你的诊断治疗是否科学、正确，更重要的是看你在行医过程中有什么过失。空口无凭，这所有的一切都是在病历中体现的，相比之下你在法庭上的口头表白则显得苍白无力。大量的事实说明，凡是被鉴定为医疗事故的案例，80% 以上都存在病历书写方面的问题（参阅案例 50），因此千万不要忽略了病历的法律价值和作用。

此外很多医疗机构未能认识病历的重要性，从而没有很好地保管病历，导致不少病历损坏或遗失。既往有很多案例中医方败诉，其原因就是病历损坏或遗失，无法为院方提供法律支持，此时即使医方实际上没有任何过错，也无法逃脱赔偿的惩罚。

案例50　少写了几个字？

患者，女性，17 岁，因腹痛、腹泻 1 天，于某日早晨 5：30 到 A 医院就医，值班医生未做详细体格检查及辅助检查，未做病情及体格检查记录，仅按胃肠炎处理，给以山莨菪碱止痛，静脉应用法莫替丁、依替米星（爱益）输液治疗。3 小时后患者输完液回家。

傍晚 19：40 患者腹痛加重，到 B 医院就医，因疑诊血液病被收入院治疗。

住院后患者病情逐渐加重，腹痛持续不缓解、血压下降，由于该医院救治条件有限，于次日凌晨3时将其转至C医院抢救，到达C医院后，由于病情过重，患者于入院3小时后死亡。

患者家属认为：由于A医院未按常规检查延误诊疗时间、B医院未及时转院延误了抢救时间、C医院抢救不利，三家医院都有造成患者死亡的责任，因此将三家医院同时告上法庭，要求赔偿。法院受理了此案，当即实施了医学鉴定。经医学会专家组鉴定认为：

首诊的A医院值班医生没有按常规检查并书写急诊诊疗记录，明显违反了《病历书写基本规范》中的相关规定。院方不能提供书面材料（急诊体检及诊疗记录）证明患者的死亡与该医院的医疗行为没有因果关系，因此鉴定A医院为一级医疗事故。

B医院将患者收入院后，不仅及时进行了相关的检查，而且详细地记录了病情变化。在患者病情危重需要转院时，及时向患方告知了病情和转院途中的风险，并请患者家属签字。并在转院时派医生、护士陪同，同时书写了详细的转院记录。该医院的医疗措施没有违规行为，因此对于患者的死亡后果不承担责任。

C医院将患者收入急诊室后，医院及时进行了相关检查、专科会诊和急诊抢救，在患者呼吸循环衰竭、心搏停止时，家属拒绝有创抢救，患者死亡后，家属拒绝尸检，因此对死者情况和C医院的诊疗行为有无瑕疵难以作出准确的诊断。该院的医疗行为没有违反医疗常规，故对于患者的死亡后果不应承担责任。

点评：本案中首诊医院值班医生在急诊病历中只记录了患者的症状，没有记录体格检查的内容，这种情况在急诊诊疗工作中是很常见的问题，看似这是少写了几个字的小小疏漏，但一旦发生纠纷则后果不堪设想，以法律的观点来衡量，由于这几个字的缺失，你没有记录的事情就等于你没有去做，因为在法律上书证的效率大于物证。法律就是这样无情。

由此可见，按照《病历书写基本规范》书写病历有多么重要。你不按规范书写病历，就等于把自己的保护伞抛弃了，一旦出现医疗纠纷，你就不能有效地保护自己。因为证据是建立在看得见、听得着的物质基础上的，你没有留下看得见、听得着的诊疗证据，事过之后无论你再怎样解释都是没有用的。

这个案例告诉我们，写好病历对每一位临床医生来说都是头等重要的事。好病历的重要标准是完成时间及时、内容真实、客观、详尽。要想写好病历首先要有极端负责的精神和实事求是的科学态度，严肃、认真、用心地书写病历。

作为院前急救医生，由于职业和工作的特点，我们可能会面临更多的困难，甚至是陷阱，因此，在发病现场救治患者的过程中，我们所做的每一步都应当严格遵守法律法规，尤其需要将现场救治情况及时、认真地记录和准确描述在病历中。

有的院前急救医生上夜班时往往等到第 2 天早晨下班时才开始根据回想书写昨天晚上出车时的病历，这种情况应尽可能避免。只要有时间，我们应该在出车回来后随时把重要的信息记录下来，并且养成这样的习惯。有时到第二天下班时再写病历，先前工作中的一些重要内容可能已经忘记了，这样就会导致病历中重要信息的遗漏。

请记住，只要你掉以轻心，只要你不按规章制度去做，你就会为你的违规行为付出代价，而且这个代价可能是沉重的、甚至需要终身背负的。关于病历书写，国家已有明确的、详细的法律规定，我们不但要了解相关法规，还要尽可能做到耳熟能详，只有这样，我们才能避免上述案例中的低级错误发生。

（3）档案价值　病历不仅记录了个体和群体人员健康情况、生老病死的过程，而且还是研究人类历史、社会发展史及医学发展史的重要资料。例如孙中山先生在北京协和医院的病历，现在已经成为国宝级文物，对相关研究的开展有非常重要的价值。

2. 病历的价值体现在哪里　一份优质的病历就像一个百宝箱，同时又是一件工艺品。它在给阅读者带来专业学术方面的丰富信息的同时，又能使读者赏心悦目。一份好病历的优点体现在诸多方面，如资料全面、句子通顺、文笔流畅、分析透彻、观点清晰、诊疗经过一目了然，能够让读者从中得到很多东西。

病历的价值体现在它是否具有以下三要素：真实性、完整性和系统性。

（1）真实性　病历的记载内容必须是患者情况和诊疗经过的客观、真实反映，该是什么样就应是什么样。如果未能做到这一点，病历离开了真实性，即使写得再好，也毫无价值，因为它已经无法反映患者诊疗经过的客观的、真实的情况了。影响病历真实性的原因有两点：

其一是临床医生在临床诊疗和书写病历方面的经验不够，常常因为询问病史和查体不仔细，或因书面表达能力较差，未能客观、准确记载患者信息及诊疗情况，致使病历不能客观地反映病情，而造成病历"失真"。对此应加强对年轻医生的相关技能培养，特别是上级医生应严格把关，随时指出病历中存在的不足，让年轻医生尽快提高临床诊疗能力和书写病历的能力。

其二属于医疗道德和作风问题，少数医生出于某种目的随意涂改，甚至篡改或杜撰病历内容，严重降低了病历的真实性，这样做是严重的违纪行为。对此管理部门应该加强管理和监督，一经发现这种问题应该严肃处理当事者，必须彻底杜绝这种不道德行为。

（2）完整性　病历的完整性是指它包含的各种项目特别是患者的信息要尽可能齐全。完整性是病历的不可或缺的要素之一，病历的学术价值和法律价值在很大程度上体现在它的临床资料的完整性上，如果缺东少西，就丧失了病历的重要价值。事实上，关于病历书写中要求出现的基本内容，是前人通过长期实践才得出的经验总结，可以说，病历的每一项内容都是必不可少的，如果去掉其中任何一项，就会导致其整体性遭到破坏，因此急救医生应该深刻地认识到这一点。

比如我们要做某一地区的心血管疾病病因及流行病学调查，而有的病历里却没有记载患者是否吸烟的情况，那么这些相关信息缺失的病历对这项科研的开展就毫无价值可言，因此无法利用。再如在一次院前急救时，一位患者坚决要求不去医院，并在一张信纸上写了自己的意见并加以签字，但是后来患者发生了意外情况，家属以120未能及时送患者去医院为由而将其告上法庭，要求赔偿。法庭调查时却没有在病历中找到患者填写的意见书，原来急救医生在工作中不慎将记有患者意见的纸条遗失。在这份已经不能提供证据、丧失了法律价值的病历面前，120将不可避免地面临败诉的结局。

因此，医疗机构在病历设计时，临床医生在病历撰写时要尽量避免漏掉任何重要信息，该有的项目必须存在，该记载的内容应该记载，该补充的项目应该补充，各种表达患者意见的文件如知情同意书、患者意见书以及化验单及检验报告等都应及时放置在病历中，避免遗失。在整体性方面，最容易发生的问题是：由于病历的内容及项目较多，有的医生把握不住重点，而造成项目不全，或自作主张，删去一些内容，致使病历失去完整性。

（3）系统性　指病历的逻辑性和条理性。如果说真实和完整是病历的"硬质量"，那么系统性就是病历的"软质量"。疾病的发生必然会引起机体一系列的改变，患者必然会随之出现相应的临床症状、体征和其他异常，急救医生应将这些杂乱的、无序的信息加以分析和整理，并按照医学原理将其归纳和分类，理顺各种信息之间的关系。

病历的系统性很重要，患者的每一种临床表现，都有其发生的原因和背景所在，医务人员对伤病采取的干预措施也都有其科学依据和根据医学基本原理所做的解释，急救医生在书写病历时要把患者的表现和医务人员的诊疗过程准确地表达，更重要的是要把这些关系厘清，使病历能够充分表现患者疾病发生和发展的特点，以及医务人员干预措施的理论依据，这样这份病历就能成为医疗、教学和科研的优质素材。在系统性方面，有的医生常常因为不能很好地把握疾病的特征，以及描述能力的欠缺，而造成临床症状、体征的描述不准确或是缺乏对重要的阴性症状、体征的描述，从而造成病历的质量下降，影响了医疗质量的提高。

综上所述，无论是对医院、患者还是对医生，病历都有重要的意义和价值。写好病历是医生的责任和义务，每一位临床医生应当对此有足够的认识，自觉地、认真地、及时地写好每一份病历。

（二）钢铁是怎样炼成的——优质病历从何而来

1. 病历设计　病历设计是病历质量的关键点之一，设计良好的病历对流行病学调查、临床诊疗、科研、教学、疾病预防等各个方面都能起到至关重要的作用。特别是在循证医学日益深入人心的当今时代，病历质量的重要性越来越被医生们所认识。

（1）信息全面　病历应涵盖患者所有的重要信息，不能有遗漏，因此病历设计时应充分考虑到这一点。相关的重要信息有两大类，其一是患者信息，包括发病经过、情况特点、病情发展变化、既往诊疗经过等。其二是医疗信息，指医务人员对患者的诊疗行为，包括诊断和治疗过程和结果等（参看院前急救病历书写方法的具体内容）。上述信息表达要准确，尤其应避免一词多义，从不同角度有不同理解的情况。

（2）简单明了　由于院前急救的特殊性，设计院前急救病历时应尽可能减少急救医生的负担，其内容的填写时应尽量简单明了，除主诉、现病史和救治经过外，应尽可能多采用打钩的形式，而不是让急救医生长篇大论地填写，其内容应该像考试卷子中的选择题而不是问答题。此外还要尽量避免多余和重复。

2. 病历质量管理　仅有设计优良的病历还不行，病历是人写的，如果不能及时发现和指出病历中的问题，提高病历质量就是一句空话，因此病历质量管理是提高病历质量的决定性措施。建立一套科学的、高效的病历质量管理的相关制度和运行程序十分重要，包括病历保管及存取调阅制度、病历质量检查制度、与之相关的奖惩制度、病历检查人员的选择和资质认定等，然后严格履行各项制度。只有这样，才能让病历质量和医疗质量相辅相成，共同提高。详见本节第四部分"院前急救病历质量管理"。

3. 急救医生的素质　急救医生的素质直接关乎病历质量，这一点毋庸置疑。因此急救医生应该有意识地加强和提高自己的基本素质，包括如下内容：

（1）专业素质　指病历书写者的医疗专业素质，如基础医学理论是否扎实、临床工作经验是否丰富等。

（2）文化素质　指病历书写者的文化基础水平，如语文水平、文字及写作能力、逻辑思维能力等。

（3）责任素质　指病历书写者的责任心，只有有高度责任心的医生才能写出好的病历，如果粗枝大叶、漫不经心就会犯各种各样的错误。

（三）院前急救病历书写的法律依据

1. 中华人民共和国执业医师法

（1）**第二十二条**　医师在执业活动中履行下列义务：①遵守法律、法规，遵守技术操作规范；②树立敬业精神，遵守职业道德，履行医师职责，尽职尽责为患者服务。

（2）**第二十三条**　医师实施医疗、预防、保健措施，签署有关医学证明文件，必须亲自诊查、调查，并按照规定及时填写医学文书，不得隐匿、伪造或者销毁医学文书及有关资料。医师不得出具与自己执业范围无关或者与执业类别不相符的医学证明文件。

2. 医疗机构管理条例

第三十三条　医疗机构施行手术、特殊检查或者特殊治疗时，必须征得患者同意，并应当取得其家属或者关系人同意并签字；无法取得患者意见时，应当取得家属或者关系人同意并签字；无法取得患者意见又无家属或者关系人在场，或者遇到其他特殊情况时，经治医师应当提出医疗处置方案，在取得医疗机构负责人或者被授权负责人员的批准后实施。

3. 全国医院工作条例

第二十二条　医院必须建立以岗位责任制为中心的各项规章制度，明确各级各类人员职责，严格执行医疗护理常规和各项技术操作规程。对病历书写、急症抢救、手术前讨论、查房、查对、交接班、疑难病例讨论、死亡病例讨论等关键性制度，应经常检查实施情况。逐步做到管理工作制度化，技术操作常规化，基本设施规格化。要积极预防和减少医疗差错事故。一旦发生事故，必须采取严肃认真、实事求是的态度查明原因，总结经验，吸取教训。凡是医疗、行政、后勤人员疏忽、贻误所致的差错事故都要按规定上报，严肃处理。隐瞒事故真相者，要追究责任。

4. 医院工作制度

（1）急诊室工作制度

①对急诊病员应以高度的责任心和同情心，及时、严肃、敏捷地进行救治，严密观察病情变化，做好各项记录。疑难、危重病员应即请上级医师诊视或急会诊。对危重不宜搬动的病员，应在急诊室就地组织抢救，待病情稳定后再护送病房。对立即需行手术的病员应及时送手术室施行手术。急诊医师应向病房或手术医师直接交班。

②急诊室应设立若干观察病床，病员由有关科室急诊医师和急诊室护士负责诊治护理。要写好病历，开好医嘱，密切观察病情变化，及时有效地采取诊治措施。观察时间一般不超过三天。

（2）急诊观察室制度

①各科急诊值班医师和护士，根据病情严密注意观察、治疗。凡收入观察室的病员，必须开好医嘱，按格式规定及时填写病历，随时记录病情及处理经过。

②急诊室值班护士，随时主动巡视病员，按时进行诊疗护理并及时记录、反映情况。

③急诊值班医护人员对观察床病员，要按时详细认真地进行交接班工作，必要情况书面记录。

（3）病历书写制度

①病历记录应用钢笔书写，力求通顺、完整、简练、准确，字迹清楚、整洁，不得删改、倒填、剪贴。医师应签全名。

②病历一律用中文书写，无正式译名的病名，以及药名等可以例外。诊断、手术应照疾病和手术分类名称填写。

（4）转院、转科制度 病员转院，如估计途中可能加重病情或死亡者，应留院处置，待病情稳定或危险过后，再行转院。较重患者转院时应派医护人员护送。病员转院时，应将病历摘要随病员转去。病员在转入医院出院时，应写治疗小结，交病案室，退回转出医院。转入疗养院的病员只带病历摘要。

5．医疗机构病历管理规定

第二条 病历是指医务人员在医疗活动过程中形成的文字、符号、图表、影像、切片等资料的总和，包括门（急）诊病历和住院病历。

第三条 医疗机构应当建立病历管理制度，设置专门部门或者配备专（兼）职人员，具体负责本机构病历和病案的保存与管理工作。

第四条 在医疗机构建有门（急）诊病历档案的，其门（急）诊病历由医疗机构负责保管；没有在医疗机构建立门（急）诊病历档案的，其门（急）诊病历由患者负责保管。

住院病历由医疗机构负责保管。

第五条 医疗机构应当严格病历管理，严禁任何人涂改、伪造、隐匿、销毁、抢夺、窃取病历。

6．医疗事故处理条例

第八条 医疗机构应当按照国务院卫生行政部门规定的要求，书写并妥善保管病历资料。

因抢救急危患者，未能及时书写病历的，有关医务人员应当在抢救结束后6小时内据实补记，并加以注明。

第九条 严禁涂改、伪造、隐匿、销毁或者抢夺病历资料。

　　第十条　患者有权复印或者复制其门诊病历、住院志、体温单、医嘱单、化验单（检验报告）、医学影像检查资料、特殊检查同意书、手术同意书、手术及麻醉记录单、病理资料、护理记录以及国务院卫生行政部门规定的其他病历资料。

　　患者依照前款规定要求复印或者复制病历资料的，医疗机构应当提供复印或者复制服务并在复印或者复制的病历资料上加盖证明印记。复印或者复制病历资料时，应当有患者在场。

　　7. 病历书写基本规范（试行）

　　（1）**第三条**　病历书写应当客观、真实、准确、及时、完整。

　　（2）**第六条**　病历书写应当文字工整，字迹清晰，表达准确，语句通顺，标点正确。书写过程中出现错字时，应当用双线划在错字上，不得采用刮、粘、涂等方法掩盖或去除原来的字迹。

　　（3）**第九条**　因抢救急危患者，未能及时书写病历的，有关医务人员应当在抢救结束后6个小时内据实补记，并加以注明。

　　（4）**第十条**　对按照有关规定需取得患者书面同意方可进行的医疗活动（如特殊检查、特殊治疗、手术、实验性临床医疗等），应当由患者本人签署同意书。患者不具备完全民事行为能力时，应当由其法定代理人签字；患者因病无法签字时，应当由其近亲属签字，没有近亲属的，由其关系人签字；为抢救患者，在法定代理人或近亲属、关系人无法及时签字的情况下，可由医疗机构负责人或者被授权的负责人签字。

　　因实施保护性医疗措施不宜向患者说明情况的，应当将有关情况通知患者近亲属，由患者近亲属签署同意书，并及时记录。患者无近亲属的或者患者近亲属无法签署同意书的，由患者的法定代理人或者关系人签署同意书。

　　（5）**第十一条**　门（急）诊病历内容包括门诊病历首页（门诊手册封面）、病历记录、化验单（检验报告）、医学影像检查资料等。

　　（6）**第十二条**　门（急）诊病历首页内容应当包括患者姓名、性别、出生年月、民族、婚姻状况、职业、工作单位、住址、药物过敏史等项目。

　　门诊手册封面内容应当包括患者姓名、性别、年龄、工作单位或住址、药物过敏史等项目。

　　（7）**第十三条**　门（急）诊病历记录分为初诊病历记录和复诊病历记录。

　　初诊病历记录书写内容应当包括就诊时间、科别、主诉、现病史、既往史、阳性体征、必要的阴性体征和辅助检查结果，诊断及治疗意见和医师签名等。

　　复诊病历记录书写内容应当包括就诊时间、科别、主诉、病史、必要的体格检查和辅助检查结果、诊断、治疗处理意见和医师签名等。

急诊病历书写就诊时间应当具体到分钟。

（8）**第十四条**　门（急）诊病历记录应当由接诊医师在患者就诊时及时完成。

（9）**第十五条**　抢救危重患者时，应当书写抢救记录。对收入急诊室观察室的患者，应当书写留观期间的观察记录。

（10）**第二十五条**　特殊检查、特殊治疗同意书是指在实施特殊检查、特殊治疗前，经治医师向患者告知特殊检查、特殊治疗的相关情况，并由患者签署同意检查、治疗的医学文书。内容包括特殊检查、特殊治疗项目名称、目的、可能出现的并发症及风险、患者签名、医师签名等。

（11）**第三十二条**　护理记录分为一般患者护理记录和危重患者护理记录。

一般患者护理记录是指护士根据医嘱和病情对一般患者住院期间护理过程的客观记录。内容包括患者姓名、科别、住院病历号（或病案号）、床位号、页码、记录日期和时间、病情观察情况、护理措施和效果、护士签名等。

危重患者护理记录是指护士根据医嘱和病情对危重患者住院期间护理过程的客观记录。危重患者护理记录应当根据相应专科的护理特点书写。内容包括患者姓名、科别、住院病历号（或病案号）、床位号、页码、记录日期和时间、出入液量、体温、脉搏、呼吸、血压等病情观察、护理措施和效果、护士签名等。记录时间应当具体到分钟。

二、病史采集

病史（illness history）是指疾病（或伤害）的发生、发展以及与患者健康状况相关的各种情况的总和，询问病史是诊断的重要方法之一。病史是诊断疾病的钥匙，它的完整性和准确性对于医生在院前急救时对疾病的诊断和治疗决策有很大的影响。由于院前急救时缺乏医院那样的各种检查手段，正确的诊断主要来源于准确的病史采集和认真的体格检查，正如我国著名的内科教授张孝骞所说："事实上，50%以上的病例应当能够从病史得出初步诊断或诊断线索，30%的病例单纯通过体征可以得到诊断，单纯通过化验检查得到诊断的不过20%。从这一点来说，应该特别注意采集病史。"由此可见病史和体格检查对于诊断有多么重要。可以说，没有详细的询问病史和认真体的格检查就不可能得出正确的诊断，没有正确的诊断，当然不会有正确的救治措施。

现场急救难就难在于急救医生工作时面对的不是普通的门诊或住院患者，而是病情千变万化的急症患者，可能没有安静的环境、没有充分的时间，没有家属的配合，这些都会影响到急救医生对病史的采集，进而影响到病情的判断。

院前急救病历的书写不同于住院病历，有时急救医生还没来得及完整地采集到患者的全部信息，就需要立即投入抢救中，而信息的缺失给后续的病历书写带来了一定的困难。因此提高急救医生的病史采集能力十分重要。

（一）问诊

问诊（inquiry）是医生通过对患者及相关人员的系统询问而获取临床资料的一种诊断方法，是采集病史的重要手段。通过问诊所获取的资料对了解疾病的发生、发展情况，诊治的经过，以及患者既往的健康状况、患疾病情况，这些都对现病的诊断具有极其重要的意义。深入细致的问诊，可为诊断或进一步检查提供线索。院前急救医生必须在深入了解病史的基础上，详细查体并结合必要的实验室检查和其他检查所见，综合分析后方能做出正确的临床诊断。

随着医学的迅速发展，新的诊断技术不断涌现，精密仪器层出不穷，实验方法日新月异，但这些都不能代替详细询问病史及正确的体格检查，问诊和体检永远是诊断疾病最重要、最基本的手段。单纯依赖仪器或实验室检查而忽视详尽的问诊和查体，常常会导致误诊。因此，任何时候问诊都是医生必须熟练掌握的基本功，可以说任何先进仪器和设备都不能替代问诊的重要作用。对基层医生和院前急救医生来说问诊和体检就更加重要，因为我们没有像医院那样的诊疗条件。

问诊是医生诊治疾病的第一步，是病史采集的主要方法之一。尤其是我们的医生面对的是急诊患者，如何问诊，如何在短时间内了解病情，是非常值得研究的问题。院前急救时很多年轻医生一到现场就忙着为患者测血压、量脉搏、做心电图，而很少问诊，他们常常觉得问诊很难，不知从何问起，问些什么，这势必会影响到病史的采集。因此应加强学习和训练，提高自己的问诊技巧。

1. 问诊时需要注意的问题　很多因素都会对问诊产生影响，医生的仪容外表、言谈举止很重要，医生的表现将直接影响患者与医生的交流和对医生的信任。主动关怀患者，创造良好氛围是我们首先必须做到的。

问诊应从主诉开始，直接询问对自己病情最清楚、体会最深刻的患者。当面对病情危重、意识不清、小儿、精神失常、聋哑者不能亲自叙述时，则应由最了解其病情的人代述。采集病史时，一般不应打断患者的陈述，应按照患者谈话内容以及对问题的理解、表达能力，采取不同的询问方法。若陈述病情过于简单，医生要启发患者，让他充分说明病情经过。当所谈内容离题太远时，医生应引导患者叙述与本病有关的问题。

问诊不仅限于查体以前进行，在体格检查中、检查后及诊治过程中，都应根据需要，加以补充或深入追询，以充实病史内容。有时急救医生应该边检查，边抢救，边问诊。问诊完毕后，将患者所述，按时间先后、症状主次加以整理记录，对患者所提出的病名和治疗用药，记录时应冠以引号。

2. 问诊的基本方法

（1）问诊一般由主诉开始，逐步深入进行有目的、有层次、有顺序的询问。让患者充分陈述他认为最重要的首发症状和症状开始的时间、直至目前的演变过程。

（2）提问时注意系统性和目的性，要尽量避免使用医学用语，避免逼问、重复提问。

（3）及时对患者的叙述给予鼓励。注意及时弄清患者陈述中不确切或有疑问的情况。

（4）每一部分问诊结束时，重复患者的叙述，以达到理顺医生的思路、核实患者病情的目的，同时让患者知道医生如何理解他的病史。

（5）对于患者提出的问题，医生不清楚或不懂时，不要随便应付。

（6）切忌暗示性提问或诱导患者提供合乎医生主观印象所需要的材料。如对心前区痛的患者，不应问："心前区痛向肩区放散吗？"而应问："心前区痛时，还有哪儿痛？"以免影响病史的真实性。

3. 问诊的基本内容

（1）患者的症状和导致这些症状出现的诱因

（2）导致伤病出现的基础条件。

（3）伤病的发展及干预过程。

（4）具有否定意义的、与主要症状相关的阴性症状。

4. 特殊情况患者的问诊　疾病或伤害发生后患者的感受和反应不仅与疾病的种类和程度有关，同时也与患者的人格特征、经历、教育程度以及对疾病的认识有关。有些人面对轻微的疾病也会产生强烈的心理反应，表现出极大的痛苦和不耐受，而另一部分人身患严重疾病却能泰然处之，或处于麻木状态，这些情况都能对我们的问诊产生一定的影响。因此我们面对特殊情况就要采取特殊的问诊方法。

（1）老年人的问诊

1）用简单清楚、通俗易懂的问题提问，避免诱导式提问。

2）减慢问诊速度，让患者有足够的时间思索回忆，必要时做适当的重复。同时注意患者的反应，判断其是否听懂问题，如患者理解较慢，应加以解释和等待，千万不能不耐烦。

3）注意精神状态、外貌言行和与家人的关系。

（2）多话者的问诊

1）医生应具有掌控交谈方向的能力，将提问限定在主要问题上，在患者叙述与疾病不相关的问题时要巧妙的打断。

2）采用具体问诊、分次问诊的方法，而不是给患者一个大题目，让其自由发挥，多使用"yes or no question"，即尽量使用"是不是"这样的提问方法。

3）注意患者有无思维奔逸或紊乱的情况，如有应按照精神科要求问诊和检查。

（3）焦虑忧郁、抑郁者的问诊

1）通过语言和恰当的肢体语言给患者以信任感和亲切感。

2）对情绪不稳定者给以安抚、理解并适当等待，让患者情绪稳定后继续叙述病史。

3）对有自杀倾向者要高度重视，除用语言帮助患者外，要嘱咐家属加强看护。

（4）情绪激动者的问诊

1）医生首先要保持平和的心态，不要计较患者的态度，一般来说患者不会对前来为他看病的人发怒，除非他对你的诊疗不满意。

2）尽量发现患者发怒的原因并给予劝解。

3）询问病史要缓慢、清晰，内容仅限于病史，不要涉及其他内容。

4）注意不要使他迁怒于人或迁怒其他医疗部门。

（二）体格检查

体格检查（physical examination）简称体检，是指用物理方法对人体所做的检查。正确、全面的体格检查，对于医生作出诊断并制订治疗方案的重要性和价值占全部检查手段的30%～60%。因此，熟练掌握正确的体格检查方法是急救医生的基本功，有人指出，仅凭正确的体检，就可以对50%～70%的常见病提出诊断意见。体格检查的基本方法包括视诊、触诊、叩诊及听诊。

1. 体格检查中应注意的事项

（1）要仪表端庄、举止大方，对患者态度亲切、和蔼，关心体贴患者，急患者所急。体检结束后应对患者的良好配合表示谢意。

（2）体格检查时要严肃认真，方法正规、重点突出、操作有序。项目不能缺少，顺序不要颠倒。也就是说，体格检查的内容，无论是大的项目还是具体的内容，都不能缺少，而且要按规定的顺序进行。检查时做到轻柔、细致、准确、熟练，切忌主观片面。让患者采取舒适体位，做到有条不紊、不重复或遗漏。

（3）遇病情危重，需立即急救不允许详细检查时，应根据患者主诉和主要临床表现做重点检查和急救，待病情稳定后再补充做详细查体。

（4）诊查场所应尽量保持肃静、整洁、光线充足、冷天注意保暖。

（5）对复杂疑难患者，体格检查时要注意充分体现鉴别诊断，有关疾病鉴别的阴性体征不要忘记，应该将其写入相应的位置；阳性体征应详细、准确的描写，而且是越详细越好，这是因为阳性体征对于观察病情的演变、治疗效果，以及对预后的判断，都具有十分重要的意义。

2. 正确书写体检记录

（1）体格检查记录应当按照系统顺序进行书写。内容包括体温、脉搏、呼吸、血压，一般情况，皮肤、黏膜，全身浅表淋巴结，头部及其器官，颈部、胸部（胸廓、肺部、心脏、血管），腹部（肝、脾等），脊柱，四肢，肛门，外生殖器，神经系统等。

（2）专科特殊情况应当根据专科需要记录。

由于现场急救多以心、脑血管疾病为主，呼吸、循环和神经系统常常成为体格检查的重点，因此，详细的询问病史，认真的体格检查，全面记录检查的内容，不仅能够客观的反映病情，而且是明确诊断的重要依据，反之，不仅影响医生对疾病的判断，而且会成为医疗纠纷的隐患。

三、院前急救病历的书写方法

（一）院前急救病历必须包含的重要信息

1. 患者信息

（1）基本信息　患者的基本情况，如姓名、性别、年龄、婚姻状况、民族、国籍、职业、身高、体重、住址、联系电话、身份证号码等。

（2）发病信息　患者生病或受伤的详细经过、伤病的发生发展过程等。

（3）诱因信息　从各方面记载导致各种伤害的诱因、原因和基础条件，例如心血管病的病历必须有患者有无心血管危险因素情况的记载。

（4）既往信息　如家族史、药物过敏史等。

2. 诊疗信息　指伤病的诊疗的整个诊疗过程以及结构和患者的转归等，其中特别要有诊疗行为发生时间的记载和病情变化时间的记载。

（1）急救反应时间　受理急救电话时间、派车时间、出车时间、救护车到达现场时间等，所有时间记录应当具体到分钟。

（2）诊断信息　现场诊断的结果和诊断依据。

（3）救治信息

1）现场急救的各种措施和相应的时间。

2）患者对干预措施产生的效果和病情的动态变化。

3）患者异常情况的发生时间，持续时间，改善时间以及恶化时间等。尤其对病情突变特别是恶性心律失常及心搏骤停的发生时间，放弃治疗的时间等要加以详细记录。

4）送院及转院信息，如开始送院时间及到达医院的时间等。

5）出诊结果，包含现场救治、送往医院、转院、拒绝治疗。

6）急救效果：根据患者基本生命体征和神志变化判断显效、有效、无变化、加重、死亡（现场、途中）。

7）医师和审阅人员签名、病历完成时间。

3. 医患沟通信息及患方立场信息　清晰地记载医患双方的意见的相关文件，如院前病情告知书、院前急救特殊检查、治疗同意书等。

（1）院前病情告知书　是指急救医生在急救现场或转送途中根据检查结果向患者告知病情及计划实施的急救措施的书面记录，内容包括病危通知、拟进行的特殊检查治疗、搬运、转送过程中存在的风险、拟送往的医院、患者意愿、患者签字、告知人签字。

（2）院前急救特殊检查、治疗同意书　是指在院前实施特殊检查、治疗及使用特殊药物前，经治医生向患者告知特殊检查、治疗的相关情况，由患者签署同意检查、治疗的医学文书。内容包括特殊检查、治疗项目的名称、目的、可能出现的并发症及风险、所需费用等。患者或其亲属签名、医师签名表示双方同意。特殊检查、治疗的含义依照 1994 年 8 月 29 日卫生部令第 35 号《医疗机构管理条例实施细则》第 88 条。

注：对按照有关规定需取得患者书面同意方可进行的医疗活动（如特殊检查、特殊治疗、转送医院等），应当由患者本人签署同意书。患者因病无法签字、因实施保护性医疗措施不宜向患者说明情况或患者不具备完全民事行为能力时，应当将有关情况通知患者近亲属，由患者近亲属签署同意书，并及时记录。患者无近亲属的或者患者近亲属无法签署同意书的，由患者的法定代理人或者关系人签署同意书。

4. 院前院内交接记录　由院前急救医生在转送患者到达接诊医院后书写，是对患者院前急救阶段病情、诊疗情况进行简要总结的纪录。

（1）病情记录　包括主诉、现病史、既往史、主要阳性体征、必要的阴性体征、辅助检查情况、初步诊断。未进行现场急救者可书写简单病史。

（2）救治记录　包括救治时间、患者生命体征、病情变化和救治措施等。

（3）交接时生命体征记录。

（4）交、接诊医务人员签字。

（二）院前急救病历书写的基本要求和注意事项

1. 基本要求

（1）急救病历书写应当客观、真实、准确、及时、完整。病历书写应当使用蓝黑墨水、碳素墨水，或蓝、黑色油水的圆珠笔。

（2）急救病历书写应当使用中文和医学术语。通用的外文缩写和无正式中文译名的症状、体征、疾病名称等可以使用外文。疾病诊断及手术名称编码依照《国际疾病分类（ICD-9）》书写。译名应以人民卫生出版社出版的《英汉医学词汇》为准；药物名称可用中文、英文或拉丁文，但不得用化学分子式。度量单位必须用法定计量单位。

（3）急救病历书写应当文字工整，字迹清晰，表达准确，语句简练通顺，重点突出，层次分明，字不出格、跨行，标点符号使用正确。简化字应按国务院公布的《简化字总表》的规定书写，不得杜撰。书写过程中出现错字时，应当用双线划在错字上，不得采用刮、粘、涂等方法掩盖或去除原来的字迹。各项急救记录必须有完整日期，按年、月、日顺序填写，时间应当具体到分钟，按照小时、分钟书写，或用 am 代表上午，pm 代表下午。

（4）病历表述应该严谨、准确，尽量避免歧义、含糊不清和一词多义的现象。歧义可使医患双方对表述的内容无法建立一致的理解。例如病历记录中的"除外肿瘤"，患者可以理解为已经排除肿瘤的诊断，而医师则要表述的意思可能是肿瘤尚待排除，这就是典型的歧义。正确的写法应是"肿瘤待除外"。一份有价值的病历必须表述严谨，否则病历就容易成为纠纷的温床。例如有患者在某医院实施了肝囊肿切除术，术后复查一切正常，术后一年复查CT，发现在不同位置又出现肝囊肿，而医院给出的报告为：残留肝囊肿。未料想这"残留"二字引发患者强烈不满，残留意味着手术未能全部切除囊肿，从而引起纠纷。这就是医方画蛇添足的行为产生了歧义的结果。

2. 书写病历时的注意事项

（1）急救病历各项记录结束时必须由相应医务人员签全名或盖规定印章，并做到清楚易认。

（2）实习医务人员、试用期医务人员书写的病历，应当经过在本医疗机构合法执业的医务人员审阅、修改并签名。进修医务人员应当由接收进修的医疗机构根据其胜任本专业工作的实际情况认定后书写病历，并由接收进修的医疗机构的执业医生审阅、修改并签名。

（3）上级医务人员有审查修改下级医务人员书写的病历的责任。修改时，应当注明修改日期，修改人员签名，并保持原记录清楚、可辨。

（4）病史书写必须及时完成，特别是抢救急危重症患者后，急救医生应当尽快书写并完成病历，并在每班次结束前将急救病历上交，千万不能延误。

（5）书写病历时要力求避免各种错误，如果出现问题必须修改时则必须严格按照规定的正确的修改方式进行，切忌随意涂改。病历内容中关于患者病情特点、病情变化、诊断和治疗实施的依据，医务人员义务的内容等应重点记录，做到内容详实，记录准确，以利于举证。

（三）患者相关情况撰写

1. 主诉（chief complaints） 主诉是患者发病或受伤时最突出或最典型的感受和这种感受的时间界定。书写主诉是病历书写的开端。写病史就像写文章，主诉是文章的题目，现病史是文章的内容，如果文不对题，就不是好文章。在动笔之前，我们首先要要有目的、有顺序、有层次、逐步深入的询问患者的典型表现和突出特征，再把采集到的病史进行分析整理，选出患者就诊的主要症状或体征以及上述情况的持续时间作为主诉。

当患者叙述病情时"眉毛胡子一把抓"，分不清主次时，急救医生可以帮助其说出最突出的问题，如"您为什么叫救护车呢？""您哪里最不舒服？""在所有的情况中，您觉得最不好受的地方是什么？"等。

撰写主诉的注意点有：

（1）主诉是患者自己的叙述，因此应尽量用患者的口吻，而不是医生使用的诊断用语。

（2）主诉要尽可能简练，一般不超过20个字，用1～2句话叙述患者就诊的原因，包括本次就诊最主要的症状、体征及持续的时间。

（3）如果主诉的内容多于一项，需按照症状发生的先后顺序列出，并记录每个症状的持续时间。

（4）在特殊情况下可以使用已确诊的疾病名称。

2. 现病史（history of present illness） 现病史是患者发病或受伤的经过，

是病痛发生、发展和演变的整个过程。其主要内容包括发病情况、主要症状特点及其发展变化情况、伴随症状、发病后诊疗经过及结果、睡眠、饮食等一般情况的变化，以及与鉴别诊断有关的阳性或阴性资料等。现病史是病历中的精华之一，评判病历质量的重要环节之一就是看医生书写的现病史。

（1）发病过程　患病时间、前驱症状、起病缓急、病程时间、可能的病因和诱因。

（2）主要症状的特点　包括主要症状的发生部位、性质、程度、持续时间、特点及演变过程，以及促使症状缓解或加剧的因素等。

（3）病情的发展与演变　包括病情是持续性还是间歇发作，是进行性加重还是逐渐好转，缓解或加重的因素等。

（4）伴随症状　指主要症状外，患者还伴随出现的异常表现，有时伴随症状具有重要的鉴别意义，因此要找到各种伴随症状与主要症状之间的关系。

（5）诊疗经过　在何时何处就医，做过何种检查、是否明确诊断、是否曾经治疗、疗效如何等。如曾接受过治疗，则尽可能搞清具体的治疗方法，如用药种类、药物剂量及服用方法等。

（6）一般情况　包括精神、食欲、睡眠、大小便等。

（7）记录与鉴别诊断有关的阴性资料。

（8）与本次疾病虽无紧密关系，但仍需治疗的其他疾病情况，可在现病史后另起一段予以记录。

3．其他病史

（1）既往史（past history）　既往史是患者过去患病的情况，其主要内容包括：①既往已确诊的疾病病情，以及病情的存在、发展、消失及治疗情况；②药物及其他过敏史；③家族史、个人史、传染病史、预防接种史等。

（2）婚育史　婚育史对于已婚女性在发生急性腹部疼痛时，具有重要的鉴别意义，因此一定不能忽略。

4．体检及其他检查情况记录

（1）重要的生命体征　血压、呼吸、脉搏、心率。

（2）一般情况　包括意识状态、面容与表情、口唇及皮肤颜色、发育和营养、体型（无力型、正力型、超力型）、体重和身高、体位（主动、被动、强迫等）、精神状态、皮肤和淋巴结情况等。

（3）头部和五官　头部形状、眼睑、结膜、巩膜、角膜、瞳孔（大小、对光反射等）、鼻翼、口唇、舌、咽部、腮腺等。

（4）颈部　外形、运动情况、血管、甲状腺、气管等。

（5）胸部　对相应器官按照视、触、叩、听的顺序检查。①胸壁：血管、压痛、肋间隙等；②胸廓：有无桶状胸、扁平胸、佝偻病胸、胸部变形等；③肺和胸膜：呼吸运动、频率及节律、胸廓扩张度、胸膜摩擦感、语颤、叩诊情况、听诊情况（呼吸音、胸膜摩擦音、啰音等）等；④心脏：心前区隆起、心尖搏动及震颤、心界、听诊情况（心音强弱、杂音、奔马律、及心包摩擦音等）。

（6）腹部　对相应器官按照视、触、叩、听的顺序检查。①外形：静脉、膨隆及凹陷、肠型、蠕动波、呼吸运动等；②触诊：腹壁紧张度、压痛及反跳痛、包块、液波震颤、相应脏器触诊（肝脏、脾脏、胆囊、肾脏等）；③叩诊：相应脏器叩诊、移动性浊音等；④听诊：肠鸣音及血管杂音等。

（7）神经系统检查　根据具体情况酌情实施。①颅神经；②感觉系统：浅感觉、深感觉、复合感觉等；③运动系统：随意运动、偏瘫、单瘫、截瘫、肌力、肌张力、共济运动、震颤等；④反射系统：浅反射、深反射、病理反射、脑膜刺激征等。

（四）诊断、抢救及转运经过撰写

1．诊断　按照疾病诊断及手术名称编码依照《国际疾病分类（ICD-9）》书写。

2．现场急救　患者情况、干预内容（如供氧、建立静脉通道、用药、电击复律、心脏按压、气管插管等）、干预时间、干预结果及患者转归（显效、有效、无变化、加重、死亡）、结果及转归时间。

3．送院及转运　患者情况、转运时间、到达目的地医院的时间、途中情况、患者转归、交接情况等。

（五）院前急救各专科病历书写的重点

1．呼吸内科急救病历书写重点

（1）现病史

1）起病的缓急、与发病相关的因素。

2）咳嗽：性质及发生的时间和持续的时间。气候变化对症状的影响，体位改变与咳嗽的关系

3）咳痰：性质、量、黏稠度、颜色及气味。

4）喘息：程度、发作时间、能否自行缓解。

5）咯血：量和颜色。

6）呼吸困难：性质、程度及出现的时间。

7）胸痛：部位、性质，与呼吸、咳嗽和体位的关系。

8）有无畏寒、发热（程度、时间）、食欲不振和体重减轻等。

（2）过去史、个人史　有无吸烟嗜好（数量、时间），过敏性疾病史，结核病接触史和有害粉尘吸入史。

（3）专科检查

1）意识状态，体位，有无呼吸急促、缓慢、鼻翼扇动及发绀。

2）皮肤有无皮下结节及红斑，浅表淋巴结尤其是锁骨上淋巴结是否肿大，有无压痛和粘连，有无杵状指（趾）。

3）气管的位置，有无颈静脉怒张、肝颈静脉回流征，颈部软组织有无肿胀及皮肤捻发感。

4）胸廓的检查、肺及心脏的四诊检查。

5）有无肝脾肿大及下肢有无水肿。

2. 消化内科急救病历书写重点

（1）现病史

1）呕血和便血：数量、颜色，有无伴发全身症状、与进食的关系。

2）腹痛：诱发因素、疼痛部位、疼痛性质、发生的时间，有无规律性、周期性和放射性，缓解因素，疼痛与排便、体温、体位、黄疸及情绪的关系。

3）黄疸：发生时间、进展速度，有无皮肤瘙痒，大小便颜色以及与腹痛发热、体重的关系。

4）恶心、呕吐：发生的时间、诱因、程度、与进食的关系；呕吐物的性质、数量、颜色和气味。

5）食欲情况，进食有无吞咽困难（发生及持续时间、对液体和固体食物

吞咽的反应、自觉咽下困难的部位和进展速度）。

6）大便：次数、性质、颜色和气味，有无里急后重感。

7）有无发热、体重减轻等。

（2）过去史、个人史、家族史　血吸虫病、肝胆疾病史、饮酒情况。

（3）专科检查

1）皮肤、黏膜：有无黄染、色素沉着，有无毛细血管扩张、蜘蛛痣、肝掌等，有无肝病周围血管征、腹壁浅表静脉曲张和下肢水肿。

2）有无腮腺、甲状腺和锁骨上淋巴结肿大。

3）详细描述腹部的四诊检查情况。

3．神经内科急救病历书写重点

（1）现病史

1）首发症状，起病急缓和病程的长短。

2）头痛：部位、性质、时间、规律，程度、伴发症状以及引起头痛加剧或减轻的可能的原因。

3）感觉障碍：感觉减退、缺失、过度敏感的范围、发展过程，感觉异常的表现（麻木、痒、冷热感、针刺感、电击感、束带感、沉重感等）。

4）抽搐：有无先兆、发作过程、规律及发作后症状，病程经过。

5）瘫痪：起病缓急、部位、肌力和肌张力的改变，伴发症状。

6）眩晕：有无诱因、性质（有无自身旋转、移动或外界旋转、移动感），时间、伴发的症状、病程经过。

7）认知损害：发展过程、特点、伴发症状。

8）其他症状包括视力障碍（视力减退、失明、复视、眼震）、语言障碍（失语、构音障碍）、睡眠障碍（嗜睡、失眠、梦游）、精神障碍（抑郁、焦虑、紧张）。

（2）过去史　有无心血管危险因素，有无流行病、传染病、地方病、寄生虫病感染史，有无慢性支气管炎、心血管病、代谢及内分泌疾病等内科疾病、恶性肿瘤、外伤、手术史，过敏、中毒史。

（3）个人史　嗜好，饮食习惯，职业及工作性质，儿童应注意询问出生经过，身体和智力的发育情况。

（4）体格检查

1）意识及精神状态、体位、血压（必要时应测四肢血压），卧位血压与坐位血压有无区别。

2）详细地描述心胸四诊的情况。

3）末梢动脉搏动情况、有无脉搏短绌、奇脉和周围血管体征。

4）按照表格式神经系统急救病历书写记录。

4. 心血管内科急救病历书写重点

（1）现病史

1）胸痛：开始发病的时间、部位、性质、程度、持续时间、放射部位、与活动及体位的关系，引起疼痛的诱因及缓解方法。

2）心悸：诱因及持续时间。

3）呼吸困难：诱因、发作时间、有无端坐呼吸，是否伴有咳嗽、咳痰与咯血。

4）水肿：开始出现的部位及发展顺序，是否伴有尿量（包括夜尿量）的改变，有无腹胀，肝区疼痛和消化不良。

5）有无头晕、晕厥或间歇性跛行等。

6）近期用药情况，特别是强心苷类药物的名称、剂量、用法和用药的时间。

7）是否接受过心血管介入治疗。

（2）过去史、个人史　有无心血管危险因素，有无风湿热、心肌炎、高血压、慢性支气管炎、甲状腺功能亢进、糖尿病、高脂血症、动脉粥样硬化等病史，治疗经过，用药情况。有无吸烟嗜好（数量、时间）。

（3）专科检查

1）神志及精神状态、体位、血压（必要时应测四肢血压），卧位血压与坐位血压有无区别。

2）有无鼻翼扇动、发绀、颈动脉异常搏动或血管杂音、颈静脉怒张、肝颈静脉回流征等。

3）详细地描述心胸四诊的情况。

4）末梢动脉搏动情况、有无脉搏短绌、奇脉和周围血管体征。

5）有无肝大，腹部血管杂音。

6）有无水肿、四肢关节红肿、强直及杵状指（趾），皮肤有无环形红斑、皮下结节等。

5. 急性中毒的急救历书写重点

（1）现病史

1）毒物的种类、中毒的途径和时间，是否经过相应处理。

2）发病时间和经过：有无谵妄、昏迷、震颤、痉挛、腹痛、呕吐（呕吐物的性质、气味）、腹泻和喉头水肿症状，有无流涎、尿色异常、视力改变、耳鸣、耳聋等，患者衣服有无药渍及气味。

3）生产过程中中毒者应重点了解毒物接触史，包括有关毒物生产、包装、搬运、保管、使用或其他方式的接触等。

4）不明原因中毒者应详细询问有无进食某种食物，食物的质量以及有无可能被毒物污染，是否集体发病；有无使用某种药物，药物剂量和用法；中毒前后的心理状况和精神状态；中毒现场有无可疑毒物容器及残留物等。

5）患者的性格和心理状态，患者性格是否内向，有无轻生的念头和原因，生活中是否遭遇难以承受的重大打击或挫折，如失业、失去亲人、失恋、患病，特别是否患有抑郁症等。

（2）专科检查

1）神志及精神状况，有无特殊表情及表现。

2）皮肤及口唇的颜色，有无药渍或药味，有无注射痕迹，有无肌肉抽搐或痉挛，有无皮肤出汗或脱水，体表温度。

3）血压，瞳孔大小及反应。

4）呼吸频率、节律、气味、肺部有无湿啰音、哮鸣音、心律和心率。

6. 基本外科急救病历书写重点

（1）现病史

1）外科感染：发病日期，感染部位，病因或诱因；有无红、肿、热、痛和功能障碍等局部症状，有无寒战、发热、乏力、头痛、食欲不振等全身症状。

2）损伤：受伤的时间和地点、致伤的原因、性质，受伤时的姿势，着力点和作用方向，致伤物的种类和性质等；有无躯体被挤压的情况，有无疼痛、肿胀、伤口出血（性质和量）及功能障碍等局部症状，有无意识障碍、呼吸困难、呕吐及排尿异常等全身症状。受伤后的治疗经过和效果。

3）普通烧伤：烧伤的原因、经过和接触时间，受伤时的环境、衣着和灭火方法；有无大出血、窒息、开放性气胸等合并伤和中毒；现场急救措施，后送时间，工具及途中处理情况；创面处理、用药情况和患者的意识、血压、脉搏、呼吸变化及尿量等。

4）电灼伤：电流的强度和性质（交流或直流、频率）、接触的部位和时间，有无头晕、心悸、意识丧失及其持续时间，有无骨折、脱位或其他复合伤。

（2）体格检查

1）感染、损伤、烧伤患者应详细记录四肢末梢的颜色、温度及循环状况。

2）外科感染：感染部位有无肿块、发红及其范围大小边界是否清楚，有无压痛、波动，有无淋巴结肿大和肢体功能障碍。感染伤口有无脓性分泌物，其性质和气味如何，伤口肉芽组织生长情况，周围皮肤颜色，有无捻发感；区域淋巴结有无肿大和压痛；有无全身感染的其他临床表现。

3）损伤：部位、伤口形状、大小、深度和污染程度、伤口裸露组织的活力，有无活动性出血及异物存留，伤口周围组织有无淤血、水肿和皮下积气，受伤肢体的功能和血液循环情况，伤后是否经过急救、清创等处理。

4）烧伤：应根据损伤程度做全面的体格检查，包括呼吸、脉搏、血压等；尤其是大面积烧伤或特殊原因烧伤，如瓦斯爆炸伤、火药爆炸伤等，应仔细地、有重点地检查呼吸、循环和运动系统。

确定烧伤面积、深度、有无头面、五官、呼吸道、消化道、手、足、会阴和骨关节等特殊部位的烧伤。

创面检查：了解创面所在部位，有无水泡，水泡的大小、水泡的完整性，裸露创面的颜色、干湿度；如为三度烧伤，其焦痂的影响如何（呼吸受限、肢端循环障碍等）。创面有无异物、污染情况如何。

7. 腹部外科急救病历书写重点

（1）现病史

1）必须鉴别有无外科急腹症存在，包括出血、感染、梗阻、脏器破裂等情况。腹痛发生的时间、诱因、疼痛的部位、性质（阵发性或持续性、钝痛、锐痛、绞痛、放射痛）、程度和缓解因素，有无转移性疼痛及放射痛，有无呕吐及其与疼痛的关系，呕吐物的性质、颜色和气味，有无食欲不振、恶心、腹胀、腹泻、便秘、黄疸、排尿异常、血尿等，注意腹痛与发热的关系，疼痛与月经的关系。

2）呕血和便血：颜色、性状、数量、有无伴发全身症状。

3）肿块：发现时间，持续存在或间歇出现，部位、质地、形状，大小、有无疼痛及移动性，有无其他伴发症状（消瘦、贫血、发热、腹痛、黄疸、排尿异常、血尿、便血、便秘等）。

（2）体格检查

1）腹部的四诊（视、触、叩、听）检查。

2）腹部肿块：部位、质地、表面情况，大小、边界是否清楚，有无移动性，压痛和搏动，与邻近脏器的关系。

8. 神经外科急救病历书写重点

（1）现病史　颅脑损伤的时间、性质、机制（加速、减速、挤压、传导、爆震），头部着力部位，有无原发或再发昏迷及持续时间，有无中间清醒期（意识好转期）及其持续时间，有无抽搐，呼吸困难，呕吐（次数、内容物、量），伴随外伤和处理经过。

（2）体格检查　急性颅脑损伤的严重程度按国际上通行的格拉斯哥标准评定：

轻型：总分为 13～15 分（伤后意识障碍 20 分钟内）。

中型：总分为 9～12 分（伤后意识障碍 20 分钟～6 小时）。

重型：总分为 3～8 分（伤后昏迷或再次昏迷在 6 小时以上）。

注：国内分型有特重型，其特点为：晚期脑疝，合并多脏器损伤等。

四、院前急救病历质量管理

120 系统的医疗质量直接关系到广大群众的生命和健康，而病历质量则是医疗质量的真实反映，因此提高病历质量就能起到对提高医疗质量的促进作用。院前急救病历质量管理是提高病历质量的极其重要的一环，它能够为急救医生的院前急救行动把关，能够发现院前急救时存在的各种各样的问题和漏洞，从而解决问题和弥补漏洞。其主要内容有：

（一）病历的存放和保管

建立和完善病历存放、保管和借阅制度，妥善保管医学资料，严格履行借阅手续。由医疗机构保管的病历资料（住院病历、病理切片、影像学资料等）一定要妥善保管，不论是院内借阅还是患方借阅都要办理严格的借阅手续，责任落实到人，杜绝丢失、毁损医学资料的事件发生。

（二）病历质量检查

病历记载了院前急救时的整个诊疗过程，病历质量检查的目的是指通过阅读病历，了解急救医生的诊疗行为是否符合医疗急救操作常规，有无医疗差错或漏洞等。

1. 检查人员和部门等级　病历检查需要层层把关，检查人员和部门可设不同的检查等级：

（1）班组长级检查　急救医生写完病历后首先由相关班组长阅读检查并签字认可，发现问题及时指出并改正。

（2）科室级检查　各院前急救组的病历汇总到相关科室，由科室领导阅读并签字认可。

（3）院级检查　各科室及分中心的病历将汇总到中心有关部门，由专人实施检查。

2. 检查内容

（1）一般项目检查　主要的检查内容是病历书写是否符合格式、书写用笔是否符合要求、有无缺项缺页、有无涂改、医疗活动与时间记载是否准确和符合逻辑、字迹是否工整、有无错别字、语句是否通顺、用词是否准确、相关辅助检查记录（如心电图）是否齐全以及相关人员的签字情况，即有无上级医生及患方人员签字等。从事这项检查的人员必须有较强的责任心，以避免检查流于形式。

（2）医疗质量检查　主要检查病历记载的诊疗过程是否存在瑕疵、诊断是否正确、治疗是否得当、用药是否合适等。病历中的医疗质量检查是了解急救医生业务水平和诊疗能力的探测仪，是发现问题、解决问题、提高急救医生的专业技术水平的最有力的措施。如果不这样做，急救医生的诊疗问题就难以发现和纠正，诊疗不当就会重复发生，即给患者带来危害，也为医疗诉讼埋下了伏笔。但是医疗质量检查不是随便什么人就能承担的简单的工作，检查人员必须具备相当高的医学理论水平和专业技术能力。

3. 病历质量级别认定

（1）制定病历质量评定标准　将病历检查中的一般项目质量和诊疗质量这两方面的内容都赋予一定的分值，使其成为评定的标准，每个项目都应有相应的扣分标准，然后根据标准对病历实施检查，对不同性质的瑕疵或失误扣除相应的分值。

（2）将病历分成等级　根据病历检查所得的分数，通常将病历为甲、乙、丙、丁（优、良、中、差）四种，每种都有自己的分数标准，同时赋予明确的含义，比如甲级病历是多少分，都有什么特点，丁级病历的分数和扣分理由等等。这样就使评定有理有据，让当事人心服口服。

（三）病历质量考评

病历检查之后必须针对查出的问题采取相应的措施，如果只发现问题不解决问题，其结果还是跟没发现问题一样。解决问题的核心就是让所有的急救医生了解病历中的各种问题特别是诊疗不当的原因，以避免类似错误再次发生，同时奖优罚劣，表彰先进，督促后进，其具体措施有：

1. 建立病历讨论和点评制度　定期进行病历讨论，大家就某份病历中的诊疗情况发表自己的意见，然后高年资医生加以点评，这项工作非常重要，同时非常实用，应该作为制度持之以恒地开展下去。

2. 设立目标责任制　每个人、每个班组及科室都应有自己的责任指标，即不同级别的病历应达到什么数量等等，对达到标准者给予表彰和鼓励，对于未达标者限期整改，以促进医疗工作的前进。

3. 建立优质病历展示和表彰制度　大力宣传和表彰先进是促进工作质量提高的最有效的良方，因此应建立持之以恒的优质病历展示制度，每月评出一定数量的优质病历，然后加以展示和点评，同时给予物质奖励。此外还应将月成绩累计计算，直至全年。在年终实施总结，对成绩卓著者加以褒奖。

五、院前急救病历中的常见瑕疵——学术问题和法律漏洞

(一) 学术问题

学术问题的存在不仅使病历的科研价值下降，同时还将严重影响诊疗质量，降低院前急救的诊断正确率和救治有效率，进而危及患者的健康和生命，同时又为医疗诉讼埋下了隐患，因此必须加大力度加以解决。下面是院前急救病历中常见的问题：

1. 重要信息的遗漏、不全面及错误

(1) 未记载体重　病历中缺乏患者体重的记载，是院前急救病历中普遍存在的问题。在院前急救时的药物治疗中，体重是不容忽视的问题。同样是应用一定剂量的药物，高体重和低体重者的血药浓度相差很远，其临床效果自然受到影响，更重要的是低体重者的不良反应的发生概率就会大大增加，特别是应用抗心律失常药药物和血管活性药物更是如此，用药时如果不考虑体重因素是不行的，相信大多数急救医生在现场急救时会考虑这一点。然而病历上却无患者体重的记载，这是一个严重的缺憾。

(2) 未记载心血管危险因素　近年来，心血管危险因素对相关疾病的影响受到了越来越多的重视，患者有无心血管危险因素对于心血管事件的诊断和流行病学调查有着不可忽略的价值，然而院前急救病历却很少有相关的记载，导致临床医生对胸痛患者的判断缺乏了一项重要的标尺，同时研究人员亦无法通过病历了解患者的心血管危险因素与心血管急症的关系，这是院前急救病历中的一个突出问题。

(3) 患者既往情况（疾病情况及治疗情况）的遗漏或记录不全面　比如某患者患高血压 10 年，平素服用某些降压药物，但近一周来该患者擅自停药，以致造成高血压危象。而急救医生在病历上并未记载患者既往的高血压情况和用药治疗情况，从而增加了现场治疗的盲目性。

(4) 患者联系方式的缺失或错误　院前急救的特征之一就是为患者实施现场急救，然后将其送往相关医院，多数情况下 120 系统本身并不收容患者，因此无法得知接受院前急救的患者的预后情况。120 的医务人员开展科研等工作时就需要对患者进行随访，此时病历中记载的患者的联系方式是进行院前

急救随访的重要途径之一，然而这一点成为院前急救病历中的薄弱环节之一，由于有关部门对此认识不足，未能强调这方面的工作和监管，院前急救病历记载的患者联系方式往往不尽如人意。比如地址错误、电话号码错误和缺失、或留下的电话是公用电话等，造成根据病历上的联系方式找不到患者，以致无法随访，严重影响了科研工作。

（5）缺乏病情量化或细化的描述　病情描述对诊断有非常重要的作用，比如同样是胸痛，可以由几十种疾病引起，其中对生命有威胁的是缺血性胸痛，那么怎么能够从如此多的情况中鉴别出缺血性胸痛呢？疼痛的部位、性质、程度和持续时间是重要的鉴别点之一。然而很多急救医生没有对胸痛部位、性质、程度和持续时间的描述记载，仅仅叙述患者"胸痛"了之，（参阅案例51）造成这种现象的原因有两点，第一点是医生在现场询问了上述情况而没有在病历上记录；第二点则是医生根本就没有向患者去了解这些情况。第一种情况属于工作作风不严谨，如果是第二种情况，你连这些重要的信息都不去了解，你的诊断就需要打很大的折扣。

（6）相关行动时间记载的缺失或错误　120系统医务人员的工作具有十分强的时间性，此时的时间意味着医疗质量和患者的生命，还意味着医患关系、法律等一系列的问题。工作中我们经常遇到患者因救护车到达过晚的抱怨和投诉，甚至还有为此成为被告的例子，但是一些120院前急救单位对院前急救病历时间的记录要求和检查却并不严格，导致病历中大量的时间记载不准确甚至缺失。主要表现在：

1）急救反应时间记载的错误或缺失：一些病历中有关急救反应时间的项目填写的比较随意，有未填现象或填写不合逻辑（比如到达时间比出车时间还早），不能反映现场急救时的真实情况。

2）诊疗行动时间：现场急救时的每一项诊疗行动都应用其相应的时间记载，如除颤时间、开始用药时间，再次用药以及用药后患者病情变化的时间等，但一些病历的相关记载却非常模糊，甚至根本没有记录。比如在治疗一栏中仅有最上面一项时间记录，以后便罗列各种治疗项目，但其前面统统没有时间的记载。

3）病情突变、恶化或患者死亡时间：很多病历亦未对此进行详细记录。

（7）表示对方（接诊医院和患者）意见的相关记载的缺失或不足　病历在缺乏表示接诊医院医生的意见以及患者观点的重要文件如交接记录、有患者签字的知情同意书、表示患者意见的纸条等。导致上述现象的原因有两种：第一是急救医生根本没有与接诊医院做交接记录、没有让患者填写知情同意书以及类似文件；第二是填写了相关文件，但急救医生在工作中不慎将其遗失。

重要信息的遗漏在很多院前急救病历中经常可以见到，严重降低了病历的学术低价值，同时在医疗纠纷和法律诉讼等方面留下了危险的漏洞。

2. 主诉和现病史书写问题

（1）主诉未能代表患者的主要特征　主诉是患者最突出的主观感觉，而有的病历中主诉却表示的是患者的次要情况。如有一个病历的主诉是"面部摔伤20分钟"，患者的确是有面部摔伤，但其主因是癫痫大发作，因突然意识丧失而摔倒，造成面部损伤。这个病历的主诉应为"短暂意识丧失20分钟"。

（2）主诉缺乏重要的患者的发病特征　有些发病特征对疾病的诊断有非常重要的提示意义，而病历中却未能在主诉中表现出来，比如胸痛的患者可能提示冠脉缺血，但胸痛并没有被写在主诉中，而仅在现病史中叙述，容易导致漏诊。

（3）主诉与现病史不符　这是病历中最常见的问题之一，比如下述病历："主诉：胸痛、呼吸困难30分钟。现病史：患者5年来经常发生心前区疼痛，发作时伴呼吸困难。30分钟前胸痛再次发作……"上述病历中的主诉时间是30分钟，而现病史的发病时间却是5年前。这就是典型的主诉和现病史内容不符合。该病历正确的主诉应该这样写："间断胸痛、呼吸困难5年，加重30分钟。"

（4）现病史缺乏阴性资料　阴性资料在疾病的诊断中是非常重要的反证，具有相当重要的否定意义。如院前急救时对心电图ST段上移的患者要询问既往有无早期复极综合征，对既往患过心梗者要询问有无室壁瘤，如果你没有这方面的记载，那么患者ST段升高的意义就十分模糊；再如绝大多数情况下急腹症患者有腹壁肌肉强直和腹部压痛、反跳痛，如果没有上述情况，就具有一定的排除该类疾病的作用；诊断急性左心衰竭应该有肺水肿的临床证据（肺部湿性啰音等），如果没有则失去了该病的决定性诊断依据。诸如此类的情况非常多，但许多病历并未记载患者"没有什么"。

3. 诊断问题　无诊断依据的诊断　病历中只有诊断而缺乏诊断依据，是经常出现在院前急救病历中的情况，没有依据的记载，你怎么又能证明诊断是正确的呢？比如某病历诊断患者为"糖尿病"，但通篇病历中无任何患者有该病的相关叙述，那么有人就会问，你的诊断从何而来呢？

案例 51　与主诉有关的急性心肌梗死漏诊病例

患者，男，73 岁。主诉：喘憋 2 小时。现病史：患者 2 小时前无明显诱因出现喘憋、端坐呼吸，呼吸急促、大汗、口唇发绀，自觉胸闷胸痛，服硝酸甘油 2 片后症状无好转，呼叫 120。发病后无头痛头晕，无恶心呕吐，无腹痛无二便失禁。既往史：冠心病下壁心肌梗死 9 年，平日间断服药。高血压史 30 年，平日服降压 0 号，血压波动范围 140～160/80～120mmHg。体格检查：血压 210/120mmHg、呼吸 26 次/分、心率 116 次/分。患者神清，呼吸急促，口唇发绀，双肺呼吸音粗糙，可闻及湿啰音，心率 116 次/分，律齐，双下肢有水肿。心电图检查见图 5-33。

初步诊断：冠心病，急性左心衰，陈旧心肌梗死，高血压 3 级。

患者经过现场抢救后病情好转，救护车将其安全送达医院。上级医生通过电话随访患者所在的医院，得知患者入院时的诊断：急性心肌梗死（下壁再梗）。

点评：本例为院前急救时急性心肌梗死的漏诊病例。我们看看问题出在哪里。

首先是主诉，病历上患者主诉仅有"喘憋 2 小时"，但现病史中又出现了胸痛的记录，由此可见患者是有胸痛的，胸痛是比较严重的症状，而严重的症状必须要在主诉中记录，它能起到对诊断的提示作用，而急

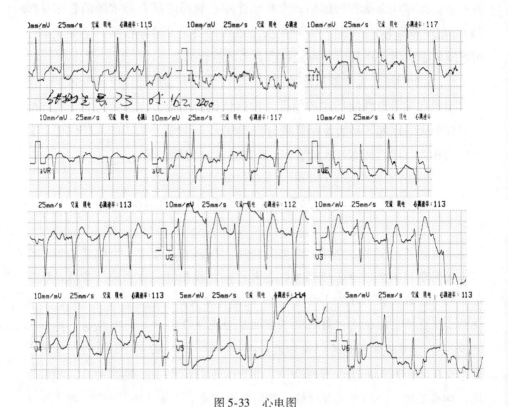

图 5-33　心电图

救医生则忽略了这一点。从表面看本病历是主诉与现病史明显不符，但进一步思考则是急救医生对主诉内容和意义的认识不足，这是导致漏诊的第一个原因。

第二，在该病历中的现病史对患者胸痛未作任何描述，而胸痛的特征是诊断疾病性质的极其重要的参考依据，但是急救医生却忽略了这一点，没有意识到胸痛的诊断意义。由于急救医生只注意了与喘憋相关的疾病，诊断思路出现偏差，忽略了患者既往的冠心病、陈旧心肌梗死病史，把思考范围仅仅局限在了心力衰竭这一点。其实根据患者的症状、体征，确实存在急性左心衰竭，但是，如果急救医生能够结合患者胸痛的临床特征和病史，认真考虑一下造成急性左心衰竭的原因，可能就不会出现急性心肌梗死漏诊的情况了。

第三，心电图阅读基本功的不足也是造成急性心肌梗死漏诊的重要原因。本例心电图检查已有明显的 ST 段异常抬高的表现，但被接诊的急诊医生忽略了。由此可见，作为急救医生熟练掌握综合技能是十分重要的。

（二）法律漏洞

随着时代的进步，国家法制的不断健全，人们法律意识和自我保护意识的不断增强，医疗纠纷和诉讼越来越多。《最高人民法院关于民事诉讼证据的若干规定》第四条（八）规定：因医疗行为引起的侵权诉讼，由医疗机构应就医疗行为与损害结果之间不存在因果关系及不存在医疗过错承担举证责任，此即举证责任倒置原则。

举证责任倒置是指医方要证明自己没有过错，而不是患方要证明医方有过错。那么医方有或没有过错的证据在哪里？绝大多数情况下证据就在病历中。举证责任倒置原则实施以来，病历被赋予前所未有的、重要的证据作用，因此对病历质量的要求也更加严格，病历能够证明你有错或无错。

下述情况是病历中与法律和诉讼有关的重要内容：急救反应时间和临床救治时间的记录；诊断确立的依据、排除相关的鉴别诊断的依据；实施某种治疗的适应证和非适应证；院内院外会诊的意见；实施特殊检查和治疗是否充分告知风险和注意事项；家属提出的异议、不配合检查和治疗的签字或者记录；与转出医院以及与接诊医院的交接情况记录……。

总之，病历记录的内容固然不可能面面俱到，但是涉及上述医务人员义务方面的内容是不容缺失的，应该详细记录并妥善保管。一旦发生诉讼，医疗鉴定时由此通过对病历回顾性的分析，才能判断医务人员有无过错。否则，当发生医疗纠纷时医疗机构举证将十分困难。

急救医生必须树立依法行医的观念，院前急救时要提高法律意识，书写病历时要加强证据意识，急救医疗机构必须规范医学资料的管理和病历的书写。正如北京市医学会王芳律师所指出的：重要的不仅仅是"我做了什么"

还要力求用证据证明"我为什么这么做，其依据在哪里，是否科学、是否规范等等"，病历中必须能够体现到这一点。

医疗纠纷中常见的涉及病历的问题如下：

1. 医疗文件保管不利　医疗机构承担着保管医疗资料的义务（由患者保留的除外），而一旦丢失或损坏，医疗机构可能会因此而承担举证不能的责任。院前急救有时发生医疗文件的丢失、毁损现象，尤其是将有患者签字的医疗文书遗失，这种情况必须避免。

2. 病历记录存在重大瑕疵　有很多病历记录的质量难以达到法律要求。表现在：

（1）重要内容没有记录，造成举证不能。例如：急救反应时间记录失误；给予了治疗却没有病程记录和医嘱记录；危重症患者没有神志、呼吸、血压等生命体征的记录；已经确认死亡的患者没有心电图等。

（2）缺少病历规定的项目，如术前讨论记录、会诊记录等。

（3）缺少特殊检查和治疗的告知和知情同意书。

（4）不注意病历书写的时限。《病历书写基本规范》对不同情况书写病历的时限作出了明确规定，然而由于不按时完成病历而导致举证不利的情况却并非少见。

3. 违规修改病历　根据卫生部卫政法发〔2005〕28 号文件规定：医疗机构不如实提供相关材料或者不配合相关调查，导致医疗事故技术鉴定不能进行的，应当承担医疗事故责任。事故等级按照患者发生的人身损害后果而定级，责任程度按照完全责任。很多情况下患方人员在诉讼过程中不是去探究诊疗行为是否真的存在过错，而转向力求证明病历是虚假的、伪造的，这样一旦病历被证明为虚假病历就丧失了证据力，医方将为此付出惨重代价（参阅案例 52：违规修改病历如同机动车驾驶员肇事逃逸）。违规修改病历的情况时有发生，包括：涂抹病历内容、增删页码、补充诊疗资料、重新书写相关情况等。

案例52　违规修改病历如同机动车驾驶员肇事逃逸

　　患者，女性，62岁，因心悸、呼吸急促到某医院就医，当急诊室医生正在实施问诊和查体时，患者突然意识丧失，摔倒在地，医生立即展开抢救，但遗憾的是抢救没有效果，2小时后医院终于宣布患者死亡。家属认为患者不久参加体检时的检查结果一切正常，而即日早晨感到心悸，晚上就不幸去世，死亡过于"离奇"，患者是由于为医院抢救不利才导致死亡，因此不能接受这个事实，于是将医院告上法庭。在法庭上患方人员指出，在相关急诊病历上有多处篡改痕迹，并出现抢救时间与实际情况不相符等等错误，而医方拿不出反证来，对此当地医学会医疗鉴定委员会认为，由于相关病历有多处修改，丧失了其证据作用，无法反映当时的诊疗情况，因此拒绝受理医疗事故鉴定，法官据此最终判决医院承担人身损害责任。

　　患者，男性，57岁，因反复咳嗽、咳痰及呼吸困难到某医院就医，医院以"肺部感染"将其收入院治疗。患者入院3天后突然发生心搏骤停，经抢救无效而猝死。患方人员认为是医院延误了诊疗而导致患者死亡，故要求赔偿，于是在医患双方人员共同在场的情况下封存了病历。但是医方人员在患者家属不在场时擅自拆封了病历，这一行为为以后的事件种下了恶果。由于调节无效，患方人员将医院起诉到法院。尽管医方辩称自己虽然启封了病历，但并没有修改病历的行为，但法院经审理认为：由于医院单方面拆封病历，使其丧失了作为重要证据的真实性，故医院必须承担"举证不能"的后果，判决医方巨额赔偿。

　　点评：上述两个案件说明了一个情况——违规修改病历的恶果。这与机动车驾驶员在出了交通事故后逃逸的情况有些相似，只要有逃逸情况，无论事故是何原因，驾驶员都要负全部责任。世界上的很多事情真是隔行不隔理，违规修改病历与肇事逃逸的情况非常相同。其实发生医疗诉讼时很多情况并非是医方的主要责任，甚至医方完全无责任，但即使如此，一旦你违规修改了病历，就得承担一切后果。在发生诉讼时我们必须像一个"男人"那样面对现实，而不是心存侥幸。俗话说"杀人抵命，欠债还钱"，你错了就是错了，就要为此付出代价，并且今后杜绝类似错误。你没有错就要拿出证据来证明，用事实洗清自己的"冤屈"。但如果你采取消极逃避的做法，不但不利于改正错误，而且还往往搬起石头砸自己的脚，本来没有责任却要因这种低级失误负责，真是得不偿失。

急救医生在接到患方人员投诉后再匆匆修改病历的情况时有发生，这种情况十分有害，同时十分危险，必须坚决纠正。多数情况下家属只是投诉，是反映问题，这才能给急救医生留下修改病历的机会。如果患方人员就是为诉讼有备而来，他们会要求立即复印并封存病历，如果是那样，你想改也改不了了。因此病历必须一次完成，合格完成，及时完成。急救医生在写病历时要想到，我写的这份病历可能要作为法庭上的证据，如果我们每次都这样想，病历中的漏洞肯定会大大减少。医院的管理部门也必须对此有高度重视，切实加强病历的管理和监督，在事情发生前尽可能消除所有的隐患。

我们应该真正认识到病历意味着什么，病历不仅仅是医疗过程的记录而已，它是医疗、教学、科研的重要资料，也是评定伤残、医疗保险及医疗纠纷和事故评定的重要法律依据。目前医疗事故鉴定已经成为法院医疗案件审理的"金标准"，由于法官不是医学业内人士，他们不可能根据普通法理来做出判断，因此绝大多数情况下法官将根据医疗事故的鉴定结果进行判决，而医疗事故鉴定的决定性证据就是病历。因此医务人员应加强法律法规的学习，增强法律意识，进一步加强医疗资料从形成、使用到保管存放全过程的管理，提高医疗资料书写质量，这样在发生医疗纠纷时才能够提供强有力的证据，以维护自身的合法权益。

（冯　庚　杨萍芬）

附：卫生部 2010 年颁布的《病历书写基本规范》节选

第一章　基本要求

第一条　病历是指医务人员在医疗活动过程中形成的文字、符号、图表、影像、切片等资料的总和，包括门（急）诊病历和住院病历。

第二条　病历书写是指医务人员通过问诊、查体、辅助检查、诊断、治疗、护理等医疗活动获得有关资料，并进行归纳、分析、整理形成医疗活动记录的行为。

第三条　病历书写应当客观、真实、准确、及时、完整、规范。

第四条　病历书写应当使用蓝黑墨水、碳素墨水，需复写的病历资料可以使用蓝或黑色油水的圆珠笔。计算机打印的病历应当符合病历保存的要求。

第五条　病历书写应当使用中文，通用的外文缩写和无正式中文译名的症状、体征、疾病名称等可以使用外文。

第六条　病历书写应规范使用医学术语，文字工整，字迹清晰，表述准确，语句通顺，标点正确。

第七条　病历书写过程中出现错字时，应当用双线划在错字上，保留原记录清楚、可辨，并注明修改时间，修改人签名。不得采用刮、粘、涂等方法掩盖或去除原来的字迹。

上级医务人员有审查修改下级医务人员书写的病历的责任。

第八条　病历应当按照规定的内容书写，并由相应医务人员签名。

实习医务人员、试用期医务人员书写的病历，应当经过本医疗机构注册的医务人员审阅、修改并签名。

进修医务人员由医疗机构根据其胜任本专业工作实际情况认定后书写病历。

第九条　病历书写一律使用阿拉伯数字书写日期和时间，采用 24 小时制记录。

第十条　对需取得患者书面同意方可进行的医疗活动，应当由患者本人签署知情同意书。患者不具备完全民事行为能力时，应当由其法定代理人签字；患者因病无法签字时，应当由其授权的人员签字；为抢救患者，在法定代理人或被授权人无法及时签字的情况下，可由医疗机构负责人或者授权的负责人签字。因实施保护性医疗措施不宜向患者说明情况的，应当将有关情况告知患者近亲属，由患者近亲属签署知情同意书，并及时记录。患者无近亲属的或者患者近亲属无法签署同意书的，由患者的法定代理人或者关系人签署同意书。

第二章　门（急）诊病历书写内容及要求

第十一条　门（急）诊病历内容包括门（急）诊病历首页［门（急）诊手册封面］、病历记录、化验单（检验报告）、医学影像检查资料等。

第十二条　门（急）诊病历首页内容应当包括患者姓名、性别、出生年月日、民族、婚姻状况、职业、工作单位、住址、药物过敏史等项目。

门诊手册封面内容应当包括患者姓名、性别、年龄、工作单位或住址、药物过敏史等项目。

第十三条　门（急）诊病历记录分为初诊病历记录和复诊病历记录。

初诊病历记录书写内容应当包括就诊时间、科别、主诉、现病史、既往史，阳性体征、必要的阴性体征和辅助检查结果，诊断及治疗意见和医师签名等。

复诊病历记录书写内容应当包括就诊时间、科别、主诉、病史、必要的体格检查和辅助检查结果、诊断、治疗处理意见和医师签名等。

急诊病历书写就诊时间应当具体到分钟。

第十四条　门（急）诊病历记录应当由接诊医师在患者就诊时及时完成。

第十五条　急诊留观记录是急诊患者因病情需要留院观察期间的记录，重点记录观察期间病情变化和诊疗措施，记录简明扼要，并注明患者去向。抢救危重患者时，应当书写抢救记录。门（急）诊抢救记录书写内容及要求按照住院病历抢救记录书写内容及要求执行。

第三章　住院病历书写内容及要求

第十六条　住院病历内容包括住院病案首页、入院记录、病程记录、手术同意书、麻醉同意书、输血治疗知情同意书、特殊检查（特殊治疗）同意书、病危（重）通知书、医嘱单、辅助检查报告单、体温单、医学影像检查资料、病理资料等。

第十七条　入院记录是指患者入院后，由经治医师通过问诊、查体、辅助检查获得有关资料，并对这些资料归纳分析书写而成的记录。可分为入院记录、再次或多次入院记录、24 小时内入出院记录、24 小时内入院死亡记录。

入院记录、再次或多次入院记录应当于患者入院后 24 小时内完成；24 小时内入出院记录应当于患者出院后 24 小时内完成，24 小时内入院死亡记录应当于患者死亡后 24 小时内完成。

第十八条　入院记录的要求及内容。

（一）患者一般情况包括姓名、性别、年龄、民族、婚姻状况、出生地、职业、入院时间、记录时间、病史陈述者。

（二）主诉是指促使患者就诊的主要症状（或体征）及持续时间。

（三）现病史是指患者本次疾病的发生、演变、诊疗等方面的详细情况，应当按时间顺序书写。内容包括发病情况、主要症状特点及其发展变化情况、伴随症状、发病后诊疗经过及结果、睡眠和饮食等一般情况的变化，以及与鉴别诊断有关的阳性或阴性资料等。

1. 发病情况：记录发病的时间、地点、起病缓急、前驱症状、可能的原因或诱因。

2. 主要症状特点及其发展变化情况：按发生的先后顺序描述主要症状的部位、性质、持续时间、程度、缓解或加剧因素，以及演变发展情况。

3. 伴随症状：记录伴随症状，描述伴随症状与主要症状之间的相互关系。

4. 发病以来诊治经过及结果：记录患者发病后到入院前，在院内、外接受检查与治疗的详细经过及效果。对患者提供的药名、诊断和手术名称需加引号（""）以示区别。

5. 发病以来一般情况：简要记录患者发病后的精神状态、睡眠、食欲、大小便、体重等情况。

与本次疾病虽无紧密关系、但仍需治疗的其他疾病情况，可在现病史后另起一段予以记录。

（四）既往史是指患者过去的健康和疾病情况。内容包括既往一般健康状况、疾病史、传染病史、预防接种史、手术外伤史、输血史、食物或药物过敏史等。

（五）个人史，婚育史、月经史，家族史。

1. 个人史：记录出生地及长期居留地，生活习惯及有无烟、酒、药物等嗜好，职业与工作条件及有无工业毒物、粉尘、放射性物质接触史，有无冶游史。

2. 婚育史、月经史：婚姻状况、结婚年龄、配偶健康状况、有无子女等。女性患者记录初潮年龄、行经期天数、间隔天数、末次月经时间（或闭经年龄），月经量、痛经及生育等情况。

3. 家族史：父母、兄弟、姐妹健康状况，有无与患者类似疾病，有无家族遗传倾向的疾病。

（六）体格检查应当按照系统循序进行书写。内容包括体温、脉搏、呼吸、血压，一般情况，皮肤、黏膜，全身浅表淋巴结，头部及其器官，颈部，胸部（胸廓、肺部、心脏、血管），腹部（肝、脾等），直肠肛门，外生殖器，脊柱，四肢，神经系统等。

（七）专科情况应当根据专科需要记录专科特殊情况。

（八）辅助检查指入院前所作的与本次疾病相关的主要检查及其结果。应分类按检查时间顺序记录检查结果，如系在其他医疗机构所作检查，应当写明该机构名称及检查号。

（九）初步诊断是指经治医师根据患者入院时情况，综合分析所作出的诊断。如初步诊断为多项时，应当主次分明。对待查病例应列出可能性较大的诊断。

（十）书写入院记录的医师签名。

第十九条　再次或多次入院记录，是指患者因同一种疾病再次或多次住入同一医疗机构时书写的记录。要求及内容基本同入院记录。主诉是记录患者本次入院的主要症状（或体征）及持续时间；现病史中要求首先对本次住院前历次有关住院诊疗经过进行小结，然后再书写本次入院的现病史。

第二十条　患者入院不足 24 小时出院的，可以书写 24 小时内入出院记录。内容包括患者姓名、性别、年龄、职业、入院时间、出院时间、主诉、入院情况、入院诊断、诊疗经过、出院情况、出院诊断、出院医嘱，医师签名等。

第二十一条　患者入院不足 24 小时死亡的，可以书写 24 小时内入院死亡记录。内容包括患者姓名、性别、年龄、职业、入院时间、死亡时间、主诉、入院情况、入院诊断、诊疗经过（抢救经过）、死亡原因、死亡诊断，医师签名等。

第二十二条　病程记录是指继入院记录之后，对患者病情和诊疗过程所进行的连续性记录。内容包括患者的病情变化情况、重要的辅助检查结果及临床意义、上级医师查房意见、会诊意见、医师分析讨论意见、所采取的诊疗措施及效果、医嘱更改及理由、向患者及其近亲属告知的重要事项等。

病程记录的要求及内容：

（一）首次病程记录是指患者入院后由经治医师或值班医师书写的第一次病程记录，应当在患者入院 8 小时内完成。首次病程记录的内容包括病例特点、拟诊讨论（诊断依据及鉴别诊断）、诊疗计划等。

1．病例特点：应当在对病史、体格检查和辅助检查进行全面分析、归纳和整理后写出本病例特征，包括阳性发现和具有鉴别诊断意义的阴性症状和体征等。

2．拟诊讨论（诊断依据及鉴别诊断）：根据病例特点，提出初步诊断和诊断依据；对诊断不明的写出鉴别诊断并进行分析；并对下一步诊治措施进行分析。

3．诊疗计划：提出具体的检查及治疗措施安排。

（二）日常病程记录是指对患者住院期间诊疗过程的经常性、连续性记录。由经治医师书写，也可以由实习医务人员或试用期医务人员书写，但应有经治医师签名。书写日常病程记录时，首先标明记录时间，另起一行记录具体内容。对病危患者应当根据病情变化随时书写病程记录，每天至少1次，记录时间应当具体到分钟。对病重患者，至少2天记录一次病程记录。对病情稳定的患者，至少3天记录一次病程记录。

（三）上级医师查房记录是指上级医师查房时对患者病情、诊断、鉴别诊断、当前治疗措施疗效的分析及下一步诊疗意见等的记录。

主治医师首次查房记录应当于患者入院48小时内完成。内容包括查房医师的姓名、专业技术职务、补充的病史和体征、诊断依据与鉴别诊断的分析及诊疗计划等。

主治医师日常查房记录间隔时间视病情和诊疗情况确定，内容包括查房医师的姓名、专业技术职务、对病情的分析和诊疗意见等。

科主任或具有副主任医师以上专业技术职务任职资格医师查房的记录，内容包括查房医师的姓名、专业技术职务、对病情的分析和诊疗意见等。

（四）疑难病例讨论记录是指由科主任或具有副主任医师以上专业技术任职资格的医师主持、召集有关医务人员对确诊困难或疗效不确切病例讨论的记录。内容包括讨论日期、主持人、参加人员姓名及专业技术职务、具体讨论意见及主持人小结意见等。

（五）交（接）班记录是指患者经治医师发生变更之际，交班医师和接班医师分别对患者病情及诊疗情况进行简要总结的记录。交班记录应当在交班前由交班医师书写完成；接班记录应当由接班医师于接班后24小时内完成。交（接）班记录的内容包括入院日期、交班或接班日期、患者姓名、性别、年龄、主诉、入院情况、入院诊断、诊疗经过、目前情况、目前诊断、交班注意事项或接班诊疗计划、医师签名等。

（六）转科记录是指患者住院期间需要转科时，经转入科室医师会诊并同意接收后，由转出科室和转入科室医师分别书写的记录。包括转出记录和转入记录。转出记录由转出科室医师在患者转出科室前书写完成（紧急情况除外）；转入记录由转入科室医师于患者转入后24小时内完成。转科记录内容包括入院日期、转出或转入日期，转出、转入科室，患者姓名、性别、年龄、主诉、入院情况、入院诊断、诊疗经过、目前情况、目前诊断、转科目的及注意事项或转入诊疗计划、医师签名等。

（七）阶段小结是指患者住院时间较长，由经治医师每月所作病情及诊疗情况总结。阶段小结的内容包括入院日期、小结日期，患者姓名、性别、年龄、主诉、入院情况、入院诊断、诊疗经过、目前情况、目前诊断、诊疗计划、医师签名等。

交（接）班记录、转科记录可代替阶段小结。

（八）抢救记录是指患者病情危重，采取抢救措施时作的记录。因抢救急危患者，未能及时书写病历的，有关医务人员应当在抢救结束后 6 小时内据实补记，并加以注明。内容包括病情变化情况、抢救时间及措施、参加抢救的医务人员姓名及专业技术职称等。记录抢救时间应当具体到分钟。

（九）有创诊疗操作记录是指在临床诊疗活动过程中进行的各种诊断、治疗性操作（如胸腔穿刺、腹腔穿刺等）的记录。应当在操作完成后即刻书写。内容包括操作名称、操作时间、操作步骤、结果及患者一般情况，记录过程是否顺利、有无不良反应，术后注意事项及是否向患者说明，操作医师签名。

（十）会诊记录（含会诊意见）是指患者在住院期间需要其他科室或者其他医疗机构协助诊疗时，分别由申请医师和会诊医师书写的记录。会诊记录应另页书写。内容包括申请会诊记录和会诊意见记录。申请会诊记录应当简要载明患者病情及诊疗情况、申请会诊的理由和目的，申请会诊医师签名等。常规会诊意见记录应当由会诊医师在会诊申请发出后 48 小时内完成，急会诊时会诊医师应当在会诊申请发出后 10 分钟内到场，并在会诊结束后即刻完成会诊记录。会诊记录内容包括会诊意见、会诊医师所在的科别或者医疗机构名称、会诊时间及会诊医师签名等。申请会诊医师应在病程记录中记录会诊意见执行情况。

（十一）术前小结是指在患者手术前，由经治医师对患者病情所作的总结。内容包括简要病情、术前诊断、手术指征、拟施手术名称和方式、拟施麻醉方式、注意事项，并记录手术者术前查看患者相关情况等。

（十二）术前讨论记录是指因患者病情较重或手术难度较大，手术前在上级医师主持下，对拟实施手术方式和术中可能出现的问题及应对措施所作的讨论。讨论内容包括术前准备情况、手术指征、手术方案、可能出现的意外及防范措施、参加讨论者的姓名及专业技术职务、具体讨论意见及主持人小结意见、讨论日期、记录者的签名等。

（十三）麻醉术前访视记录是指在麻醉实施前，由麻醉医师对患者拟施麻醉进行风险评估的记录。麻醉术前访视可另立单页，也可在病程中记录。内容包括姓名、性别、年龄、科别、病案号，患者一般情况、简要病史、与麻醉相关的辅助检查结果、拟行手术方式、拟行麻醉方式、麻醉适应证及麻醉中需注意的问题、术前麻醉医嘱、麻醉医师签字并填写日期。

（十四）麻醉记录是指麻醉医师在麻醉实施中书写的麻醉经过及处理措施的记录。麻醉记录应当另页书写，内容包括患者一般情况、术前特殊情况、麻醉前用药、术前诊断、术中诊断、手术方式及日期、麻醉方式、麻醉诱导及各项操作开始及结束时间、麻醉期间用药名称、方式及剂量、麻醉期间特殊或突发情况及处理、手术起止时间、麻醉医师签名等。

（十五）手术记录是指手术者书写的反映手术一般情况、手术经过、术中发现及处理等情况的特殊记录，应当在术后 24 小时内完成。特殊情况下由第一助手书写时，应有手术者签名。手术记录应当另页书写，内容包括一般项目（患者姓名、性别、科别、病房、床位号、住院病历号或病案号）、手术日期、术前诊断、术中诊断、手术名称、手术者及助手姓名、麻醉方法、手术经过、术中出现的情况及处理等。

（十六）手术安全核查记录是指由手术医师、麻醉医师和巡回护士三方，在麻醉实施前、手术开始前和病人离室前，共同对病人身份、手术部位、手术方式、麻醉及手术风险、手术使用物品清点等内容进行核对的记录，输血的病人还应对血型、用血量进行核对。应有手术医师、麻醉医师和巡回护士三方核对、确认并签字。

（十七）手术清点记录是指巡回护士对手术患者术中所用血液、器械、敷料等的记录，应当在手术结束后即时完成。手术清点记录应当另页书写，内容包括患者姓名、住院病历号（或病案号）、手术日期、手术名称、术中所用各种器械和敷料数量的清点核对、巡回护士和手术器械护士签名等。

（十八）术后首次病程记录是指参加手术的医师在患者术后即时完成的病

程记录。内容包括手术时间、术中诊断、麻醉方式、手术方式、手术简要经过、术后处理措施、术后应当特别注意观察的事项等。

（十九）麻醉术后访视记录是指麻醉实施后，由麻醉医师对术后患者麻醉恢复情况进行访视的记录。麻醉术后访视可另立单页，也可在病程中记录。内容包括姓名、性别、年龄、科别、病案号，患者一般情况、麻醉恢复情况、清醒时间、术后医嘱、是否拔除气管插管等，如有特殊情况应详细记录，麻醉医师签字并填写日期。

（二十）出院记录是指经治医师对患者此次住院期间诊疗情况的总结，应当在患者出院后24小时内完成。内容主要包括入院日期、出院日期、入院情况、入院诊断、诊疗经过、出院诊断、出院情况、出院医嘱、医师签名等。

（二十一）死亡记录是指经治医师对死亡患者住院期间诊疗和抢救经过的记录，应当在患者死亡后24小时内完成。内容包括入院日期、死亡时间、入院情况、入院诊断、诊疗经过（重点记录病情演变、抢救经过）、死亡原因、死亡诊断等。记录死亡时间应当具体到分钟。

（二十二）死亡病例讨论记录是指在患者死亡一周内，由科主任或具有副主任医师以上专业技术职务任职资格的医师主持，对死亡病例进行讨论、分析的记录。内容包括讨论日期、主持人及参加人员姓名、专业技术职务、具体讨论意见及主持人小结意见、记录者的签名等。

（二十三）病重（病危）患者护理记录是指护士根据医嘱和病情对病重（病危）患者住院期间护理过程的客观记录。病重（病危）患者护理记录应当根据相应专科的护理特点书写。内容包括患者姓名、科别、住院病历号（或病案号）、床位号、页码、记录日期和时间、出入液量、体温、脉搏、呼吸、血压等病情观察、护理措施和效果、护士签名等。记录时间应当具体到分钟。

第二十三条　手术同意书是指手术前，经治医师向患者告知拟施手术的相关情况，并由患者签署是否同意手术的医学文书。内容包括术前诊断、手术名称、术中或术后可能出现的并发症、手术风险、患者签署意见并签名、经治医师和术者签名等。

第二十四条　麻醉同意书是指麻醉前，麻醉医师向患者告知拟施麻醉的相关情况，并由患者签署是否同意麻醉意见的医学文书。内容包括患者姓名、性别、年龄、病案号、科别、术前诊断、拟行手术方式、拟行麻醉方式，患者基础疾病及可能对麻醉产生影响的特殊情况，麻醉中拟行的有创操作和监测，麻醉风险、可能发生的并发症及意外情况，患者签署意见并签名、麻醉医师签名并填写日期。

第二十五条 输血治疗知情同意书是指输血前，经治医师向患者告知输血的相关情况，并由患者签署是否同意输血的医学文书。输血治疗知情同意书内容包括患者姓名、性别、年龄、科别、病案号、诊断、输血指征、拟输血成分、输血前有关检查结果、输血风险及可能产生的不良后果、患者签署意见并签名、医师签名并填写日期。

第二十六条 特殊检查、特殊治疗同意书是指在实施特殊检查、特殊治疗前，经治医师向患者告知特殊检查、特殊治疗的相关情况，并由患者签署是否同意检查、治疗的医学文书。内容包括特殊检查、特殊治疗项目名称、目的、可能出现的并发症及风险、患者签名、医师签名等。

第二十七条 病危（重）通知书是指因患者病情危、重时，由经治医师或值班医师向患者家属告知病情，并由患方签名的医疗文书。内容包括患者姓名、性别、年龄、科别，目前诊断及病情危重情况，患方签名、医师签名并填写日期。一式两份，一份交患方保存，另一份归病历中保存。

第二十八条 医嘱是指医师在医疗活动中下达的医学指令。医嘱单分为长期医嘱单和临时医嘱单。

长期医嘱单内容包括患者姓名、科别、住院病历号（或病案号）、页码、起始日期和时间、长期医嘱内容、停止日期和时间、医师签名、执行时间、执行护士签名。临时医嘱单内容包括医嘱时间、临时医嘱内容、医师签名、执行时间、执行护士签名等。

医嘱内容及起始、停止时间应当由医师书写。医嘱内容应当准确、清楚，每项医嘱应当只包含一个内容，并注明下达时间，应当具体到分钟。医嘱不得涂改。需要取消时，应当使用红色墨水标注"取消"字样并签名。

一般情况下，医师不得下达口头医嘱。因抢救急危患者需要下达口头医嘱时，护士应当复诵一遍。抢救结束后，医师应当即刻据实补记医嘱。

第二十九条 辅助检查报告单是指患者住院期间所做各项检验、检查结果的记录。内容包括患者姓名、性别、年龄、住院病历号（或病案号）、检查项目、检查结果、报告日期、报告人员签名或者印章等。

第三十条 体温单为表格式，以护士填写为主。内容包括患者姓名、科室、床号、入院日期、住院病历号（或病案号）、日期、手术后天数、体温、脉搏、呼吸、血压、大便次数、出入液量、体重、住院周数等。

第四章 打印病历内容及要求

第三十一条 打印病历是指应用字处理软件编辑生成并打印的病历（如Word文档、WPS文档等）。打印病历应当按照本规定的内容录入并及时打印，由相应医务人员手写签名。

第三十二条 医疗机构打印病历应当统一纸张、字体、字号及排版格式。打印字迹应清楚易认，符合病历保存期限和复印的要求。

第三十三条 打印病历编辑过程中应当按照权限要求进行修改，已完成录入打印并签名的病历不得修改。

第五章 其他

第三十四条 住院病案首页按照《卫生部关于修订下发住院病案首页的通知》（卫医发〔2001〕286号）的规定书写。

第三十五条 特殊检查、特殊治疗按照《医疗机构管理条例实施细则》（1994年卫生部令第35号）有关规定执行。

第三十六条 中医病历书写基本规范由国家中医药管理局另行制定。

第三十七条 电子病历基本规范由卫生部另行制定。

第三十八条 本规范自2010年3月1日起施行。我部于2002年颁布的《病历书写基本规范（试行）》（卫医发〔2002〕190号）同时废止。

小　结

本章介绍了院前急救时的几个重要原则。第一节为检查原则，主要从现场检查、诊断和病情评估的角度进行了研究，急救医生应该对院前急救时的客观诊断条件有清醒的认识，对危重症患者应建立正确的诊断思路、掌握评估病情轻重的能力，以及如何在现场实施心电图检查等。第二节介绍了院前对成批患者的处理方法，及伤情评估和检伤分类方法。在患者的数量多于急救人员的时候应首先进行病情分类，将患者分为不同的等级，然后根据情况采取不同的措施，最先抢救最有抢救价值的患者，以达到利益的最大化。第三节介绍了院前急救时的治疗原则，探讨了现场急救时哪些患者应该或必须就地治疗，而哪些情况则不应治疗，应尽快将其后送。如果违背了治疗原则，就可能造成诊疗失当，贻害患者。第四节是研究院前急救时怎样将患者送医院或转院。急救医生必须知道哪些情况的患者必须送院，送到哪家医院，以及危重症患者如何转院等，本节还讨论了送院和转院工作的基本程序和重要的注意事项。第五节是探讨病历的，病历的重要性往往被忽视，以致一些单位的劣质病历势必导致一系列严重后果。本节探讨了院前急救病历的书写和质量管理方法，并指出了病历中的常见的学术和法律方面的漏洞。

参 考 文 献

[1] 周殿元，周正端. 现代临床疾病诊断学. 北京：人民军医出版社，1997：3.

[2] 林夕夕. 医生本色——写在纪念张孝骞教授诞辰110周年之际. 中国医学论坛报，2008－1－17，A6版.

[3] 李春盛. 急诊医学在灾难处置中的作用. 医师报，2008－10－9，E1版.

[4] American Heart Association. Guidelines for cardiopulmonary resuscitation and emergency cardiovascular care. Circulation, 2005, 112（Suppl 24）.

[5] 何卫平，孟新科，郑鹏，等. 四种危重病评分方法对颅脑外伤患者病情评估价值的比较. 岭南急诊医学杂志，2002，7（2）：84－86.

[6] Knaus WA, Draper EA, Wagner DP, et al. APACHE Ⅱ：a severity of disease classification system. Crit Care Med, 1985, 13：818－829.

［7］ Knaus WA，Wagner DP，Draper EA，et al. The APACHE Ⅲ prognostic system：risk prediction of hospital mortality for critical ill hospitalized adults. Chest，1991，100：1619－1636.

［8］ 黄文庆，张孟贤，王江桥，等. APACHE Ⅲ评分对重危患者病情预后评估的价值. 中国危重病急救医学，2000，12（11）：694－695.

［9］ 李春凤. APACHE Ⅱ评分对多发性创伤病情评估的价值. 临床误诊误治，2004，17（2）：128－129.

［10］ 钟善全，黄樱，张诗昊. APACHE Ⅱ评分对急性脑出血病情及预后的评估. 广东医学，2008，29（2）：304－305.

［11］ 孟新科，邓跃林. APACHE Ⅱ与SAPS Ⅱ评分系统对急诊内科危重患者病情评估价值的比较. 中国危重病急救医学，2001，13（12）：751－755.

［12］ 任晓旭，宋国维，廖斌，等. 小儿危重病例评分、全身炎症反应综合征在病情判断及预后评估中的作用. 实用儿科临床杂志，2003，18（2）：105－107.

［13］ 邓跃林. 早期识别"急诊潜在危重患者"新方法. 中国医学论坛报，2006－11－23，24版.

［14］ 张新超，王珺. 室性心律失常致心脏猝死的防治. 中国临床医生杂志，2008，36（1）：9－11.

［15］ American Heart Association. BLS for healthcare providers. Dallas Texas：AHA，2001：3－64.

［16］ 冯庚. 心搏骤停的临床预测—主要分析思路. 中国全科医学杂志，2008，20：1815－1816.

［17］ 冯庚. 心搏骤停前的临床预警性征兆. 中国全科医学杂志，2009，12（2A）：261－262.

［18］ 童晓明，葛志明. 心力衰竭患者心源性猝死的预警和治疗策略. 心血管病学进展，2007，28（6）：891－895.

［19］ 冯庚. 全科医生抢救危重症患者时实施心电图检查的意义和要点. 中华全科医师杂志，2008，7（1）：4－6.

［20］ 鲁端，乔凯. 伪差性心律失常. 中华心律失常学杂志，2001，5（5）：312－314.

［21］ 马景林. 心电图诊断与临床. 北京：科学技术文献出版社，1995：386.

［22］ Jaeobs LM，RamP J，Breay J. An emergency medical system approach to disaster planning. J Trauma，1979，19（3）：157－162.

［23］Fisher CJ. Mobilc triagc team in a community disaster plan. JACEP, 1977, 6 (1)：10 – 14.

［24］姚元章. "5·12"地震伤员的救治与思考. 大坪药苑, 2008, 7 (2)：26.

［25］Hartman RG. Tripartite triage concerns：issues for law and ethics. Crit Care Med, 2003, 31 (5 Suppl)：S358 – S361.

［26］London JA, Battistella FD. Is there a relationship between trauma center volume and mortality? J Trauma, 2003, 54 (1)：16 – 24.

［27］张连阳. 简明创伤救治学. 四川：重庆出版社, 2008：24, 55.

［28］江雪梅, 孙丽, 杨琳, 等. 战时伤病员六级检伤分类法的应用. 解放军护理杂志, 2008, 25 (6B)：78.

［29］Kennedy K, Aghababian RV, Gans L, et al. Triage：techniques and applications in decision making. Ann Emerg Med, 1996, 28 (2)：136 – 144.

［30］赵伟. 灾害救援现场的检伤分类方法 – 评述院外定性与定量法. 中国急救复苏与灾害医学杂志, 2007, 2 (5)：291 – 294.

［31］陈千, 邢茂迎, 邓月仙, 等. "简易创伤计分法"在模拟训练中的应用. 解放军医院管理杂志, 2008, 15 (12)：1169 – 1170.

［32］陈新年, 陈国良, 秦超, 等. 战场救治. 上海：第二军医大学出版社, 2006：8 – 10.

［33］Romig LE. Pediatric triage. A system to jump START your triage of young patients at MCIs. JEMS, 2002, 27 (7)：52 – 58, 60 – 63.

［34］Wallis L. START is not the best triage strategy. Br J Sports Med, 2002, 36 (6)：473.

［35］Wallis LA, Carley S. Comparison of pediatric major incident primary triage tools. Emerg Med J, 2006, 23 (6)：475 – 478.

［36］王芳. 不监护不检诊——急诊医生严重不作为. 医师报, 2008 – 4 – 24, 24 版.

［37］麦泉云. 静脉滴注复方丹参注射液致过敏性休克死亡1 例. 疑难病杂志, 2005, 4 (1).

［38］薛敏. 转院不当惹纠纷, 难辞其咎医院败诉. 医师报, 2008 – 9 – 4.

［39］黄韶清, 周玉淑, 刘仁树. 现代急性中毒诊断治疗学. 北京：人民军医出版社, 2002：200 – 201.

［40］吴冬. 物理诊断不该被忽视. 健康报, 2009 – 7 – 13, 第3 版.

［41］张桂英. 诊断学 (全国高等学校医学规划教材). 北京：高等教育出版社, 2004：37.

［42］王芳. 规范病历书写, 主动防范医疗纠纷. 医师报, 2007 – 7 – 4.

第六章　院前急救时如何提高服务质量，避免医疗过错和医患纠纷

导读

　　医患纠纷是院前急救时难以避免的问题，在很多情况下这种不和谐状态是由于医务人员的服务不到位，如沟通障碍、服务中的各种过错及失误等原因造成的，其中既有专业技术问题和学术问题，也有管理上的疏漏。低水平的医疗质量势必造成医疗过错和诊疗失误的增加，其结果既不利于患者的康复，又能影响医患关系，如果处理不当就可能引发医患冲突，甚至激化矛盾，促发恶性伤害事件，造成不良影响。同时医疗过错是医疗诉讼时医方败诉的主要原因，医方势必将为此付出惨重的代价。为了避免和减少医患纠纷，院前急救人员必须首先从自身做起，提高自己的综合素质，改进自己的工作质量，按照科学的规章制度和操作规范工作，才能提高院前急救服务水平，为患者提供优质高效的服务，让他们满意。本章就是从这个角度提出的思考和讨论，首先发掘和展示院前急救各个环节容易出现的问题以及这些问题存在的原因，然后再就上述问题提出有针对性的解决方法。

第一节　地雷是怎样埋下的
——导致医疗过错和医患纠纷的隐患

　　2007 年 8 月，卫生部部长陈竺指出："加强医院管理，保证医疗服务质量与安全，是卫生改革与发展的重要内容。保障医疗安全是医院管理工作的重

中之重，医疗安全的核心目标就是要保障患者安全。"

近些年来我国的医患关系日趋紧张，医患矛盾十分突出的现象引起了越来越多的关注。据报道，2001年7月25日下午，北京某医院发生了一起患者殴打医生的事件，一位科室副主任、博士生导师的左前臂被砸伤，伤口长达10 cm，血管、神经、肌肉断裂。2001年7月10日上午，国内知名的血液病专家、湖南某医院的一位资深教授，被自己精心治疗过的患者连捅46刀，经抢救无效死亡。2001年11月14日上午，重庆市某医院门诊部五楼眼科发生爆炸，造成5人当场死亡，35人受伤，这个恶性事件的原因竟然是医患冲突的恶化。

令人担忧的是，医务人员受到伤害的案例已不是偶然发生的个别事件，患方向医务人员施暴的恶性事件在全国各地时有发生。北京医师协会对北京71家二级以上医院的统计表明：近3年的时间中，北京共发生殴打医务人员事件502起，其中致伤、致残90人。

院前急救时医务人员被伤害的事件也经常发生，北京急救中心的一名医生在院前急救时曾被打得鼻骨骨折。类似事件如此之多，表明医患关系紧张已成为日趋突出的社会问题，这个问题应该引起有关部门的高度警觉，更是值得我们医务人员深刻反思。

世界上的任何事物都有它出现和存在的理由，否则它就不会出现和存在。正如古人所说的："病受于人所不见，必发于人所共见。故君子欲无得罪于昭昭，必先得罪与冥冥。"（病根在人所看不见的地方，发病后才能被看见，因此君子如想表面上无过错，就必须要从看不见的微细地方做起，清除"病根"，防微杜渐。）医务人员受到伤害是表面现象，我们应该对这个现象后面的实质问题进行深入分析，为什么会发生类似事件？问题出在哪里？根源在什么地方？怎样才能减少和避免类似事件，最大限度地保障患者的安全和医务人员的自身安全呢？下面是对各种隐患和纠纷根源所做的分析：

一、医方原因

安全是所有医疗工作能够顺利执行和成功完成的重要前提，缺乏安全保障，任何医疗工作都难以顺利实施和成功完成。对于院前急救工作者来说，安全可以分为两方面内容，即患者的安全和急救人员的安全，这两方面的内容是息息相关同时又密不可分的。墨菲法则（Murphy's Laws）告诉我们："任何有可能发生的错事，它就一定会发生（Anything that can go wrong will go wrong.）。"中国也有一句著名的谚语："常在河边走，哪能不湿鞋？"院前急救是高风险行业，危险和隐患无处不在，因此从理论上讲危机爆发只是时间问题。

尽管如此，如果我们提高警惕，提前预测、及时发现及找到危及安全和导致医疗差错、医疗事故以及劣质医疗服务的各种隐患和漏洞，搞清楚这些隐患及漏洞发生和存在的根本原因，然后采取有针对性的预防与解决的方法，就能有效遏制不良事件的发生，降低危机爆发的概率，而且能取得事半功倍的效果。

反之如果掉以轻心，不从根本上找到隐患及漏洞的根源，不提前制定科学的规章制度及采取相应措施，医患双方就会深受其害，从而导致漏洞出了再修补，事故发生了再处理，但漏洞和事故仍然层出不穷，防不胜防。形成了事故屡屡发生，屡屡解决，管理部门疲于奔命但仍然不能从根本上解决问题的局面。因此我们必须提前对所有可能出现的问题隐患和工作漏洞进行深入思考和研究，而不是等问题出来了再去充当"事后诸葛亮"。

"知己知彼，百战不殆（孙子兵法）。"院前急救时的安全隐患或称安全漏洞可以分为人为因素和自然环境因素两大类，因此我们要从这两方面进行深入研究，制定有针对性的、行之有效的解决和预防方法，特别是要从制度上采取根本性的、有针对性的措施。

人为因素造成的安全隐患有多种多样，但其实质主要是医患双方的不和谐构成的，这里面既有医方的因素，也有患方的原因（图6-1）。双方的不和谐状态是造成冲突的温床，而冲突的结果则势必是两败俱伤，给双方带来严重的伤害。自然因素则是现场急救的自然环境中客观存在的各种危险或伤害因素，这些因素既能伤害患者，也能伤害急救人员，对此我们将在本书的第七章加以讨论。

导致院前急救时的医疗风险的主要责任在医方。绝大多数情况下，很少有患者忍着自己伤病的痛苦故意去找医生的麻烦。如果患方人员有责任，也

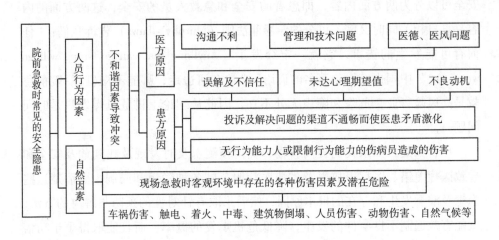

图 6-1　院前急救时的安全隐患

大多是因病痛的折磨而发生的判断失误或行为失控。医方的医疗服务质量问题是导致不安全因素的最大的隐患，我们在院前急救工作中发生的各种过错或瑕疵形成了一个个安全漏洞，这些漏洞将为医患纠纷埋下了不定时炸弹，是各种医疗风险和法律诉讼的始作俑者。既往有很多案例说明，只要医方存在过错，就要不可避免地做出赔偿，哪怕这些过错与患者的病情之间无任何因果关系。因此院前急救时我们应遵循避免过错的原则，尽可能减少和避免任何过错的发生。

下面是由医务人员的主观责任引起的安全漏洞，包括如下 3 个方面：

（一）沟通不利或失败

沟通障碍是导致医患冲突的最常见原因。根据卫生部 2004 年度对北京地区 12 家三级甲等医院 1 ~ 9 月的医疗服务、费用状况和综合管理情况的检查结果，有 50.56% 的医院职工认为医患沟通不够是产生医疗纠纷的原因，其次是医疗费用过高、服务态度不佳和技术水平欠缺。

当突如其来的健康意外事件正在构成对患者生命的威胁时，任何人都不可能真正做到泰然处之，因此急症诊疗过程中的沟通就显得尤为突出，尤为重要。正如美国霍普金斯大学医学院的 Tina Newman 医生指出的："对急诊医师而言，做出正确诊断固然重要，但赢得患者满意是急诊工作中更为重要的一环。"怎样衡量我们的医疗服务是出色还是低劣？最主要的标尺之一就是患者的满意程度，急救医生绝不能忽视这一点。

沟通不利或沟通失败对医患双方来说都是"冤枉"的，因为双方往往都没有过错，只是在相互交流的过程中发生了障碍，产生了误解结果导致患方人员不满并由此发生冲突。沟通不利的最常见原因是医务人员未能及时履行全面告知义务。

比如一位78岁的患牙周病的男性患者去医院就医并取药后回家，家属发现所拿药物灭滴灵（甲硝唑）的说明书上介绍该药主要是治疗阴道滴虫的，而在患者及其家属看来，阴道滴虫似乎对一名老年男性患者来说简直是风马牛不相及，故家属强烈不满并由此引发医患冲突。这就是一例典型的沟通不利导致的纠纷。甲硝唑是口腔科最常用的药物之一，其主要是针对厌氧菌感染的，尤其在牙周病的治疗上经常使用。其实医生只要在开药时把这个情况跟患者做一简单介绍，或者患者拿药后再找医生问一问，就完全可以避免这场冲突，遗憾的是当事医生和患者都忽略了这一点。

院前急救时也经常遇到这种情况，例如驾驶员了解交通和道路情况，采用了最佳路线行驶，迅速地把患者送达医院，而患方则认为救护车故意绕远行驶而收取额外车费等等，这也是沟通不利导致的纠纷，如果事前驾驶员告知患方前方道路情况，并晓以利害，征得患方同意后再行动，或让患方选择交通路线，那样得到的将是赞扬。

再如救护车在行驶途中遭遇严重道路拥堵，此时急救人员应该及时与呼救者联系，告知及解释这一情况，以取得患方的理解，但急救人员却未能这样做，以至救护车到达的时间超出了患方预期的心理值，造成患者及家属强烈不满，久而久之形成了不良印象，于是不信任和敌意产生。

临床上类似由于沟通不利导致的纠纷比比皆是（参阅案例11），其实在很多情况下这就是说几句话的问题，但很多急救医生还未能形成沟通的意识，同时院前急救的管理部门也没有规章制度要求我们必须这样做，以至造成患方人员的不满，久而久之就会影响到我们的院前急救服务的形象。因此我们必须认真反思和深入研究沟通的问题，加强急救医生的沟通能力，我们甚至可以说：沟通是诊疗行为重要性排位中的第一。关于沟通的意义以及如何沟通，详见本书第三章的相关内容。

（二）院前医疗服务中的瑕疵——常见技术问题和管理漏洞

医疗服务中出现的瑕疵经常会导致医患冲突，进而成为事故隐患。这些瑕疵在很多情况下可能是由于各种客观原因造成的，而更多的则是由于医务人员的主观原因导致，其中的问题大致可以分为两类，一是组织管理问题，二是急救人员的业务技术问题，常见的情况有：

1. 救护车到达时间过晚　急救反应时间过长，救护车到达时间过晚是院前急救时容易造成患方不满的最常见原因，患者情况紧急，家属心急如焚，而救护车却没有在应该到达的时间内到达，导致这种情况的原因有：

（1）调度医生受理急救电话时间过长　其主要原因有：

1）电话线路繁忙或障碍：急救电话打不进去或其他故障如信号不满意等，使呼救者无法与120系统有效联系及沟通。

2）各种原因导致的通话交流障碍：如语言原因（外国人及少数民族语言不通或基本不通，不能表达自己的情况和需求等）、口音原因（外地口音含糊不清，无法辨识）、身体原因（多为患者本人呼救，但由于身体原因无法向调度医生正常反映情况）、情绪原因（呼救者情绪不稳定，在电话中哭泣使叙述言语不清）等，都能使急救电话受理时间延长。

3）呼救者缺乏拨打急救电话常识：呼救者打电话时未经调度医生同意就擅自挂断电话，但调度医生还有一些重要信息尚未取得，故使调度医生还得重拨，浪费了时间。

4）调度医生业务不熟练：如录入速度慢，问诊水平差，在短时间内未能判断情况，未能了解派车前必须了解的患者的信息，或未能尽快与呼救者商定接车地点并及时派出救护车。

（2）调度医生因急救资源掌控能力不足而未能及时派出合适的救护车

1）急救半径过长：调度医生未能了解患者的正确位置而舍近求远派车，导致派出的救护车距发病现场的距离过远，而调度医生又没有将此情况的形成原因和救护车到达的预估时间告知患方，以取得患方的理解。

2）派出的救护车因设备及技术问题无法完成院前急救任务，如无除颤器、无担架或担架不能使用（如患者体重过高等）以及医务人员的技术力量不足等，只好改派别的车或回去补充物资等，使救护车到达现场时间推后。

（3）调度医生与出车医生及驾驶员衔接障碍 由于联络渠道不通畅或其他原因使出车指令未能及时传达至出车人员，比较常见的情况是调度医生以为出车指令已经送达，急救医生及驾驶员已经得知派车情况，而后者却不得而知，双方发生误会，或出车人员擅离职守，与调度医生失去联系，造成在一定的时间内出车通知无法送达等。

（4）急救人员出车不及时 虽然出车指令已经下达，但急救人员因各种原因（如外出吃饭等）没有在规定的时间内出车。

（5）交通堵塞 如道路车辆拥挤，道路狭窄，道路有障碍物（如自由市场摆摊、施工等）等，而驾驶员及出车医生尚未将上述情况通知患方，以取得患方的理解。

（6）驾驶员对发病现场的位置以及道路不熟悉。这也是120系统急救反应时间过长的最常见原因，驾驶员不知道呼救者等待救护车地点的具体位置和交通道路情况，找不到等车地点，在反复寻找中无故跑了很多冤枉路，浪费了不少时间。

（7）迎接救护车时的故障 医患双方在指定救护车到达位置等问题上存在失误以及衔接问题耽误了大量时间，救护车到达等车地点时却找不到迎接救护车的人，经过联系发现等车人在另外的地方等车（参阅案例13：通则无痛）；其他耽误时间的情况如救护车到达后无法进入小区或单位（如大门紧锁等）、夜间高层建筑无电梯值班人员，医务人员爬楼梯或找人耽误了时间等。

（8）暂时无救护车 120急救中心的所有当值救护车已经全部出动执行任务，而新的患者呼救时却无救护车可以派出，或呼救地点附近无救护车，需要从远距离外调拨救护车。导致上述情况的原因大致有两点：

1）在某时间段因各种原因造成大量患者几乎在同一时间呼救，在短时间内造成救护车暂时供不应求。

2）已经完成急救任务的随车急救人员未能响应调度医生的无线电寻呼，特别是在出车急救人员即将下班的时间容易发生这种情况，导致一时无救护车可用。

（9）救护车故障 救护车在中途发生故障，无法将急救人员送达现场，完成急救任务。

上述情况就单个问题来看大都属于枝节小事，但如果在每个环节都耽误数秒钟甚至数分钟，累计时间就会大大增加，结果使医务人员不能如期到达发病现场，延误了患者的救治，并造成不良影响。

2. 诊断治疗中存在的瑕疵和失误　诊疗不当造成的医疗缺陷是导致医患纠纷甚至法律诉讼的最常见、同时又是最主要的问题。如果把好这一关，我们可以避免绝大部分的医疗事故。因此，仔细分析诊疗不当的根本原因，找到堵住这些漏洞的方法是院前急救避免过错及安全原则中最重要的内容，也是当务之急。

（1）违背了现场急救时的检查原则和情况评估原则（详见第五章第四节）　对患者缺少了必要的检查，特别是未对某些患者实施心电图检查，以至未能发现业已存在的严重情况；或对表现典型的常见急症因缺乏了解而漏诊或误诊，如因未能掌握急性心肌梗死的心电图特征而造成该病的漏诊等（参阅案例33：对"死神"视而不见）。漏诊和误诊势必耽误了急救人员对伤病的认识，进而耽误了伤病的后续治疗，严重时可以危及患者的生命。

（2）违背了现场急救时的治疗原则（详见第五章第六节）

1）对必须实施现场急救的重症患者未能实施现场急救或治疗不及时，不到位等，如对恶性心律失常患者未能实施干预、对急性冠脉综合征患者未能实施心电监护、对应该静脉应用药物的危重患者仅用了口服药物等。以至使其病情未能得到遏制而发生病情加重、恶化，甚至发生了死亡等最严重的后果（参阅案例4）。

2）在现场为轻症患者实施了不必要的治疗，增加了节外生枝的机会，甚至导致事故发生（参阅案例34），或对没有治疗指证的重症患者实施盲目治疗或无效治疗，未能及时送患者去医院，造成患者现场滞留时间过长，使一些如果早到医院还能得救的患者丧失了宝贵的时间，以致发生了严重的后果（参阅案例2）。

（3）治疗中存在的问题　经验不足或未能掌握急救医学关键的基础知识的医生在治疗中容易犯各种各样的错误，其中比较有代表性的医疗缺陷问题主要表现在：

1）未能及时展开心肺复苏，有些医生对缺乏争分夺秒展开复苏的意识，对已经发生了心搏骤停的患者还实施常规检查如测血压、检查瞳孔、做心电图等，在患者生死攸关的时候浪费了极其宝贵的时间，使接下来的复苏注定失败，患者死亡，这种低级失误令人触目惊心。如果发生诉讼行为，巨额赔偿在所难免。

2）未能掌握电击复律的适应证和非适应证，对该实施电击复律的患者而不实施电击，比如对于某些恶性心律失常如阵发性室性心动过速、超快频率的室上性心动过速等情况，在无复律禁忌证的情况下不实施电击，而用抗心律失常药物，但未能控制病情，导致患者死亡；对不该实施电击复律的患者实施了电击，如对心搏停止时间长，患者心脏代谢能量底物（substrate）已经耗尽，心电图已经呈现直线的患者仍然实施电击，甚至反复进行，这样做势必留下治疗漏洞，如果患方提起诉讼，说患者死亡就是因为医生的不正确电击除颤引起的，此时我们无话可说，因为我们拿不出证据否认这一点。

3）未能提供及时正确的呼吸支持，有些医生对心搏骤停患者能够立即实施心肺复苏，但对呼吸停止或呼吸几乎停止的患者却未能及时实施呼吸支持，或呼吸支持方法不当（如对有气管插管强适应证的患者不做气管插管，而用口咽管替代或仅仅用呼吸兴奋剂等），导致患者缺氧而死。

4）对外伤伤员未能妥善处理就拉起来送医院，以致使伤情加重。如未能彻底止血，伤员在运送途中不断出血导致失血性休克甚至死亡、对肢体骨折伤员未能牢固固定骨折伤肢，导致骨折断端刺破血管和神经或加重疼痛导致伤员休克、未能牢固固定脊柱导致伤员截瘫的发生或加重等。

（4）用药不当　包括用药时间、药物种类、剂量和给药途径的应用失误，常见的失误有：

1）对急性下壁及右室心肌梗死患者静滴硝酸甘油，而此时患者需要增加前负荷，采用容量负荷疗法，而硝酸甘油是降低前负荷的药物。

2）心搏骤停复苏时患者尚未出现心搏就应用呼吸兴奋剂，无端增加了脑组织的耗氧量，增加了脑复苏的难度。

3）随便给心力衰竭患者使用扩容药物，使患者容量负荷加重，病情恶化。

4）随便给缺血性心脏病患者应用茶碱类的增加心脏兴奋性和耗氧量的药物，导致患者心肌耗氧量增加，缺血加重，室颤阈值降低，诱发恶性心律失常，甚至导致猝死。

5）随便对缺血性脑血管病患者使用强力降压药物如乌拉地尔等，导致患者脑供血进一步减少，加重病情进展。

6）对低血容量性低血压和休克患者未能补充血容量就滥用升压药物，形成无效治疗。

7）随便应用大剂量呋塞米（速尿），容易造成患者水和电解质紊乱，给后续治疗带来麻烦。

8）随便应用大剂量糖皮质激素，忽视了该药的不良反应的危害性。

9）在患者血压极度升高（收缩压220mmHg以上或比平时血压升高80mmHg以上）时不采取积极降压措施或降压药物应用不正确等，此时应该应用扩张动脉为主的降压药物如乌拉地尔、酚妥拉明等药物，但急救医生却用了以扩张静脉为主的药物硝酸甘油，并且单位时间剂量不足；或仅应用了肾上腺素能耗竭剂利血平，由于该药发挥作用太慢而起不到紧急降压作用。此时如果患者发生脑出血，家属在诉讼中说是急救医生未能及时控制血压而造成脑出血的话，我们怎么应对呢？

上述情况都是经验不足及基础医学理论水平较低的医生容易犯的错误，这些情况都是医疗事故的温床、医患双方的安全漏洞和医疗诉讼的隐患。

（5）用药混乱　此外用药剂量混乱也是比较常见的现象，不同的医生各行其是，对同一种疾病未能按照相应的临床指南、药品说明书或教科书上规定的剂量使用药物，如院前静脉应用普罗帕酮（心律平）治疗快速心律失常时，有人首剂用35mg静注，有人首剂用70mg静注，有人首剂用105mg静注，有人首剂用140mg静注，有人首剂用70mg加入到250ml液体中静滴……

再如院前静脉应用胺碘酮治疗快速心律失常，有人用胺碘酮150mg静注，有人用300mg静注，有人用150mg加入到100ml液体中静滴，有人150mg加入到250ml液体中静滴……如此混乱的用药如何保证治疗效果？这种治疗方法又如何能作为学术研究的临床资料呢？

（6）监护不当　对必须实施监护的危重患者未能实施监护，如静脉穿刺针头露出血管外，而急救人员却没有及时发现及处理，结果形成局部较大血肿；对急性冠脉综合征患者未实施心电监护，以至突然发生恶性心律失常时未能及时发现，延误了患者的抢救；昏迷患者发生呼吸道堵塞性窒息时未能及时发现，导致其严重缺氧甚至死亡等。

（7）急救操作技术不熟练及瑕疵　如气管插管或静脉穿刺屡屡不成功，外伤包扎、止血和固定操作不规范（导致伤口外露、出血不止、固定不牢固等），未能严格实施无菌操作等。

（8）诊疗设备和技术问题　如吸氧管用尽而未能及时补充导致患者需要吸氧时而无吸氧管；心电图检查时的心电图机机械故障；电击复律时因除颤器故障不能放电；气管插管时的喉镜灯泡不亮造成插管屡插不进；处理骨折伤员时无固定夹板；出血患者止血时无止血带等等，都属于严重的医疗瑕疵，既降低了院前急救的诊疗成功率，影响了患者的预后甚至生命，也能造成患方不满。

通过上述情况的分析，我们可以得出结论，绝大部分的诊疗不当行为是由于急救人员的临床经验不足和医学专业技术水平低下造成的。这种持续存在的情况给我们留下了两点强烈的警示：

首先是急救医生的医学专业技术水平亟待提高，必须加强对年轻医生的基础医学教育和临床技能培养。

更重要的是，一些单位在医疗技术质量监察方面的工作极其欠缺，缺乏对院前急救医疗质量的检查和控制，特别是对急救医生的出车后撰写的院前急救病历的医疗质量检查流于形式，仅仅检查是否有漏项以及文字错误、格式错误等，而对于至关重要的现场急救诊疗过程中是否存在医疗缺陷、对疾病诊断和治疗的科学性、正确性等关键项目却未加检查和分析。由此导致大量明显的、严重的诊疗不当行为和失误长期存在，重复发生。但由于无人认识，无人指正，故这些失误长期得不到纠正，为恶性事故留下了巨大的隐患。

作为院前急救医务人员，有些关键性的、人命关天的业务技术问题必须掌握，而不是一知半解。有一个笑话：一个国家的游泳队在比赛中得了最后一名，但这个游泳队的负责人还自豪地说："虽然我们得了老末，但我们的队员一个也没有被淹死。"这种把目标定在队员不要淹死的游泳队怎么能取得好成绩？

有些医生也是这样，他们从不看书，从不做科研，从不写文章，他们的目标就是挣钱吃饭，能够将工作维持到过得去、别出大事故的状态就行，这种低标准的自我要求是阻碍医生专业技术发展的绊脚石。更重要的是这种医生在一些单位并没有受到督促和批评，低标准的医生与严格要求自己，刻苦钻研业务的医生受到了完全相同的对待，这才是最可怕的。这种状态是导致一些医务人员专业技术水平长期低下，而同时其他人员不愿意钻研业务的最根本的原因。

3. 对特殊情况的患者处理不当　特殊情况患者是指外国人、"三无"患者、意识丧失及现场死亡者等情况的患者等，对这些特殊患者或处于特殊情况的患者实施现场救援时是不能按照普通情况一样按部就班地操作的，否则容易出现问题。

（1）外籍患者　容易出现的问题有因语言不通造成的沟通障碍、缴费问题（在某些发达国家及港澳台地区院前急救的费用是政府负担或由保险公司负担等）导致的纠纷和不满以及未经请示或未经有关部门介入就轻易把某些特殊状态的患者拉走，破坏了事件现场等，处理不当就会产生不良影响，甚至降低城市和国家形象。

（2）死亡患者　容易出现的问题有急救医生未能区分死亡原因，把意外死亡、猝死和慢性病的衰竭死亡混为一谈，采用相同的处理方法，或违背了特殊死亡患者院前急救时的"两不一必"原则，即对非正常死亡者不能不经批准就把死者拉走，不能开具死亡证明，必须向有关部门报告。轻易把死者拉走，破坏了死亡现场，以至造成一系列难以说清及解决的问题。

4. 送院及转院过程中的瑕疵　在转院及送院等环节出现的问题也不罕见，主要表现在：

（1）违背患方意愿，强行将患者送至其他医院，或在患方不了解情况时舍近求远，绕过附近医院，将患者送到远距离外的某些医院特别是私营医院；或花言巧语动员患者去某医院，尽管起初征得了患方同意，但后来因路途遥远及无法报销等原因导致患者的严重不满；或明知某医院不适合患者的诊疗但为了某些"利益"把患者送到该医院，耽误了患者的诊疗及康复，甚至导致患者死亡。

（2）违背了现场急救时的检查原则（详见第五章第四节），未对患者实施现场作必要的检查，不了解病情就盲目将患者拉走，以至以后发生问题时无法分清责任（参阅案例40：谁的责任）。

（3）违背了现场急救的治疗原则（详见本书第五章第六节的内容），随便将不适合转院或送院的病危患者转运，患者在中途发生病情恶化，而救护车上的抢救措施不利，致使患者发生严重后果（参阅案例47：谁该喊冤叫屈）。

（4）医务人员在转运危重患者时未能坐在患者身边而坐在驾驶舱中，途中未能对患者实施有效的实时监护，以至一旦患者病情变化时未能及时察觉，从而未能向其提供及时的治疗。

（5）在搬运患者时不慎将患者摔伤或碰伤。

（6）救护车将患者送达医院后急救人员未能与医院医生实施严格的交接，这样可能带来两方面的严重后果：一方面是不利于患者诊疗，可能造成接诊医院的医生不能及时了解病情及院前诊疗情况，导致后续的诊疗重复或诊疗遗漏，从而给患者带来危害；另一方面如果患者病情恶化或发生意外情况或产生医患纠纷时，与之相关的两家医疗单位难以分清责任。

5. 使用救护车警灯及警笛不当　警灯和警笛是救护车执行任务时不可缺少的专用工具，它们的应用是使救护车能够合法地快速到达发病现场的有力保障。但是警笛和警灯同时也有一定程度的扰民作用，如果使用不当就会发生一定的负面作用，甚至造成不良影响。

（1）警灯使用不当

1）驾驶员忘记打开警灯，以致在救护车通过某些路口或在某些道路行驶时势必违反了某些交通规则，受到交通部门的处罚。

2）在某些敏感地区如外国使馆区、大型的宾馆及饭店等处，很多情况下这些地区的管理人员要求救护车关闭警灯，以免影响居住者，但是如果救护车仍然坚持打开警灯，就容易出现纠纷和争议，既往有因警灯问题而发生当地人员与救护车驾驶员争执甚至相互动手的例子。

（2）警笛使用不当

　　1）应该使用警笛而不使用：在患者情况危急，需要以最短的时间到达医院的时候，有些驾驶员在救护车行驶中不愿意打开警笛，由此导致患方人员的强烈不满，这种情况十分常见。

　　2）在不应该使用警笛时滥用警笛：在完成了院前急救任务后或没有执行院前急救任务时有些年轻驾驶员仍然常常长时间打开警笛，严重地干扰了人民群众的日常生活，甚至导致投诉。

　　警灯及警笛使用不当的责任主要在相关科室的管理者，因为长期以来很多院前急救机构尚未制定详细的警笛及警灯使用规定，有的只是口头说明，有的则是约定俗成的规矩，无任何书面规定，更无使用警灯和警笛的具体方法和细节的规定，导致驾驶员自行其是，以致出现目前的状态。

　　6. 不合理收费问题　人在涉及自己的经济问题时往往比较敏感，院前急救时很多情况下患方还是满意的，但一到收费的时候，有的人就会"变脸"。尽管各部门强调禁止多收费，但我国现有的公立医疗单位的生存、发展和医务人员的收入绝大部分靠医院自己的收入来维持和支出，医院决策者常常不得不鼓励员工创收，很多医疗部门的工作重心可能会偏向经济创收上。本着多劳多得的原则，很多单位的医务人员的个人收入常常与医疗行为的收入挂钩，常常是按比例提成，造成多收费的情况仍然存在，这也是导致医患纠纷的常见问题。

　　7. 未能及时、如实、详细记录院前急救时的诊疗行为　书写院前急救病历，详细记录院前急救时的患者的一系列情况及诊疗过程是院前急救工作中的一项非常重要的、不可或缺的内容，这项工作有非同寻常的双重价值，即学术价值和证据价值，前者为临床医学研究提供资料和素材，后者为法律诉讼提供客观证据。但是在很多医疗单位，这一点长期以来都存在严重的薄弱环节，表现为3个方面的问题：

　　（1）格式医疗文件及病历缺如和设计不合理　有的急救单位缺乏应有的医疗文书，如院前急救时的知情同意书、患者入院时的交接单等，或因格式医疗文件及制式病历的设计时留下的缺陷导致院前急救时的很多重要信息的遗漏，并由此导致不良后果。如知情同意书的病情及治疗时可能发生的后果的告知内容不完善、急救过程的重要时间信息缺如等。

（2）急救医生撰写医疗文书时的疏漏 急救医生未能及时书写病历和其他医疗文书，或糊涂乱改及字迹潦草使医疗文书无法辨认，或杜撰虚假内容，或书写病历时漏掉了一些重要内容，如病情变化、用药时间、干预与结果的关系等，严重影响了医疗文书的质量。

（3）未能实施有效的监督和检查 医疗文书必须随时有专人检查，检查的内容有两方面，一方面是格式及内容的检查，即检查病例中的书写格式是否有错误，内容是否有遗漏；第二方面就是学术检查，即了解当事医生的院前急救临床诊疗决策是否科学、是否正确，是否存在医疗缺陷等，如有不足则要指出错在哪里，为什么会错等。对此检查者并不是随便什么人就可以担任的，他（她）必须有一定的资格和能力，必须具备相当的学术水平才行。如果没有检查和监督或检查者没有能力找到医疗文书中的各种重要的遗漏和不足，就无法根除低质量的医疗文书。

上述情况都能导致医疗文书的学术性和证据性下降，丧失了医疗文书的应有价值，使其不能作为学术研究资料和诉讼时的法律证据。

8. 无资质者行医问题 由于人手不足，院前急救时将尚未取得行医执照的毕业生、实习生投入使用的现象经常存在，如果发生医患纠纷，这一点是医方的不可避免的薄弱环节。

（三）医德、医疗作风和服务态度问题

受市场经济条件下社会大环境的影响，部分医务人员的价值取向发生了偏差。特别是院前急救人员所从事的职业非同一般，长期的高责任、高风险、高强度、高压力的工作状态同时自己的艰辛未能得到应有的认可，投入和回报比例相差悬殊等原因，导致一部分人心理失衡，内心充满了怨气，丧失了工作热情和积极性，因此工作起来得过且过，做一天和尚撞一天钟。

还有少数医务人员素质低下、缺乏道德概念和自身修养，未能将患者视为自己的亲人，或在工作中或金钱至上，惟利是图，或言语生硬，态度冷漠，或敷衍了事，漫不经心等等，有的医务人员在工作中频频接打手机谈论个人问题，有的人到达接车地点后让老年人帮助拿诊箱和心电图，而自己却空手走到患者家中等，在社会及患者的心目中造成和增加了负面影响。

与此同时，有的120院前急救单位的各种规章制度特别是激励机制、监督机制不健全，未能及时实施奖惩，或奖惩不公平以及只惩不奖等，故未能遏制少数医务人员的这种不良工作状态。在正气不能发扬，歪风不能遏制，积极上进和消极混事的人受到相同对待的情况下，这种不良状态势必会不断扩散，将严重影响其他的人，甚至可能使原本有上进心的工作人员心灰意冷，不再愿意付出自己的努力，不再积极工作，如此形成恶性循环，势必导致医疗服务质量严重降低，增加了院前急救时的医患矛盾及医患冲突发生的概率。

　　避免过错和证明自己没有过错是当前我国所有医疗单位的头等大事，所有的过错可以概括为两方面的问题，首先是应该做的事情没有做或没有全部做，第二就是做了不应该做的事情。所有的医疗过错都基于此。因此我们上班时要经常想一想：A. 我还有什么该做而没做的？B. 我是否做了不该做的事情？图 6-2 是医方原因导致安全隐患的总结。

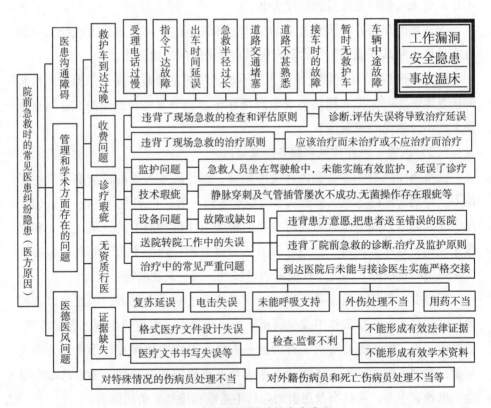

图 6-2　医方原因导致的安全隐患

二、患方原因

突发危重急症或严重事故不同于一般的慢性病或轻病微伤，在突如其来的健康意外事件的打击下，很少有人能够保持清醒的头脑，冷静、客观地看问题，因此容易发生各种各样的误会和不满，我们急救人员要设身处地地站在患者的角度思考，理解并能够容纳患方人员的心情，"海纳百川，有容乃大"，院前急救工作者应该具备这样的胸怀。这样，今后我们在工作中遭到不公正待遇时的苦恼就会轻得多。尽管如此，我们应该了解患方人员的种种不恰当行为以及这些行为形成的原因，从根本上找到相对应的解决方法。下面是常见的由患方人员的不理智行为和不正确做法：

（一）患方对医务人员的误解和不信任感

由于目前普遍存在的紧张的医患关系，特别是在全民的健康意识、法律意识、自我保护意识逐渐增强的当即时代，不少患者在就医时存在戒备心理，有的人把医务人员放在了自己的对立面，而处处表现出怀疑和不信任，即使院前急救人员做出了合理的举动，但在先入为主的思维干扰下，也会表现出不信任来，加之很多医务人员不善于沟通，所以经常会出现误解现象。

（二）未达到自己的心理期望值而表现的不满

医务人员的行动未能达到患方人员的期望值，由此导致后者不满。比如在患者情况危重，家属十分焦急地等待救护车时，往往把几分钟当成了几小时，虽然救护车到达的时间并未超出预期时间，但家属还是抱怨医务人员来晚了等等。

再如在一些媒体错误的宣传误导下，患方某些人员未把医务人员置于平等位置，有些人认为自己就是医务人员的"上帝"，或把医疗行为与商业行为等同起来，把就医看作一种消费，我花了钱，你就得无条件按我的要求服务。

有些人不了解疾病的复杂性和诊疗工作的艰巨性等，认为自己叫了救护车，就是进了保险箱，急救人员有义务更应该有能力医治好自己的疾病，然而事与愿违，患者情况并没有立即好转，也会导致家属的不满；有些人不了解某些疾病是如此的凶险，某些急症能够在很短的时间恶化，加之医务人员未事先对患者的亲属实施告知义务，一旦病情恶化，而家属却无任何精神准备，就会陷入震惊和愤怒中，进而对急救人员做出过激举动，甚至造成恶性伤害事件。

总之有时患方人员的期望值很高，一旦无法达到他们的期望，自然就会导致失望，并由此产生怨恨和不满，然后迁怒于医务人员。

（三）投诉及解决问题的渠道不通畅而使矛盾激化

当患方人员对医务人员或医疗过程有疑问、有意见、有误解时就会产生严重不满，此时如果因投诉渠道不畅通，或投诉后问题难以得到解决，以及愤怒无法平息、苦恼无法宣泄时就可能做出不理智举动，导致恶性事件的发生。

（四）无行为能力或限制行为能力人员造成的伤害

急救人员院前急救时经常遇到醉酒者、吸毒者、精神异常者以及处在应激状态的人员，而这些人多数处于失控状态，很容易做出非理智的举动，甚至造成对医务人员的伤害。

（五）别有用心和不良动机作怪

在我国法制尚处在极不完善的情况下，一些人怀有不良动机，有意把矛盾转嫁给医方，妄图借医务人员的医疗行为发不义之财，或达到某些利益。正所谓"要想富，做手术，要挣钱，到医院"，在这种不良风气的影响下，各地医闹现象时有发生，他们使出各种卑鄙手段，严重干扰了社会秩序和医务人员正常的医疗工作。

第二节　防患于未然的排雷工作
——怎样弥补院前急救服务漏洞

问题本身不是问题，发现问题，应对问题，解决问题才是真正的问题。

"君子慎于细微"，医疗漏洞和医患纠纷是诸多细小因素构成的，而防微杜渐就是要从各个细微的地方做起，在诸多细微环节上把关，展开艰苦卓绝的努力，使我们的院前急救事业走向前进。从医方及医务人员自身的角度出发，我们要做好三方面的工作：

首先是提高院前急救的管理水平，创建一个高素质、高水平和高效运行的工作系统，创建一个学习型的工作单位和令人感到舒畅的、宽松的工作环境，同时还要制定科学的现场急救预案、操作指南和规章制度，并用其规范院前急救行为。

第二是提高院前急救人员的专业技术水平，只有医疗技术的完善和提高，才能避免医疗过错的发生，减少漏诊、误诊及误治的发生概率，堵住各种诊疗漏洞。

第三是提高院前急救人员的职业素养，职业素养是医务人员在工作中增加信任、化解矛盾、将医患双方的利益融合成为一体的灵丹妙药，但目前这方面的研究报告少之又少，必须加强这方面的研究。

一、调动所有工作人员的积极性

员工理想的工作环境呈现出蒸蒸日上，欣欣向荣的气象，全体员工不分年龄和性别，不分职务和资历，共同为了共同的目标付出自己的努力，每个人都在尽力做好自己的工作，每个人都在帮助别人，同时受到别人的帮助。在这种环境下，大家心情舒畅，即使是工作再苦再累大家也毫无怨言。反之如果人心涣散，各人有自己的小算盘，或应付差事，得过且过，或谋取不当利益，为自己捞取好处等，这样就会挫伤员工的积极性，心情受到压抑，有怨言无处投诉，有委屈无处诉说等。这种情况是无法很好地开展工作的，在这种工作环境下事故和差错的频频出现在所难免。那么怎样才能聚拢人心，形成合力，共同推动院前急救事业向前发展呢？以下几点仅供参考：

同心同德共创崭新未来 院前急救事业是所有工作人员共同的工作，而不是仅仅属于一部分人，因此凝聚力和向心力是领导人员考虑的重要问题，怎样发动群众，调动广大工作人员的积极性是举足轻重的问题，是头等大事，甚至是决定性问题。这项工作做得好，领导干部的凝聚力强，事业就发展，就前进，做得不好，事业就会停滞不前甚至倒退，最终被淘汰，被别人取而代之。

（一）各级领导的作为是所有工作的关键

1. 做好表率 各级领导是一面面镜子，他们的一举一动能够在职工中产生直接影响，即可能是正面影响，也可能是消极效应。因此领导干部应该刚直不阿，处事公平，一视同仁，办事公开透明，放弃一切暗箱操作，并且能处处吃苦在前，享乐在后，给员工做出榜样来，这样才能服众，说话才有力量。

2. 建立通畅的上下级沟通渠道　领导要经常了解员工想法，特别是要敢于听、乐于听反面的言辞，这一点十分重要。人性中的一个很大的弱点就是人人都爱听赞歌，而对批评和指责则很反感。但作为领导，这种人性的弱点就是导致工作开展不利的最大障碍之一。如果只听好听的，就像是吃饭挑食的人，必定会营养不良。有人很爱发牢骚，领导就不喜欢这样的人，但是很多牢骚里有真知灼见。

鲁迅说过："不满是向上的车轮"。俗话说"不平则鸣"，发牢骚者必定有其原因，这里有时是误会，有时是工作中存在的不足或缺陷，如果领导不与下级沟通就不了解这些情况，又如何消除误会，纠正错误，改进工作呢？无论一个单位、一个政党甚至一个国家，如果到处是赞歌，到处是歌舞升平而无批评之声，那么这个单位、这个政党、这个国家就离完蛋不远了。因此领导要疏远善于奉迎拍马的人，同时经常了解下级有何"不平"之处，从而加以解决，反之如果下级有怨气而无处诉说，久而久之就会结怨，结怨势必体现在工作中，影响和干扰了院前急救工作，就可能贻害患者，也会殃及自己。

3. 时时刻刻呵护下级　敢于替下属承担责任　领导应该时刻关心下级，体恤他们的心，尽可能照顾他们，呵护他们，出了成绩是别人的，有了过失则自己承担，这才是下级心目中的真正的、心服口服的带头人。在关键时刻领导应该挺身而出，替下级撑起保护伞，这样才能赢得下级的敬佩和尊重，俗话说"士为知己者死"，有这样的领导，下级不想"卖命"也不行。

（二）奖惩严明，发扬正气，遏制歪风

奖惩严明是发扬正气，遏制歪风的有力武器。如果不这样做，干好干坏都一样，那样会大大打击有上进心人员的积极性和工作热情，助长歪风邪气。管理人员应对所有的员工一视同仁，而不是有亲有疏，充分利于奖励和惩罚并举的手段，使单位的正气压过歪风。

虽说是"奖惩并举"，实际上在奖惩中应以奖励为主，惩罚为辅。我国古代就有"先廉耻而后刑罚，先亲爱而后律其身"的治军方法，充分说明了古人的高明。奖励与惩罚的比例应为奖十惩一，甚至比例更大。正如王凤仪在《化性谈》中说的："管人是地狱，管一分，别人恨一分，管十分，别人恨十分。必须反过来，能领人的才尽了做人的道。"你看，"管人"和"领人"一字之差，其效果和后果真是天壤之别。

俗话说"尺有所短，寸有所长"，每个人都有自己的缺点和长处，领导要善于发现和发掘下级员工的长处，并加以使用和重用，这样才能调动工作人员的积极性。而惩罚是万不得已而为之的，有人忽视了表扬和鼓励的作用，总是注重惩罚和管制，甚至动不动就以开除和辞职相威胁，殊不知这样做会大大伤了工作人员的心，这种言辞永远是管理者的大忌。奖惩并举的主要内容是：

1. 有功必赏 表扬和鼓励的作用胜于批评和管制作用的几百倍，管理人员应该善于发现工作人员最微小的进步和成绩，然后给予赞扬、表扬、宣扬、表彰和奖励，这一点至关重要。这里我们应强调6个字："立即、大力、反复"。

"立即"就是不要拖延时间，要马上对取得成绩者实施表扬，拖延的时间越长，表扬的鼓舞作用越差，影响力越小。

"大力"是指表扬要有力度，包括口头、书面表扬甚至物质奖励，要不遗余力地表扬和由衷地赞扬，这样才真正能够达到激励的作用。

"反复"就是不能仅仅表扬一次，领导干部要把员工的成绩记在心里，不时地拿出来鼓励大家，这是激励员工的灵丹妙药，只有这样才能最大限度地发挥员工的积极性，形成一种人人积极向上的良性循环。

遗憾的是有些领导的做法却恰恰相反，他们总是忘了表扬和鼓励，而总是对员工的过失念念不忘，这种"一朝被蛇咬，十年怕井绳"的想法是最要不得的。

2. 有错必纠 无论是谁，无论其资历和职位，只要出现错误和过失，都必须给予纠正，这里强调的也是6个字："及时、区别对待"。

及时是指发现错误后要尽快处理，千万不要拖延，拖延的时间越长，重复发生同样错误的概率越大。

区别对待是指同样是过失和错误，但其性质却有不同，其中可有非主观本意的疏忽问题、遗忘问题、经验不足问题等，这属于一般性质的问题。还有主观上的故意，即当事人明知这样做是不道德的，是违背公序良俗的，但为了某些利益仍然去做，这种错误的性质是恶劣的，它属于道德品质问题。管理机构在处理问题时应该对不同性质的错误区别对待，特别是对于不道德行为必须立即予以坚决痛击，给予最严厉的处罚。

道德问题不是工作上的过失和疏忽，它反映了一个人的基本思想品质，而道德败坏的人是不配做医生的，把一名奸商或屠夫放在医生的岗位上是对生命和健康的威胁，是对患者的不尊重。因此在处理这类问题上应该从快从重，而不是姑息养奸，大事化小，甚至不了了之，下不为例。如果不加严厉惩罚，当事人还会重复这种行为，更重要的是其他人也可能效仿。

而对于一般性过失和疏忽，则应本着批评教育的原则，并且对事不对人，以提高当事人对医疗工作重要性的认识和责任心。

此外有时某些单位在纠错时以患者的反映为启动点，即所谓"民不举，官不纠。"不当行为发生后，即使发现了，也一定要等患方投诉了再去处理，而对无人投诉的过失和错误则听之任之，放任自流，这样的做法是非常错误的，也是十分危险的，必须予以彻底纠正。

二、制定科学的院前急救预案和操作规范

在以循证医学为主导的当今医学领域，各种临床指南层出不穷，我们也要在指南的基础上结合我们的具体工作特点，制定自己的行动预案和操作规范。院前急救预案的主要内容可以分为日常工作的常态普通事件现场急救和大规模突发事件的现场紧急救援两部分，从受理呼救电话开始，到完成任务返回，对每个环节都要开展细致的系统研究。本书对此做了初步尝试，希望广大读者能加入到预案和操作规范的制定者的行列中来，让我们共同努力，造福于广大患者，为国家的院前急救事业添砖加瓦。

三、建立健全各种规章制度

俗话说"没有规矩，不成方圆。"规矩就是规章制度，有了它们，我们的

工作就有章可循，有法可依。"规矩"的科学性、先进性、正确性、实用性和指导性至关重要，正如邓小平曾经说过的："制度不好，好人也会变成坏人，制度好了，坏人也会变成好人。"就规章制度的科学性而言，它是"没有最好，只有更好"。因此规章制度的制定不可能一蹴而就，而是需要长期、反复的分析、思考、实践并不断加以修改，甚至是永远都在修改并且逐步走向完善的。

（一）缩短急救反应时间的相关制度

急救反应时间是院前急救服务质量中的重要内容，它能够反映相关院前急救系统的工作效率和管理水平，要向群众提供高质量院前急救服务，首先必须从缩短急救反应时间做起，急救车到达现场的时间越早，对伤病的诊疗和患者的预后越有利，因此要开展急救反应时间的相关研究，把缩短急救反应时间作为改进 120 系统工作内容的重中之重。

1. 合理分配急救资源　对急救资源分布及救护车选点进行深入研究，根据相关地区的交通情况、人员数量、以往的 120 急救电话呼救量等因素合理分布和随时调整救护车，尽可能缩短急救半径。

2. 无故障待命制度　急救人员就应具备立即出车、随时出车的能力，因此应在下班前做好下次上班的一切准备，如补充药物及消耗品，提前排除诊疗仪器故障和车辆故障等，将急救药品、器材及救护车置于良好待命状态。上班后急救人员的第一件事就是将各类急救物品（氧气瓶、诊箱、心电图机等）装车并加以检查，以及救护车情况检查，以便接到出车指令后能够立即出车。

3. 无故障联络制度　调度医生与院前急救人员应保持通畅的联络渠道，如电话机及线路应时刻保持无故障状态、派车电话专用及专人职守等，确保出车指令能够随时准确下达。

4. 出车限时制度　根据院前急救本单位的具体情况制定出车时间，急救人员应该在规定的时间内出车，不得超出规定时间。

5. 救护车报告制度　救护车完成急救任务后必须立即向调度医生报告，以便能够重新投入使用。对于在即将下班的时间急救人员不报告的行为应该有相应的解决措施，如可以加大对加班人员的补偿等，同时加强对该现象的调查及处理，以杜绝完成任务后的不报告现象，保证急救中心有充足的、可以使用的救护车，减少患者呼救时无救护车可派的情况。

6. 救护车警灯及警笛使用规定　院前急救时有很多非常细小的环节，在这些看似不起眼的环节如果存在纰漏，就能影响院前急救质量和急救部门的形象，在救护车警灯及警笛的使用上就是如此。何时使用警报、何时不使用警报、何时持续使用警报、何时间断使用警报是非常有讲究的，它们能体现一个院前急救部门的管理水平和服务质量。交通法规上已经制定了一些警笛及警灯使用的规定，相关部门应该在法规的基础上根据本部门及地区的情况再加以研究，制定更加详细的、可操作的和实用的警报实用规定。

7. 缩短急救反应时间的研究、调查和考评制度　口碑十分重要，它能反映群众中对某些情况的看法。平时经常能听说某地的院前急救机构的救护车出车快，到达现场时间早，而另一家急救机构的救护车出车慢，时间长等等，说者无心，而作为听者的我们必须进行深思。为什么会有的快，有的慢？快的快在哪里？慢的慢在何方？我们必须追根寻源。

因此应该展开缩短急救反应时间的研究，比如急救资源的分配等，更重要的是对当前急救反应时间的现状进行调查和分析，某些情况下救护车一般多长时间才能到达现场，应该多长时间到达，实际多长时间到达，如果晚了，那么导致推迟到达的原因在哪里？要把人为因素、路况及交通因素、急救距离等诸多因素综合分析，先实施基数调查，然后再进行改进研究。还要建立考评制度，对不同的部门和机构的救护车进行考评和调查，一般实施奖优罚劣，促进急救反应时间的缩短。

（二）区别患者情况，合理分配急救技术力量的相关制度

根据患者的具体情况，将救护车分为抢救型救护车和转运型救护车十分必要。前者主要承担现场急救及院前急救科研任务，工作对象是危重症患者，后者则主要承担解决交通工具的任务，工作对象是不需要现场急救的轻症患者或以及康复的患者。

两种救护车的随车医务人员的技术水平和职业素养应该有高下之分：抢救型救护车面临的是危重患者，故患者的情况复杂，危险大，需要较高的专业技术才能完成院前急救任务，保障患者的生命，同时医务人员的责任大，

风险也高，故应由技术水平和职业素养高的医生和护士执行抢救任务，这是对患者负责，也是对院前急救医务人员负责。

这样既节约了急救成本，又能"好钢用在刀刃上"，把最好的医生分配给最重的患者。而转运型救护车的服务对象则是轻病微伤人员，患者的危险性小，需要的专业技术含量低，故随车人员则让技术水平和专业素养低的人员担任。因此调度医生应该掌握急救医生的技术状况，有针对性地派出救护车。

两种救护车人员在待遇上必须有所区别，甚至应该有很大的区别。应根据医务人员的工作性质、技术含量以及承担的责任来实行奖金分配，拉开收入档次。同时，抢救型救护车和转运型救护车的随车人员不是固定的，应根据医务人员的技术水平和职业素养不断调整和变动，形成竞争上岗，让有资格的人担任重要的任务的局面。这是提高院前急救质量，降低院前急救成本，同时打破急救人员技术水平与待遇"大锅饭"的有效措施。"大锅饭"不打破，我们的工作永远都不会有明显的改善。

合理分配急救力量的重要前提是调度医生的工作能力，也就是说调度医生应该有能力通过电话准确地了解患者病情的轻重，从而派出与其相适应的救护车。

（三）促进医务人员医疗技术提高的相关制度

1. 建立医务人员技术等级制度的设想 医学专业技术工作人员的待遇往往与其技术职称有关，但是技术职称是固定不变的，是终身制的，导致部分人员取得了一定的职称之后就不再积极进取，从而限制了相关人员的学术发展，同时也势必阻碍了院前急救机构整体的技术和学术上的发展和进步。

此外院前急救专业人员的奖金多与相关人员的工作量和医疗收入有关，很少与医务人员的技术状态挂钩，这就形成了医务人员的技术好坏与他们的实际收入无关的状态，比如医生甲非常爱学习，并善于使用呼吸机，凡是需要呼吸机的院前急救任务都交给他。而医生乙则不学无术，从不看书，对呼吸机也一窍不通，院前急救时一旦患者需要使用呼吸机，他就无法出车，只好派医生甲去。但是这两个人的收入和待遇却无任何差别，甚至由于医生乙具备某些"特殊能力"，他的灰色收入可能还要高于医生甲，这难道公平吗？这种医务人员技术状态的大锅饭非常普遍，严重制约了医务人员的专业能力的发展。

　　建立技术等级是打破大锅饭的有效措施，技术等级是医务人员技术情况的动态映像，它有如下意义：技术等级与技术职称不同，它是动态的，是随时可变的，而不是静止的和终身制的；技术等级不受医务人员年龄、资历、职称和职务限制，而比的是能力，比的是水平，比的是成果，因此技术等级的评定也是据此而实施的；技术等级应与相关人员的收入和待遇挂钩。建立技术等级将促使医务人员加强学习，不断提高自己的专业技术水平，从而结出累累硕果，同时可以促进单位整体学术水平的提高。

　　2. 医学继续教育制度　医学的发展日新月异，因此医务人员必须与时俱进，时刻了解医学发展的新动态，新进展，同时淘汰旧的观念和诊疗方法，这样才能跟得上医学发展的步伐。如果一个医疗单位很少开展这方面的教育和学习，甚至一年或几年都很少举办讲座，那这个单位的医疗水平将迅速落伍，如果一个医生上班后总是津津乐道的是股市风云、麻将体会甚至更低劣的话题，那这个医生的技术水平可想而知。如果一个科室甚至一个单位的风气就是这样，那么这个单位的学术水平势必已经沦落到可怕的地步。

　　一个单位的医学继续教育制度对建立一个学习型的单位，树立以钻研业务为荣，以消极混日子为耻的风气，从而提高急救人员的专业水平和科研水平有举足轻重的作用。医学继续教育制度必须包括如下内容：

　　(1) 建立奖励和激励机制　要对刻苦学习及钻研业务者和取得成果者大力褒奖，把个人的努力行为变成单位的激励行为，这样才能发挥每个人的积极性。就拿发表著作和论文来说，有的医院对发表论文者施以高额奖励，一般发表一篇文章除给予报销版面费外，奖金为数百元至数千元，如果在高级别的杂志如国际有影响的杂志如《新英格兰医学杂志》《柳叶刀》《循环》及《自然杂志》等杂志发表文章，有的单位的奖金高达上万元。而有的单位的奖励才几十元，至多一百元，有的单位不但没有奖金，甚至还不能为其报销发表论文的版面费。要知道，作为一名基层医务人员，发表一篇文章有多难！只有当事人才知道自己付出的艰辛，而区区如此奖励、没有奖励甚至还得自掏腰包，何以调动医务人员的积极性！在缺乏奖励和激励机制，干不干都一样，干好干坏都一样的环境下，还有几个人肯主动地、自觉地学习，进而提高自己的理论水平和业务能力呢？

（2）建立监督、考核和淘汰机制 医务人员的行动直接关系到的是人命，这里是容不得半点马虎和迁就的，因此对于一个高水平的院前急救机构来说，监督、考核和淘汰机制十分必要，监督就是对医务人员的业务状态进行实时观察，以随时更新观念、发现及纠正错误；考核是对其理论水平和技术能力的了解，特别是对医学发展的了解，对医务人员对新动态、新知识的掌握程度的了解；淘汰则是要把常年不学习，甚至连本质工作中最基本的内容都做不好，连起码的、基础的专业内容都无法掌握的医生调到不接触患者的岗位，只有这样，才能保证院前急救人员的业务技术质量，对患者的健康和生命负责。

（3）学习形式 包括送人外出进修、参加各种学术会议和学习班、开展病例分析和讨论、举办学术讲座等。为了提高学习的效率和将成果扩大化，凡参加外出进修学习、学习班和学术会议者回到单位后必须举办医院规模的讲座，将所学知识对大家展开普及，使其利益最大化。既往很多单位的人员外出学习回来后缺少这一步骤，仅仅自己了解了医学学术进展的最新动态，而大多数医务人员对此却不得而知，这样花了大量的钱却收到了极小的效果。

（4）要有目标和计划 医学继续教育必须有目标，包括近期、中期及长期目标，同时还要有进展计划，有学习重点，而不是走到哪想到哪，想一出说一出。目标和计划分为两大类：科研目标和计划，其二是培训目标和计划。

1）科研目标和计划：目标是组织实施科研的规格，比如达到何种目的、取得何种等级的科研成果等；计划就是实施科研过程的详细准备。

2）培训目标和计划：目标是让何人何时掌握何种技术，计划是培训的具体安排。应提前制定详细的学习计划，例如何等级别的全国性学术会议必须有人参加、多长时间必须举办何种内容的学习、人员多长时间要送到外面进修、多长时间举办院级学术研讨会或讲座、科级学术研讨会或讲座以及研讨会或讲座的内容和必须参加的人员等。作者认为科室内以及急救分中心每日应该举行病例讨论、对院前急救时发生的任何死亡病例和典型病例都应该进行讨论，每周至少举办讨论或讲座一次，时间不少于2小时，参加人员为科室及分中心的医务人员；医院至少每月举办专题讲座一次，时间不少于3小时，参加人员为全院的医务人员。全部计划都必须提前制定，然后按照计划严格实施。

（5）师资的选择、培养和使用　师资就是老师的水平、资格和能力，师资对医学继续教育至关重要，我们可以走外请和内聘两条路。前者是请外单位的高水平的资深人员授课，后者则是使用自己单位的人才。

这两条路中重要的是后者，俗话说"兵熊熊一个，将熊熊一窝"。一个"老师"如果自己都整不明白，那么如何能够让学生整明白？教师如果准备给学生"一滴水"，就必须首先自己已经具备了"一桶水"甚至"一百桶水"。而这些"水"是经过多年的刻苦学习、认真思考、反复实践中得来，因此不能指望一个人能在短时间内就成为优秀的教师。

院前急救部门应有自己的人才培养计划，从长远出发，有意识、有目的、有目标地将自己的业务骨干作为师资进行培养，发现和选择思想品德出色、有上进心、不怕吃苦、愿意为院前急救事业贡献自己的力量的年轻人，重点加以培养、锻炼和使用，使我们的院前急救事业后继有人，形成长江后浪推前浪的可持续发展。

此外，由于院前急救涉及多学科的内容，故每个人应该有自己的主攻方向，而不是眉毛胡子一把抓。例如可把院前急救专业内容分为猝死与复苏、心血管疾病、神经系统疾病、呼吸系统疾病、灾难医学等诸多方面，让不同的人对不同的课题实施专攻，形成各个领域里的高水平的学科带头人。

（四）建立迅速解决医患纠纷问题的通畅渠道

投诉无门，或投诉后问题无人解决是导致纠纷的常见原因。院前急救时发生的问题和摩擦，有的是工作人员的失误造成的，有的是患方人员的误解。失误需要纠正，误解需要消除，这都需要一个通畅的渠道或途径，这样才能使问题尽快解决。否则就可以使问题升级，矛盾激化。比如发生了某问题后家属不满，来到某急救中心的有关部门解决问题，但被以各种理由推来推去，今天负责人不在，明天忙，没有时间等，使患方人员的不满加剧，甚至直接到院长办公室做出过激行为……。因此我们应该明白，解决问题的时间越早，问题越好解决，所以尽可能不要推后，当患方反映了情况后尽可能早的受理，提出有理、有力、有节的解决方案。建立通畅的渠道的主要内容有：

1. "首诊"负责 指只要患方人员投诉，必须立即受理，任何人、任何情况下都不要以各种理由拖延时间或让投诉人改日再来。如果相关负责人员不在，其他人必须将事件情况详细了解并记录，然后迅速传达至相关负责人员，尽快展开调查。

2. 迅速反馈 负责人员最好能在当日查明问题，并提出解决方案，然后迅速通知投诉者，反馈越早越好，既显示了管理人员的重视，也能给患方留下愿意解决问题的印象，取得他们的理解和谅解，进而最终达成和解。

3. 主动出击 一经发现失误或问题，即使患方人员没有投诉，管理人员也应该主动出击，在纠正错误的同时与患方取得联系，告知原委和解决问题的方法，这样会大大增加患方的信任程度，提高医务人员的形象。此外急救部门应征集被服务方的意见和建议，同时对有价值的建议和意见给予奖励，并加以宣传，提高了院前急救部门的形象，使我们的工作更上一层楼。

4. 奖励投诉人员 闻过则喜十分重要，因此要对提出改进意见和发现院前急救时的不合理行为，对院前急救事业的发展有帮助的投诉者应给予奖励，并向此事向公众宣传，以改善和提高急救部门的形象。

（五）针对无资质行医问题的相关制度

尚未取得执业医师执照者能否从事院前急救工作？这个问题还没有答案。但大量的事实是，我国任何一家医院都有大量的、尚无执业医师执照的医生在工作。实习生既要工作，但又无工作资格，这是法律上的一个盲点。

医科大学毕业后，所有的毕业生都需要经过一段时间的实习、培养和锻炼，然后才能考取行医执照，这个过程通常是一至两年，这是非常普遍的、不争的事实。院前急救也不例外，我们有大量的实习生在工作。那么怎样解决这个矛盾，尽量减少由此可能发生的意外事件呢？

1. 工作性质的合理选择 尽可能让无执照的医生执行不涉及到治疗和抢救的任务，如转运轻症患者、送出院患者回家等工作，这需要调度医生仔细判断患者的具体情况，尽可能准确派车。

2. 加强上级医生的指导 当无执照医生遇到比较严重的情况、特殊的情况以及需要现场干预的情况时，无论病情是何种，都要及时向上级医生汇报，这一点十分重要。

有的年轻医生对院前急救时的复杂性和特殊性认识不足，有时看似简单的情况下面埋藏着陷阱，因此不能掉以轻心，要及时请示。既往有年轻医生经验不足，但在特殊情况下没有及时请示上级而做出某些不恰当的行动，然后患方提起诉讼，而医务人员因无执照而败诉的情况，我们必须引以为戒。

现场治疗的所有措施都要取得上级医生的首肯，必要时要呼叫高年资医生到现场参与抢救。此外所有这一切都必须在事后撰写的院前急救病历中详细地体现，特别是上级医生的亲笔签字或盖章，也就是说，病历中必须清晰地说明：无执照医生的所有的医疗行动都是在上级医生的指导下进行的，而不是擅自为之。

（六）合理收费制度以及收费情况监察制度

为了杜绝不合理收费行为，应建立合理收费制度，一切按照上级有关部门规定的价格收费，并在收费时向患方人员做出解释。此外还要建立收费情况监察制度，不定期检查收费情况，发现问题及时处理。应提前制定不合理收费的处理方法，根据不同的情况给予违纪人员不同程度的处罚，这样才能起到警示作用，以儆效尤。

四、建立科学的医疗质量管理和评价体系

医疗质量是一个医疗单位的命脉，同时它与医疗安全息息相关，对于涉及人命关天的120院前急救部门来说更是如此。如果我们缺乏一个科学的医疗质量评价体系，就像人被蒙上了双眼，自己处在什么位置、面临什么危险、朝向什么方向前进等都无从得知，更重要的是这种盲人瞎马状态会造成医疗安全隐患，严重影响医疗质量，危及患者的健康和生命。医疗安全和医疗质量建立在管理质量之上，而医疗质量管理和评价体系就是管理人员的显微镜和探照灯，因此建立健全该体系至关重要。

（一）建立医疗质量管理及评价的专门机构

建立医疗质量管理和评价的专门机构十分必要，该机构应该直接受中心领导的直接管理，而不是某个科室下属的某个部门。医疗质量管理与评价机构的主要职能首先是急救医学学术方面的管理和监察，包括建立医疗质量考评、检查和监督的相关制度，对院前急救人员的业务质量进行了解和监督，

发现问题及时提出改进方案。第二是医务人员的专业技术培训，针对医务人员学术和专业技术方面的薄弱环节进行有针对性的培训和强化。第三是院前急救科研工作的组织和开展。

（二）医疗质量考评、检查和监督的相关制度

医疗质量考评、检查和监督的相关制度　医疗质量监督是检查各项制度执行和落实情况和保障各项制度顺利完成的关键，这就像人体内的免疫系统，免疫系统的职能就是及时查出体内的变异细胞和病理变化，从而及时将其清除。如果免疫系统出了故障就丧失了监督检查的功能了，致使致病因素不断生成和发展，直至导致死亡。

但是很多单位对医疗质量监督的重要性认识不足，或监督的相关规章制度缺乏，或规章制度不健全，或只知道制定规章制度，但规章制度制定后的落实情况却被或多或少地忽视，使一些规章制度并未完全执行及严格执行，缺乏监督制度就像是人体的免疫功能不健全一样，这也是一些单位工作差错、事故和医疗纠纷频频发生的重要原因之一。

1. 建立医务人员技术水平考核和医疗服务质量检查制度

（1）专业技术水平考察和考核　指从医学专业技术的角度对医务人员实施的检查和考核，对于像120系统这样重要的、人命关天的院前急救系统来说，保持医务人员的工作能力和业务水平是非常必要的。就拿心肺复苏术来说，国外多数国家和我国港台地区从事急诊医学的医务人员和院前急救人员如美国的医疗辅助人员（paramedic）、香港的消防员等，每两年必须实施心肺复苏术考核，合格后才能上岗工作，这是对患者的生命负责，没有娴熟的心肺复苏技术，如何能提高抢救成功率呢？我们也应这样，对急救人员院前急救时经常应用的关键技术和重要基础医学理论要经常"回炉"，以保证其正确性和稳定性。主要内容包括定期进行医学基础理论及临床诊疗技能笔试、抢救操作能力考试等，并将数次考核的成绩累积和汇总，并将其纳入年度考评中。通过考察和考核了解医务人员的技术水平，并按照其水平高下附加奖励和批评，借此督促医务人员抓紧学习，使自己的院前急救医学理论水平和操作能力不断提高。

（2）院前急救技术质量检查　该项检查是发现急救医生现场急救时的诊

疗错误，进而加以改进和提高的关键性措施，只有及时发现错误，才能及时纠正错误。通过日常交班时的院前急救病例讨论，以及对院前急救病历中记载的诊疗情况实施认真的检查与评定等工作，了解急救医生的现场诊断治疗是否得当，是否存在瑕疵、失误的原因、原理以及如何做才正确、为什么这样做才是正确的等。然后定期举行全科（分中心）及全院规模的临床诊疗问题研讨会，让所有的院前急救人员都了解相关问题的发生原因和解决方法，从而从根本上杜绝此类错误再次发生。

（3）各项规章制度落实情况检查　通过即时检查、电话及上门随访以及其他手段（如利用 GPS 系统等），了解各种制度的执行及落实情况，如考勤、出车速度、完成任务后是否及时报告等，将历次检查结果保存及汇总，最后纳入年度考评中。

（4）人文服务质量检查　通过对接受院前急救服务人员的电话及上门随访，了解患者及其家属的满意程度，通过有奖征求意见及建议等种种措施，了解患方人员对院前急救服务的看法、想法和需求，并认真加以记录，及时据此提出整改意见并迅速加以落实。

2. 建立和完善科学的随访制度　随访是院前急救服务过后对相关人员的后续访问和调查。随访包括 3 项内容：

首先是领导层对基层医务人员的随访：从基层工作人员那里得到反馈，得知他们的想法和需求，这对于加强上下级沟通，改进和提高工作水平有举足轻重的意义；其二是领导层对患者的随访：可以获得第一手资料，更加直接地了解了院前急救服务情况；其三是医务人员对患者的随访：从患者那里得到一些重要信息，其中主要的内容包括专业技术随访（院前急救干预手段与患者结果的研究）、服务随访（了解患方人员的满意程度，让其指出院前急救工作的不足和需要改进之处，以及患方的要求和希望等）。

俗话说"不知者无罪"，这话似乎有道理。但是如果是"该知而不知"则就有"罪"了，在法律上也是只认"罪"而不认"知"。那么我们怎样得知我们的院前急救服务是好还是不好呢？答案是调查，而调查的最常见形式就是随访。

无论是从急救医学专业技术的角度，还是从院前急救服务质量的角度，随访都是至关重要的。

从专业技术的角度，院前急救只是整个伤病诊疗过程的一个时间段，我们把患者初步处理后送到医院就完成了院前急救工作，而我们对患者的后来情况却不得而知，我们院前急救时的诊断是否正确、治疗是否有效、我们在院前对患者实施干预的中期、远期效果也不得而知，这是院前急救医学学术研究的一个薄弱环节，而随访则能够弥补这一点，通过随访，我们了解了患者的后续情况，使我们的临床资料趋于完整，便于开展院前急救学术研究。

从院前急救服务质量的角度讲随访也是不可或缺的，通过随访我们能了解患方的看法、想法和意见，这些信息对改善我们的工作都是有帮助的，甚至是十分珍贵的，但如果不随访，我们就无从得知这些情况，有时有的医生对自己的院前急救服务的自我感觉工作还不错，但可能其中还有不足、别人可能还有很大的意见呢！如此盲人瞎马怎么能搞好工作呢？

既往很多院前急救单位没有充分认识到随访的重要性，没有对随访的方式方法和效果展开研究，没有制定关于随访的规章制度或没有严格执行随访制度，以致我们少了改进工作质量的一条重要的法宝，应该尽快加以弥补。

随访工作如此重要，因此要讲究科学方法，不能马马虎虎，敷衍了事，或仅仅流于形式，必须制定严格的随访制度和工作方案，以确保随访能够有效实施，以下几点供参考：

（1）建立通畅的随访通道　要随访，就必须知道随访对象在哪里，否则找谁去呢？既往由于没有注意这一点，没有留下可靠的对方的联络方式，导致随访渠道不通畅，有时想随访都找不到被访人。

作者曾做过两次较大规模的院前急救回顾性研究，一次是3年的经流动重症抢救车现场抢救急性心肌梗死的研究，共纳入1000余例患者，另一次是8年的院前应用普罗帕酮对快速心律失常实施干预的效果研究，共纳入近2000例患者，作者在研究中对接受院前急救的上述疾病的相关患者进行了电话随访，但由于院前急救病历设计缺陷，以及相关科室未能对医务人员在书写病历时保留患者联络信息方面做出要求和规定等原因，致使很多病历上都未填写患者的完整的联系方式（如地址及电话号码等），有的无地址，有的地址不全或地址不正确，有的即使留有电话，有的电话号码有数字错误（如数字缺少），有的则不是要找的人，有的已经成为空号，有的是公用电话，有的是旅馆、宾馆电话，有的则是就医地点的电话，而不是患者的电话等，这种状态造成很多人都无法联系上，其远期（两年以上）随访成功率几乎不到二分之一。

如此低下的随访成功率怎能保障我们科研和改进服务质量的效果呢。因此必须建立严格的制度，保证患者尽量能够随访得到，特别是能够在几年后随访到。要求急救医生必须将患者有效的联系方式（居住地址和联系电话）记载在病历上，不能仅填写目的地医院的联系电话或公用电话，如果患者无电话（极少数情况），则要求急救人员在院前急救时向患方寻求能够联系上的电话，这些都是十分重要的。

此外对某些重要的患者或特殊患者，急救人员还应该登门随访，这样更为可靠。为了防止填写电话时的差错，相关领导还应定期检查病历上记载的电话号码是否正确，通过电话加以核实，对于屡屡填写电话错误的人员采取纠正措施。

（2）制定随访内容格式文件　随访工作是长期性的和反复性的，且随访要有目的和针对性，而不是随便拿起电话问一下就行，应做到通过一次随访就能得到需要的全部信息。基于上述原因，必须提前制定随访计划，完善随访内容，避免漏项，故需要研究和制定一定格式的随访文件，然后按照文件上所罗列的内容逐一询问，这样才能像流水线一样，得出的结果是统一的和全面的。

（3）选择责任心强的人员实施随访　既然随访工作十分重要，我们就不能不加以重视，所以随访工作不是随便什么人都可以做的，应挑选责任心强的人员担任这项工作，相关部门和领导还应经常亲自随访并对随访情况实施检查，以确保随访质量。

（三）各级管理人员的工作汇报制度

工作汇报是非常重要的提高管理水平的措施，我国的干部工作汇报制度已经实施了多年，但因不同单位的执行力不同，有时有的单位的工作汇报往往是走过场，其真正效果和作用却不得而知。由此导致单位主要领导未能真正了解院前急救的实际情况和关键问题，因之无法制定目标、纠正错误和带领院前急救事业向前发展。因此建立和完善工作汇报制度，让主要领导熟知目前工作中的现状和各种问题十分必要。要鼓励所有员工开展这项工作，共同参与监督和管理，发挥每个人的作用。

1. 工作汇报的基本要求

（1）汇报实施人员 所有层面的管理人员（包括班组长等）都在汇报实施人员之列，此外也鼓励员工就某些问题展开汇报和谈论。

（2）汇报的时间和频率 汇报应该定期和不定期进行，应根据不同级别的管理人员按月、按季度以及根据工作目标的进度进行，不能每年仅一次。

（3）汇报的形式 常规的定期逐级汇报和非常规的不定期越级汇报，后者在某些重要问题发生时应用。汇报形式可以采取口头或书面的形式，可以向某负责领导单人汇报，也可向某一组织或领导班子集体汇报。

（4）工作汇报及讨论的内容 关于院前急救建设的任何情况都属于汇报和讨论内容，如学术情况、管理情况、目前问题、意见及建议等。

2. 对工作汇报做出迅速反应 相关领导在下级汇报之后不能不了了之，应该立即做出反应，展开对相关情况的调查和了解，然后做出有针对性的解决方案，同时要对关心院前急救事业的人员加以褒奖。

（四）事故及差错的认定和处理制度

差错和事故的认定和处理有警示作用，如何解决问题则直接关系到今后是否还要发生类似错误。解决得好，类似问题今后就不会发生，而解决不好，则不利于提高当事人的认识，也不会对他人起到警示和教育作用。

人非圣贤，孰能无过？院前急救服务中难免会发生各种各样的差错或事故，这些差错和事故有原因、性质和程度之分，当事人所负的责任也不一样，因此在处理上绝不能一概而论。提前建立差错和事故认定和处理制度，将不同性质的问题用不同的解决方法以及做出不同程度的处理十分必要，这样有利于让当事人真正认识到自己的不足，也能提醒其他人避免这样的失误再次发生，从而减少差错和事故的发生率。

1. 原因 可分客观原因和主观原因。主观原因是指当事的医务人员的主观原因导致的失误，因此应负主要责任。比如急救医生因外出吃饭没有及时出车导致急救反应时间延长，这就是主观问题。客观原因导致的问题不是当事人的缘故，如交通堵塞造成救护车未能按时到达现场，这种急救反应时间延长就属于客观原因，当事人的责任较小甚至不负责任。

2. 性质　可分为一般性质和恶劣性质的差错和事故。如果是当事人违背道德原则和基本的医德，就属于性质恶劣，如为了某些经济利益把患者送到了没有诊疗条件的医院，耽误了患者的诊治造成的严重后果就属于违背道德行为，应从重处理。相反因临床经验不足等原因造成的诊疗失误就属于一般性质的情况，处理应以教养和提高当事人临床专业技能为主。

3. 程度　可分为较轻、中度和严重三种。差错和事故程度的认定要根据患者受到的损失程度而定，造成严重后果的即属于严重的差错，处理要重，反之对没有造成严重损失的，在处理上当然要轻。

总之要建立一整套完整的差错及事故认定和处理制度，这样才能及时、公平、公正的解决问题，完善我们的院前急救工作。而不是等事故出来了再研究其性质和处理方法。

五、提高院前急救人员的业务能力和职业素养

医务人员的业务能力和专业技术水平将是医疗质量的具体体现，是院前急救部门开展医学继续教育的核心内容，只有具备较高技术水平的医务人员才能在院前急救中少犯错误，才能为患者提供高质量的服务，同时有效地减少医患纠纷，保障自己的安全。

（一）提高不同岗位院前急救人员各自的业务能力

不同的科室有不同的业务范围和工作特征，应该根据自己科室工作人员的情况展开业务学习和研究，并且将此作为制度严格地、持之以恒地加以执行。

既往很多单位较少组织专业技术学习及工作技能训练，大家上班后就是执行日常工作，然后下班回家，年复一年都是如此，很多人的工作能力没有得到多少提高，比如有的驾驶员不认识道路，经常找不到发病地点，就这样一直工作到了退休时仍然如此，工作技能没什么提高，这真是一种悲剧。有的医务人员也是一样，工作了十几年，专业技术还是提不起来，什么重大工作都无法承担。责任在谁？在领导，在管理。你不组织学习，你不督促鞭策，

人家怎么能够进步？这样不行，院前急救是专业性极强的工作，而不是像流水线工作那样只是简单地重复一个动作。因此必须每日都要组织一定时间的专业技术学习和工作技能及能力的强化培训及培养，只有这样，工作人员的院前急救专业技术和工作能力才能不断提高。

1. 调度医生的业务能力和技术水平　调度医生的工作是院前急救的第一步，而且是极其重要的一步。调度工作有极高的科学性和技术性，并不像某些人想象得那么简单，仅仅是接一下电话而已。

对同样的病例，高素质的调度医生与经验不足调度医生的工作结果截然不同，甚至可以说是天壤之别。对于120院前急救系统来说，调度医生的总体水平是该系统院前急救学术水平和服务质量的基础，只有高水平的派车，才可能有高水平的现场急救和科研。提高调度医生的业务能力是提高院前急救质量的重要一环，我们应对此予以高度重视，展开对调度工作的系统研究，主要内容有：

（1）急救电话受理能力　受理急救电话是急救反应的第一步，调度医生应该能够利用很短的时间全面了解患者情况，并提出指导意见，包括如下重要信息：

1）伤病信息：诱导求助者说明患者主要发病表现特征，从中做出伤情及病情判断；迅速了解患者的一般情况。将所有的信息应尽快录入电脑中，录入速度至少应在每分钟60字以上。

2）患者的位置：迅速了解发病现场的方位及患者的位置，优秀的调度医生应该是一名"地理通"或活地图，他（她）应将所在城市的地理环境情况了然于胸，当求助者说出发病地点及患者位置时，调度医生应该立刻知道该地点在什么方位，如某区某地等，以及周围有什么明显标志（如某建筑物、某公共汽车站等），然后尽快与患方确认接车地点位置。

反之如果对地理环境不熟悉，就需要靠求助者一点点说明情况，就使电话受理时间大大延长，进而使急救反应时间延长。把120系统覆盖的相应地区及城市的大致位置有基本的了解，甚至都像了解自己家周围的位置一样，是高素质调度医生的基本特点之一。

3）现场自救指导：言简意赅地给予患者必要的技术指导也很重要，包括告诉患者应该怎么做，以及对其进行心理安慰等。

上述内容是急救电话受理工作的核心和关键。这些内容应作为调度医生业务学习和考核的重点，应在这些内容上刻苦钻研和用功，如用实际工作展示、讨论、向资深人员请教、互相帮助以及回顾性听取派车录音等形式对急救电话受理情况和调度医生的技能进行总结、分析和研究，找到其优缺点并加以评论等。

（2）急救资源掌控和调动能力 从某种角度上可以说调度医生是院前急救工作的司令员，因此调度医生应该具有"运筹于帷幄之中，决胜于千里之外"的大将风度和指挥能力。

优秀的调度医生应该"胸中有百万雄兵"，他（她）应将120系统急救资源当日的分布及使用情况了然于胸，如当值救护车总数有多少、有多少是可以立即投入使用的、其位置在哪里、哪里的救护车距发病地点最近、急救人员的技术状况如何、哪些急救人员最适合某疾病的抢救、救护车多长时间能够到达现场、哪辆救护车去了何处、某救护车完成急救任务的大致时间……，只有这样，才能派出最合适患者的救护车，为其提供高效优质院前急救服务。

2. 驾驶员的道路熟悉能力和问路能力 因道路不熟悉，救护车不能经过最佳路线到达伤病现场，导致救护车途中行驶时间过长，患方人员不满的情况时有发生，因此提高驾驶员道路熟悉能力十分重要。

救护车驾驶员不同于一般的驾驶员，道路熟悉程度是救护车驾驶员最基本的专业技术内容之一，它直接关系到救护车能否在最短的时间内到达发病现场，多年来很多随车急救医生对此深有感触，但一直被有关领导所忽视。

（1）地理信息掌握能力 优秀的驾驶员同时应该是一名"道路通"和"活地图"，故应将此类学习应作为驾驶员专业技术学习的必修课，同时应建立道路熟悉情况等级制度，对熟悉道路的驾驶员给予长期奖励，对于长期对工作范围内的地点哪里都搞不清楚的驾驶员应限期改进，对未能改进者应将其淘汰。

对某些特殊及道路情况复杂的地区，如首都机场等，120应组织人员赴实地调研或求得相关部门人员的帮助，然后绘制最佳路线图并将此图分发给各个驾驶员，以达到熟悉道路的目的。上述工作必须提前想到，提前实施，不要等到事件发生后再去做，那样可能延误工作，降低院前急救质量。

（2）沟通能力 驾驶员应有能力通过对呼救者的询问，迅速了解发病地点的位置，有的人在电话中反复与患方人员交流，但总也问不清情况，耽误了时间，而另外一部分人通过询问则能够很快就把发病现场的位置及行驶路线搞清，因此如何询问现场位置的技能也是需要研究和提高的。

3. 急救医生及护士的业务能力 诊疗能力是院前急救工作中的主要内容，急救人员的诊疗能力将直接关系到患者的生命，如果能提供高质量的院前急救，就能最大限度地提高院前急救的诊断正确率和抢救成功率，这样即保障了患者的生命健康安全，同时也减少了由低水平院前急救或错误诊疗导致的纠纷及诉讼，提高了医务人员自身的安全系数。

（1）掌握院前急救的检查及诊断原则 有能力对患者病情的严重程度迅速做出正确判断：院前急救医生必须具备能够识别危重症的能力，这是落实院前急救原则中"以患者的生命为中心"的最重要的技能之一，如果不能识别危重症，在患者生命受到威胁时熟视无睹，就无法及时提供生命支持，详见本书第五章的内容。

（2）掌握院前急救的危重症治疗原则 有能力做出正确的治疗决策，详见本书第五章的内容。

（3）有较强的手动操作的能力 手动操作能力也称为动手能力，它对于急救领域的工作人员来说有非同寻常的意义，特别是对院前急救医生来说，你的理论再高明，著作再多也无法取代动手能力，有时患者的生命也取决于急救人员的动手能力，而不是你写了几篇论文。

院前急救护理人员要特别注重的是静脉穿刺技术，在院前急救医生中有一个突出的体会就是"不怕病重，就怕不通"，不通就是不能尽快为患者建立静脉通道，使急救药物无法应用，也就无法在患者性命攸关的时刻为其提供生命支持。的确有很多患者的血管十分难扎，这在任何医疗单位都是司空见惯的。如果在医院，此时就会去请求"高人"帮助，最终穿刺成功。因最终穿刺失败导致放弃治疗或静脉切开者占极少数，绝大多数情况下最后总有人能够扎进去。但是院前急救时我们是独立作战，身边缺乏高人帮助，但既然别人能成功而我们确扎不进去，说明我们的技术还有待于进一步提高，因此应采取各种方法提高自己的护理技能。

急救医生则要注重的是气管插管技术。气管插管对于一名急诊医生来说是至关重要的抢救技术，对于医院急诊科医生和院前急救医生来说都是如此，前者虽然可以找麻醉科医生帮忙，但那样势必因时间的拖延影响了急症的抢救，而后者则根本无人可帮，因此气管插管术是急诊医生必须熟练掌握的救命技术。

其实气管插管术的技术含量有限，并不是十分复杂的技术，其关键点有三：

首先急救医生必须熟悉会厌和声门的解剖情况，特别是对在不同体位和不同视角下的声门位置、会厌软骨的位置等都必须烂熟于心；第二是要有自信，这是气管插管成功的重要因素，任何时候都相信自己能够成功插进去；第三要不断练习，气管插管是一项"熟练工种"，你插的越多，你的体会就越多，熟能生巧，你就越熟练。因此急救医生应该利用一切机会练习插管，复习插管，即使是对已经丧失抢救希望的患者也要尽可能为其实施插管，目的就是熟悉和练习，要知道尽管这例患者已经丧失生还希望，但通过我们的练习和复习，使我们的插管技术得到了巩固和提高，我们就能在关键时刻拯救有希望的患者，那样将功德无量呀。

（二）提高院前急救人员的职业素养

本书曾不止一次地强调了院前急救工作的特殊性，这种特殊性要求急救人员具备两方面的能力，第一是专业技术能力，即作为医生应具备的专业知识，如基础医学知识及诊疗技能等；第二是就是医生的职业素养，它指行医过程中必须具备的、除专业技术之外的一种非常重要的技能。

我们很难用一句话来说明什么是职业素养，它囊括了多方面的内容，它是在平时的工作中经过反复实践而获得的一种特殊工作技巧或能力，如果将其按学科归类，它可能属于社会科学而不是自然科学。职业素养就是把工作中一切思维和动作都变成下意识的、正确的、自然流畅的行动，该想到的自然而然想到，该做到的自然而然做到。具备优秀职业素养的医生能够很快与患者和谐相处，取得他们的信任和理解，从而能够更好地开展工作。从让患者满意的角度看，急救医生职业素养的重要性甚至可以超过专业技术。

1. 沟通力　详见本书第三章。

2. 忍耐力　详见本书第三章。

3. 执行力　执行力（execution）的概念最早由美国企业家保罗·托马斯和企业管理学家大卫·伯恩提出的，他们认为执行力在企业竞争中具有举足轻重的地位。执行力有两层含义，一是个人执行力，另一个就是团体执行力。行为心理学认为，人的实践行为是一个认知、情感、意志和行为统一能动的系统过程，只有达到高度的协同，这种实践行为才最为持久，也才最有积极意义。如果没有牢固的执行理念和强劲的执行力，任何的制度、决策和计划都不可能贯彻落实到底。

优秀员工与一般员工的区别在哪里？在于优秀者更有实现构想的能力，向着目标坚定地前进，这就是一个人的执行力，而不是更有思想；单位也是如此，一个优秀的单位在与其他单位做着同样的事情，只是比别人做得好，落实更到位，执行更有效果。因此执行力不仅是一个人、一个单位所面临的首要问题，同时也是整个国家和政府亟待解决的问题。

执行力在院前急救时也十分重要，它指医务人员执行各种规章制度的能力，执行和落实上级指示的能力，以及完成院前急救任务的能力。无论是个人、团体还是政府的成功与否，可以说是"三分战略，七分执行"，院前急救时也是如此。提高院前急救服务水平的实质内容其实就是两点，第一点是制定制度，第二点就是执行制度。因此执行力的大小，无论是各人还是科室或分中心，都将直接关系到院前急救的任务是否能够高效优质完成。

（1）执行意识　自觉地、坚定地、无条件地执行各种规章制度和操作规范。

（2）请示及报告意识　院前急救医生是独立工作，身边缺乏上级医生和领导的支持和帮助，因此加强请示汇报十分必要，因此要具备请示报告的意识，要保持与上级的联络渠道始终通畅，无论大事小情，只要情况可疑及急救医生拿捏不准时，都要随时随地请示汇报，以及时取得上级的帮助，千万不要麻痹大意，自行其是，否则容易吃亏和犯错误。

（3）求助意识　对一些特殊情况时尽快与相关部门联系，如发生治安事件或可疑刑事案件等情况时应及时与110公安部门联系（非正常死亡治安事件等切勿随意开死亡证明及把死者拉走）、交通问题与 122 交通部门联系，火灾与 119 消防系统联系等。

4. 洞察力　洞察就是透彻地观察。院前急救医生需要审时度势，对发病现场的各种情况进行洞察，仔细研究并评估急救现场情况和变化，了解患者的特点和在场其他人员的精神状态，然后根据不同的情况做出不同的应对。

为什么有的医生总是与患者发生冲突，夸张一些说就是今天挨骂，明天挨打？而有的医生则总能与患方和睦融洽？其实这两种医生都是好人，但前者缺少的是"看人下菜碟儿"的能力，也就是洞察力的欠缺，别忘了那句话："智商永远斗不过情商"。

洞察力对院前急救医生来说十分必要，因为院前急救时医方是弱势，急救人员是在别人的"地盘"展开工作，而不像在医院里，有强大的后盾。一旦事情处理不当，或发生意外情况，就可能把孤立无援的医务人员置于危险境地。

气功术语中有一个词叫"气场"，指在场人员共同形成的一种气氛。急救医生也需要了解院前急救的"气场"，通过察言观色和交谈，对患者和急救现场的其他人员的基本背景、目前状态和环境气氛做出初步的判断和了解，然后根据不同的情况、不同的对象采取不同的对待方法，这样才能增进理解，消除敌意，达成和谐，避免纠纷。观察对方时需要考虑的因素有：

（1）年龄和性别　在突发事件中男性往往相对比较沉着和理性，而小儿、女性和高龄人员容易恐惧和惊慌，因此要多加鼓励和安慰，年轻人容易冲动，需要安抚和提醒，而中年人则相对沉稳，比较容易沟通。

（2）文化程度　文化程度往往可以从对方的言谈举止和家中的布置情况中表现出来，也可以从直接及间接询问中得知。文化程度高者在危及关头常常表现为克制状态，有较强的承受能力，很少发生过激行为，且容易沟通，因此可以比较客观坦诚地与其交谈，反之文化程度低者则承受能力较低，在突发事变的打击下容易失控，容易出现情绪的强烈变化，如大哭、大喊、下跪祈求等，发生冲突时也容易做出鲁莽举动，因此医务人员的言语要谨慎，尽可能低做解释工作，要避开其锋芒，千万不要用刺激性语言和动作，尽量不要和这样的人争论对错，尤其不要顶牛（对着干）。

（3）衣着服装和举止教养　衣着服装和举止教养能够反映一个人的内在情况，如受教育的程度、理智程度等，一个人服装入时或干净整洁，举止落落大方，就体现了这个人的内在气质和受教育程度较高，多数情况下对这种人就能够坦诚地讲道理；一个人打着赤膊，还有纹身，或带着粗大的金项链，同时言谈举止粗俗，动不动就哇啦哇啦地大喊，也能反映这个人的基本素质，这种人往往比较"讲义气"，同时是"顺其者昌，逆其者亡"的，对这种人应该诱导，而不是随便发号施令，否则就会使事情复杂化；还有一种人的衣着过时甚至破旧，同时言谈举止卑微，往往能反映出这个人在内心就认为自己是小人物，对这样的人千万不要鄙视和看不起，否则会让其产生逆反心理，相反应该尊重这种人，平等地对待这种人。

（4）生理状态和精神状态　大多数人在正常情况下能够比较理智，但是在异常情况下（如身体状况的异常和精神状况的异常等）就没有很好的自制力和判断力了，因此我们要了解主要在场人员的身心状态，头脑是否清醒，思维是否有条理，有无服药，有无酗酒、醉酒等，对于非正常状态的人员要谨慎行事，采用特殊的应对方法。比如面对一群酒精中毒者，你怎么能用对待常人的方法对待已经失去判断力和自制力的人呢？

（5）戒备状态和信任程度　其实医患双方应该是同一个战壕中的战友，因为他们面对的是同一个敌人——伤病。但是在当前医患紧张的大形势下，加之在一些媒体不正确的诱导下，有的患方人员对医务人员的不信任感增加，把战友当成了敌人，这种人寻医问药时往往心存戒备，特别是患者既往遇到了不满意的院前急救服务时，第二次再叫救护车时就会加强警戒，甚至用敌视的眼光看待医务人员，这种情况并不罕见，我们有时能从患方人员的表情及言语看出患方人员的这种感觉。患方人员的心情不难理解，这是他们没有真正了解我们的缘故，此时我们应该大胆工作，释放善意，用实际行动做给他们看，给患者以关怀，用事实回答他们，改变他们的印象，同时说话时要小心，要斟酌措辞，以免加深误解。

5. 亲和力　亲和力（affinity）是人们相互亲近与结合的力量，这种力量在任何有人的地方都能显示非凡的价值。急救医生尤其需要具备比较大的亲和力，它能拉近医患双方的距离，增加患者及其家属对医务人员的信任，从而增加战胜伤病的信心，亲和力的作用有时能胜过医药。我们应该怎样做才能增加亲和力呢？

（1）显示尊重和关爱　表现在态度和蔼，颜悦色地对待患者，不管遇到什么情况，千万不要拉着大驴脸工作，此外要急患者所急，想患者所想等等。让我们用表情、言语和行动把尊重、关心和爱护充分表达出来，让患者感到这种关爱。

（2）言语得体，从患者的称谓，到诊疗过程中说的话都要显示出关心和诚恳来；

（3）仪表端庄，举止大方，服务细致，工作到位。

好医生必须具备亲和力，很多医学大家的亲和力有目共睹，他们的一举一动都给患者带来正面的影响，带来温暖和关爱。亲和力实际上是某种思想的准确表达，你能够清晰地向对方表达自己的思想，即尊重对方、看重对方、关爱对方的思想，对方也自然会予以回报，这就是人性。

相反如果你根本没有或根本没想表达对患者的爱，或者你的表达没有让对方充分的理解，那你的亲和力就差。因此亲和力就是表达力，是释放关爱、并让对方接受你的关爱的能力，让我们共同提高这种能力吧。

（三）强化对几项重要职业意识的敏感性

1. 告知意识　告知是把医疗服务中的必要信息告诉患方人员的过程。医疗行为中的告知是非常重要的，很多案例说明，医务人员由于未能认真履行全面告知义务，导致了很多问题出现，甚至被患方告上法庭，并对此付出惨重代价。

2009年12月26日，全国人大常务委员会通过了一部重要的法律《侵权责任法》，该法第五十五条明确指出："医务人员在诊疗活动中应当向患者说明病情和医疗措施。需要实施手术、特殊检查、特殊治疗的，医务人员应当及时向患者说明医疗风险、替代医疗方案等情况，并取得其书面同意；不宜向患者说明的，应当向患者的近亲属说明，并取得其书面同意。""医务人员未尽到前款义务，造成患者损害的，医疗机构应承担赔偿义务。"

关于告知，有几个关键点，第一个就是顾名思义——告知，告知仅有"告"还不够，该必须让对方"知"，要不厌其烦地把问题说清楚，让患方充分理解我们所说的内容。如果仅有告而没有知，就没有达到告知的目的。第二就是确认合适的告知对象，如患者本人以及近亲属等。如果告知对象不适当，被告知者属于"局外人"或不能代表患方的切身利益，那么这种情况告了可能是白告。第三就是告知要全面详尽，而不要把一些重要情况忘记，该说的而没有说，同样也容易留下隐患。院前急救时的告知都有哪些内容呢？

（1）救护车到达时间的告知 告诉救护车到达的预估时间，如果救护车因故未能在预定时间到达，应将误点原因（如道路堵塞等）及时告诉患方，以取得对方谅解，减少误会的发生。

（2）病情告知 对于危重急症患者的病情告知至关重要，既往很多医患纠纷就是由于医生没有及时告知患者病情，以至病情恶化后家属缺乏心理准备，无法承受引起，因此急救医生必须具备病情告知意识。病情告知是讲究艺术性的，否则达不到预期效果，还有可能引起误会。告知病情要遵循"及时、选择正确告知对象、通俗、客观、真实和委婉、告知和安慰并举"这几点原则：

1）及时：对危重症患者尽快告知病情，如果等病情恶化甚至死亡发生后再想说明情况，往往为时已晚。

2）选择正确的告知对象：告知不能像新闻发布会，应选择正确对象。告知对象首先应是患者本人，但在某些情况下（如患者病情特殊或严重等），不能让患者本人知道，故应避开患者本人，向其他人告知，否则可能加重其心理负担，影响伤病康复；要选择家中主事的人，说话算数的人，或单位领导，而不是随便什么人，否则说了可能白说。

3）通俗：让被告知者真正理解告知含义及患者的真实情况，而不是让其一知半解，似懂非懂，坠入云里雾里，那样同样达不到告知效果。急救医生要用通俗的、对方能够理解的语言把复杂的医学专业情况解释清楚，要注意尽量少用专业术语和晦涩的医学名词。

4）客观、真实和委婉：要尽量如实告知，而不是杜撰，不是编造虚假内容，不是耸人听闻，不是吓唬对方，蒙蔽对方，同时讲话要尽可能委婉，不要说某人"不行了，马上要死了"等，最好不要直接提"死"字，但必须表达出相同的意思。谈话力度要恰到好处，过于直白可能使对方人员过度震惊而失控；过于掩饰会使对方产生乐观和麻痹心理，一旦发生不测，医务人员就很被动。千万不要随便打保票，尤其不能说一些"问题不大、没问题、包在我身上"等。

5）告知和安慰并举：仅告知病情还不够，有时医生将患者的严重情况告诉家属后，家属曾因惊恐而发生晕厥或其他失控现象，因此告知时应同时安慰对方，帮助对方增加战胜伤病的希望，比如可以说："别着急，我们会尽最大的努力、我们还有办法、千万不要放弃、让我们期待奇迹出现等等"，给家属打气，让家属帮助患者渡过难关。

附：急性心肌梗死病情告知举例（仅供参考）

对患者采取了一些必要的紧急措施（如供氧、各种检查、电话呼叫120增援、建立静脉通道及应用了相关药物、实施了心电监护等）之后，医生把患者家属叫到另外的房间问道："你们谁是家里主事的人？"

如果有人回答说是，急救医生对他说："我要告诉你患者的情况，根据他的表现和我们的检查结果，我们判断他很可能得的是急性心肌梗死。你了解什么是急性心肌梗死吗？"

无论对方怎样回答，急救医生都应该对心梗做一简单介绍，可以这样说："急性心肌梗死是一种非常严重的疾病，患者的心脏里形成了血栓，把心脏的血管堵住了，血管不通就造成一部分心脏失去了氧气和营养的供应，患者可能发生心脏局部坏死，因此患者目前有很大的危险，甚至随时有生命危险，……。对此你们必须有所准备，患者有可能出现最坏的情况，你要做最坏的打算，你明白吗？"

如果家属不甚明白，急救医生就需要进一步解释，让家属充分了解事态的严重。这时有的家属会表示震惊、惊慌失措及哭泣等，此时急救医生再用话语安慰患方："你千万不要紧张和害怕，紧张也没有用，患者现在还没有发生最坏的情况，让我们全力以赴，共同帮助患者脱险。你在患者面前千万不要表现出惊慌来，否则对他没好处，要在患者面前乐观一些，千万不要在他面前哭，懂吗？""现在家里就靠你了，你现在是顶梁柱，你要惊慌失措，别人就更不好办了。"等，请读者在上面的基础上进一步发挥。

这样既起到了警示的作用，又安抚了家属，还留下了余地。

注意：如果现场只有急救医生一人时，告知病情要在必要的急救措施实施之后才能进行，以免拖延了治疗时间，如果现场有两名以上的医务人员，只要一旦形成诊断，告知病情越早越好。

（3）检查的相关告知　对于各种检查，尤其是有创检查以及费用较高的检查，医生应向患者详细解释检查的用途、目的、意义、重要性、检查可能对患者造成的伤害以及伤害的程度等。如果有数种检查方法可以选择，应向患方解释每种方法的优劣等，将需要检查的项目对患者交代清楚，如检查有什么好处，它的作用是什么，检查可能有什么风险，可能为被检查者带来哪些危害，这些危害发生的可能性等等，在征得患方的同意，达成一致之后才能实施检查。千万不要不做交流就开展检查，以至造成家属不满（参阅案例11），甚至拒绝缴费。

（4）治疗的相关告知　欲对患者实施现场治疗时也需要将相关情况告知，重要内容有：

1）治疗目的和意义告知：告诉患者现场治疗的必要性，如为什么要治疗，如果不治疗，患者可能发生什么后果以及不利情况等。通过告知，让患者了解治疗的意义和作用，以取得他们的配合。

举例说明：院前急救时经常有这种情况，患者虽然暂时不需要用什么药物，但是需要建立静脉通道，对此有时患方人员不理解。这时我们就要向其解释这种治疗的意义，先介绍患者的病情，尤其要指出病情可能发生突然变化，提前建立静脉通道是为了在病情突变时能够迅速给药，如果等病情严重时再找血管实施静脉穿刺，就会耽误时间，甚至造成严重的后果等，这样就会取得患者的理解，从而积极配合治疗。

2）治疗方法告知：让患者了解治疗方法，如针刺、服药、打针、输液、电复律等，如果让患者糊里糊涂接受治疗，有时会导致患者对治疗的不信任，那说明我们的工作做得不够细致。

3）治疗的安全性告知：任何治疗手段都可能造成一定的不良反应或者风险，同时任何人在被治疗时都会担心这种疗法会不会对自己造成伤害，我们要做的就是将这种情况坦诚地告知患者，这是院前急救时开展治疗前不可缺少的重要步骤，如果省略了这一步骤，一旦患者因治疗而发生意外情况，医方就将陷入非常被动的境地，特别是欲开展费用较高的治疗或不良反应相对较大的治疗时尤其如此。

治疗安全性告知很有艺术性，不说不行，但如果过于直白，直接告诉对方这种疗法可能发生哪些危害的话，往往就会吓退患者，使其放弃治疗，而患者的确需要该项治疗。因此如何把握这个"度"就是告知的艺术性所在。

好的告知既让患者充分了解了治疗可能发生的不良反应，同时还让其接受治疗。其实院前急救时开展的治疗的不良反应的发生概率并不高，而且从总体上看治疗的益处要大大多于弊端，否则我们就不会向患方推荐治疗了。

告知时如下关键点说清楚，如治疗带来的益处、不良反应发生率、治疗总体上的利与弊、患者病情的需要、不治疗可能发生的危险等，都是治疗安全性告知中的重要问题，如果说清楚了，往往就能与患方达成共识。例如，要对急性心肌梗死患者实施现场溶栓治疗，我们应该怎样做工作呢？首先要讲清楚患者的疾病情况，现在患者的心脏血管被血栓堵住，心肌发生了缺血和坏死，患者随时有心搏骤停的可能，目前有生命危险等；第二讲溶栓的作用，用药物把堵住血管的血栓溶解，使血管重新开放，心脏供血恢复；第三讲溶栓时间的重要性，越早越好，治疗晚了，等血栓机化就溶不开了，因此需要就地展开溶栓；第四讲溶栓的不良反应，如出血、过敏、心律失常等，要说明这些不良反应的危害，同时还要说不良反应的发生率和解决的方法；最后从总体上讲溶栓的利和弊等。如果时间允许，还可以将心梗的其他治疗方法，如介入治疗等介绍给患者，也要讲这些疗法的利和弊等，让患者做出选择。如果同意治疗，则下一步就是费用问题。

总之要晓以大义，讲明道理，多数情况下患方还是能够配合治疗的。

4）治疗中和治疗后可能出现的情况以及注意事项：急救医生应将治疗中患者可能发生的情况提前告知，不要等发生了情况再给予解释，那样效果就差了。

静脉点滴硝酸酯类药物时患者可能发生搏动性头疼；静注钙剂时患者可能感到喉咙发热；用利尿药后患者可能要大量排尿；用镇静药物后患者可能发生嗜睡等；用阿托品及山莨菪碱等药物后患者会感到口渴；用排钾利尿剂

后要注意补钾；用利血平等降压药物后要注意预防直立性低血压，不要猛地从卧位变为立位等。

上述情况都应主动提前向患方说明，以免患者发生疑虑和不解。

此外对于相关疾病诊疗的注意事项也应多向患者介绍，我们的工作做得越细，我们获得患者的满意度就越高。

（5）相关费用告知　欲给患者用某些费用较高的检查、药物及疗法和自费药物时，医生应该事前实施告知义务，如费用数额、收费标准、制定收费标准的单位等，这也是诊疗前必要的工作。

（6）预警性告知和建议性告知　前者指虽然事情还未发生，但患者有发生该情况的可能，故急救医生应将此情况对患方讲明；后者是医生对患者的诊疗进行合理化建议，如告诉传染病患者及家属该病是怎样传播的，怎样预防；告诉心血管急症患者心血管危险因素的危害以及预防方法；告诉急症患者怎样拨打急救电话等。合理的建议性告知能够拉近医患距离，体现了医方对患方的关爱，促进了医患和谐，减少了纠纷的发生。

2. 证据意识　在当前我国医患关系处在一种双方缺乏信任的特殊状态，以及空前紧张的大前提下，证据意识对急救人员就显得十分重要，如果缺乏这种意识，不注意收集和保留各种医疗行为的客观证据，一旦发生纠纷和诉讼，医务人员就可能因缺乏证据而陷入困难境地。

（1）证据收集　急救人员在工作中养成随时收集证据、积累证据的习惯，尤其是对敏感情况和问题要随时留心，要应用各种方法采集并保留医疗过程及医患双方立场的真实情况，如果证据模棱两可或不充分，急救人员应该通过工作加以补充和强化。

比如患方拒绝治疗，急救人员就需要反复做工作，动员和说服患方接受正确的劝告，同时将这个过程详细记录下来，而不是只言片语就同意患方的立场。

收集证据通常多采用记录的方式，但目前各种电子产品已经高度普及，我们应该加以利用，如利用随身携带的手机实施录音或录像等等，这样证据的分量就会增加。在关键问题上我们推荐使用120电话录音系统留下证据，即在现场拨打120急救电话，利用该系统的即时录音功能保存医患双方的重要信息，并在随后的病历中将此行为加以记载，以备提醒相关人员在调查核实。

此外及时、客观、准确地书写各种医疗文件也十分重要。证据收集之后要妥善保管，避免损坏和遗失。收集的证据要清晰、全面、完整、真实、一致，要尽可能避免模糊不清、模棱两可、前后矛盾、虚假不实以及缺东少西。

（2）证据种类　下述内容能够作为证据，应该妥善保管：

1）各种医疗文书如派车单、病历、各种交接文件、处方复页、知情同意书、诊断证明、死亡证明等。

2）各种检查结果报告单、CT 及 X 线片、心电图等。

3）能够反映医患双方意愿的文件如患者及家属表达立场的书面报告或便条等。

4）急救中心、电话局以及 GPS 系统的相关记录如通话时间及内容（包括录音及随车 GPS 打印的文件）等。

（3）证据中不容忽视的重要信息　在各种证据中，有些内容十分重要，应格外加以重视，必须及时采集，准确记录、妥善保存。

1）时间的记录：时间的记录是反映和说明院前急救经过的有力证据，因此无论是从 GPS 系统设置、病历设计到病历书写等方面，都必须谨慎和认真对待，容不得半点差错，其中的主要内容有：

①急救反应时间（受理急救电话时间、派车时间、出车时间、救护车到达现场时间）；

②现场诊疗时间（现场停留时间、离开现场时间、到达目的地医院时间、离开医院及返回时间）；

③开展治疗的时间（建立静脉通道、应用治疗措施及药物的时间等）；

④患者异常情况的发生时间，持续时间，改善时间以及恶化时间等。尤其对病情突变特别是恶性心律失常及心搏骤停的发生时间要加以详细记录；

⑤放弃治疗的时间等。

2）各种特殊情况和事件的发生经过及原因的记录：如果发生了非常规事件，或能够导致患方人员不满的事件时要尽可能详细地记录事件发生的原因、经过及解决的方法，比如救护车到达时间过晚，急救反应时间超过了常规时间时应在病历上说明原因，如某某地段交通堵塞，救护车从某某地段绕过等，这一点至关重要。

3）患者特征及病情变化记录：患者的特征及病情变化情况，特别是主诉和病史等，是医务人员诊疗行为的基本依据，它既是反映患者情况的证据，又是开展医学科研的重要素材，因此必须准确详细地加以记录。

4）诊疗经过记录：诊疗经过记录的要点是要能反映患者病情变化与医务人员临床对策的关系，比如患者起初是什么情况，我们怎样加以干预，然后多长时间患者出现什么情况，我们又采取了什么措施，最好到达医院时患者的情况等，形成了一个较完整的院前急救过程。其中一些重要的诊断、治疗行为如心电图检查时间、心肺复苏实施时间及结果、电复律时间及结果、用药时间及结果等是记录的重点。

如果是尚无取得行医资格人员（如实习生、进修生等）书写的医疗文件，必须有上级医生的亲笔签字及盖章认可，否则就形成了一个极大的安全漏洞，一旦发生纠纷及诉讼，患方据此指称医方人员无照行医而要求巨额赔偿的话，医疗单位败诉难免，将付出惨重的代价（案例8：严谨——医疗工作的命脉）。

5）用药情况记录：用药是院前急救时最常采取的、最重要的干预行为之一，但很多急救单位对这方面的记录却不尽如人意，病历中用药方面的信息严重缺失，影响了诊疗效果的观察，同时给临床科研带来了极大的不方便，使院前急救病历作为科研素材的价值大大下降，因此必须加强这方面的工作。

用药记录中不可缺少的信息包括：用药前患者情况、用药种类、给药途径、首次剂量、单位时间剂量（给药速度）、总药物剂量、首剂给药时间、追加剂量时间、患者的各种反应和表现、终止用药的时间及患者情况等，特别对某些重要的药物如血管活性药物、抗心律失常药物、强心药物、影响心率的药物、中枢神经兴奋及抑制药物、扩容药物等，都必须加以详细记录。

6）交接记录：包括本单位交班记录及到医院后的交接记录等，后者尤其重要。加强交班即是对患者负责，又能为各方提供证据，近而分清责任，实属一举三得。既往有因没有严格交接而患者发生意外情况时无法分清责任而导致法律诉讼的例子（参阅案例19），我们必须吸取教训。

　　交接文件必须提前制定，最好形成一定的格式，其中不能缺少如下重要信息：患者发病情况及突出表现、现场检查情况及结果、现场初步诊断、干预措施（时间、方法及药物应用的具体情况等）、干预的结果（显效、有效、无效、恶化等）以及到医院时患者的基本情况和治疗状态等。

　　7）患方人员表示意愿的记录：患方人员表达和说明自己立场的书面文字和亲笔签名以及影像资料等。

　　3. 签字意识　让患方人员签字表达意见是院前急救时急救医生了解患方立场的和留下患方意见证据重要行为，认真履行签字制度是对院前急救行为的一种保障，尽管这种保障的效率有限。下面是签字时的注意事项：

　　（1）签字前要让患方真正了解伤病的真实情况，尽可能使双方达成一致，而不是使签字成为单方行为，因此急救医生在患方人员签字前要与后者沟通的内容有：患方是否已经了解了病情、是否了解了治疗的意义和必要性、是否了解治疗所需费用、是否同意治疗以及其他相关行动、是否清楚地表达了患者去向的意愿等，只有在弄清上述问题时再实行签字行为。

　　当某医疗决定与患方人员的意愿发生冲突时，急救人员应尽可能做好说服工作，充分晓以利害，力争取得患方人员的配合，如果患方仍然坚持己见，急救人员应注意留下反复做工作的证据。

　　（2）签字是反映当事人的真实意愿，故签字人员必须是当事人本人或与其密切相关的人员亲自书写，他人不得代签，否则欠缺效力。

　　（3）下述情况必须经由患者及家属亲笔签字认可，不得遗漏。

　　1）患者要求不作检查、治疗及放弃抢救时。

　　2）患者要求不去医院时。

　　3）患者病情较重，不适合搬动，途中的各种因素（如颠簸等）有可能导致病情加重或恶化，但患方执意要求将患者转往其他医院时。

　　4）由于路途遥远或病情不适合去某医院，但患者执意要求救护车送其去时。

　　5）使用某些特殊检查和治疗、有创检查和治疗、费用高昂的检查、治疗和药品以及自费治疗方法及药品时。

　　（4）签字之后急救人员要将相关文件妥善保管，避免损坏或遗失。

（5）如果患方人员拒绝签字，急救人员则不应擅自实施医疗行为，此时应向上级请示汇报，然后根据领导的意见决定下一步如何处理。

六、加强院前急救人员的道德品质教育

道德品质是做人的根本，更是做医生的根本。加强医务人员道德品质教育是院前急救机构重要的内容之一，详见本书第三章的内容。

七、改善院前急救的外部环境

（一）呼吁急救相关法律的制定和落实

领导干部应利用一切机会向公众、上级和有关部门介绍院前急救的形势和情况，充分反映目前院前急救的状态和院前急救工作人员的艰辛，呼吁急救相关法律的制定和落实，保障院前急救事业快速向前发展。

（二）与相关部门建立良好关系

院前急救时的很多问题是在急救人员的专业范围之外的，因此求得相关部门的支持和帮助十分重要。因此应与各个相关部门（如交通部门、消防部门、治安部门、法律部门、物价部门、疾病控制部门等）提前建立良好的关系，而不是临时才想起"抱佛脚"。还应提前明确求助与这些部门帮忙的具体内容，比如有人扰乱治安、干扰急救人员工作怎么办、有人拒绝缴费怎么办、救护车在必要的情况下违章行驶怎么办等，求助目的应该明确，帮助方案应该提前制定。

（三）做好舆论宣传工作，在公众中建立良好的院前急救服务人员形象

目前我国医务人员的形象蒙受了一些负面阴影，在一些人的心目中，"白衣天使"的形象已经成为过去。其实大多数医务人员都在自己的岗位上尽职尽责地工作，为了公众的健康奉献着自己的力量，特别是院前急救工作者，长期在艰苦的条件下做了大量的工作，付出了大量的心血和汗水，拯救了无数患者。但目前把医务人员光明的一面展现在大家面前的工作实在是做得不够的，因此应该大力加强这方面的工作。改善医务人员的形象，让人民群众了解院前急救工作，一方面靠我们工作中的实际行动，另一方面要靠宣传。

做好宣传工作十分重要，宣传和舆论的作用在任何时候都是不能忽视的。

俗话说"酒香也怕巷子深"，还有"好事不出门，恶事传千里"之说，你的工作做得再好，也只是内部人员才了解，我们服务的大多数受众却不知道，而一件丑事却能在短时间内传得沸沸扬扬。既往一些院前急救单位的宣传工作有两点主要不足，一是重视程度不够，第二是没有找到很好的宣传方法，故应从这两点开始做起，开展如何宣传自己、如何扩大宣传效果的研究，不放过任何一次宣传机会。尽可能做到哪里有人群，哪里就有120的影子，就有120的事迹。只有这样，120的光辉形象才能深入人心，我们的院前急救工作环境才能得到根本的改善。

1. 与各种媒体建立良好的关系并充分加以利用　与平面媒体、广播、电视等相关工作人员特别是记者建立良好的关系并保持密切的联系，利用一切机会给记者提供各种素材，大量开展院前急救的宣传工作，增加120的影响力。

2. 从各种角度多方面、多途径开展宣传工作

（1）从新闻报道的角度　新闻报道是最快、最有宣传效果的传播途径，应充分加以利用。比如某地发生某事故，120立即做出反应，抢救了多少患者等，新闻通常不用直接渲染，从侧面就能起到宣传作用。

（2）从人物宣传的角度　宣传某先进任务的事迹，如何在院前急救中开展了艰苦的工作，取得了什么成果等。可以用各种形式进行宣传，如新闻、报告文学、广播剧、电视片等。

（3）从急救知识宣传的角度　从事件发生的原因以及危害、事故的处理方法和结果等方面宣传，即让群众了解了急救知识，又让他们了解了120的重要性。比如要宣传120急救电话的重要性，怎样拨打医疗急救电话，怎样迎接引导救护车等，让群众了解120系统的工作程序，特别是呼救时的注意事项等，群众掌握的相关知识越多，院前急救时产生的误解就越少。再如通过对一氧化碳中毒的发生原因和防治方法介绍，让群众了解了急救知识，当群众有能力进行自救并取得了成果时自然就会想到这是120告诉他们的；再如将某人打120骚扰电话被公安机关处罚的情况公之于众，就可能对试图恶作剧的人起到了震慑作用。

（4）利用各种形式提高院前急救机构的服务形象　如举办科普教育讲座、举办义诊等公益性活动等，都能直接或间接起到对120的宣传作用。

附：中国医院协会《2008 年患者安全目标》

2006 年 10 月，中国医院协会在卫生部医政司指导下，结合国内外实践经验制定和发布了目标明确，重点突出，可操作性强的《2007 年患者安全目标》，从八个方面着力构建患者安全保障体系。

中国医院协会在卫生部医政司指导下，在总结实施《2007 年患者安全目标》实践经验的基础上，结合当前我国医院质量管理的实践，经修订与完善，形成《2008 年患者安全目标》，目标增加了两项内容，从十个方面着力构建患者安全保障体系，还编写了《患者安全目标手册》，以便于各级各类医疗机构采取切实有效措施，通过持续改进，保障患者安全。为了强化医务人员的安全意识，减少各种医疗事故及差错，本书特将此 2008 年患者安全目标登载如下：

目标一、严格执行查对制度，提高医务人员对患者身份识别的准确性

【目的】

通过严格执行查对制度，来提高医务人员对患者身份识别的准确性，确保所执行的诊疗活动过程准确无误，保障每一位患者的安全。

【主要措施】

（一）健全与完善各科室（部门）患者身份识别制度。在标本采集、给药或输血等各类诊疗活动前，必须严格执行查对制度，应至少同时使用两种患者身份识别方法（禁止仅以房间或床号作为识别的依据）。

1. 临床科室 2. 手术室 3. 药房 4. 血库 5. 临床实验室 6. 病理科 7. 医学影像科 8. 理疗科及针灸室 9. 供应室 10. 特殊检查室（心电图、脑电图、超声波等电生理检查）11. 其他科室等科室（部门）

（二）实施者应亲自与患者（或家属）沟通：在实施任何介入或有创诊疗活动前，实施者应亲自与患者（或家属）沟通，作为最后确认的手段，以确保对正确的患者实施正确的操作。

（三）完善关键流程的患者识别措施：即在各关键流程中，均有对患者准确性识别的具体措施、交接程序与记录文件。

1. 急诊与病房、与手术室、与 ICU 之间流程中有识别患者身份的具体措施、交接程序与记录；

2. 手术（麻醉）与病房、与 ICU 之间流程中有识别患者身份的具体措施、交接程序与记录；

3. 产房与病房之间流程中有识别患者身份的具体措施、交接程序与记录。

（四）建立使用"腕带"作为识别标示的制度：

1. 对实施手术、昏迷、神志不清、无自主能力的重症患者在诊疗活动中使用"腕带"作为操作前、用药前、输血前等诊疗活动时辨识病人的一种必备的手段。

2. 在重症监护病房、手术室、急诊抢救室、新生儿等科室使用"腕带"，作为操作前、用药前、输血前等诊疗活动时辨识病人的一种必备的手段。

【适用范围】

适用于各级各类医院、诊所、妇幼保健院、体格检查机构、社区卫生服务机构和以有创（身体侵入）治疗为服务手段的医疗、护理、保健、体格检查等相关单位或机构。

目标二、提高用药安全

【目的】

患者用药安全方面存在的问题，在医疗不良事件报告中约占 1/3 以上，是患者安全的重点。保障患者用药安全包括从药品采购、储存、调剂、处方、医嘱、使用、观察等各个环节，涉及药师、医师、护师等多个职种，以及患者本人，需要通过各方面共同努力，目标是要做到确保每一位患者的用药安全，减少不良反应。

【主要措施】

（一）诊疗区药柜内的药品存放、使用、限额、定期核查应有相应规范；存放毒、剧、麻醉药应符合法规要求，严格管理和登记。

（二）有误用风险的药品管理制度/规范：

1. 高浓度电解质制剂（包括氯化钾、磷化钾及超过 0.9% 的氯化钠等）、肌肉松弛剂与细胞毒化等高危药品，必须单独存放，禁止与其他药品混合存放，且有醒目标志。

2. 临床医护人员对药名、或剂型、或外观等相似或相近的药品具有识别技能。

3. 药学部门应定期提供识别技能的培训与警示信息，规范药品名称与缩写标准。

（三）病区药柜的注射药、内服药与外用药应严格分开放置。

（四）所有处方或用药医嘱在转抄和执行时都应有严格核对程序，且有签字证明。

（五）在开具与执行注射剂的医嘱（或处方）时要注意药物配伍禁忌。

（六）进一步完善输液配伍的安全管理，确认药物有无配伍禁忌，控制静脉输注流速、预防输液反应。

（七）病区应建立药物使用后不良反应的观察制度和程序，医师、护士知晓并能执行这些观察制度和程序，且有文字证明。

（八）药师应为医护人员、患者提供合理用药的方法及用药不良反应的咨询服务指导。

【适用范围】

适用于各级各类医院、诊所、妇幼保健院、体格检查机构、社区卫生服务机构和以使用药品通过口服、注射等途径为服务手段的医疗、护理、保健、体格检查等相关单位或机构。

目标三、建立与完善在特殊情况下医务人员之间的有效沟通，做到正确执行医嘱

【目的】

医务人员之间的有效沟通，做到正确执行医嘱是医疗质量的重要保证措施，只有在危重患者紧急抢救的特殊情况下方可使用口头或电话的临时医嘱与数据报告，要用实际行动来确保每一位患者能够获得最安全的医疗服务的权利。

【主要措施】

（一）在通常诊疗活动中医务人员之间的有效沟通，做到正确执行医嘱，不得使用口头或电话通知的医嘱或检验数据。

（二）只有在对危重症患者紧急抢救急的特殊情况下，对医师下达的口头临时医嘱，护士应向医生重述，在执行时实施双重检查（尤其是在超常规用药情况下），事后应准确记录。

（三）在接获口头或电话通知的患者"危急值"或其他重要的检验（包括医技科室其他检查）结果时，接获者必须规范、完整的记录检验结果和报告者的姓名与电话，进行复述确认后方可提供医师使用。

【适用范围】

适用于各级各类医院、诊所、妇幼保健院、体格检查机构、社区卫生服务机构和以医疗、护理、保健、体格检查为服务手段的单位或机构。

目标四、建立临床实验室"危急值"报告制度

【目的】

建立临床实验室"危急值"报告制度，是落实以病人为中心服务理念的体现，尤其是对危重患者的服务质量。

【主要措施】

（一）临床实验室应根据所在医院提供服务能力和对象，针对报告途径、重点对象、报告项目等制定出适合本单位的"危急值"报告制度。

（二）"危急值"报告应有可靠途径且检验人员（最佳设置"临床检验医师"）能为临床提供咨询服务。

（三）"危急值"报告重点对象是急诊科、手术室、各类重症监护病房等部门的急危重症患者。

（四）"危急值"项目可根据医院实际情况认定，至少应包括有血钙、血钾、血糖、血气、白细胞计数、血小板计数、凝血酶原时间、活化部分凝血活酶时间等。

（五）对属"危急值"报告的项目实行严格的质量控制，尤其是分析前质量控制措施，如应有标本采集、储存、运送、交接、处理的规定，并认真落实。

【适用范围】

适用于各级各类医院、诊所、妇幼保健院、体格检查机构、社区卫生服务机构和以提供各类临床实验室检查为服务手段的单位或机构。

目标五、严格防止手术患者、手术部位及术式发生错误

【目的】

安全的手术，拯救生命。严格防止手术患者、部位及术式错误的发生，是外科患者安全与医疗质量必需的重要前提。

【主要措施】

（一）择期手术在手术医嘱下达之时，表明该患者的手术前讨论与各项准备工作已经已经全部完成。

（二）建立与实施手术前确认制度与"三部曲"程序，设立确认记录文件。

第一步：按照制度与规范，术前由手术医师在手术部位作"标示"，并主动邀请患者参与认定，避免错误的病人、错误的部位、实施错误的手术；

第二步：病区与手术室间交接核查：双方确认手术前准备皆已完成，所需必要的文件资料与物品（如：病历、影像资料、术中特殊用药等）均已备妥；

第三步：在手术、麻醉开始实施前时刻，实施"暂停"程序，由手术者、麻醉师、手术/巡回护士在执行最后确认程序后，方可开始实施手术、麻醉。

【适用范围】

适用于各级各类医院、诊所、妇幼保健院、和以手术/导管介入治疗为服务手段的医疗、护理、保健、体格检查等相关单位或机构。

目标六、严格执行手部卫生，符合医院感染控制的基本要求

【目的】

清洁的医疗可以拯救生命，但是，当患者在接受医疗服务过程时获得了感染之后，患者个人及社会就为此付出了不应有的负担和代价。医院获得性感染有时就成为现代医学带来的不幸后果，如新的疗法、晚期癌症的新疗法、器官移植、重症监护等都提高了获得性感染的危险性。要用实际行动来减少医院感染的风险，确保每一位患者能够获得最清洁、最安全的医疗服务的权利。

【主要措施】

（一）手部卫生：贯彻并落实医护人员手部卫生管理制度和手部卫生实施规范，配置有效、便捷的手卫生设备和设施，为执行手部卫生提供必需的保障与有效的监管措施。

（二）操作：医护人员在任何临床操作过程中都应严格遵循无菌操作规范，确保临床操作的安全性。

（三）器材：使用合格的无菌医疗器械（器具、耗材）。

（四）环境：有创操作的环境消毒，应当遵循的医院感染控制的基本要求。

（五）手术后的废弃物：应当遵循的医院感染控制的基本要求。

【适用范围】

适用于各级各类医院、诊所、妇幼保健院，体格检查机构、社区卫生服务机构和以患者为服务对象的各种医疗、护理、保健、体格检查、老年护理院等相关单位或机构。

目标七、防范与减少患者跌倒事件发生

【目的】

防范与减少患者跌倒事件的要有具体措施，是保障患者在诊疗过程安全、减少意外损伤的重要举措。

【主要措施】

（一）建立跌倒报告与伤情认定制度和程序。

（二）认真实施有效的跌倒防范制度与措施。

（三）护理服务有适宜的人力资源保障，与服务对象的配比合理（开放床位与出勤护士比为 $1:0.4$）。

【适用范围】

适用于各级各类医院、诊所、妇幼保健院，体格检查机构、社区卫生服务机构和以患者为服务对象的各种医疗、护理、保健、体格检查、老年护理院等相关单位或机构。

目标八、防范与减少患者压疮发生

【目的】

通过防范与减少患者压疮的具体措施落实，防范与减少护理并发症。

【主要措施】

（一）建立压疮风险评估与报告制度和程序

（二）认真实施有效的压疮防范制度与措施

（三）有压疮诊疗与护理规范实施措施

【适用范围】

适用于各级各类医院、诊所、妇幼保健院，体格检查机构、社区卫生服务机构和以患者为服务对象的各种医疗、护理、保健、体格检查、老年护理院等相关单位或机构。

目标九、鼓励主动报告医疗安全（不良）事件

【目的】

积极倡导、鼓励医护人员主动报告不良事件，通过学习"错误"，提高对"错误"的识别能力和"免疫"能力，通过医院在质量管理与持续改进活动工作的过程，提升保障患者安全的能力。

【主要措施】

（一）积极参加由卫生部医政司主办、中国医院协会承办的《医疗安全（不良）事件报告系统》自愿、非处罚性的不良事件报告系统。

（二）医院要积极支持倡导医护人员主动报告不良事件，有鼓励医务人员主动报告的制度与机制。

（三）医院有建立良好的医疗安全文化氛围，提倡非处罚性、不针对个人的方式，鼓励员工积极报告威胁病人安全的不良事件的具体案例。

（四）医院能够将安全信息与医院实际情况相结合，从医院管理体系、运行机制与规章制度上进行有针对性的持续改进，每年至少有二个典型案例进行医院层面的医疗安全改进分析及具体实施方案。

【适用范围】

适用于各级各类医院、诊所、妇幼保健院，体格检查机构、社区卫生服务机构和以患者为服务对象的各种医疗、护理、保健、体格检查、老年护理院等相关单位或机构。

目标十、鼓励患者参与医疗安全

【目的】

医疗安全是医患双方共同的责任，充分体现患者的权利，与以患者为中心的服务理念。

【主要措施】

（一）针对患者的疾病诊疗信息，为患者（家属）提供相关的健康知识的教育，协助患方对诊疗方案的理解与选择。

（二）主动邀请患者参与医疗安全管理，尤其是患者在接受手术（或有创性操作）前和药物治疗时。

（三）教育患者在就诊时应提供真实病情、真实信息，并告知其对诊疗服务质量与安全的重要性。

（四）公开本院接待患者投诉的主管部门、投诉的方式及途径。

【适用范围】

适用于各级各类医院、诊所、妇幼保健院，体格检查机构、社区卫生服务机构和以患者为服务对象的各种医疗、护理、保健、体格检查、老年护理院等相关单位或机构。

（冯　庚）

参 考 文 献

[1] 夏咏梅. 加强医患沟通改善医患关系的思考. 现代医药卫生，2008，24（9）：1403 - 1404.

[2] Tina Newman. 一名美国急诊医生对医患共处的建议. 中国社区医师，2009，4：42 - 43.

第七章　院前急救时医务人员的安全防护

第一节　突发群体事件救助时的安全避险

导读

院前急救人员工作时承担的风险大大高于院内，安全问题是院前急救人员在执行任务时必须注意的重要问题。院前急救的安全隐患主要有两方面，其一是院前急救环境可能存在一定的危险甚至是高度危险，其二是对传染病的防护问题。对此如果不加以认真对待并采取防范措施，就可能使院前急救人员受到各种各样的伤害。目前在大量的突发事件院前急救及灾难救援的学术研究中，多数文献都是探讨和阐述如何救援现场的患者，或者是教别人怎样避险逃生，而对急救人员本身安全保障的研究却并不多见，关于院前急救时的传染病防护的专项研究目前也尚未见到，这不能不说是一个严重的缺憾。本节初步探讨了院前急救时医务人员的自我防护问题，包括对现场危险程度的认识，各种危险情况的判断和对策，以及如何评估自己的保护能力等。

只有首先保护好自己，才能够去救援患者，才有能力去救援患者，才能成功地救援患者，这是每个院前急救人员必须明确的重要概念。多年来，在所谓的"舍己救人"的宣传误导下，大量的急救者因盲目施救而忽视了自保，进而在救人时非但没能帮助遇难者，反而丧失了自己的宝贵生命（案例25），更可怕的是这种悲剧一再重复上演，令我们扼腕叹息。生命是宝贵的，它对每个人来说只有一次，同时生命也是平等的，我们为什么必须得"舍己"才能去救人呢？因此应该提倡科学救人，强调安全自保。

院前急救人员在进入事故现场前应该先问问自己：

我知道我在干什么吗？

我了解现场的安全形势吗？

现场有没有危险？有何种危险？会不会危及我的生命？

我有没有自我防护和安全避险的措施？这些防护和避险措施的可靠性如何？

我在现场必须干什么？不能干什么？

我能否在突发事变时迅速脱离现场、安全逃生？

请记住：在自己回答了上述问题后才能进入现场实施。

院前急救人员的主要防护策略有三项步骤：首先根据发病或致伤原因和地点初步确认急救环境的安全级别。第二步是实施环境危险评估，检查现场是否存在伤害因素。第三步是审视自己的救助和防护能力。在任何情况下，院前急救人员在进入现场前都应按这三项步骤逐一分析和思考，千万不可麻痹大意。环境无危险或虽有危险同时具备有效防护能力时方可进入现场展开急救，否则应将情况上报并等待增援，切不可贸然进入现场。否则急救者非但无法救人，反而可能受到不应有的伤害。

一、急救环境安全性初步定位——安全级别确认

确认急救环境有无危险及危险性的大小是急救人员进入现场前自保程序的第一步，因此需要从总体上对不同原因造成的患者所处急救环境设定相应的安全级别，然后根据不同级别采取不同的防护对策。根据受害者的情况可将救援对象分成普通疾病患者的院前急救和对突发事件患者的现场救援两类。根据事件的发生地点又可将其分为一般地点和特殊地点两种。将事件的原因和地点交叉评估，就能初步得出现场安全级别的结论。

（一）相对安全

对日常生活中罹患普通疾病的患者实施的院前急救，属于常规救助。由

于普通疾病是在常态下发生的，发病地点多在患者家中或其他生活或一般工作场所，这些地方相对安全，多数情况下不会危及急救者的安全。

（二）可能存在危险

如果普通疾病发生在非生活区，如野外、特殊的工作场所如矿井、坑道、某些特殊性质的工厂等，这些地方往往存在着一定的危险因素，有可能伤及急救人员，故进入现场时应小心谨慎，此时应根据具体情况制定安全避险方案。

（三）可能存在高度危险

对各种突发意外事件患者的现场急救，如对大型自然灾害（地震、飓风、海啸等）、事故（车祸、触电、溺水、放射性污染事故、危险化学品泄漏等）、重大公共卫生事件（如重大传染病疫情暴发、食品安全事故等）、重大公共安全事件和刑事案件（如凶杀、斗殴、群殴、放火等）等原因造成的患者的现场急救等等，这类情况不属于普通疾病的范畴，它们是非常态下发生的，属于非常规救助，在这类事件的急救环境可能存在一定的危险因素甚至是高度危险。此外事件的规模越大，其现场的危险程度越高。故急救人员必须提高警惕，不能不做了解和调查就贸然进入事故现场。此时应实施下一步：环境危险因素评估，然后根据评估结果决定是否进入现场。

综上所述，院前急救时根据救援对象和地点将急救环境的安全性分成相对安全、可能存在危险和可能存在高度危险三个等级（图 7-1）。

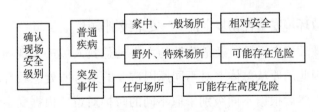

图 7-1　环境危险程度定位

二、环境危险因素评估和基本防护对策

环境危险因素是指存在于发病现场的、有可能危及患者和急救者的各种

因素，急救者在进入现场前必须仔细分析和判断，对存在的危险因素必须具备完善的应对策略和防护措施，或者将其排除，或者有良好的防护条件，不具备上述条件时不能贸然进入现场。院前急救环境可能存在的危险因素有：

（一）车祸二次伤害因素

车祸的发生是第一次伤害，车祸二次伤害是在第一次伤害发生后再次发生的伤害，通常发生在车祸现场，例如 1997 年 7 月 2 日，凌晨 3 时一辆卡车抛锚停在常州的高速公路路边，交警在 100 米外处已摆设了特殊标志，但仍有一辆双排卡车冲过警示牌撞在大卡车上，造成 5 人当场死亡，3 人受伤的特大事故。再如我们在前面介绍过的乌鲁木齐车祸事件（参阅案例 5）二次伤害因素是指存在于车祸现场的、有可能伤及到现场人员（包括急救人员）的某些潜在危险暴发的可能性，如车辆滑坡或二次倾覆导致的碾轧，着火、爆炸等因素导致的烧伤和损伤（参阅案例 53：车祸导致的剧烈爆炸）、其他车辆路过时造成的撞伤及碾轧伤，现场存在的锐利金属及玻璃导致的刺伤等，如对这些危险因素不加以认真防范，很有可能对急救人员造成伤害。急救人员在交通事故现场的安全避险工作内容有：

1. 配合民警检查现场交通情况及事故现场有无合乎标准的路障和警示标志等，做好充分的防范，最好有专人在道路上值守，以防其他车辆导致的伤害。

2. 检查受损车辆的发动机是否还在运转，如果仍在运转则应将其熄火，否则如遇漏油和明火容易发生爆炸。

3. 检查车辆停放是否稳固，手动刹车装置是否拉下等，如无制动则需拉下手刹或在车轮前后放置障碍物，这样做的目的是防止溜车导致的二次碾轧。

4. 对已经倾覆的车辆，要仔细观察其稳定程度，否则不能随意接近和进入，以免车辆再次倾覆造成伤害。

5. 检查车辆有无漏油，注意空气中有无明显的挥发性物质气味，如有漏油或有明显的挥发性物质气味则严令禁止现场明火，最好有专人实施监督。

6. 由于现场情况复杂，地面及空气中可能存在各种伤害因素，故急救人员操作时要小心谨慎，避免锐利金属及玻璃导致的刺伤。

7. 对装载特殊物质（如化学物质、腐蚀性物质、放射性物质、有害的生物性物质等）的损毁车辆，急救人员要立即向相关部门通报，以便尽快派出相关专家到达现场指挥排除险情。

（二）触电二次伤害因素

触电二次伤害指院前急救人员在抢救触电患者时可能遭到触电从而受到伤害的情况。其中最重要的就是急救者首先必须清楚地了解现场电源情况，这是进入触电现场的必要前提，需要了解的内容有：

1. 现场电源情况　是否清楚电源，电源是否彻底切断，电闸是否拉下，现场是否还有电源等。

2. 电压情况　导致患者触电的是高压电还是普通 220 伏电压，如为高压电线断落则必须首先切断电源，否则禁止进入现场。对于 10 万伏以上的高压电源来说，由于空气可以被电离，在半径 10 米之内即使没有接触电线也可以造成触电甚至导致死亡。如果不拉下电闸，在这个范围内没有任何绝缘措施能够保障急救者。

3. 现场有无容易导致触电的因素　如空气是否潮湿，地面是否有水，天气是否下雨，患者周围有无电流的良导体等。

4. 审视自己的防护和绝缘措施　现场急救触电患者最安全的措施是首先切断电源，对于无法切断电源的高压电则禁止进入现场，对于无法切断电源的普通电压造成的触电者，救助者应具备绝缘设施，如胶鞋、塑胶手套、干燥的木板、木棍等。

（三）着火和爆炸伤害因素

着火和爆炸因素是指在抢救现场存在的可能突然着火或爆炸的潜在可能性。在着火现场或有着火因素的现场（如天然气泄漏等）抢救时，急救者需要了解的内容有：

1. 火源是否控制，是否有复燃的可能。

2. 周围有无易燃易爆物，有无挥发性化学物质。

3. 如在室内要问清煤气是否关闭并注意室内是否有异常气味等。

4. 不要轻易独自进入易燃易爆环境，最好先得到在场的专业人员（如消防员、化工人员等）允许以及在他们的陪同下方能进入现场。在可能易燃易爆的环境（如燃油燃气泄漏的环境、有异常气味且空气不流通的环境等）要特别注意有无明火或电火花产生的源头，如有人正在吸烟、电冰箱等电器的启动、干燥气候中人的衣物摩擦产生的静电等，如有上述因素则要立即采取相应的防护措施（熄灭烟头、切断电源、释放静电等），并指定专人专门在现场实施监督和检查。

案例53　车祸导致的剧烈爆炸

2009 年 1 月 31 日非洲国家肯尼亚西部地区发生了一起交通事故引发的严重爆炸事件，据新华社报道，一辆载满原油的油罐车在距肯尼亚首都内罗毕170 公里的裂谷省莫洛镇突然翻车，由于车辆损毁严重，导致原油大量泄漏。当地居民得知后蜂拥而至，用各种容器争抢泄漏的原油，就在这时油罐车突然发生剧烈爆炸，导致 113 人死亡，近 200 人受伤。死者中有为数众多的妇女和儿童。官方的初步分析报告指出：爆炸原因可能是在哄抢原油的人群中有人吸烟。

> **点评**：环境中有可燃性物质的挥发气体是着火和爆炸的极其危险的因素，一旦发生将导致惨重伤亡。现场急救时急救医生必须对此予以高度重视，在无专业人员时不要轻易进入事故现场。救援时尤其要首先查看现场有无致燃因素，如异常气味、有无大量易燃物质（如汽油等）泄露，其次要观察现场有无明火的存在，如有则立即将其熄灭，同时采取措施防止明火以及电火花的产生，包括关闭电器的电源，释放身上的静电等，这一点至关重要。急救人员在可能有油气泄漏的现场（如车祸、输油管及天然气管道泄漏等）实施现场急救时千万不能忘记这一点，绝不能只看患者而不查危险因素。

（四）自然危害因素

在野外抢救患者时，自然环境中存在的某些潜在危险也需要防范，急救者需要了解的内容有：

1. 如果刚下过大雨，又需要在山谷里抢救患者时要注意上游有无洪水及泥石流流下，应派专人观察，发现异常及时报告。

2. 大的地震可引起海啸，如在海滩抢救患者时应想到这一点。

3. 在旷野抢救，同时有雷雨天气时要注意闪电、雷击，此时要避开高压线、大树等易吸引闪电的物质，同时不要使用手机。

4. 在高温地带抢救患者时要注意环境温度，同时要有散热及防暑措施，如备有防暑饮料、尽可能把患者移至荫凉地方等。

5. 在严寒地带要有充分的防寒设备。

（五）建筑物倒塌伤害因素

建筑物倒塌因素是指急救人员在不稳固的建筑中抢救患者时可能遇到倒塌而导致的危险。在地震之后以及在危房等有倒塌危险的地方抢救患者时要了解建筑物是否稳固，对于有明显不稳固迹象的房屋，最好先由相关建筑专业人士检查，确认房屋无倒塌危险后方能进入现场。如必须进入类似现场时应有专人观察房屋情况，以便在发现房屋倒塌迹象（如墙壁摇晃、房间落土等）后及时报警，以便能使急救人员在房屋倒塌前及时撤离。

（六）化学物质和放射性物质伤害因素

一般认为化学事故可分为三类：化学灾害、重大化学事故和一般中毒事故。在环境中有异常气味（毒气泄漏），或抢救气体中毒或化学及放射性物质伤害导致的患者时，急救人员必须了解相关毒气、化学物质或放射性物质的性质和危害性，尤其是在火灾环境、或抢救在地窖、井下、化粪池或低洼地带不明原因昏迷的患者时要考虑是否为毒气（如硫化氢等）中毒，在这些环境中，有毒毒气既然能伤害患者，也肯定能伤害急救者。此时急救者如果既不了解情况，又无防护设备，要严格禁止进入发病现场，应立即向有关部门通报情况，请相关专业部门（如消防部门、国家卫生防疫专业机构 CDC 等）协助，否则后果不堪设想！此外抢救急性一氧化碳中毒患者时要注意环境中的通风情况，如在相对密闭或空气不流通的环境中，急救者也有中毒的可能，此时应迅速将患者移至空气流通处再实施抢救。

表7-1　化学事故分类表

分类	事故源	危害特点	中毒人数	预防要点
特大化学灾害	有关工厂、仓库大型容器爆炸、破漏	十多吨以上毒物外泄，危及城市大面积地区和人口，城市一部分交通、通讯和供应及生活秩序受到影响	>100	有明确的重点对象，通过周密的生产设施安全性和可靠性设计以及严格的组织管理进行预防
重大化学事故	生产过程严重失控，运输车辆受到撞击，毒物在有限空间排泄	毒物外泄，扩散至厂外，危及有限区域，但城市基本功能正常	11～100	对象受到监控，建立严格的生产和组织管理，制定化学品管理制度，开展系统监督检查
一般化学事故	生产过程中跑、冒、滴、漏，工艺故障和违反操作规程	影响限于厂内，且影响少数人员	≤10	对象分散，健全安全操作规程、开展安全知识教育、加强化学毒物的监测或监督，侧重预防意外

注：此表来自参考文献［2］

案例54　火灾现场的危险毒气

某日夜晚，因有人燃放政府明令禁止燃放的烟花，导致某建筑物发生严重火灾。119指挥中心接到报警之后，迅速调派大批消防官兵前往扑救。在侦查火情的过程中，因现场火情极为复杂，数名消防官兵被困火场，虽经各方积极救援，还是有一名消防人员因将防毒面具让给其他被救助人员，致使其吸入大量的毒气而不幸牺牲。

点评： 有毒气体是能够导致相关环境中人群发生中毒的、后果最严重的危险因素。由于人体肺泡的面积很大（如将一个人的肺泡全部展开相加，其面积相当于两个篮球场），故毒气能通过呼吸在极短的时间内大量弥散进入人体，进而迅速危及患者生命。就拿硫化氢气体来说，如果空气中的硫化氢浓度 $1050mg/m^2$（700ppm），几秒钟之内就可以使人昏迷、抽搐和呼吸停止，如果该气体浓度在每平方米 1500mg，瞬间就可导致患者死亡。因此对于可能存在有毒气体的环境（如沼气池、气体管道泄漏环境、相对不通风的着火环境等），急救人员应该保持最高警惕，无有效防护设备时禁止进入现场，否则不但无法救人，还可能把自己的性命搭进去。笔者建议现场救助人员除佩戴防毒面具外，还应另备防毒面具以救助现场被困人员，避免更多悲剧的发生。

中国疾病预防控制中心 2008 年 5 月颁布的地震灾区食品卫生、环境卫生和化学品泄漏现场工作指南指出：泄漏毒物毒性大、浓度高于立即威胁生命和健康的浓度（IDLH），或现场氧气体积百分比浓度低于 18% 时，应采用携气式空气呼吸器、长管式空气呼吸器等供气式呼吸防护器；对于泄漏环境中氧气体积百分比浓度高于 18%，毒物浓度低于 IDLH 时，可以采用过滤式呼吸防护器。当现场毒物种类和浓度不明时，应选用供气式呼吸防护器。进入毒物较高浓度的现场时，应佩戴气体报警仪，并注意呼吸防护装备的有效防护时间。

1. 对环境中可能存在有毒气体和有害化学物质的判断

（1）出现数量不同寻常的患者或者死亡患者（群体意外死亡）患者可出现恶心、昏迷、呼吸困难、痉挛、局部出汗、结膜炎（眼睛/神经毒剂症状），红斑（皮肤/黏膜红肿）和死亡。

（2）水疱/皮疹　有许多人短时间出现不能解释的水疱，伤痕（如蜜蜂蜇伤似的）和/或皮疹。

（3）出现不能解释的气味　当环境中出现平常所没有的特殊气味时需要警惕化学中毒的可能。这些气味可能有水果味、花香味、辛辣味、大蒜味、杏仁味/桃核味以及鲜草味。

（4）动物/鸟/鱼死亡　同一地区发生许多动物（野生和家养的，大的和小的）如鸟和鱼的死亡。在道路上发现事故许多动物偶然死亡，在河流、水池附近可检查到死鱼/死水生鸟。

（5）昆虫缺乏 正常昆虫活动（地面，空气，和/或水中）消失，地面/水面/海岸线上可检查出昆虫死亡情况。

（6）不寻常的液滴 许多物体表面出现油性微滴/膜；数个水面出现油膜（近期没有下雨时）。

（7）不同观察地区 出现杂草死亡，或树（灌）木、庄稼，和/或草坪死亡、褪色或者枯萎（目前没有干旱）。

（8）发生的事故沿下风向分布；或发生在室内，沿通风系统传播。

（9）在密闭的空间发病 根据有毒物质的释放情况，室内外工作人员出现不同的伤亡率。

（10）云雾低垂 出现云雾，云雾低垂与环境不一致。

2．如何选择防护措施 保护措施的选择取决于许多因素。撤离是最好的选择；在其他情形之下，就地躲避可能是最好的选择。有时，可能联合使用这两种方法。撤离或者就地躲避时公众需要不断的信息交流和指导。

适时评估相关因素以判定撤离或者就地躲避的有效性。在初始确定防护措施时需要考虑以下信息。

（1）危险品的理化特性、涉及的数量、健康危害程度、泄露的污染/控制及蒸气移动速率。

（2）危及的人群 包括人数、地理位置、可利用的撤离或者就地躲避的时间、控制撤离或者就地躲避的能力、建筑物类型及其可利用的程度、特殊机构或人群，如救济所、医院、监狱。

（3）气候条件 如对气雾漂移的影响、因素变化的可能性、对撤离或就地躲避的影响。

3．对公众需要采取的保护行动

（1）防护行动 首先应确定首次隔离距离和防护距离，以预测有毒气体云影响下风向区的范围。该区域的人员应当撤离和/或就地躲避在建筑物内。

（2）建立隔离危害区与禁止进入区 不直接参与紧急救援工作的所有人员不得停留在隔离危害区与禁止进入区，也禁止无防护装置的紧急救援人员进入该隔离区。"隔离"任务首先是建立控制区。这是随后采取任何保护行动的第一步。

（3）撤离　如果时间充裕，撤离是一种最好的防护行动。应将所有人员从危险区撤离到更安全区。应留有足够的时间向公众发出警告、做好准备和撤离该区。最先撤离附近的民众和现场能直接看到的民众。当有其他救援时，救援范围至少扩大到推荐的下风向和侧风向安全距离内。即使人们疏散到所建议的距离，也并非排除了危害而完全安全。不容许人们上述距离条件下聚集在一起，应通过特殊的路径将疏散者转移到指定的足够远的地方，以确保即使在风向改变的情况下，他们也不需再转移。

（4）就地躲避　在公众疏散要比待在原地更危险的条件下，或者不能采取撤离措施时可采用就地躲避。

4. 应急救援人员的工作步骤

（1）确认发生化学中毒的物质　了解废墟既往的用途，如果是化工厂，要特别注意可能的线索，根据可能的产品、原材料判断可能发生中毒的物质。

（2）判断事故的基本状况　应判断风向；判定事故的泄漏程度或规模；判断事故发生的时间，白天还是晚上。

化学物品的小泄漏仅涉及单个小包装（如一个圆桶装满约为200L）、小钢瓶，或者大包装的小泄漏。大泄漏则是指从大包装中的泄漏，或者许多小包装发生多个泄漏。

（3）确定首次隔离距离　根据以上因素确定将人员在侧上风处从泄漏点撤至推荐的距离。

（4）采取防护行动　首次防护行动应尽量从泄漏的最近点开始，尽量在远离下风向的地点工作，并确定保护行动的防护距离区的范围。

5. 施救人员的注意事项

（1）个人防护　对化学品泄漏实施应急处置的救援人员要佩戴适当的个体防护装备，如穿戴防护服和适宜的呼吸防护用品。对不明原因的化学物质，个人防护尤其重要。

（2）接近方式和应对策略　安全的接近方式包括最大地缩短接触时间、与危险物质保持最大的距离、使用保护罩，并且穿戴适宜的个人防护服和呼吸防护用品。不要饮用有异常颜色、气味、味道的水。应对化学物质是否泄漏做出准确判断，并估计其危害性。隔离并确保事故现场的安全；应尽快隔离可能受污染的人员，并且洗消。尽可能采取措施限制污染物的扩散。

在发生化学性事故时，化学物质气味的减弱不是降低蒸气浓度的所必需的指标。某些化学物质气味的消失会给人以错觉，误认为这种化学物质已经不再存在，而造成更大伤害。因此应及时进行化学物质的浓度测定。

（七）人员伤害因素

人员伤害因素指某些特定的环境中有人可能做出伤害他人包括医务人员的举动，如斗殴及群殴现场、抢劫、绑架、凶杀现场等，此外现场有失控的酒精中毒者或狂躁型精神分裂症患者等人时也可能导致伤害。一份统计资料表明，仅公安部门所属的安康医院在 1988～1998 十年间，就收治肇事、肇祸的精神病患者 7.5 万人，如果包括其他医院收治的类似患者，这个数字更加巨大，足以说明精神病患者的肇事、肇祸行为已经成为一个突出的社会问题，同时给现场急救人员的安全带来了巨大的隐患。

急性酒精中毒也是如此，我国有文献报道急性酒精中毒患者占同期急诊患者的 0.5%，占急性中毒患者的 49%，且近年来有增高的趋势。酒精中毒在美国是仅次于心血管疾病，肿瘤而居于第三位的公共卫生事件。在进入有人员伤害因素的现场时，应注意以下几点：

1. 首先了解相关肇事人员是否得到完全控制，如局面尚未得到控制则不能进入现场。

2. 现场是否有足够的人力或警力，使冲突事件无法死灰复燃。

3. 急救者最好有人陪同，通常除了接车者外，驾驶员应尽可能将救护车停在距急救现场最近的地点，在某些特殊情况下如无人陪同，不要单独进入事故现场。

4. 急救者应具有方便的联系工具并保持通畅的联络渠道，发现威胁时随时能够寻求增援。

（八）动物伤害因素

动物伤害因素是指环境中有可能伤人的动物，特别是现在豢养宠物的人越来越多，其中不乏大型犬类，可以给急救人员带来伤害。北京急救中心就有数名医生被犬咬伤。其他动物如野兽、野蜂、毒蛇等，也可能对医务人员造成威胁。如果急救现场存在动物或在野外抢救患者时要注意以下几点：

1. 进入患者家中之前要首先询问房间内有无养犬，特别是大型犬，如有则首先让主人将其拴牢或封闭在其他房间。

2. 注意观察现场有无野蜂及蜂窝，如有则迅速避开，千万不开招惹野蜂，同时备好遮盖物品。

3. 热带地区特别是树林、草丛等处要注意观察有无毒蛇，必要时可采用声音和投掷石块的方法打草惊蛇，使其逃跑，在毒蛇频繁出现的地区抢救时要有专人观察，以便及时发现情况。

4. 在山区等地带要注意观察有无猛兽，并向当地人员了解相关情况。

5. 对走路不稳、行为怪异的犬类，要警惕患狂犬病的犬类，以免被其咬伤。

防护上述情况时除了提高警惕外，一定要有旁人陪同及观察，急救者不能独自进入现场抢救患者，以免意外发生后无人帮助。此外应尽可能将救护车靠近抢救地点，以便发生意外后能够迅速进入救护车内躲避。

（九）传染病传染因素

传染病传染因素是指急救人员可能被急救环境中的传染源感染而发生传染病。因此急救时传染病的预防也是院前急救人员工作中不可忽视的一环。能够给急救人员造成直接威胁的传染途径是呼吸道传染和接触传染，因此预防的重点也应从这两点做起。

（1）直接或间接了解现场有无呼吸道传染病感染因素，如患者是否发热、有无呼吸道传染病的其他特征等。

（2）了解患者有无疫区经历，有无呼吸道疾病特别是流感、流脑等疾病的患者接触史以及禽类接触史（禽流感的发现和预防）。

（3）在抢救外伤、出血患者时要留意患者有无血行传播性疾病如艾滋病、乙型肝炎、丙型肝炎等。

（4）对患有或可疑呼吸道传染病以及血行播散性传染病或带毒者的救助中要特别做好防护工作，按照传染病预防的不同级别采取不同的预防措施，重点对呼吸道和接触这两种传播途径的传染病进行防护，如戴口罩、眼镜、防护面具、手套等。对已经明确诊断的烈性呼吸道传染病患者如无防护设备则禁止接近患者。

（5）完成对传染病患者的急救任务后要按规定对相关人员和车辆实施严格充分的洗消。

关于传染病的防护详细情况请参阅本章第三节"传染病的防护原则"。

三、急救人员个人救助和防护能力的自我评估

在确认了急救现场的安全情况以及实施了现场危险因素评估后，急救者安全原则的第三项步骤就是对自己的能力的评估，这一点至关重要。也就是说急救者必须知道自己正在做什么、能够做什么、不能做什么，如果一知半解或者两眼一抹黑，轻则无法圆满完成急救任务，重则把自己的健康和生命搭了进去（案例54）。评估的主要内容包括审视自己的救助能力和自我保护能力，只有同时具备这两点时才能前去救助患者。如果不具备救助能力，急救者不知怎样去救，何谈解决问题？如果不具备防护能力，急救者可能在救助中受到伤害。

（一）救助能力的评估

救助能力是指院前急救医生实施现场急救的本领和水平，救助能力与救助效果息息相关，主要包括以下两点：

1. 对救助对象的认识 急救医生必须了解救助对象所受到的伤害的性质和程度，还要了解自己的急救水平，包括对医学和救援知识的掌握程度已经救援手段的掌握程度等，如果救助者自己缺乏这种认识，就应该及时呼叫增援，切勿鲁莽行事。

2. 救助者动手能力或称为行动能力的评估 譬如我们即使了解了骑自行车相关知识，也未必会骑自行车，因此动手能力十分重要。俗话说："没有金刚钻，别揽瓷器活"，在现场急救时尤其如此。急救者如果没有救助能力，不但救不了患者，反而可能把自己断送。很多人只想到救人，而对自己的能力不假思索，从而导致悲剧发生，这样的例子不胜枚举。最常见也是最典型的例子就是救助者明明知道自己不会游泳，却下水去救淹溺者，结果断送了自己的宝贵生命，这种行为与其说是去救人，不如说是去送死。

3. 客观的救助条件的评估 急救者应了解自己在救人时的各种设备及用

品包括防护用品、医疗器械设备及药品等是否能满足现场急救以及自我保护的需要。如果设备不足应立即寻求增援，而不是像一些舍己为人的烈士那样把自己的保护设施给了别人从而付出生命的代价。

（二）排除危险因素能力的评估

排除能力是指急救人员排除现场危险因素的能力，不同的危险因素有不同的排除方法，如救助一氧化碳中毒患者时的环境通风、救助触电患者时的切断电源、危险建筑物的支撑和加固、易燃易爆物质的移除、危险人员或动物的控制等。现场急救前如能将危险因素排除则是保障急救人员安全的重要环节，如无能力排除危险因素，就需要带险急救了，这就需要进入第二项步骤，看看急救人员有无自我保护的能力了。

（三）自我保护能力的评估

自我保护能力是指急救人员在危险现场能否有效保护自己免受伤害，其主要内容有：

（1）是否已经做了环境危险因素评估。

（2）是否对评估结果显示的危险因素和其危害性有充分的了解和认识。

（3）是否确实掌握对相应危险因素的防范知识和临床对策。

（4）是否具备对相应危险因素防范的设备和设施如防毒面具等，能确保自己在现场急救过程中不会受到伤害。

对上述问题的答案是"是"者才能进入现场抢救患者，否则应该原地待援，切勿轻易进入事件现场，以免受到伤害。

案例55　无知加无畏带来的惨剧

某日下午，当某环保部门的一个粪便处理站的工人们正在紧张地工作的时候，一把铁锹突然掉到了五六米深的化粪池。此时工人甲师傅见到后立即顺着梯子下到池底，准备捡回铁锹。当他下井后捡起铁锹并沿着梯子向上爬时，突然神志丧失，坠入池底。见此情景，工人乙师傅、丙师傅奋不顾身地下到化粪池中，试图将甲师傅救出，但二人很快昏迷，终未能爬出化粪池。20分钟后消防中队的消防车和急救中心的救护车赶到，消防员首先检查了化粪池的结构，将化粪池内的粪便抽出后，几名带着防毒面具的消防员下到池底。下午 4 时左右，患者终于被抬出化粪池，经过检查这 3 名工人已经死亡。

　　点评：这是一起典型的施救者在救人前既不了解致伤原因和性质，又没做环境危险因素评估，同时也没有防护能力的情况下，盲目进入发病现场试图救人，反而付出生命代价的悲剧。类似有毒气体导致救助者死亡的情况不胜枚举，国内报道最多有 7 人为救 1 人而相继中毒死亡，相信广大读者朋友早有耳闻。其实我们只要在救人前冷静地想一想："患者为什么会突然昏迷？既然在这个环境能导致患者昏迷，也很有可能导致我昏迷！"如果急救者这样想了，就有可能想到是不是有毒气体中毒，类似的悲剧就不会发生了。因此我们要牢记院前急救时的安全避险原则和保护程序，并在工作中切实按程序中的保护步骤逐一履行，这样才能保证急救者的健康和生命不受伤害。

附：院前急救时的安全避险原则流程图

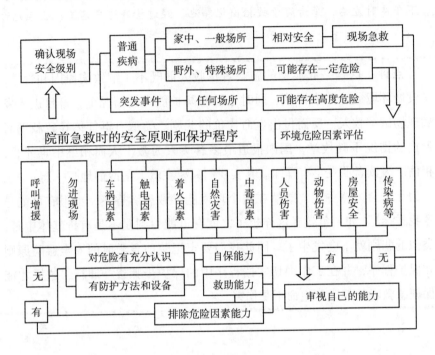

（冯　庚）

第二节　院前急救时的传染病防护

导读

　　由于院前急救时的防护条件差，急救人员受到某些传染病感染的机会大大高于院内。救助传染病患者，或在传染病病源存在、传播及流行现场实施医疗救援是院前急救医生不可回避的工作，在这种情况下如何避免在现场急救时被感染是摆在急救医生面前的重要课题。对此提高对传染病传播过程的认识，制定科学的工作流程和分级防护措施，创造科学的洗消设备条件，针对特定传染病制定严格的预防条例是本节讨论的主要内容。

世界卫生组织（WHO）前总干事中导宏曾在世界卫生组织的一份报告中指出："我们正处于一场传染性疾病全球危机的边缘，没有一个国家可以躲避这场危机。"

目前全球传染病防治形势严峻，很多因素都成为传染病蔓延、流行和暴发的温床，如温室效应使全球地表面平均气温增加了 0.5℃，气候变暖扩大了传染病的分布范围，根据 WHO 的报告，全球气候变暖预示的不仅是风暴、洪水和干旱，最大的灾难可能是疾病。厄尔尼诺现象将对我国旱涝等自然灾害产生重大影响，极易导致传染病的暴发和流行。广谱抗生素的滥用导致了致病微生物的高度耐药性，据北京、上海几家教学医院细菌室的调查，革兰阴性杆菌对部分喹诺酮类抗菌药物的耐药性已超过 50%，使传染病治疗和控制的难度大大增加。此外人口和城市的爆炸性发展、生态环境的恶化、人群的高度流动性、致病微生物的种群变异、不良行为（如吸毒）等诸多因素都是传染病的形成和传播的重要因素。

上述原因构成了当前世界传染病形势的严峻形势，即"新发现的传染病"（emerging infectious diseases，EID）的出现和已经控制但又死灰复燃的传染病（reemerging infectious diseases，RID）的蔓延，人类再度面临传染病的暴发流行的严重威胁。

"前事不忘，后事之师。"我们绝不能忽视人类与传染病斗争的长期性、艰巨性、反复性和变异性的认识，否则我们对可能新发传染病的病因、传播方式及途径以及预防的研究就无法适应时代的需要，以致像 2003 年暴发流行的急性呼吸困难综合征（SARS）、和 2009 年流行的甲型 H1N1 型流感那样，由于相关国家对该病突然出现的时候缺乏足够的认识和准备，给相关国家和人民的生命和财产带来了巨大损失。SARS 和甲型 H1N1 型流感为我们敲响了传染病防治的警钟，我们必须深刻反思，吸取教训，只有这样才能预防和遏制传染病的暴发流行，或在致病因素突然袭来的时候有备而无患，战而胜之。

传染病的特点之一就是在一定的条件下疾病可以传染给他人，尤其包括终日执行职务行为的医务人员，而院前急救工作者和基层医生在履行职责时遭遇的职业暴露使其面临感染艾滋病、乙型肝炎病毒、呼吸道传染病以及其他传染病的危险要比普通公众高得多。为此，如何预防传染病，如何规避医务人员在工作中被传染的风险，是需要我们认真研究的重要课题。120 系统的每个专业院前急救人员都必须经过传染病防护知识培训，经考核合格后方能上岗。有条件的院前急救部门应建立专门的传染病院前急救组，并有自己的独立工作区、洗消区及专用隔离型（负压）救护车。所有的基层医务工作者也都需要了解和掌握一些传染病防治的相关知识特别是防护方法，以便在与传染病疫情遭遇时能够保护自己，使自己和身边的人免受其害。

一、对传染病疫情的认识和评价

（一）传染病疫情的不同等级

院前急救医生要能认清传染病的严重性和危害性，国家根据突发传染病疫情发生、发展规律和特点，和危害程度以及发展趋势，将传染病疫情划分为 4 个等级：

1. 特别重大传染病疫情（Ⅰ级）　符合下述情况之一：发生肺鼠疫、肺炭疽且有扩散趋势；发生传染性非典型肺炎、人感染高致病性禽流感且有扩散趋势；多个区县发生了原因不明的群体性疾病；国务院卫生行政部门认定的其他情况。

2. 重大传染病疫情（Ⅱ级）　符合下述情况之一：肺鼠疫、肺炭疽发生或波及一至两个区县行政区，6 天（平均潜伏期）内有 5 例以上；发生传染性非典型肺炎、人感染高致病性禽流感疑似病例；国务院卫生行政部门认定的其他情况。

3. 较大突发传染病疫情（Ⅲ级）　符合下述情况之一：肺鼠疫、肺炭疽发生或波及一个区县行政区，6 天（一个平均潜伏期）内有 5 例以内；腺鼠疫发生在 1～2 个区县行政区内，6 天内连续发生 10 例以上；国务院卫生行政部门认定的其他情况。

4. 一般传染病疫情（Ⅳ级）　符合下述情况之一：腺鼠疫发生在 1～2 个区县行政区内，6 天内连续发生 10 例以内；霍乱发生在 1 个区县行政区内，一周内连续发病 9 例以内；国务院卫生行政部门认定的其他情况。

（二）世界卫生组织全球流感防控计划的警报级别

世界卫生组织（WHO）2009 年对全球流行性感冒警报级别的修订工作

时，将现有的国内疾病防控和反应预案的警报级别从"四级"改为"六级"，以便融入新的建议和办法。有关流感流行警报级别的分级和描述经过修订，不仅更易于理解，而且更为精准，并且基于可被观察到的明显特征之上。

1. 一级警报——尚未流行　流感病毒一直在动物（尤其是鸟类）中传播。即使那些病毒理论上可能发展成可以造成大范围流行的病毒，但目前没有将这种只在动物中传播的病毒认定为造成人类流感流行的原因。

2. 二级警报——潜在威胁　一种在驯化的或野生的动物中传播的流感病毒造成了人类感染，因此被具有潜在暴发流行的威胁。

3. 三级警报——有限传播　一种动物间传染或人与动物间传染的传染变种病毒在人群中造成了散发病例或小范围人群病例，但还没有在人与人的传播中造成暴发。人与人间的传播局限在一定的条件下发生，例如：当一个受感染的人和一个没有保护措施的看护者之间的密切接触时后者被感染。在如此严苛的环境下的有限传播并不表示病毒已具备了在人类生活中造成大规模流行的能力。

4. 四级警报——威胁逼近　一种动物之间或"人与动物"之间的流感重组病毒已经被证实具备"人与人"之间的传播能力，能够造成"区域暴发"。流感病毒具有一定区域内流行的能力标志着该病传播导致大规模流行的可能性的进一步加剧。此时任何怀疑或已确认发生流感流行的国家必须尽快与世卫组织（WHO）协作，以便能够联合评估流行形势，并且保障相应国家各项防治措施的落实。四级警报表明传染病流行的风险增加，但并不意味着这是不可避免的结局。

5. 五级警报——情况紧急　在相应区域内已有两个国家发生"人与人"之间的流感病毒大规模传播。此时世界大多数国家仍没有受到影响。五级警报是大规模流行性感冒已经逼近和即将来临的强烈信号。对世界各国政府来说，制定预防和减缓流感大流行措施（包括组织架构及沟通方式的建立、执行手段的落实等）的时间已经十分紧迫。

6. 六级警报——已经暴发　这是流行性感冒流行的最高级别，它提示除了在五级警报中被确定的暴发区域外，区域级的暴发出现在世卫组织的另一个区域的国家内（两个以上的区域或国家出现暴发流行）。这个级别显示全球性的流感大暴发正在进行。

　　注：世界卫生组织的流感流行的这个警报级别仅仅提示它的流行范围和流行程度，而对于流感的严重性、危害性以及对各国政府和全球患者所带来的损坏程度或损失无相关性。

二、传染病院前急救工作内容及程序

（一）现场急救

　　院前急救人员进入疫区或疑似疫区前应首先采取保护性预防措施；进入疫区或疑似疫区后按相关工作流程接诊患者、采集病史、实施流行病学调查及体检等；对危重患者实施生命支持；严格按相关规定妥善处理医疗废物和相关物品并协助有关部门对疫源地进行终末消毒。

（二）转运监护

　　为了便于有效消毒和隔离，大型城市的 120 系统最好使用专门的救护车转运患者。救护车的驾驶舱（前舱）应与后舱（污染区）完全隔离，对烈性呼吸道传染病（如 SARS）最好使用负压救护车或将后舱的排风扇开到最大挡，形成相对负压环境；按相关规定及防护等级转送不同的传染病患者并在途中密切监护病情，及时采取各种急救措施维护患者的生命体征；充分了解患者病情及前期治疗情况，携带好相关的病历资料，并将患者情况在目的地医院实施详细交接。

（三）疫情报告

　　《中华人民共和国传染病防治法》第 21 条规定："执行职务的医疗保健人员、卫生防疫人员发现甲类、乙类和监测区域内的丙类传染病患者、病原携带者或者疑似传染病患者，必须按照国务院卫生行政部门规定的时限向当地卫生防疫机构报告疫情。"

　　120 系统是我国日臻完善的医疗救援服务系统，它遍布于全国，承担着各地突发疾病、意外伤害以及重大自然灾害、事故的现场急救和转运的任务。当健康意外事件突发时，首先出现在患者面前的医务人员往往是 120 系统的急救人员。因此在 120 系统建立传染病疫情报告制度很有必要，利用该系统的巨大的医疗急救网络对传染病进行早期发现、监测和报告，即在发病现场首先发现传染病可疑因素并对其进行甄别、评估和报告，从另一层面对传染病信息进行二次捕获，可以弥补我国传染病报告系统的不足，提高我们对传染病的早期发现率、检出率和疫情报告的准确率。

　　120系统的传染病疫情报告制度可以成为我国传染病预报的辅助途径。传染病疫情出现后，120系统可以按照预备方案根据不同的疫情等级采取不同等级的对策，使急救人员的安排、待命专用救护车的数量、抢救器材的分配、疫情报告的频度、现场急救时采用何种防护措施等诸多方面更加合理，同时避免了不必要的浪费。

　　传染病疫情报告制度是指120系统的院前急救人员在发病现场发现传染病可疑因素后的报告制度，急救人员必须经过针对传染病的专业知识的培训，经考试合格后方能上岗，并且要切实提高和时刻保持对传染病流行因素的发现和甄别的敏感性。调度医生在受理120急救电话以及院前急救医生在现场急救时如果发现患者具有传染病可疑因素（如发热、皮疹、传染病患者接触史、疫区停留史等）时，或相关症状呈批量出现时，应在现场首先判断其传染病的可能性并立即向120系统的有关机构报告，后者对报告内容进行汇总、甄别和分析后，再报告到当地的疾病预防和控制中心。

三、传染病院前急救时医务人员的职业防护

（一）分级防护的具体内容和要点

　　分级防护是指对不同传染性的各种疾病或情况采取不同等级的具体防护的方法，主要包括：

　　1. 一级防护　穿戴有效口罩、帽子、防护眼镜、工作服、工作鞋袜；一级防护适用于普通情况下的传染病预防。

　　2. 二级防护　穿戴有效口罩、帽子、防护眼镜、工作服、隔离衣、手套、工作鞋袜；二级防护适用于霍乱、甲、乙、丙、丁及戊型肝炎、细菌性痢疾、伤寒、副伤寒、梅毒、艾滋病及HIV携带者、狂犬病、流行性出血热、炭疽等情况的院前急救及转运。

　　3. 三级防护　穿戴有效口罩、帽子、防护眼镜、刷手衣裤、防护服、隔离衣、长筒胶靴、鞋套；三级防护适用于鼠疫、流脑、结核及传染性非典型

肺炎（SARS）等疾病的院前急救及转运，在对上述患者实施有创通气操作及在狭小空间长时间接触患者时（如在救护车内监护转运患者等）应升级为四级防护。

4. 四级防护　穿戴有效口罩、帽子、防护眼镜、刷手衣裤、防护服、隔离衣、长筒胶靴、鞋套、全面型呼吸防护器、防生物面具或面罩、防水围裙等。四级防护一般在为烈性呼吸道传染病患者实施气管插管、气管切开、气管切口换药及吸痰等操作时使用。

（二）120 传染病转运组的建制、基本设备和工作环境

1. 传染病转运组的职能和建制　当前全世界传染病流行趋势严峻，因此预防传染病发生、控制传染病传播和为传染病患者提供医疗服务就是医疗工作中的重要内容。由于传染病的流行和传播存在诸多未知因素，故如何防范、如何消毒等就成为所有救护车面临的普遍问题，因此在较大城市的 120 系统建立专业的传染病转运组十分必要。这支队伍有较强的专业性，他们主要负责各种传染病患者和疑似传染病患者的运送任务，这样可以减少和避免大部分救护车接触传染病患者的机会，也便于管理和消毒。

传染病转运组的建制和人员组成：传染病转运组应在该急救系统或医院的感染科或相应科室领导下工作，其建制和人员组成要根据该区域人口及传染病流行形势决定。在较大城市的 120 系统通常设 4 个工作小组，每组包括急救医生、护士及驾驶员各一人。此外应有预备队预案，该预案包括预备队人员的临时组成及调动的方式，以及对预备队人员的传染病专业培训等，以便在紧急情况下（如突发大规模传染病流行时）能够随时有组织地迅速投入训练有素的预备队人员。

2. 传染病转运组的基本设备　除常规医疗急救用品和设备外，传染病转运组需要配备的基本防护用品包括：全套防护用品（各种口罩尤其是 N95 型口罩、隔离衣、一次性防护服、一次性手套、帽子、鞋套、胶鞋、防护眼镜等）、喷雾器、垃圾桶、垃圾袋、利器盒、各种消毒剂等。

3. 传染病转运组的工作环境　转运组的工作区应设在 120 系统工作区中的一个相对独立和封闭的区域，内设不同功能的工作区，选择和建设时要充分考虑到通风、隔离和消毒等因素，将其分为如下区域（图7-2）。

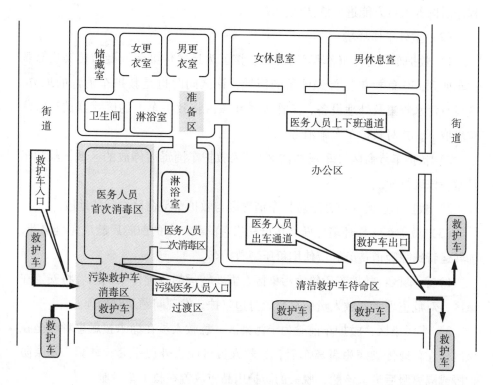

图 7-2　传染病转运组工作区示意图

（1）室内工作环境

1）室内清洁区：作为工作人员工作时在该区交接班、待命及休息饮食等日常工作的区域，设有办公室、更衣室、休息室、储藏室、淋浴房及卫生间等。

2）第一消毒区（室内污染区）：该区为急救人员（携设备）完成任务后首次脱污染和消毒的地方，室内要有强制排风设备、紫外线消毒设备和污染物容纳设备等。医务人员完成运送传染病患者后回到单位后首先要进入该区进行首次脱污染和消毒（其程序详见下面的流程）。脱下的医疗废物应放在专门的容器中。

3）第二消毒区（室内半污染区）：介于清洁区和污染区之间的过渡区域，医务人员在这里进行二次脱污染及消毒（其程序详见下面的流程），经过上述程序后医务人员方能进入清洁区。

（2）室外工作环境

1）救护车消毒区（车场污染区）：该区为运送传染病或疑似传染病后救护车回到120急救单位首先停留的区域，该区同时也是救护车消毒的地方，应设有污水收集及处理设备，工作人员在该区将救护车上的医疗器械和医疗垃圾取下，并对救护车实施消毒。

2）救护车待命区（车场清洁区）：为救护车消毒后停放的区域，救护车日常在该区待命。

3）救护车过渡区：介于救护车消毒区与救护车待命区之间的地段。

（3）救护车工作环境　转运传染病患者的救护车的前舱后舱应完全隔断，如转运特殊呼吸道传染病应使用负压型救护车。

1）污染区：救护车后舱为污染区，需要转运的各种传染病患者将安置在该区，对危重患者急救人员应在患者身边陪护，发现问题及时处理。

2）半污染区：救护车前舱为半污染区，急救人员在尚未接触患者时坐在该区，在普通传染病患者离车后，急救人员可脱去外层手套、鞋套、外层防护服或隔离服后进入该舱，脱去的防护用品应放置在救护车后舱。

（三）传染病转运组的工作流程及注意事项

1. 基本工作内容和程序　急救医生接到出车指令后按操作流程穿戴及配备防护设备，坐在救护车前舱驶达现场，现场处理及转送时急救者要在患者身边（后舱），转运过程中要限制后舱人员的某些活动如吃东西、饮水、吸烟、如厕、用手接触口鼻及眼睛，救护车后舱一般情况下应开窗通风。对不同患者实施操作时应更换手套及隔离衣，以防交叉感染。此外遇到疫情时要根据所接触传染病的传染途径与特点采取或加强飞沫隔离、空气隔离和接触隔离等，并依照被感染的危险程度采取分级防护。

对呼吸道传染病患者，在其能够耐受的条件下给患者戴上一次性口罩，此外车内陪同家属也应佩戴口罩，如家属无口罩，急救人员可以向他们提供，并向他们简单讲解该疾病的基本预防方法。一次性口罩的价格不高，但急救人员向患者及家属提供的人文关怀则是无价的。

完成急救及转运任务后急救者应首先脱去外层防护服、手套、鞋套后方可进入前舱。在回程途中救护车后舱应该开窗，通过空气对流预防呼吸道传染病的交叉感染。回单位后急救者按操作程序摘脱防护用品，采用六步洗手法洗手、手消毒及烘干，对污染的担架单等一次性物品用0.2%～0.5%的过氧乙酸溶液喷洒消毒，并将消毒后物品统一封闭在黄色垃圾袋中按医疗垃圾处理。对救护车及车内其他物品进行终末消毒。下班前需淋浴、清洁口腔鼻腔及更衣后方可离开。

2. 防护用品穿脱流程　院前急救时急救人员使用的防护用品必须符合国家医用级标准，如《医用一次性防护服技术要求》GB19082-2003，《医用口罩技术要求》GB19083-2003等。使用防护用品前需要认真检查防护用品的质量，严禁使用破损及污浊及污染的防护用具且一次性防护用品不得重复使用。

（1）穿戴防护用品流程　根据不同防护级别穿戴防护用品，下面是三级防护时医务人员穿戴防护用品流程：按次序依次进行洗手、穿刷手衣裤、戴帽子、戴第一层手套并将其用胶布固定在刷手衣的袖口上、穿防护服、戴第二层手套并将其用胶布固定在防护服的袖口上、穿戴口罩（双层甚至三层）、戴护目镜、穿内层鞋套、穿胶靴、穿外层鞋套。

（2）脱摘防护用品流程　进入第一消毒区（室内污染区）、用健之素实施首次手和靴浸泡消毒（浸泡时间2分钟）、摘护目镜并将其浸泡在盛有75%酒精溶液的容器中、脱防护服及靴套、脱外层手套、脱外层口罩及帽子、脱布隔离衣、进入第二消毒区（室内半污染区）、二次手和靴浸泡消毒（浸泡时间2分钟）、脱内层手套、脱靴换鞋、进入清洁区、洗手消毒、摘内层口罩、脱刷手衣裤、沐浴及用棉签清洁口、鼻、耳、最后更衣，完成洗消程序。

（3）佩戴口罩的注意点　佩戴口罩前必须清洁双手；根据不同类型口罩的佩戴提示操作；口罩有颜色的一面向外；把鼻夹（口罩上端的线状金属）按紧，要让口罩紧贴面部并完全覆盖口鼻和下颌；如需佩戴多层口罩时，应首先佩戴N95型口罩，然后在外面再佩戴其他类型口罩，不得把N95型口罩戴在最外层；面纱口罩一次佩戴不得超过4小时；N95型口罩一次佩戴不得超过6小时；口罩浸湿或污染后必须立即更换。

（四）院前急救时的标准预防

标准预防是根据卫生部制定的《医务人员艾滋病病毒职业暴露防护工作

指导原则》改编和拟定的、供院前急救工作者在职业暴露防护时实施的基本做法，它将院前急救时所有的患者均视为潜在的感染源，患者的血液、体液、分泌物、排泄物及被污染的物品均被视为有传染性，因此急救人员在接触上述物质时必须严格采用标准预防措施。主要内容如下：

1. 标准预防的基本内容

（1）院前急救人员在诊疗及护理过程中有可能接触患者的血液、体液、分泌物、排泄物及被其污染的物品时必须戴手套，操作完毕及脱去手套后应立即洗手，必要时需要实施手部消毒。

（2）在院前急救工作中，对有可能发生患者的血液、体液、分泌物等污染源飞溅到院前急救人员面部的抢救操作（如导尿操作、各种穿刺操作及对外伤及出血患者的处理等），医务人员应提前戴具有防渗性能的口罩、防护眼镜及面罩；对有可能发生患者血液、体液大面积飞溅时（如抢救动脉出血的伤员等），急救人员应该穿戴有防渗性能的隔离衣或围裙。

（3）如果急救人员的手部发生破损，同时又需要实施有可能接触患者的血液及体液的各种操作时，必须佩戴双层橡胶手套。

（4）急救人员一旦接触患者的血液、体液、分泌物、排泄物及其被污染的物品后应立即洗手，必要是实施手部消毒。

（5）急救人员在实施侵袭性诊疗及护理操作中，要尽可能在光线充足的环境进行，并应特别谨慎，注意防止被注射针头、缝合针、刀片等锐器刺伤或划伤。使用后的利器应直接放入坚固耐刺及防渗漏的容器中。禁止将使用后的一次性针头重新套上针头套。禁止用手直接接触使用后的针头及刀片等锐器。

（6）患者用过的可重复使用的医疗器械和仪器应按相关规定消毒。

2. 手的清洁与消毒　手部卫生是院前急救时防止传染病接触传播的关键点之一，因此急救人员应养成良好的手部卫生素养，做到勤洗手，勤做手部消毒，以保证手部清洁。

（1）院前急救时的洗手指征

1）接触患者前后，尤其是接触皮肤、黏膜有破损的患者和实施侵入性操作前后必须洗手；院前急救时如果现场无洗手条件，则应用手部快速消毒液、消毒纸巾及酒精棉片实施手部清洁。在诊疗前一个患者结束后必须洗手，然后才能为下一个患者服务。

2）需要实施无菌操作的各项技术（各种检查、治疗及护理等）之前及之后。

3）戴口罩、戴手套及穿脱防护服之前及之后。

4）接触患者的血液、体液、分泌物、排泄物以及其他被污染的物品后。

（2）洗手方法　使用流水及肥皂、皂液及洗手液，按照六步洗手法洗手。

（3）手部消毒　进出隔离病房、穿脱隔离衣及防护用品前后，接触患者的血液、体液、分泌物、排泄物以及其他被污染的物品后，接触特殊感染病原体以及实施某些医疗护理操作前后需要手部消毒。消毒方法是用快速手消毒剂反复揉搓双手以及用适合于手消毒的消毒剂浸泡双手。

（五）职业暴露处理程序

职业暴露是指急救人员在工作中被传染源或可疑物质污染的情况，此时应采取的措施是：

1. 患者的血液、体液、分泌物、排泄物一旦污染到急救人员的皮肤和（或）黏膜上时，要尽快用肥皂液和流动的清水清洗污染的皮肤，用生理盐水冲洗黏膜；必要时用黏膜消毒剂。

2. 急救人员不慎被锐器刺伤时，不要压迫止血及遮盖或包扎伤口，而应在远端轻轻挤压伤口，尽可能挤出损伤处的血液，然后用肥皂液及清水充分冲洗，最后用2%碘酊或75%乙醇及0.5%碘伏局部消毒。禁止在伤口近端实施局部挤压。对较深伤口应到医院急诊外科进一步处理。

3. 感染源为开放性肺结核或其他呼吸道传染病时，暴露者应作相应的检查和一定时间段内的临床追踪观察。

4. 感染源为乙肝病毒表面抗原（HBsAg）或e抗原（HBeAg）阳性患者时，对从未接种或未完成全程乙肝疫苗接种的暴露者应在24小时内尽快注射高效价乙肝免疫球蛋白，并在2天后在不同部位接种1次乙肝疫苗，然后在1个月及6个月后分别做补充接种；对已经接种过乙肝疫苗并有乙肝病毒表面抗体（HBsAb）阳性且滴度较高的暴露者不必做任何处理，因为其具备较强的免疫力；对虽然接种过乙肝疫苗，但尚未产生免疫力时（HBsAb阴性）的暴露者，应按未做过接种者处理；所有人员应进行为期半年的血清学观察。

（六）艾滋病病毒职业暴露防护指导原则

感染源为艾滋病患者或艾滋病毒携带者时，暴露者应按照《医务人员艾滋病病毒职业暴露防护指导原则》执行。艾滋病病毒职业暴露是指急救人员在诊疗及护理过程中被艾滋病患者及病毒感染者的血液、体液污染了皮肤或黏膜，或被含有艾滋病病毒的血液、体液污染的针头及其他锐器刺破皮肤，有可能被感染上艾滋病的情况。此时应实施以下对应措施：按本节职业暴露处理程序中第二项中介绍的方法处理伤口；根据艾滋病职业暴露级别和暴露源（患者）的病毒载量水平对被感染者进行评估和临床对策的确定。此外还要对艾滋病病毒职业暴露情况进行详细登记和记录，其主要内容有艾滋病病毒职业暴露时间、地点及经过、暴露方式、暴露部位及损伤程度、暴露源的种类和程度、处理方法和经过、用药情况、定期检测情况和随访情况等，并将上述内容逐级上报。

1. 艾滋病病毒职业暴露分级　艾滋病病毒职业暴露共分3个等级：

（1）发生下列情况为艾滋病职业Ⅰ级暴露　①暴露源为艾滋病患者或艾滋病病毒感染者的血液、体液或含有其血液、体液的医疗器械及物品；②暴露类型为暴露源沾染了有损伤皮肤或黏膜，但暴露量小且暴露时间较短。

（2）发生下列情况为艾滋病职业Ⅱ级暴露　①暴露源为艾滋病患者或艾滋病病毒感染者的血液、体液或含有其血液、体液的医疗器械及物品；②暴露类型为暴露源沾染了有损伤皮肤或黏膜，但暴露量大且暴露时间较长，或暴露类型为暴露源刺伤或割伤皮肤，但损伤程度较轻，为表皮擦伤或针刺伤。

（3）发生下列情况为艾滋病职业Ⅲ级暴露　①暴露源为艾滋病患者或艾滋病病毒感染者的血液、体液或含有其血液、体液的医疗器械及物品；②暴露类型为暴露源刺伤或割伤皮肤，但损伤程度较重，为深部伤口或割伤物有明显可见的血液。

2. 暴露源的病毒载量水平　暴露源的艾滋病病毒载量水平分为轻度、重度和暴露源不明3种类型：

（1）轻度类型　暴露源为艾滋病病毒检测阳性，但滴度低，艾滋病感染者无临床症状，CD4 计数正常。

（2）重度类型　暴露源为艾滋病病毒检测阳性，但滴度高，艾滋病感染者有临床症状，CD4 计数低。

（3）暴露源不明类型　不能确定暴露源是否为艾滋病病毒阳性。

3. 艾滋病病毒职业暴露者预防性用药原则

Ⅰ级暴露且暴露源病毒载量水平为轻度时可以不使用预防性用药；Ⅰ级暴露且暴露源的病毒载量水平为重度或Ⅱ级暴露且暴露源的病毒载量水平为轻度时使用基本用药程序（同时常规剂量使用两种反转录酶抑制剂，连续应用 28 天）。

Ⅱ级暴露且暴露源的病毒载量水平为重度或发生Ⅲ级暴露且暴露源的病毒载量水平为轻度或重度时使用强化用药程序（同时常规剂量使用两种反转录酶抑制剂并加用一种蛋白酶抑制剂，连续应用 28 天）；暴露源的病毒载量水平不明时可使用基本用药程序。

此外急救人员发生艾滋病病毒职业暴露后，应在暴露后的第 4 周、第 8 周、第 12 周及 6 个月时实施艾滋病病毒抗体检测，对所服药物的毒性进行监测和处理，还要认真观察记录暴露者的早期症状等。

（七）消毒方法

院前急救时遇到污染物应随时随地消毒，完成院前急救任务后，救护车应进入污染停车场进行终末消毒。消毒工作由专人穿戴全套防护服实施，还要根据不同污染物品和污染对象以及污染程度选择不同的消毒剂及消毒剂浓度，制定不同的消毒方法及消毒时间。

1. 救护车消毒

（1）过氧乙酸气溶胶表面～空间联合喷雾＋高压蒸汽法　此法为车内空气、车体及车内物体表面联合消毒，适用于转运呼吸道传染病为主，并可能存在多种传播途径的传染病患者后的救护车消毒。先关闭车窗及门，应用电动气溶胶喷雾器将 0.2%～0.5% 过氧乙酸溶液实施喷洒，物体表面及空间用液量为 20～40ml/m³，地面为 100ml/m³。先喷各外门把手、窗扣、然后消毒前后舱，重点喷内门把手、窗户开关、担架、座椅扶手、地面等。喷洒完毕密闭 1 小时后开门窗通风，再用高压蒸汽水枪进行清洁。

（2）消毒剂喷洒＋擦拭消毒法　用于救护车体内外表面、地面及车内物品表面的消毒。用装入 0.2%～0.5% 过氧乙酸溶液或 1000～2000mg/L 有效氯含氯消毒剂的喷壶喷洒，方式同前。喷洒后再用消毒液擦拭物体表面及拖地一遍，待作用 30～60 分钟后对贵重、易腐蚀的物品用清水再行擦拭。

2. 救护车车内物品消毒　用 0.2%～0.5% 过氧乙酸溶液或 1000～2000mg/L 有效氯含氯消毒剂溶液浸泡、喷洒及擦拭消毒，待作用 30～60 分钟后对贵重、易腐蚀的物品用清水再行擦拭。

3. 院前急救工作人员的手及皮肤消毒

（1）用 0.5% 碘伏溶液浸泡或擦拭手部 1～3 分钟。

（2）用 75% 乙醇浸泡 1～5 分钟。

（3）用快速手部消毒剂（75% 乙醇或 70% 异丙醇或醇的复合制剂）按洗手方法搓洗 1～3 分钟。

（4）患者的排出物消毒　包括患者的排泄物（粪便、尿液、呕吐物等）、分泌物、胸水腹水及血液等，其消毒方法是：

1）每 1000ml 液体污染物加入 10% 次氯酸钠 250ml 混合均匀作用 2 小时以上，黏稠污物及残剩血液使用消毒剂的剂量和作用时间加倍。

2）成型粪便用 5000mg/L 含有效氯含氯消毒剂 2 份加于 1 份粪便混均作用 2 小时以上。

3）便具、痰具用 5000mg/L 含有效氯含氯消毒剂溶液或 0.5%～1% 过氧乙酸溶液浸泡 60 分钟后再清洗，浸泡时消毒液要漫过容器。

（5）医疗设备消毒　体温计使用后用 1000～2000mg/L 含有效氯含氯消毒剂溶液浸泡 30 分钟；诊箱及仪器导线和表面用 1000～2000mg/L 含有效氯含氯消毒剂溶液擦拭 3 分钟以上，擦拭 2 遍；听诊器、监护仪、心电图机及除颤电极板应以 75% 乙醇擦拭消毒；血压计袖带浸泡在 1000～2000mg/L 含有效氯含氯消毒剂溶液 1 小时后清洗晾干。

（八）医疗垃圾的处理

处理污物时严禁用手直接抓取污物，尤其禁止将手伸进桶、袋内向下挤压废物，以免被利器刺伤。所有的医疗垃圾及传染病患者的生活垃圾均应用黄色垃圾袋封闭，按医疗垃圾处理。不能立即焚烧的污染废弃物应经消毒处理后入黄色垃圾袋密闭送垃圾场按医疗垃圾处理。使用后的注射器、输液器、棉球、棉签、橡胶手套、担架单、座椅单等一次性用品入黄色垃圾袋封闭，各类针头、锐器放入防渗漏、防穿刺的利器盒中，所有用品不得遗弃，一律带回原单位按医疗垃圾统一处理。

（冯　庚）

参　考　文　献

[1] 陈明玉. 研制交通事故院前急救预案的必要性. 镇江医学院学报，1998，8（4）：568－569

[2] 卢伟，杨士兴，周顺福. 急性职业中毒防范和救治预案研究浅见. 劳动医学，1996，13（3）：145－149

[3] 杨晔. 当代内科学. 北京：中国中医药出版社，2002：5288.

[4] 中国疾病预防控制中心. 地震灾区食品卫生、环境卫生和化学品泄漏现场工作指南. 2008.

[5] 南方周末 2009 年 6 月 4 日第八版.

[6] 吴晨方，柴湘平，贺志飚，等. 急性酒精中毒的临床分析. 中国实用医药杂志，2007，2（9）：26－28

[7] 肖瑛，任进. 乙醇中毒的最新研究进展. 卫生毒理学杂志，2004，18：321－323

[8] 于爱红，朴常福，张在人. 酒精中毒研究进展. 中国康复理论与实践，2004，10（11）：690－691

[9] 曾四清. 全球气候变化对传染病流行的影响. 国外医学·医学地理分册，2002，23（1）：36－38

[10] 王爱霞. 感染病和传染病. 中华内科杂志，1999，38（11）：725－726

[11] Laderberg J. Infectors disease：a threat to global health and security. JAMA，1996，276（5）：417－419.

第八章　运用法律法规，
　　护航院前急救

第一节　概述——提高法律意识是所有
　　　　医务人员的当务之急

> **导读**
>
> 　　本节首先介绍了法律法规在医疗活动中的重要性，医生若不懂法势必为时代所淘汰。医生必须了解与行医相关的重要法律和法规，必须清楚医疗与法律的关系，如医疗合同关系、无因管理关系及强制诊疗关系等，本节对上述内容做了阐述。此外本文还介绍了一些医疗单位由于不懂得法律而付出惨重代价的真实案例，让读者了解和记住这些教训。

一、医生为什么必须学法律

　　随着时代的进步，国家的发展，我国也逐渐从人治社会逐步向法制社会迈进。随着国家法律、法规的不断健全和大众法律知识的普及，患者的维权意识也在不断增强。在患者就医时，现实发生的情况和自己的认识和期望背道而驰时，很多人就自然试图利用法律维护自己的合法权益，这是当前医疗纠纷案件不断增长的主要原因。

　　医生必须要学法律？这话如果在十年前说，一定会招致怀疑和不解。但是现在大家已经对此有一定的认识了。作为一名医生，特别是急救医生，最高兴的是能够把危重患者从死亡边缘抢救回来，最担心的是与患者发生医疗纠纷，这是大家的同感。有时尽管医务人员已经尽了最大的努力，但他们的服务却没有得到患方的认可，反而受到指责、遭到投诉甚至诉讼，在这种情况下我们应该怎么办呢？

作为一名院前急救医生，由于各种急救现场的特殊性，将会面临更大、更多的医疗风险。艰苦的抢救环境、人员密集的公共场所、情绪激动的患者家属、抢救设备和人员的不足等，都可能直接影响着急救医生的心态，进而对医生的思维和抢救动作产生干扰和影响。急救医生往往一边实施抢救工作，一边排除各种干扰，对抗干扰。在这种复杂的情况下如果我们稍有闪失，稍有考虑不周或其他失误，就势必影响抢救效果，降低了救治成功率，同时也为自己留下隐患。如何在特殊的条件下安全地抢救危重患者，如何利用法律保护急救医生的行医安全，是每个医生必须思考和探讨的问题，这也是本书作者将相关的法律知识介绍给读者的初衷。

目前，所有在临床工作的医务人员在行医过程中面临的主要问题有3点：第一是要尽职尽责地工作；第二是要让患者感受到我们是在尽职尽责地工作；第三是在某些情况下给第三方（如医学鉴定委员会或法官）提供自己已经尽职尽责的证明。做到第一条需要我们的工作能力，这一条做不好，将使医疗质量下降，严重时甚至危及患者生命；做到第二条需要我们的沟通能力，这一条做不好则有可能导致患方的误解，使患方的满意度下降，严重时可能导致医患纠纷；而做到第三条则需要我们掌握法律知识和运用法律的能力了，这一点做不好，不能按法律和法规的要求行医，或不能证明自己的清白，我们就可能为此付出惨重代价。

说到医疗纠纷和事故，其实临床医生最有发言权，但是实际情况是医生们在不知不觉中逐渐丧失了这个权利，或者放弃了这个权利。由于对法律知识不够了解，很多医生在工作中忽略了医疗行动的法律属性，不会用法律观点说明医学问题，解释医疗行为，一遇到医疗纠纷，就会抱怨自己如何的艰难，如何的辛苦，如何的委屈，如何的不容易。可是，这种抱怨不但于事无补，更有可能加深患者的不理解，甚至使医患矛盾激化。

法律无处不在，在医疗行为中尤其如此。医疗行为本身具有相当大的风险，在医学领域，太多未知的和不确定的因素使得医生们的工作如履薄冰，稍不小心就可能出现各种各样的问题，尤其出现有悖法律的问题。要想改变这种现状，作为一名医生，就必须了解法律，懂得法律，遵守法律，这样才能做到依法行医，同时用法律的武器维护自己的合法权利。特别是对于院前急救医生，这一点尤为重要。

法律是什么？法律是由国家立法机关和行政机关制定、国家政权保证执行的全民行为规则。法律和法规是我们的行为准则，它为我们的所有行为提供了框架，如果我们逾越了这个框架就可能涉嫌违背了法律，就可能为此承担责任。法律就像是一面镜子，能够照出我们医疗工作中的不足和缺点，如果我们经常照照这面镜子，就能随时"改头换面"，使自己焕然一新，就能减少医疗不足，减少医疗纠纷和医疗事故。法律也是一件武器，它可以直指对方要害，使其受到违规、违法的惩罚。法律同时也是一副盾牌，掌握了法律，在医疗纠纷发生时，我们就能利用它维护医生和医院的合法权利。

我们每个临床医生必须铭记的是，法律是针对所有的人的，也是保护所有的人的。它所保护的不仅是医生，同时保护着千千万万的患者。即使你是一名医生，你的身份也不是恒定的。今天我们在医院上班，我们就代表着医方。如果明天我们生了疾病，我们就会成为患方，甚至本医院的医生也是如此。不管我们的角色如何变换，我们都受到法律的保护，因此法律对每一个人都是公平的。

作为当代的医务工作者，我们不仅要有精湛的医疗技术、良好的心理素质，更要熟知各种与医疗相关的法律文件及法律条文。试想，如果找你看病的患者是一位了解法律的人，如果他对就医过程不满意，他就完全有可能用法律来衡量你的医疗行为。如果恰恰你的医疗行为确实存在瑕疵，一起医疗纠纷就会因此而生，如果调解失败，就可能引起诉讼，这并不是危言耸听、小题大做。不断增长的医疗纠纷和诉讼案例让医生们发出感叹：现在真是做人难，而做医生更难，现在的医生越做越难。其实不是这样，不是医生越来越难做，而是不懂法律的医生越来越难做，工作作风不严谨的医生越来越难做。

掌握法律知识如同掌握文化知识、专业知识一样，是一名合格医生必备的要素。大家都知道，文盲是不能当医生的，但我们还应该知道，法盲也不能当医生！如此看来，当今已经不是我们想不想去学习法律的问题，而是我们必须了解法律、懂得法律，并且很好地利用法律、运用法律的问题。所以，懂得法律已经成为保障安全行医最基本的条件，法律扫盲则成为当前医务人员业务学习的重要内容之一。

二、急救医生应当了解和掌握哪些法律知识

法律与医学息息相关，但法律是社会科学中的一名学科，其内容同医学学科一样博大精深，如果让所有医务人员的法律水平都像法律专业人士那样是不现实的。弱水三千，我仅取一瓢饮。但这一瓢应该是重要的一瓢，不可或缺的一瓢。

首先我们应该知道什么是依法行医？法律对行医的要求是什么？哪些法律是医务人员必须耳熟能详、切实了解和掌握的？行医时的法律禁忌有哪些？哪些做法是违法的？哪些不是违法的？哪些行为受到法律保护？在医疗纠纷中我们怎样维权？什么是医疗事故和医疗事故的等级？为什么有时候定为事故而有时候定为过错？何为医疗事故鉴定以及它的程序？医疗诉讼的过程和内容？法官判决的主要依据是什么？医疗赔偿是怎样进行的？……这些问题本书将在下面的内容中加以讨论。

（一）医疗法律关系

医疗法律关系是指医务人员受患者委托或其他原因，对患者实施诊断、治疗等行为所形成的法律关系。常见的医疗法律关系有 3 种：

1. 医疗合同关系　医疗合同是以医疗服务为目的，在医疗机构与患者之间形成的合同。医疗合同与一般民事合同不同，其在成立上具有强制性，即医疗合同的强制缔约性。也就是说，医疗合同关系不是医方单方面说了算，医疗服务关系到大众的健康和患者的切身利益，因此患者前往医院就诊时，医方除非有接收能力和技术水平受限等正当原因外，不得拒绝患者就诊。患者走进医院挂号，医院接受其挂号，医疗合同关系就确立了。一旦合同缔约，医方应竭力按照约定和法律规定履行合同义务。

例如，某男在运动时不慎摔伤，被送到附近的医院急诊科就诊。经检查诊断为左下肢胫骨开放性骨折。急诊医生立即给患者进行伤口局部清创并对

骨折进行相应手术治疗，治疗后患者病情稳定，一般情况良好，医生嘱其回家服药休养并定期来医院复查。

这是常见的就医过程，在这时，医患双方的法律关系即是一种医疗合同关系。患者因外伤前往医院挂号就诊，医院接诊后医疗合同关系就成立了。医方为患者所做的医疗服务既是医方按照约定和法律规定履行了合同义务。医疗合同的成立与一般合同一样，即患者提出医疗的要约，医务人员接受要求，医疗合同得以成立。

法律依据：

《中华人民共和国合同法》

第二条　本法所称合同是平等主体的自然人、法人、其他组织之间设立、变更、终止民事权利义务关系的协议。

第十条　当事人订立合同，有书面形式、口头形式和其他形式。法律、行政法规规定采用书面形式的，应当采用书面形式。当事人约定采用书面形式的，应当采用书面形式。

第十三条　当事人订立合同，采取要约、承诺方式。

《执业医生法》

第二十四条　对急危患者，医生应当采取紧急措施进行诊治；不得拒绝急救处置。

2. 无因管理关系　医疗事务无因管理关系是指医务人员在没有法定和约定的义务必须对患者实施干预时，但由于形势所迫或出于道德和良知所实施的帮助患者的行为。医疗事务无因管理关系基于 3 种情形：

（1）医务人员在医院外，发现患者并加以治疗。

（2）对自杀未遂而不愿意就医者予以救治。

（3）无监护人在场的情况下，医院针对无行为能力的"非急危"患者进行的诊疗行为。

医务人员实施无因管理行为将受到法律的保护。例如一位孕妇乘火车时临产，列车员反复广播，寻找医生相助。可是火车上既无妇产科医生，又无其他医务人员前来相助。见到产妇情况危急，一位牙科医生凭借多年前在医学院医学实习时的助产经验尽力帮助产妇分娩。但是由于产妇胎位不正，分娩中胎盘剥离不彻底，导致产妇大出血，送到医院后虽然经全力抢救，终因失血性休克死亡。

此案中牙科医生对该产妇没有法定义务进行抢救，但牙科医生见产妇情况危急，出于职业道德和良知，在危急时刻挺身而出，尽力救助该产妇，应属于无因管理关系。因此，牙科医生不需对产妇的死亡承担法律责任。

法律依据：

《中华人民共和国民法通则》

第九十三条　没有法定的或者约定的义务，为避免他人利益受损失进行管理或者服务的，有权要求受益人偿付由此而支付的必要费用。

《执业医生法》

第二十四条　对急危患者，医生应当采取紧急措施进行诊治；不得拒绝急救处置。

3. 强制诊疗关系　强制诊疗关系是指面对急危患者，医生必须采取紧急措施进行救治，不得拒绝急救处置。医疗机构要承担对急危患者的强制接诊义务。

例如某男突发心脏病，其妻打电话向 10 公里外的急救中心求救。急救车辆因故 35 分钟后出发，55 分钟后才到达患者家中，但患者已经死亡。家属将急救中心告上法庭，要求赔偿。急救中心称其尚未提供医疗服务，因此不属于医疗事故，不应承担赔偿责任。

本案中急救中心与患者虽无书面合同，但因为患者病情急危，根据《执业医生法》第二十四条对急危患者，医生应当采取紧急措施进行诊治，不得拒绝急救处置的规定，医疗机构就要承担对急危患者的强制接诊义务。急救中心与患者之间的关系就是强制诊疗关系。所以，在患者妻子拨通电话，描述清楚病情后，双方的诊疗约定关系即已形成。法院经过审理认为：本案虽不构成医疗事故，但急救中心要承担合同违约责任，故判急救中心赔偿患方人民币 3 万元。

法律依据：

《中华人民共和国合同法》

第二条　本法所称合同是平等主体的自然人、法人、其他组织之间设立、变更、终止民事权利义务关系的协议。

第十条　当事人订立合同，有书面形式、口头形式和其他形式。

（二）与急救医学相关的法律法规文件

1. 人大法律（全国人民代表大会制定）

（1）中华人民共和国执业医生法 19980626

（2）中华人民共和国护士管理办法 19930326

（3）中华人民共和国合同法 19990315

（4）中华人民共和国消费者权益保护法 19931031

（5）中华人民共和国民法通则 19860412

（6）中华人民共和国母婴保健法 19941027

（7）中华人民共和国传染病防治法 20040826

（8）中华人民共和国药品管理法 20010228

2. 行政法规（国务院制定发布）

（1）医疗事故处理条例 20020404

（2）医疗机构管理条例 19940226

（3）中华人民共和国医务人员医德规范及实施办法 19921014

3. 部门规章（卫生部制定）

（1）全国医院工作条例 19820112

（2）医院工作制度 19820407

（3）医院工作制度的补充规定 19920307

（4）医疗机构病历管理规定 20020802

（5）病历书写基本规范（试行）20020816

（6）医疗事故技术鉴定暂行办法 20020731

（7）医疗事故分级标准 20020901

（8）最高人民法院关于确定民事侵权精神损害赔偿责任若干问题的解释 20010308

上述法律法规是医务人员应该深入了解和掌握的主要文件，应该反复学习，充分领会，牢固记忆。

第八章　运用法律法规，护航院前急救

（三）遵守法律或违背法律——结果天壤之别

大量的事实说明，医疗机构的工作人员遵守法律或违背法律，其后果真是天壤之别。作者选取了部分典型案例对此加以说明。由于目前我国已颁布的医疗卫生管理方面的法律、行政法规和部门规章有很多，我们只摘录了部分涉及与急救医学密切相关的法律文件及法律条文的案例，供大家学习和借鉴。

1. 关于《中华人民共和国执业医生法》

（1）**第二十一条**　第一款："医生在在注册的执业范围内，进行医学诊查、疾病调查、医学处置、出具相应的医学证明文件，选择合理的医疗、预防、保健方案"。

（2）**第二十三条**　医生实施医疗、预防、保健措施，签署有关医学证明文件，必须亲自诊查、调查，并按照规定及时填写医学文书，不得隐匿、伪造或者销毁医学文书及有关资料；医生不得出具与自己执业范围无关或者与执业类别不相符的医学证明文件。

案例56　马路边上的"协议"

患者，女，32岁，因腹泻到某医院急诊科就诊，医生给予静脉输入"鱼腥草"注射液后于第二天死亡。患者家属认为医院救治不当造成患者死亡，找到医院索赔时，急诊科主任私下答应赔偿，并在医院外面的马路旁和家属签订了书面协议书，主要内容为："给予死者家属一次性补偿金13.6万元"，同时签了名字。6个月后，患者家属因为没有拿到补偿金，便将医院和急诊科主任告上法庭。要求急诊科主任履行协议。

急诊科主任表示，该协议不具有法律效力，因为自己没权力代表医院签字，当时不过是为了尽快脱身。急诊科的输液符合医疗规范，患者因病情变化抢救无效死亡。医院代理人则表示，由于"合同"的签订是在医院外的马路上，急诊科主任所签协议不是"履行职务"，医院对患者死亡不存在过错，因此不应承担赔偿责任。

法院最后判决：急诊科主任与患者家属所签协议为有效协议，急诊科主任作为一方当事人，应履行该协议赔偿患者家属13.6万元。

点评：很多情况下"私了"是以部分经济补偿为代价而平息医患纠纷的常用做法，但私了必须建立在符合法律精神的前提下。拿这个案例来说，在事情发生后该医院如果走正规的法律程序，要求医疗事故鉴定及司法鉴定，分清责任，然后该怎么办就怎么办，这才是解决问题的较好方法。

导致患者死亡的原因很多，如果诊疗上不存在过失，那么医院需要承担的责任就很小。但该院急诊科主任为了息事宁人，存在侥幸心理，采取了非常规的、不符合法律规定的做法，以为随便给家属写一张协议书，就可以不负责任。殊不知这样做明显违背了《中华人民共和国执业医生法》第二十三条中"医生不得出具与自己执业范围无关或者与执业类别不相符的医学证明文件"的基本精神，显然这位科主任是不懂法的。法律不会因为你不懂法而网开一面。白纸黑字的协议书一旦双方签了名字，就要承担法律责任，因为法律是不讲情面的，不管是谁，只要你违背法律，就要为此付出代价。

（3）**第十四条**　医生经注册后，可以在医疗、预防、保健机构中按照注册的执业地点、执业类别、执业范围执业，从事相应的医疗、预防、保健业务；未经医生注册取得执业证书，不得从事医生执业活动。

（4）**第二十四条**　对急危患者，医生应当采取紧急措施进行诊治；不得拒绝急救处置。

案例 57　你履行职责了吗？

患者，男，56岁，走路时突然晕倒在街道上，当时在场的群众立即拨打120急救电话。10分钟后市医院的救护车到达现场，没有医生资格证和医生执业证急救医生王某对患者进行了检查，约二三分钟后，王某告诉周围的群众，患者已经死亡，然后未做任何处理就随救护车返回医院。死者的亲属赶到现场后，再次拨打120急救电话，该医院的救护车再次返回现场，将患者拉回医院进行抢救，但抢救无效。随后患者亲属以被告单位医护人员工作严重不负责任，在出现紧急情况时未对患者采取任何急救措施，延误了抢救的最佳时期，从而导致患者死亡为由，将该医院告上法庭。

法院经审理后认定：被告医院派一名没有医生资格证和医生执业证的王某参与120急救，到现场后，在确认患者死呼吸心跳停止的情况下，未进行急救处置，可以推定被告未能及时救助的行为是造成原告亲属死亡的主要原因。被告医院的行为存在明显过错，应承担相应的赔偿责任。判决赔偿死者孙某的家属53385元。

> **点评**：本案中医方的违规行为非常明确，首先急救人员到达现场后对患者不做任何急救便离开现场，明显违反了《中华人民共和国执业医生法》第二十三条中"对急危患者，医生应当采取紧急措施进行诊治；不得拒绝急救处置。"的规定。虽然该医院的救护车再次返回现场，并将患者孙某拉回医院进行抢救，但因宝贵的时间已被耽误，抢救无效造成患者孙某死亡。
>
> 院前急救时急救医生到达现场后发现患者已经无生命体征的情况并非少见，由于心脏停止跳动后的有效抢救时间仅有几分钟，绝大多数情况下患者在医务人员到达时都是处在生物学死亡的状态，尽管如此，我们仍然需要全力以赴地抢救。医生抢救不抢救与患者存活不存活是两个概念，前者是人为，后者是天意。我们绝不能轻易放弃，即使患者已经有明显的证据证明已经回天乏术，但我们仍然要对其采取急救措施，在没有家属在场的情况下更是如此。这么做不仅是对患者负责，也是对自己负责。否则医院就会像上述案例一样受到不应有的损失。
>
> 此外，市医院接到急救电话后，派没有医生资格证的医务人员前往现场救治患者也明显违反了《中华人民共和国执业医生法》，我们应该引以为戒。

（5）**第二十六条**　医生应当如实向患者或者其家属介绍病情，但应注意避免对患者产生不利后果；医生进行实验性临床医疗，应当经医院批准并征得患者本人或者其家属同意。

医疗机构和医务人员有向患者告知的义务。对于患者的咨询，医疗机构和医务人员应履行告知义务，让患者知道自己的病情；知道自己得了什么病、处于病情发展的什么时期；知道自己在做何种检查项目；知道自己在治疗的过程中可能出现的并发症以及其他医疗风险；知道自己为配合治疗应该注意的事项等。知情同意权是由知情、理解、同意3个要素所构成，而且理解是知情同意权实施的最重要的因素。知情同意权包括了解权、被告知权、选择权、拒绝权和同意权。患者在充分理解医学对自身疾病治疗和维持健康的积极与消极作用基础上，有权做出同意、拒绝的决定。

如果出现夸大或缩小医学信息，误导、欺骗或隐瞒就医者的告知行为，那么就医者在错误理解的基础上做出的错误决定则视为无效。

案例 58　良好的动机，不良的结果

患者，女，34岁，因突发腹部疼痛到某医院就医，被诊断为急性化脓性阑尾炎合并腹膜炎而住院治疗，经过各项检查后拟定手术治疗，方式为阑尾切除术＋腹腔引流术。术中发现患者腹腔有暗褐色液体约1000毫升，为了进一步明确诊断，医生在未与患者及亲属签署手术知情同意书的情况下，实行了剖腹探查术，发现右侧卵巢囊肿破裂，为此做了右附件切除术。患者手术顺利，住院20天痊愈出院。但随后患者家属以医院擅自切除其右侧附件为由，将医院诉诸法院，要求医院赔偿右附件切除术造成的各项损失。

司法鉴定中心鉴定认为：患者右侧卵巢已切除，其伤残等级评定为七级，已行剖腹探查，其伤残等级评定为九级，根据《劳动能力鉴定职工工伤与职业病致残等级》规定的晋级原则，伤残等级评定为七级。

医学会鉴定分析认为：医院的医疗行为并未违反医疗卫生管理法律、行政法规、部门规章和诊疗护理规范，诊断腹膜炎成立，选择手术治疗及时准确。术中探查卵巢破裂且无正常卵巢组织，选择卵巢切除有医学指征，不构成医疗事故。但是，医院在医疗行为中，未与患方签署知情同意书，因此未

能尽到及时告知义务。

　　法院认为，医学会鉴定证明原告右侧卵巢破裂且无正常卵巢组织，选择卵巢切除有医学指征，因此，被告切除原告的已丧失功能的卵巢系病情所致和治疗需要，不是切除正常的卵巢，该手术与人身损害没有必然联系。因此，原告主张被告承担丧失右侧卵巢的七级伤残后果，缺失法律上的因果关系，其理由不能成立，应予支持，被告不应对此承担责任。最终，法院认为被告主观上无恶意，客观上治愈了原告的病情，可酌情免除被告的一部分赔偿责任。但是由于被告未经原告同意擅自切除其右侧卵巢，存在致残问题，故判决赔偿原告伤残赔偿金、医疗费、精神抚慰金等共计3.5万余元。

　　点评：患者因病到被告医院就诊，被告将其收治入院，并收取了住院费用，双方之间形成了医疗服务合同关系。院方在手术过程中擅自为患者实施剖腹探查术，并且切除原告右侧卵巢，客观上造成原告身体伤残七级。院方的初衷是为患者着想，去除患者身体的疾病隐患，这种做法是治疗的需要，本来无可非议，但是关键点是院方事先没有将该措施的目的、意义和结果告知患方，从而征得患方的同意。这种"好心没有好报"的结果就是不懂法的缘故。为此，法院认为该行为严重侵犯了原告的知情同意权和选择治疗措施的权利，虽不构成医疗事故，应承担相应的赔偿责任，故医院赔偿在所难免。

　　类似的案件很多，我们必须认真吸取这样的教训，有时尽管医院是出于为患者着想，尽管医院的做法为患者带来的好处大大高于给患者带来的不利，但就是这些微乎其微的"不利"，只要你的行动事先没有与患方沟通并征得其同意，你就可能付出相应的代价。

　　（6）**第二十七条**　医生不得利用职务之便，索取、非法收受患者财物或者牟取其他不正当利益；**第三十条**　执业助理医生应当在执业医生的指导下，在医疗、预防、保健机构中按照其职业类别职业。

案例59　无知无畏带来的无奈

患者，男，62岁，因胸痛、呕吐至某市A医院急诊室就诊，接诊医生（执业助理医生）为其实施了检查，在仅仅进行了心脏听诊、摄胸片后，该医生拟诊为急性胃肠炎，并采取了相应的处理措施。患者回家3小时后，再次发生胸痛，到A医院急诊室就诊，心电图显示：急性广泛前壁心肌梗死，医院给予阿司匹林口服治疗后，将患者转入B医院救治。两个月后患者出院，B医院的出院诊断证明为：冠状动脉粥样硬化性心脏病，陈旧性广泛前壁心肌梗死，心脏扩大，室壁瘤形成（心尖部），心功能Ⅳ级。患者认为，给其造成如此巨大伤害的是首诊的A医院，是该医院耽误了患者的诊断和治疗才使疾病变得如此严重，于是便将A医院告上法庭。要求赔偿医疗费、误工费、陪护费、后续陪护费、住院伙食补助费、残疾生活补助费、残疾用具费、被抚养人生活费、交通费、住宿费、事故处理费、精神损害抚慰金、鉴定费，合计近170万元。

市医学会医疗事故鉴定：①A医院接诊医生为执业助理医生，无独立诊治资格；②医方在患者首次就诊时未及时进行心电图检查，延误急性广泛前壁心肌梗死的诊断及相应治疗；③患者目前病况与医方延误诊断及相应治疗有一定因果关系。结论：本案例构成二级乙等事故，医方负主要责任。

省医学会医疗事故鉴定：患者有冠心病基础，发生广泛心肌梗死，病情严重，室壁瘤形成致心功能不全是心肌梗死的并发症。A医院在患者就诊时，未及时进行心电图等相关检查，延误了诊断，待心电图提示急性心肌梗死诊断后，救治措施不积极，与病情转归（后果）有一定因果关系。A医院接诊医生为执业助理医生，无独立诊治资格。结论：本病例属二级乙等医疗事故，A医院承担主要责任。

某司法鉴定所司法鉴定结论：患者目前属三级护理依赖，需两人长期护理。法院认为：患者因首诊A医院的医疗行为受到伤害，经省、市两级医学会鉴定，结论明确，故医院应承担75%的赔偿责任。司法鉴定认为患者目前状况属三级护理依赖，需两人长期护理，故患者主张两人的后续护理费符合法律规定。判决人民医院赔偿医疗费、误工费、陪护费等46万元。

　　点评：执业助理医生参与诊疗工作是无可非议的，但因其专业技术与抢救经验有限，按规定应当在执业医生的指导下行医。而A医院的那位当事医生显然忽略了这一点。本案中A医院让执业助理医生违规独立应诊，因其经验不足，首诊时没有及时给患者做心电图检查，在进行心脏听诊、摄胸片后，轻易认为患者是消化系统疾病，按急性胃肠炎进行了处理，更重要的是该医生未将患者情况向上级医生汇报。因此延误了急性广泛前壁心肌梗死的诊断。当患者心电图提示急性心肌梗死诊断后，该医院的急诊救治措施也不积极，不到位，与患者病情转归有一定因果关系。

　　在我们的临床实践中，由于一线医务人员的缺乏，执业助理医生独立应诊的情况在各级医疗部门非常多见。由于工作经历以及经验的不足，特别是对于危重、疑难病患者，有时的确难以作出正确的诊断，这就需要我们及时向上级医生请示，以求得他们的帮助，减少诊疗失误和患者的损失。虽然我们不能对年轻医生求全责备，但是通过这个案例我们应当牢牢记住，患者不会因为你年轻原谅你的过失，法律不会因为你年轻减轻你的责任，只要你违背了法律就会受到法律的制裁。我们的执业助理医生要时刻记住：在危重、疑难病患者目前，永远不要自以为是！密切观察病情变化，及时向上级医生请示汇报是保障患者安全和我们自身安全的关键。

　　2. 关于《中华人民共和国护士管理办法》

　　（1）**第十九条**　未经护士执业注册者不得从事护士工作，护理专业在校生或毕业生进行专业实习，以及按本办法第十七条规定进行临床实践的，必须按照卫生部的有关规定在护士的指导下进行。

　　（2）**第二十一条**　护士在执业中应当正确执行医嘱，观察患者的身心状态，对患者进行科学的护理。遇紧急情况应及时通知医生并配合抢救，医生不在场时，护士应当采取力所能及的急救措施。

（3）**第二十三条**　护士执业必须遵守职业道德和医疗护理工作的规章制度及技术规范。

案例60　护士的职责

患者，男，45岁，因患精神病在某精神卫生中心接受治疗，一天上午，家属接到该院电话，告知患者在医院突然死亡。根据检验记录显示，死者的肢体皮肤上没有任何针孔的记载，家属判断院方没有对死者进行过静脉输液等抢救，并认为病历上的抢救病史记录是伪造的。为此，家属将该院起诉至法院，要求医院赔偿抢救费等共计人民币11万余元。

医学会医疗事故技术鉴定结论：该案不属于医疗事故。但根据当时医生与家属交涉时的录音来看，护士夜间是在睡觉，未按制度巡房。法院审理后认为：医院护理人员未按制度巡房，违反了医院的规章制度，医院应加强医护人员的职业道德教育，但医院值班护士的行为与患者的死亡无法律上的因果关系。最后，法院判决医院补偿家属人民币1万元。

> **点评：**本案经医学会医疗事故技术鉴定虽不属于医疗事故，但有证据证明值班护士未按规章制度巡视病房，违反了《中华人民共和国护士管理办法》第二十一和二十三条：护士在执业中应当正确执行医嘱，观察患者的身心状态，对患者进行科学的护理；护士执业必须遵守职业道德和医疗护理工作的规章制度及技术规范，本案中护士的违规行为，既是对患者生命和健康的不负责任，又能成为医患纠纷的隐患，我们应当引以为戒，加强管理，严格落实各种规章制度。

3. 关于《中华人民共和国合同法》

（1）**第二条**　本法所称合同是平等主体的自然人、法人、其他组织之间设立、变更、终止民事权利义务关系的协议。

（2）**第三条**　合同当事人的法律地位平等，一方不得将自己的意志强加给另一方。

（3）**第四条**　当事人依法享有自愿订立合同的权利，任何单位和个人不得非法干预。

（4）**第五条**　当事人应当遵循公平原则确定各方的权利和义务。

（5）**第六条**　当事人行使权利、履行义务应当遵循诚实信用原则。

（6）**第七条**　当事人订立、履行合同，应当遵守法律、行政法规，尊重社会公德，不得扰乱社会经济秩序，损害社会公共利益。

（7）**第八条**　依法成立的合同，对当事人具有法律约束力。当事人应当按照约定履行自己的义务，不得擅自变更或者解除合同。依法成立的合同，受法律保护。

（8）**第十条**　当事人订立合同，有书面形式、口头形式和其他形式。法律、行政法规规定采用书面形式的，应当采用书面形式。当事人约定采用书面形式的，应当采用书面形式。

（9）**第十三条**　当事人订立合同，采取要约、承诺方式。

（10）**第十六条**　要约到达受要约人时生效。

（11）**第一百零七条**　当事人一方不履行合同义务或者履行合同义务不符合约定的，应当承担继续履行、采取补救措施或者赔偿损失等违约责任。

（12）**第一百零八条**　当事人一方明确表示或者以自己的行为表明不履行合同义务的，对方可以在履行期限届满之前要求其承担违约责任。

（13）**第一百一十二条**　当事人一方不履行合同义务或者履行合同义务不符合约定的，在履行义务或者采取补救措施后，对方还有其他损失的，应当赔偿损失。

（1）**合同法与医疗的关系**　说到合同法，很多医务人员认为离我们很远，与医疗没有关系，这说明我们还不太了解什么是合同关系，其实正常状态下的医患关系就是医疗服务合同关系，医疗合同的成立与一般合同一样，既患者提出医疗的要约，医务人员接受要求即承诺，医疗合同便得以成立。医疗合同的订立过程一般表现为患者前往医疗机构挂号就诊，医疗机构接受患者就诊，因此确立合同关系。

（2）**医疗合同**　医疗合同的目的是治疗患者的疾病，赋予患者的自由解除合同的权利，有利于患者的利益。医方的宗旨是救死扶伤，治病救人，通过医疗合同，医方的宗旨具体化为为患者提供医疗服务的义务，对医方解除合同权利加以严格的限制，是人道主义的法律体现。

医疗合同也属于合同法调整的对象，但是这种合同关系与普通的合同关系不同，这是由于医患双方不可能绝对的贯彻平等、协商的原则，也不可能将服务的内容和所要达到的效果约定得非常明确，在面对临床诊疗中出现的专业问题如：是否应施行手术、什么时间实施手术、是否应输血等具体问题时，不能一律要求遵守平等、协商原则，此时不属于合同法调整的范畴。因此，在具体实践中应重视医疗行为的专业性与个案的特殊性，具体分析医患关系的性质与双方各自的权利和义务。

（3）医疗合同的终止　医疗合同的终止指基于合同而形成的医患法律关系结束。引起医疗合同终止的原因有两种：首先是当事人双方协议终止合同。医疗合同由医患双方的合意而成立，也可依双方的协议而终止。第二是当事人一方解除合同。

对于患者方来说，法律赋予其充分的解除权，患者方可以随时解除合同，包括中止治疗、出院和转院治疗。但对医方来说，除非出现了法定的解除事由，否则不得单方解除医疗合同。这些法定事由包括：患者因患传染病需进传染病医院治疗，而医方并非传染病医院；患者所患疾病因医方技术、设备条件限制不能诊治；在患者有能力支付而拒绝支付医疗费用时，医方有权解除合同。

（4）常见的医疗合同的违约

1）医方不履行合同义务：包括履行不能和拒绝履行。履行不能即医方因自身医疗条件有限，在客观上没有履行能力；拒绝履行是指医方有条件但故意不履行合同义务，如在诊疗过程中因顾虑患者不能承担医疗费用，拒绝为患者提供必须治疗的行为。

2）延迟履行合同义务：在医疗合同中，医方的延迟履行通常表现为无正当理由不能及时安排医生为患者诊疗疾病。因为医疗行为的紧急性，延迟履行将会造成无法挽回的损失，因此，在医疗服务合同中医方的延迟履行是一种严重的违约行为。

3）不适当履行合同：指不完全履行或不正确履行，虽然履行了责任，但其履行不符合合同约定或法律规定。医方对患者故意实施过度医疗的行为和不按专科收治患者，造成患者残疾等，都属于不适当履行合同义务。

医疗服务是作为治疗疾病的手段，医疗合同是否如约履行的关键在于医生所实施的医疗行为是否适当，而不是以疾病是否完全治愈为判断标准。一般以医疗行为是否符合法律、行政法规和部门规章为依据判断医疗行为是否适当。

案例61　"冬眠"的救护车

患者，女，58岁，于凌晨5点突感不适，家属急忙呼叫120，要求得到医疗救助。120服务台问明地址后答复救护车马上就到。但救护车一直没有到来。患者家属又先后两次拨打120求救，得到的答复都是"马上去"。发病现场距离120所在的县医院仅有1.3公里，从县医院开车到患者家最多二三分钟，可转眼又过了十几分钟，救护车就是没有来。最后家属无奈叫了出租车将患者送往医院，出租车到达医院时，120的救护车还停在医院里没有发动，此时，离最初求救时已相隔近半个小时。患者到医院后，经诊断已经死亡。

点评：本案在医院接到求助电话后，患者与医院之间的医疗服务合同关系已经成立。120是由政府设置的担负急救任务的公共卫生事业机构，120一旦接到急救电话，就产生了立即派车救护的法定义务，同时医患之间的医疗合同也随之产生。本案中，患者几次拨打120电话，均得到明确回复：同意派车并且马上就到。县医院120的电话承诺，在双方之间确立了医疗合同关系，而医院未在合理的时间内出车，在主观上具有明显过错。120医疗急救电话作为患者的生命热线，在拨打电话后，就会把求生的希望全部寄托给120的现场急救，但医院多次接到求救电话，却在近半小时的时间里没有出车，当然无法起到紧急救护的作用。不可否认，患者的死亡与其自身的疾病有直接关系，但是，如果120在接到求救后及时出车，患者最多在10分钟后即可得到急救，在此情况下是有可能获救的。而且，医院无法证明其即使及时出车，患者也会死亡这一事实，也就是说，医院不能排除其不出车的行为与患者死亡之间不存在因果关系。由此可见，医院的过错属于违约行为，根据《中华人民共和国合同法》第八条、第十条、第一百零七条的规定，医院应当承担与其过错相应的赔偿责任。

关于急救车的出车时间问题，120也有很多难处，多种原因常常使得急救车不能在约定的时间到达，由此产生的医疗纠纷不在少数，而由于急救车未按时到达所造成的医疗纠纷，多以医方的合同违约行为被判赔偿。如何防范此类事件的发生，已是每一位从事现场急救的医务人员应当认真考虑的问题。

由于危重症患者和家属对急救车的期望值非常高，不能容忍任何理由的延误，而且抢救生命确实是刻不容缓，当我们的急救车因道路堵车或急救车突然出现故障时，我们应当在第一时间与患者家属联系，向患者家属讲明情况，请他选择，是继续等待急救车，还是患方自己解决转运急救问题。如果患方选择自己解决，那么医患双方的医疗合同关系就解除了，当然也就不存在合同违约的问题了。如果患方选择继续等待急救车，急救人员需要再次与患方约定等车时间，需要特别注意的是：第一，约定等车时间一定要留有充分的余地，第二，与患方的协商一定要有旁证或录音电话记录。其实，这就是及时履行告知义务，我们把选择权交给了患方，患方当然要对他所做出的选择承担后果。这样及时有效的医患沟通不仅能保护医方，同时也保护了患方的合法权益。

4. 关于《中华人民共和国消费者权益保护法》

（1）**第二条**　消费者为生活消费需要购买、使用商品或者接受服务，其权益受本法保护；本法未作规定的，受其他有关法律、法规保护。

（2）**第四十九条**　经营者提供商品或者服务有欺诈行为的，应当按照消费者的要求增加赔偿其受到的损失，增加赔偿的金额为消费者购买商品的价款或者接受服务的费用的一倍。

案例62　虚假宣传　自食其果

患者，男，65岁，患2型糖尿病多年。患者在电视中看到某医院的广告后来到该医院就医，在支付了近2万元的购药款并取药后，回家严格按照医嘱、服药卡服药。但3个疗程的药全部吃完后，患者血糖仍不稳定，并出现其他不适感。后经了解，该医院曾因对其服务质量作引人误解的虚假宣传受到过行政处罚。患者认为：院方明知3个疗程不能根治其糖尿病，反而用这种虚假宣传行为欺诈患者，给其身心造成巨大伤害。根据《消费者权益保护法》的相关规定，患者将医院告上法院，要求双倍赔偿购药款及赔偿其交通费、食宿费、误工费、精神损失费等共计2万余元。

医院辩称：被告与患者之间应该是医疗服务合同纠纷关系，不是虚假广告合同纠纷。被告在履行医疗服务合同的过程中不存在虚假、欺诈的行为，故不同意原先生的诉讼请求。法院审理后认为：发布虚假广告，欺骗和误导消费者，使购买商品或接受服务的消费者的合法权益受到损害的，理应赔偿消费者受到的损失。

患者提交的证据表明其看到被告医院在电视上播出的广告后，在医院处购买了药品。服用后未达到医院承诺的效果。且医院的广告已被工商行政机关认定为虚假宣传行为，并已对此予以了处罚。故判决医院双倍赔偿患者购药款3万余元；并赔偿其交通费、食宿费、误工费等共计近4千元。

点评：目前，合同法、消费者权益保护法这些看似与医疗工作"无关"的法律已经成为患方人员维护自己合法权益的有力武器。本例中，医院利用媒体虚假宣传药物的治疗作用，误导消费者的行为，明显违反了中华人民共和国消费者权益保护法，受到处罚在所难免。医务人员要慎重做出对患者的承诺，说话要留有余地，但既然我们做出了承诺，就必须将其落实，这就是诚信，诚信是立身之本，对个人如此，对单位也是一样。

第二节 医患纠纷、医疗纠纷和相关诉讼

导读

本节介绍了医疗纠纷的处理程序、医疗事故以及医疗事故鉴定、医疗赔偿等相关内容，使读者能够对医患纠纷的整个处理过程有所了解；同时本节还通过大量真实案例介绍了医疗过错和医疗事故的不同处理过程和结果，提醒医生必须按照法律规范行医行为。此外本节还从司法证据的角度强化了病历的重要性。

医患纠纷是指医患双方因各种原因导致的不和谐状态。当前我国的医疗环境尚不尽如人意，医患纠纷事件的数量增不断，甚至有愈演愈烈的趋势。因此如何避免及减少医患纠纷，是每个医疗单位的管理人员和临床工作人员需要认真考虑和研究的问题。

医患纠纷可由多种复杂原因造成，绝大多数情况下主要体现在患方人员对医方服务的不满。这种不满体现在 3 个方面：

首先是与医疗效果相关的不满。患者及家属对医院的医疗效果期望值过高，是造成纠纷的原因之一。医学领域充满着未知和变数，医务工作是一项高风险的工作，即使医德好、医术高的医生所诊治的患者也有可能因为种种原因而产生与医患双方期望不一致的结果，甚至出现意外。此时的沟通和说服工作十分重要。此外医疗工作中存在的瑕疵是导致不满的最常见原因，此时应该加强管理，建立健全各种规章制度，并提高医务人员的业务水平。

第二是与医疗费用相关的不满。一些患者对医疗制度的改革心理承受能力低较，因种种原因对自己花钱看病造成的负担不堪重负，心有怨气，导致在就医过程中稍有不满就发泄到医务人员身上，造成纠纷。此时医方必须按规定合理收费，并做好解释工作。

第三是与服务态度以及医德方面相关的不满。少数医务人员服务水平低，责任心不强。个别医务人员因见利忘义败坏医院及医务人员的声誉也是引发

医疗纠纷的常见原因。此时应该加强医务人员的道德品质教育，并用各种规章制度加以约束，对道德败坏的害群之马应将其排除在医务人员的行列之外。

关于如何避免医患纠纷的研究请看本书第七章，本章则主要从法律的角度对医疗纠纷以及对应的方法加以探讨和研究。

一、医疗纠纷

（一）何为医疗纠纷

医疗纠纷是医患纠纷的一种表现形式，它指医患双方对诊疗、护理过程中发生的不良后果以及产生的原因认识不一致而引起的争执和对立状态，而不涉及到其他非医疗问题如费用问题、医德问题等。出现医疗纠纷并非就意味着医方必有过失，此时仅仅是患者认为医方有过错的可能，但医方是否真正存在医疗过错及医疗事故，则有待医疗事故技术鉴定委员会和人民法院的确定。

医患纠纷有多种表现形式，其中比较常见的是医疗纠纷、医疗过错、医疗事故这三种情况。在一般情况下只要构成医疗事故则说明院方肯定有过错，只要有过错就很可能会有纠纷。三者的关系是纠纷的范围最大，内容最多，它可以分为无过错纠纷和过错纠纷两种，前者仅表现为单方面人员的不满；而过错则说明医方有过失，过错的范围又可以涵盖全部的事故；事故则是比较严重的过错。这几种不同形式的医患纠纷处理起来所采用的方法是不同的。

（二）解决纠纷的基本方法

按现行的法律、法规的规定，出现了医疗损害的行为或发生了医患纠纷时，作为患者和医院都有三条路可以选择，这就是协商调解、医疗事故技术鉴定和诉讼。协商调解就是医患双方对可能已经发生的损害事实进行商议，并在有关中间机构（调解中心）的主持下根据损害事实和有关的规定对赔偿金额和其他事宜达成一致。医疗事故技术鉴定主要是在相关地区的医疗事故鉴定委员会的主持下，用抽签的方法选出委员会的相关专家对医疗损害的事实作出鉴定，明确具体责任并对赔偿等作出结论。诉讼就是针对发生的医疗损害情况，由患者到人民法院提出自己的诉讼请求，主张由医疗单位承担相应的责任。

医患纠纷形式的定性对患者的索赔会有很大影响。从诉讼法学的意义上说，医疗过错鉴定属于民事诉讼程序；而医疗事故鉴定属于医疗行政处理程序；另外还有一个医疗事故罪的鉴定则是属于刑事诉讼处理程序。

（三）封存病历——纠纷处理的重要步骤

在医患纠纷中，病历资料对于认定医疗机构是否存在医疗过失起着其他证据难以替代的证明作用。医患发生纠纷，患方首先要做的就是封存病历和领取客观病历复印件。这既是为今后正确处理医疗纠纷做证据准备，也是《医疗事故处理条例》赋予患方的权利。

1. 病历封存程序的启动　封存病历程序的启动从患方人员的要求开始，也就是说无论何时，只要患方人员提出封存病历要求，医方应依法给予配合。

2. 封存病历的步骤和要求

（1）提出封存要求　到医院医务处（科）提出封存病历的要求。

（2）点清病历页数　病历内容多，专业性强，患方很难在短时间内看明白，所以患方需要清点病历页数，然后在医患双方在场的情况下将全部病历复印并封存。

（3）封存复印件　为了不致影响医院对病历的管理，现在一般都是封存病历的复印件。患方应在封存件的边缘处签字并注明封存日期。

（4）说明　根据《医疗事故处理条例》规定，患方在医院只能复印并领取客观病历。但是患方却可以主动要求将主观性病历资料一并进行封存。因为《医疗事故处理条例》规定主观性病历资料"应当在医患双方在场情况下封存和启封"，但并没明确封存主观性病历资料是医疗机构应履行的义务还是可选择的权利。注意：病历一旦封存，医方人员不得擅自开启。如需要启封，必须有患方人员在场。

附：需要封存病历的主要内容：

主观病历：主观病历是医务人员根据患者的主诉、症状、体征，并结合各项化验、检查，作出的诊断和治疗方案和根据患者在治疗过程中病情的变化调整治疗的方案。包括死亡病例讨论记录、疑难病例讨论记录、上级医生查房记录、会诊意见、病程记录等。主观病历反映了医务人员对患者疾病的认识和治疗方案的制定及调整过程。

客观病历：客观病历主要是对患者进行各项检查和治疗护理过程的客观记录。它包括门诊病历、住院志、体温单、医嘱单、化验单（检验报告）、医学影像检查资料、特殊检查同意书、手术同意书、手术及麻醉记录单、病理资料、护理记录以及国务院卫生行政部门规定的病历资料。

二、医疗事故

医疗事故是指医疗机构及其医务人员在医疗活动中，违反医疗卫生管理法律、行政法规、部门规章和诊疗护理规范、常规，由人为过失造成患者人身损害的情况。医疗事故的出现，即给患者的生命、健康和财产造成了损失，破坏了医患之间和谐的关系，又使医务人员付出了赔偿的代价，因此是医疗机构和医务人员防范工作的重点。

（一）医疗事故的构成要件

1. 主体是否是医疗机构及其医务人员　"医疗机构"是指按照国务院1994年2月发布的《医疗机构管理条例》的规定，取得《医疗机构执业许可证》的机构。"医务人员"是依法取得执业资格的医疗卫生专业技术人员，如医生和护士等，他们必须在医疗机构执业。医疗事故必须发生在医疗活动中，这指明了医疗事故发生的场所和活动范围，即依法取得执业许可或者执业资格的医疗机构和医务人员在其合法的医疗活动中发生的事件。

2. 医疗事故的判断依据　在判断是否构成医疗事故时，行为是否违法是最好的判断标准。我国已经颁布的医疗卫生管理方面的法律、行政法规主要有：《执业医生法》、《传染病防治法及其实施办法》、《母婴保健法及其实施办法》、《献血法》、《职业病防治法》、《药品管理法》、《精神药品管理办法》、《麻醉药品管理办法》、《血液制品管理条例》、《医疗机构管理条例》等等。卫生部门以及相关部门还制定了一大批部门规章和诊疗护理规范、常规。这些法律、法规、规章、规范是医疗机构和医务人员的工作依据。医疗机构和医务人员在自己的有关业务活动中应当掌握并遵循相应的规定，以确保其行为合法。

3. 是否有主观过失　医疗机构或医务人员主观上必须是过失，且这种过失造成了患者人身损害的后果。

4. 过失与后果是否有因果关系 过失行为与后果之间存在因果关系。此外如果过失是医务人员的故意行为所致，则不能按照医疗事故处理，严重的可能会涉嫌故意伤害，当事人要承担刑事责任。

（二）关于医疗事故的法律和法规

1. 医疗事故处理条例

（1）第一章 总则

1）**第一条** 为了正确处理医疗事故，保护患者和医疗机构及其医务人员的合法权益，维护医疗秩序，保障医疗安全，促进医学科学的发展，制定本条例。

2）**第二条** 本条例所称医疗事故，是指医疗机构及其医务人员在医疗活动中，违反医疗卫生管理法律、行政法规、部门规章和诊疗护理规范、常规，过失造成患者人身损害的事故。

医患双方的构成：医疗机构、医务人员，患者、患者亲属。

医疗事故的构成：医疗事故的主体；医疗行为的违法性；过失造成患者人身损害；过失行为与后果之间存在因果关系。

3）**第四条** 根据对患者人身造成的损害程度，医疗事故分为四级：

一级医疗事故：造成患者死亡、重度残疾的；

二级医疗事故：造成患者中度残疾、器官组织损伤导致严重功能障碍的；

三级医疗事故：造成患者轻度残疾、器官组织损伤导致一般功能障碍的；

四级医疗事故：造成患者明显人身损害的其他后果的。

（2）第二章 医疗事故的预防与处置

1）**第五条** 医疗机构及其医务人员在医疗活动中，必须严格遵守医疗卫生管理法律、行政法规、部门规章和诊疗护理规范、常规，恪守医疗服务职业道德。

2）**第六条** 医疗机构应当对其医务人员进行医疗卫生管理法律、行政法规、部门规章和诊疗护理规范、常规的培训和医疗服务职业道德教育。

3）**第十二条** 医疗机构应当制定防范、处理医疗事故的预案，预防医疗事故的发生，减轻医疗事故的损害。

医疗机构和医务人员应当对诊疗过程可能发生的风险有全面的认识。一旦发现医疗过失行为，医疗机构应当及时采取措施，防止损失进一步扩大。在发生医疗过失行为后，是否采取措施防止损失扩大，后果是完全不同的。如果因为未采取措施而产生更为严重的后果，医疗机构和医务人员必将承担更为严厉的行政甚至刑事责任。

4）**第十三条** 医务人员在医疗活动中发生或者发现医疗事故、可能引起医疗事故的医疗过失行为或者发生医疗事故争议的，应当立即向所在科室负责人报告，科室负责人应当及时向本医疗机构负责医疗服务质量监控的部门或者专（兼）职人员报告；负责医疗服务质量监控的部门或者专（兼）职人员接到报告后，应当立即进行调查、核实，将有关情况如实向本医疗机构的负责人报告，并向患者通报、解释。

5）**第十四条**　发生医疗事故的，医疗机构应当按照规定向所在地卫生行政部门报告。发生下列重大医疗过失行为的，医疗机构应当在 12 小时内向所在地卫生行政部门报告：

①导致患者死亡或者可能为二级以上的医疗事故；

②导致 3 人以上人身损害后果；

③国务院卫生行政部门和省、自治区、直辖市人民政府卫生行政部门规定的其他情形。

6）**第十五条**　发生或者发现医疗过失行为，医疗机构及其医务人员应当立即采取有效措施，避免或者减轻对患者身体健康的损害，防止损害扩大。

7）**第十六条**　发生医疗事故争议时，死亡病例讨论记录、疑难病例讨论记录、上级医生查房记录、会诊意见、病程记录应当在医患双方在场的情况下封存和启封。封存的病历资料可以是复印件，由医疗机构保管。

8）**第三十三条**　有下列情形之一的，不属于医疗事故：

①在紧急情况下为抢救垂危患者生命而采取紧急医学措施造成不良后果的；

紧急医学措施造成不良后果须具备两个条件：A. 必须是情况紧急，患者存在生命危险，且危险迫在眉睫，例如由于疾病发作、严重外伤使患者处于非常危险或非常痛苦的状态。或者是突发事件、重大事故及疫情大面积暴发流行。B. 紧急医学措施应当是在迫不得已，并且根据当时的情况和医方自身的能力，没有更好的救助措施可选择的情况下实施的。

②在医疗活动中由于患者病情异常或者患者体质特殊而发生医疗意外的；

医疗意外是由于患者病情或体质特殊，发生难以预料的不良后果。医疗意外的特点：患者死亡、残疾的不良后果发生在医疗过程中。不良后果的发生是医务人员难以预料和防范的，也就是说，医务人员不能抗拒或不能预见的原因引起的。医疗意外的发生，并不是医疗过失所致，而是患者自身体质变化与特殊疾病相结合发生的。医务人员本身和现代医学技术难以预见和避免。医疗意外属于意外事件，由于缺少主观要件，所以不承担法律责任。

③在现有医学科学技术条件下，发生无法预料或者不能防范的不良后果的。

④无过错输血感染造成不良后果的。无过错输血感染造成不良后果指患者在医疗活动

中因输血感染疾病，而医方在输血中不存在过错。无过错输血感染应具备以下条件：献血者存在某种感染性疾病，如献血者在献血时正处于丙型肝炎的窗口期，血站无法检验出已感染丙型肝炎，故属于无过错输血。

⑤因患方原因延误诊疗导致不良后果的。在医疗活动中，患者和家属应积极配合诊疗需要，真实、全面的提供病史，以利于医生作出科学、客观的分析和正确的诊断。从一定意义上讲，患者和家属的配合，是取得良好治疗效果的重要保证。不如实反映病情，致使医生不能正确判断病情，自然不能作出正确诊断，因此延误诊疗、抢救时机，造成不良后果，其责任应在患方，损害后果由患者承担，不属于医疗事故。

⑥因不可抗力造成不良后果的。不可抗力造成不良后果的含义为：患者发生了现代医学科学技术能预见，但却不能避免和防范的不良后果和并发症。

2. 医疗事故分级标准

（1）一级医疗事故　系指造成患者死亡、重度残疾。

1）一级甲等医疗事故：死亡。

2）一级乙等医疗事故：重要器官缺失或功能完全丧失，其他器官不能代偿，存在特殊医疗依赖，生活完全不能自理。

（2）二级医疗事故　系指造成患者中度残疾、器官组织损伤导致严重功能障碍。

1）二级甲等医疗事故：器官缺失或功能完全丧失，其他器官不能代偿，可能存在特殊医疗依赖，或生活大部分不能自理。

2）二级乙等医疗事故：存在器官缺失、严重缺损、严重畸形情形之一，有严重功能障碍，可能存在特殊医疗依赖，或生活大部分不能自理。

3）二级丙等医疗事故：存在器官缺失、严重缺损、明显畸形情形之一，有严重功能障碍，可能存在特殊医疗依赖，或生活部分不能自理。

4）二级丁等医疗事故：存在器官缺失、大部分缺损、畸形情形之一，有严重功能障碍，可能存在一般医疗依赖，生活能自理。

（3）三级医疗事故　系指造成患者轻度残疾、器官组织损伤导致一般功能障碍。

1）三级甲等医疗事故：存在器官缺失、大部分缺损、畸形情形之一，有较重功能障碍，可能存在一般医疗依赖，生活能自理。

2）三级乙等医疗事故：器官大部分缺损或畸形，有中度功能障碍，可能存在一般医疗依赖，生活能自理。

3）三级丙等医疗事故：器官大部分缺损或畸形，有轻度功能障碍，可能存在一般医疗依赖，生活能自理。

4）三级丁等医疗事故：器官部分缺损或畸形，有轻度功能障碍，无医疗依赖，生活能自理。

5）三级戊等医疗事故：器官部分缺损或畸形，有轻微功能障碍，无医疗依赖，生活能自理。

（4）四级医疗事故　系指造成患者明显人身损害的其他后果的医疗事故。医疗事故的构成：

1）构成医疗事故的主体是合法的医疗机构及医务人员。

2）医疗机构及医务人员违反了医疗卫生管理法则、行政法规、部门规章和诊疗护理规范、常规。

3）医疗事故的直接行为人在诊疗护理中存在过失过错。

4）患者要有人身损害的后果。

5）医疗行为与损害后果之间存在因果关系。

（三）不构成医疗事故的医疗纠纷

1. 医疗意外　医疗意外是指在诊疗过程中发生的难以意料的非常规情况导致的伤害，这种伤害不是医务人员行为的结果。

案例63 特殊情况，免除责任

患者，男，30岁，因上呼吸道感染到医院就诊，医生根据病情开了青霉素注射处方，并且按规定实施了过敏实验，结果阴性，同时患者否认既往有过敏史，并催促医生尽快注射完好去上班。但是，在注射了正常剂量的青霉素后不久，患者出现呼吸困难、面色苍白、血压下降等过敏性休克的表现，经全力抢救无效，于3小时后死亡。患者家属以医院处理不当，导致死亡，构成医疗事故为由，向法院起诉要求赔偿。

法院经审理认为，医生在诊疗过程中没有违法行为，其诊疗措施适当，正常情况下不会发生意外。而患者出现的情况是他的特殊体质所致，医生的诊治措施与某甲的死亡不存在直接因果关系。因此，患者的死亡不属于医疗事故，而属于医疗意外。

> **点评**：医疗意外与医疗事故有本质上的区别。后者是因医务人员的过失而引起，而前者则属于客观原因。由于人体的复杂性和医学科学的局限性，在医疗过程中患者有时会出现一些意外情况，这些情况往往超出了既往医学科学的解释范畴，是目前的现代医学无法认识、无法控制的。尽管这些情况可能对患者造成了伤害，但这些伤害不是来自于医务人员的不当行为，故医方无需对此负责。

法律依据：

《医疗事故处理条例》第三十三条　"在医疗活动中由于患者病情异常或者患者体质特殊而发生医疗意外的。"

构成医疗意外的条件有：

（1）患者死亡、功能障碍的不良后果必须发生在医务人员的诊疗护理过程中。

（2）患者死亡、功能障碍的不良后果是由于患者病情异常或体质特殊造成的。

（3）医护人员对患者死亡、功能障碍的不良后果难以预料和防范。难以预料是根据当时的情况，对可能产生的患者死亡或功能障碍的不良后果无法预见。

2. 为挽救生命采取紧急医学措施造成的不良后果　在某些特殊情况下，医方为抢救患者生命而不得已采取的紧急救治行为如果对患者造成了伤害，此时不构成医疗事故。例如下面的案例：

案例64　全力抢救生命，不属于医疗事故

患者，男性，33岁。因在交通事故严重受伤被送到某急救中心。由于患者骨盆损伤严重，医生决定立即进行盆腔手术。因术前未及时下导尿管，造成患者充盈的膀胱在术中被误伤。患者认为医院的行为存在明显过错，为其带来了不应有的伤害，属于医疗事故。应当承担全部赔偿责任。医院认为：根据《医疗事故处理条例》第33条，不属于医疗事故。拒绝承担赔偿。调节失败后患方将医院告上法庭。法官经审理后判决：该事件不属于医疗事故。

> 　　**点评：** 本案中医院在紧急情况下，为挽救患者生命采取紧急医学措施造成的不良后果不属于医疗事故。患者受到了严重的创伤，在性命攸关的紧急情况下，医院争分夺秒地为其实施了手术是最大限度地挽救患者生命的必要措施，因此在手术实施中不慎造成患者膀胱伤害不属于医疗事故，但是，由于医院确实存在过错，符合民事侵权构成要件，所以应当承担相应的民事责任。

法律依据：

《医疗事故处理条例》第三十三条　第（一）款　在紧急情况下为抢救垂危患者生命而采取紧急医学措施造成不良后果的。

3. **无过错输血感染造成不良后果**　某产妇分娩后，由于胎盘残留，医院未采取措施导致大出血。为抢救患者医院为其输入 O 型血 500 毫升。此后，在一次体检中，患者被诊断出患有丙型肝炎。该患者认为是医院提供的血液有问题，要求承担赔偿责任。而医院认为，在医疗过程中，医方给患者输血时严格按章程办事办事，履行了各项操作手续，尽到了合理的注意义务，但患者依然发生不良后果，医疗机构不需承担责任。本案经当地医学会专家鉴定，认为献血者在献血时正处于丙型肝炎的窗口期，血站无法检验出已感染丙型肝炎，故属于无过错输血。

法律依据：

《医疗事故处理条例》第三十三条　第（四）款　无过错输血感染造成不良后果的。

4. **因患方原因延误诊疗导致不良后果**　有时在就医时，造成患者的主要原因是由于患者自己或患方其他人员造成的，对这种伤害的结果也不构成医疗事故。请看下面的案例：

案例 65　遗憾的过程和结局

　　患者，女，29 岁，已婚，两地分居。因深夜突然感到腹痛伴恶心、呕吐打 120 电话要求急救。急救医生到达现场后经过检查发现患者一般情况尚好，腹部有压痛、反跳痛，腹肌紧张不明显。医生为了排除异位妊娠问题特向患者询问了婚育史及相关性行为史。患者对此矢口否认。急救医生现场初步考虑为胃肠炎，给予 654-2 肌内注射后劝其到医院做进一步检查。但是患者坚决拒绝去医院并履行了签字手续，让救护车返回。第二天下午患者病情加重，再次叫救护车将其送到医院，最后死于异位妊娠破裂大出血。事后患者家属认为患者死亡是急救医生延误了诊疗，属于医疗事故，向区卫生局提出医疗鉴定，要求赔偿 20 万元。区医学会鉴定认为属三级医疗事故。急救中心不服，提出再次鉴定。市医学会再次鉴定结果：不属于医疗事故。

> **点评**：在医疗活动中，患者和家属应积极配合治疗，从一定意义上讲，患者和家属的配合，是取得良好治疗效果的重要保证。本案中患者出于某种原因，没有如实反映病情，并且在医生劝其到医院做进一步检查时坚决拒绝去医院，并履行了签字手续。如果患者听从急救医生的劝告及时去医院及时检查，就可能避免后面发生的恶果。因此，延误诊疗、抢救时机、造成不良后果的责任应在患方，损害后果应由患者承担，这就是该案例不属于医疗事故的原因。

法律依据：

　　《医疗事故处理条例》第三十三条　第（五）款　因患方原因延误诊疗导致不良后果的。

　　5. 不可抗力造成不良后果　不可抗力的含义为：患者发生了现代医学科学技术能够预见，但却不能避免和防范的不良后果的并发症。比方说狂犬病的死亡率是百分之百，患者一旦发病必死无疑，因为到目前为止现代医学对狂犬病尚未找到有效的治疗方法。类似情况还很多，尽管患者受到了严重的伤害，还是不能认定为医疗事故。请看下面的案例：

案例66　"有心杀贼，无力回天"

患者，女，25岁，孕39周临产。因产程无进展做会阴侧切，产钳助产。由于患者流血过多又改行剖腹产手术。术前胎心116次/分。胎儿取出时重3.7公斤，呈青紫窒息，立即开始抢救。在进行气管插管后约1分钟，婴儿出现皮下气肿、气胸、气腹、全身皮肤樱红色，当即死亡。家属认为医务人员工作失误导致患者死亡，要求实施医学鉴定并要求赔偿。尸检结果：双肺羊水吸入性肺炎。气管、支气管大量黏液样羊水充填。舌根两侧、喉头、气管、食管周围软组织挫伤、出血，膈肌破损。全身皮下气肿、气胸、气腹。因此本案鉴定为并发症。经过审理，鉴定委员会认为该案不构成医疗事故。

> **点评：**本案中胎儿宫内缺氧并吸入大量羊水，所以娩出后呈窒息状态。抢救严重缺氧的新生儿，气管插管是必要的措施之一，但由于新生儿的特殊解剖生理特点，加上操作者精神紧张，导致气管插入后穿破纵隔、膈肌，形成皮下气肿、气胸、气腹，成为新生儿直接死因。可是，患儿病情危重，如不实施插管难以挽救。根据新生儿的解剖特点和当前医学技术的局限，气管插管时很难避免出现危险和意外情况的发生，而插管又是必需的，在这种情况下如果患者出现问题是目前的医学技术解决不了的。因此不能定为事故。

法律依据：

《医疗事故处理条例》第三十三条　第（六）款　因不可抗力造成不良后果的。

（四）医疗事故的隐患——常见的医疗违规行为

常见的医疗机构及其医务人员违反医疗卫生管理法律、行政法规、部门规章和诊疗护理规范、常规的行为有：

1. 对危、急患者拒绝诊视，致延误抢救时机。

2. 对患者缺乏责任心，不注意观察病情变化，遇到疑难、危重病员不请示上级医生擅自处理。

3. 不按规定转院延误抢救时机，或将不符合转院条件的患者转院，使患者在途中死亡。

4. 急诊室工作人员未坚守岗位，致患者延误抢救时机；急诊室各类抢救药品及器材准备，补充不及时；抢救室药品、器材消毒不彻底，致病员因交叉感染而加重病情。

5. 值班护士注射忽视操作规程，对有药物过敏史的患者不加询问，或不重视患者陈述，致病员出现过敏反应，造成不良后果。

6. 违反手术室工作制度，消毒灭菌工作不严格；术前准备不足，诊断部位错误导致手术时开错部位；术中粗心大意将器材、纱布、缝合针等遗留于患者体内；术中发现与原诊断不符，术者不能胜任该手术，又不请示上级医生，草率从事。

7. 开展危险性较大的手术、新开展的手术、诊断未确定的探查手术或病情危重又需手术时，事前未做充分准备，无完整实施方案又未经主管领导批准，擅自进行。

8. 助产工作违反操作规章，造成产妇子宫大出血，婴儿出生后未及时处置或抢救或粗心大意处置，致婴儿窒息而死亡。

（五）医疗事故案例

1. 与用药有关的医疗事故

案例67　危险的低血糖

患者，男，87岁，因糖尿病住进某医院内分泌科，入院诊断：糖尿病非酮症高渗状态、2型糖尿病。一周后，在患者糖尿病非酮症高渗状态尚未纠正的情况下，医院未向家属履行告知义务，将患者转入既不是以治疗糖尿病为主，又没有血糖监测仪器的心内科病房。住院第 19 天下午 15 点 30 分，患者突然意识丧失，大汗，急查血糖仅为 1.7mmol/L，给予 50% 葡萄糖 60ml 静脉注射后，神志恢复，回答问题切题，生命体征稳定。可是，患者低血糖昏迷刚被抢救过来仅 2 小时，医院又在没有监测血糖的情况下给患者注射了 10 个单位的短效胰岛素，导致患者于 19 点 50 分再次昏迷，由护工发现后呼叫护士，急查血糖仅 1.6mmol/L。因抢救无效患者于当日 22 点死亡。患者家属认为：医院违规的医疗行为，是造成患者死亡后果的直接原因，两者之间存在明确的因果关系。因此将医院告上法庭，要求赔偿。

法院委托医学会进行医疗事故技术鉴定，医学会的鉴定结论：医院对血糖监测不规范，对低血糖的认识不足，对低血糖处理不当，与患者死亡有一定的因果关系。鉴定为一级医疗事故。由于患者是高龄老人，长期患有慢性心脑血管疾病，因此医方承担轻微责任。

> **点评**：本案中，患者发生严重低血糖本应引起医方的高度重视，严密监测血糖变化，并在血糖检测结果指导下使用胰岛素。遗憾的是，医方在患者发生严重低血糖后，未按规定严密监测血糖，继续抢救，而是在患者未进食的情况下，又给患者注射了 10 个单位的短效胰岛素，且注射前未检测血糖。使患者再次发生低血糖昏迷，最终抢救无效死亡。众所周知，在医院中，比较难处理的是高血糖，而低血糖只要及时发现，正确处理，一般都能让患者转危为安。本案例中医方对患者血糖监测不规范，对低血糖的认识不足，对低血糖处理不当，有明确的违规行为，因此应当承担赔偿责任。

法律依据：

《中华人民共和国执业医生法》**第二十二条第一、二款**　遵守法律、法规，遵守技术操作规范；树立敬业精神，遵守职业道德，履行医生职责，尽职尽责为患者服务。

《医疗事故处理条例》**第二条**　本条例所称医疗事故，是指医疗机构及其医务人员在医疗活动中，违反医疗卫生管理法律、行政法规、部门规章和诊疗护理规范、常规，过失造成患者人身损害的事故。

案例 68　南辕北辙

　　患者，男，65 岁，因慢性支气管炎合并感染、阻塞性肺气肿、肺心病、房颤、心力衰竭住院。经治疗一周后病情明显好转，可平卧，呼吸平稳，生活可自理。但几天后患者因受凉感冒，于晚间 10 时自诉憋气，要求服药，值班医生给予心得安 20 毫克口服，并肌内注射了 5 毫克安定后，患者入睡。3 小时后患者醒来，因剧烈咳嗽、心慌、喘憋、不能平卧要求用药。已接班的另一位医生见医嘱上前次用药的记载，未经详细体检，再次给患者服用了 10 毫克心得安，并肌注了 5 毫克安定。次日凌晨，患者突然极度呼吸困难，大汗淋漓，烦躁不安，虽然立即展开全力抢救，但终因呼吸循环衰竭死亡。患者家属认为是医疗事故造成患者死亡，遂将医院告上法庭。经医学会专家鉴定认为，两位值班医生的做法有明显的违规行为，与患者的死亡有明显的因果关系，鉴定为一级医疗事故。

　　点评：心得安是非选择性 β 受体阻滞剂，同时主要作用于心脏的 β1 受体和支气管的 β~2~ 受体。该药既有负性肌力作用，又能导致支气管平滑肌产生兴奋性痉挛，因此是急性心力衰竭和支气管哮喘患者的禁忌药品。本案中，患者有心肺慢性病史，此次发病以咳嗽、心悸、呼吸困难为突出表现，故应首先考虑为呼吸系统疾病和心脏疾病，在这两种疾病中比较常见的就是支气管哮喘和急性左心衰竭（心源性哮喘），而这两种情况是绝对不应该使用心得安的。鉴定人员认为患者死亡与值班医生两次错误地使用心得安、安定有直接关系，第一位值班医生没有认真体检，不分析病情，不了解药物的禁忌证，盲目的使用心得安和安定，造成支气管平滑肌收缩，加重了呼吸困难，同时降低了心肌收缩力，加重已有的心衰，第二位值班医生在患者病情不缓解，再次要求治疗时没有认真分析病情，盲目的重复使用了前一位值班医生的用药，致使患者病情进一步加重，最终造成患者死亡。

法律依据：

《中华人民共和国执业医生法》**第二十二条第一、二款**　遵守法律、法规，遵守技术操作规范；树立敬业精神，遵守职业道德，履行医生职责，尽职尽责为患者服务。第二十三条：医生实施医疗、预防、保健措施，签署有关医学证明文件，必须亲自诊查、调查，并按照规定及时填写医学文书，不得隐匿、伪造或者销毁医学文书及有关资料。

案例69　盲从将双方带入深渊

患者，男，43岁，因咽痛到医院就医，医生诊断为急性扁桃体炎，医嘱为青霉素肌内注射。当护士要为患者做皮试时，被其拒绝，患者自称以往注射青霉素从未过敏，做皮试也是多挨一针，耽误时间，这次就别做皮试了，保证没问题。护士在其一再要求下，没做皮试，注射了青霉素。结果患者发生过敏性休克，经抢救无效死亡。家属以医院违反相关法律规定为由，要求卫生行政部门认定为医疗事故，并做出相应处理。

点评：医疗事故是指医疗机构及其医务人员在医疗活动中，违反医疗卫生管理法律、行政法规、部门规章和诊疗护理规范、常规，过失造成患者人身损害的事故。本例中护士未能坚持原则按规定给患者做皮试直接注射青霉素，导致患者因过敏性休克死亡，明显存在违反诊疗护理规范、常规的行为。应属于医疗事故。患者做出肯定不会过敏的保证不能成为医疗机构抗辩构成医疗事故的理由。

法律依据：

《医疗事故处理条例》**第二条**　本条例所称医疗事故，是指医疗机构及其医务人员在医疗活动中，违反医疗卫生管理法律、行政法规、部门规章和诊疗护理规范、常规，过失造成患者人身损害的事故。

案例70　　"见风而不使舵"

患儿，男，13岁，因髓性白血病在某医院做骨髓移植。在应用抗排异反映药物 ATG 皮试阳性的情况下，仍坚持使用该药。用药后第1天患儿出现高烧，第2天、第3天连续用药，患儿连续三天高烧不退，第三天下午，患儿血压下降，随后出现急性心力衰竭和肾功能衰竭，虽经全力抢救，但因病情危重于第4天中午死亡。患者家属认为医院用药不当，将医院告上法庭，要求赔偿各种费用70万元。法庭要求医学会做医疗鉴定。鉴定结果为一级医疗事故。

> **点评：** 本案中，医院在患儿 ATG 皮试阳性的情况下，应该采取相应措施，但仍然坚持使用该药，在出现过敏反应，并出现急性心力衰竭和休克时亦未停药，延误了最佳抢救时机，最终造成患者死亡的不良后果。医院的医疗行为明显违反操作常规，与患儿的死亡有明确的因果关系。因此经医学会鉴定为一级医疗事故。由于原发病的关系，医院承担次要责任。

法律依据：

《医疗事故处理条例》**第二条**　本条例所称医疗事故，是指医疗机构及其医务人员在医疗活动中，违反医疗卫生管理法律、行政法规、部门规章和诊疗护理规范、常规，过失造成患者人身损害的事故。

案例71　插管风波

　　患者，男，45岁，因喉癌在某医院住院治疗。术后第10天，该医院外聘的五官科兼职医生为其更换气管套管。可是，医生拔出气管套管后无法插入新的套管。患者因呼吸道阻塞开始咳嗽，呼吸越来越困难，用手示意很不舒服。医生想尽办法，还是插不进去。患者呼吸困难逐渐加重，十分危险。医生无奈，只好试图用切开气管的办法插入套管。可是，手术时不慎伤到气管两侧的动脉，出血不止，套管还是没有插进去。医院立即全力组织抢救，但患者终因出血过多和呼吸道堵塞死亡。

　　点评：本案患者的死亡与医院的医疗行为有明确的因果关系，经医学会医疗事故鉴定，定为一级医疗事故。医院辩称当事的医生不属于该院编制，是外聘兼职医生，因此医院不应负责。这种看法是错误的。尽管当事医生不属于该院编制，但是受聘于医院，他的医疗行为是合法的，同时他是代表医院行医，是以该医院的名义从事医疗活动的。因此承担医疗事故责任的，应当是他所兼职的医院。

　　法律依据：

　　《关于医务人员业余服务和兼职工作管理的规定》业余服务中发生的医疗纠纷与事故，由组织业余服务的单位负责处理；兼职中发生的医疗纠纷与事故，由聘用单位按协议规定处理。

　　《医疗事故处理条例》**第二条**　本条例所称医疗事故，是指医疗机构及其医务人员在医疗活动中，违反医疗卫生管理法律、行政法规、部门规章和诊疗护理规范、常规，过失造成患者人身损害的事故。"

案例72　抢救不到位，后果必承担

某司机驾驶小货车不慎撞伤行人某甲。因车速不快，及时刹车，某甲很快站立起来，但头部、腿部均有不同程度擦伤。某甲要求司机带他去附近的乡卫生院就医。途中某甲剧烈头痛、频繁呕吐、头晕。乡卫生院医生根据症状怀疑急性脑出血、脑疝，简单处置外伤后，立即要求司机将患者送到80公里外的市中心医院。途中某甲出现昏迷，到达中心医院时双侧瞳孔大小不等，经抢救无效死亡。

家属认为乡卫生院医生没有及时治疗患者，故将其起诉到法院，要求赔偿。尸检结果：脑出血、硬膜下血肿、海马沟回疝。法院判令乡卫生院承担全部责任，赔偿各种费用共计11万元。

点评：本案中乡卫生院根据实际情况进行转诊是正确的，但由于未给患者使用降颅压药物静脉点滴等急救措施，故存在过错。本案的特点是在为危急患者进行转诊时，医疗机构未给予相应的急救措施。既然已经怀疑脑疝，就应立即进行降颅压处理以缓解病情，赢得抢救时间。其实在大多数情况下脱水药物对重症颅脑损伤患者来说，其治疗效果十分有限，尽管如此，该做的治疗我们必须做。你做了，患者没有改善，那是病情问题，但是如果你没做，你就需要承担责任，付出代价。因此我们在诊疗过程中必须遵循"全力以赴"的原则，该实施的必须实施，诊疗必须到位，不能留有欠缺，否则就可能像案例中的卫生院一样，承担赔偿责任。

法律依据：

《医院工作制度》第三十条第三款　病员转院，如估计途中可能加重病情或死亡者，应留院处置，待病情稳定或危险过后，再行转院。较重患者转院时应派医护人员护送。

《医疗机构管理条例》第三十一条　医疗机构对危重患者应当立即抢救。对限于设备或者技术条件不能诊治的患者，应当及时转诊。

《乡村医生从业管理条例》第二十七条　乡村医生应当如实向患者或者其家属介绍病情，对超出一般医疗服务范围或者限于医疗条件和技术水平不能诊治的患者，应当及时转诊；情况紧急不能转诊的，应当先行抢救并及时向有抢救条件的医疗卫生机构求助。

案例73　诊疗失当的结果

患者，男，67岁，既往患有陈旧性前间壁心肌梗死。因身体不适到某医院就诊。心电图显示"窦性心动过速、陈旧性前间壁心梗、肺性P波、下侧壁ST段变化。"医生检查后给予倍他乐克、长效异乐定、麝香保心丸等药物口服。然而，患者回家后却感到心悸加剧，呼吸困难，但当晚未再去医院就诊。第二天患者在家中死亡。患者亲属认为，医院在心电图显示病情严重的情况下，应将患者留院观察，并应不断地进行医学检查，采取有效措施。如对治疗没有把握，则应立即转院抢救。现在因医院轻易让患者回家，造成患者死亡的严重后果，医院要承担赔偿责任。故起诉至法院，提出要求医院赔偿丧葬费、医疗事故鉴定费、精神损害抚慰金等共计6.1万元。

法院委托区医学会对患者死亡与医院的医疗行为有无因果关系，以及是否构成医疗事故及事故等级做出鉴定，该医学会做出了不构成医疗事故的结论。死者亲属对鉴定结论有异议，提出了重新鉴定的申请。为此，法院又委托了市医学会鉴定。

鉴定结果：导致死亡的原因为陈旧性心肌梗死伴心力衰竭。医院在对患者的诊治过程中，未对患者肺部进行听诊，未进行必要的心肺功能检查，在患者的心电图表现与既往比较有动态改变、病情加重的情况下，未要求患者留院观察或转院进一步治疗，而给予较大剂量的美托洛尔，违反了用药原则，诊断治疗措施不当，与患者死亡亦存在一定关系，构成一级甲等医疗事故，医方承担次要责任。

点评：医疗事故的赔偿，是根据医疗事故的等级、医疗过失行为在医疗事故损害后果中的责任程度、医疗事故损害后果与患者原有疾病状况之间的关系等因素来确定具体的赔偿数额。本案经市医学会鉴定为一级甲等医疗事故，但导致患者死亡的主要原因是其原有的疾病。医院未能对病情发生变化的患者做留院观察处理，且违反用药原则，诊断治疗措施不当等行为与患者的死亡也有一定关系，因此医院也应当承担赔偿责任。其家属主张的精神损害抚慰金，是要求医院赔偿其家属的非财产性损失，因本起医疗事故中，医院的确存在一定过失，其家属精神上遭受打击，要求医院赔偿其家属精神损害抚慰金应当予以支持。

法律依据：

《中华人民共和国执业医生法》**第二十二条**　遵守法律、法规，遵守技术操作规范；树立敬业精神，遵守职业道德，履行医生职责，尽职尽责为患者服务。

《医疗机构管理条例》**第二条**　本条例所称医疗事故，是指医疗机构及其医务人员在医疗活动中，违反医疗卫生管理法律、行政法规、部门规章和诊疗护理规范、常规，过失造成患者人身损害的事故。**第三十一条**　医疗机构对危重患者应当立即抢救。对限于设备或者技术条件不能诊治的患者，应当及时转诊。

《最高人民法院关于确定民事侵权精神损害赔偿责任若干问题的解释》**第八条**　因侵权致人精神损害，但未造成严重后果，受害人请求赔偿精神损害的，一般不予支持，人民法院可以根据情形判令侵权人停止侵害、恢复名誉、消除影响、赔礼道歉。因侵权致人精神损害，造成严重后果的，人民法院除判令侵权人承担停止侵害、恢复名誉、消除影响、赔礼道歉等民事责任外，可以根据受害人一方的请求判令其赔偿相应的精神损害抚慰金。**第九条：**精神损害抚慰金包括以下方式：A. 致人残疾的，为残疾赔偿金；B. 致人死亡的，为死亡赔偿金；C. 其他损害情形的精神抚慰金。**第十一条**　受害人对损害事实和损害后果的发生有过错的，可以根据其过错程度减轻或者免除侵权人的精神损害赔偿责任。

2. 与医院管理有关的医疗事故

案例74　照章办事看似有理，延误救治难脱其责

患者，男，32岁。因急腹症到甲医院就医。急诊科医生根据症状及体征诊断为上消化道穿孔，急性弥漫性腹膜炎。立即开了住院单。但是患者到病房后却被告知已没有床位，病房值班医生动员他到其他医院治疗。患者一再请求收留，并愿意在走廊加床，都被医生拒绝。患者无奈只能转院，2小时后患者来到乙医院，该医院又给患者做了一系列检查。并要求患者办完住院手续方能住院。来到病房时，患者已处于中毒性休克状态。尽管乙医院对患者进行了紧急抢救，终因抢救无效，患者死亡。

患者家属以甲、乙两医院为共同被告提起诉讼，要求赔偿医疗费、丧葬费、抚养费共计50万元，精神损失费20万元。当地法院判决：两家医院违反《医院工作制度》，甲医院承担主要责任，赔偿各种费用共计22.5万元。乙医院承担次要责任，赔偿各种费用共计11.5万元。

点评： 本案中甲医院的住院部在没有查清病房空床的情况下办理了住院手续。病房医生以没有床位为由劝其转院，浪费了宝贵的治疗时间，存在过错。乙医院在得知患者已在甲医院确诊后仍进行全面检查，明知病情危重，仍坚持要患者先办手续才能住院，进一步导致丧失抢救时间，也应承担责任。

从事实经过来看，这两家医院都是在照章办事，似乎无可厚非。但是在患者病情危重，性命攸关的情况下，这种工作态度却造成了患者的死亡。本案反映了当事人的冷漠和缺乏人性，违背了医务人员救死扶伤、扶危济困的基本精神。如果换位思考，如果是当时医务人员的家属患病，你们还会这样做吗？有时表面上是照章办事，其实它的实质是道德沦丧。

法律依据：

《医院工作制度》：病员住院由本院门诊医生根据病情决定，凭医生开具之住院证，

门、急诊病历，公费医疗证，记账单（自费者按规定预交住院费）到住院处办理手续，住院处再通知病区。危重病员可先住院后补办手续。出入院病员统由住院处办理手续。根据病情，合理收住病员。病房无空床不得预办住院手续。病房不得擅自收住病员。急诊室不得开具慢性病员住院证。各病区可保持 1 ~ 2 张急诊床位。住院处应每日与病区联系，了解病床使用及周转情况。

3. 与未履行告知义务有关的医疗事故

案例75　如何下台?

某男，73 岁，因左侧骨盆肿瘤在某医院行左半骨盆切除术。在术中分离髂内静脉时破裂出血，左半骨盆取出时创面出血较多，造成失血性休克，抢救过程中患者心搏骤停，经全力抢救，心跳恢复，但患者仍呈深昏迷状态，靠大量输血（30 小时内共输血 68000 毫升）、输液及应用血管活性药维持。翌日，手术主刀医生向家属交代病情时说："患者病情危重，抢救成功希望很小。如果想转送回家，我帮你要急救车"。患者家属见抢救无望，遂要急救车将患者送回家。可是，没想到患者离开医院仅半小时就死在急救车上。患者家属遂将医院告上法庭，要求赔偿经济损失 68 万元。

> **点评：** 本案经医疗鉴定为一级医疗事故。虽然患者的死亡与该院的医疗行为有明确的因果关系，但由于患者为高龄手术，且骨肿瘤病本身就有一定的危险，鉴定结论：医院在事故中承担次要责任。本案特别值得注意的是，主刀医生在手术过程中未将术中出现的问题及时告知家属，以取得家属的理解，违反了《中华人民共和国执业医生法》和《医疗机构管理条例》的相关规定。而且，医生在向家属交代病情时，存在明显的违规语言，无形中增加了患方对医方的疑虑和不满。

法律依据：

《中华人民共和国执业医生法》**第二十二条**　遵守法律、法规，遵守技术操作规范；树立敬业精神，遵守职业道德，履行医生职责，尽职尽责为患者服务。第二十六条：医生应当如实向患者或者其家属介绍病情，但应注意避免对患者产生不利后果。医生进行实验性临床医疗，应当经医院批准并征得患者本人或者其家属同意。

《医疗机构管理条例》**第三十三条**　医疗机构施行手术、特殊检查或者特殊治疗时，必须征得患者同意，并应当取得其家属或者关系人同意并签字；无法取得患者意见时，应当取得家属或者关系人同意并签字；无法取得患者意见又无家属或者关系人在场，或者遇到其他特殊情况时，经治医生应当提出医疗处置方案，在取得医疗机构负责人或者被授权负责人员的批准后实施。

《医疗事故处理条例》**第十一条**　在医疗活动中，医疗机构及其医务人员应当将患者的病情、医疗措施、医疗风险等如实告知患，及时解答其咨询；但是，应当避免对患者产生不利后果。

案例76　　纸里包不住火

某产妇在医院妇产科待产。产前检查一切正常。三天后生下一子。医生检查时发现孩子左锁骨骨折，左臂丛神经麻痹。医院给孩子进行了治疗。一周后产妇出院时，医院未告知孩子的病情，也未交代需要继续治疗。三个月后孩子来医院复查时家人才知情。患方为此将医院告上法庭要求赔偿。本案经医疗鉴定为二级医疗事故。医院赔偿各种损失费共计15万元。

点评：知情同意是医患双方必须共同遵守的原则。知情同意的关键三要素——告知、理解、同意。本案中，医方不仅在接产时造成患儿锁骨骨折，而且隐瞒了患儿的病情，致使患儿家属在3个月后才知道真情。大大延误了治疗时间，若患儿不去医院复查，将会造成更大的伤害。

法律依据：

《中华人民共和国执业医生法》**第二十六条**　医生应当如实向患者或者其家属介绍病情，但应注意避免对患者产生不利后果。医生进行实验性临床医疗，应当经医院批准并征得患者本人或者其家属同意。

《医疗机构管理条例实施细则》**第六十二条**　医疗机构应当尊重患者对自己的病情、诊断、治疗的知情权利。在实施手术、特殊检查、特殊治疗时，应当向患者作必要的解释。因实施保护性医疗措施不宜向患者说明情况的，应当将有关情况通知患者家属。

4. 违反诊疗常规的医疗事故

案例77　不该发生的悲剧

患者女性，38岁。婚后多年未孕，后经人工授精胚胎移植后受孕。然而B超检查提示：双胎妊娠，右侧宫角妊娠可能大。此后患者来到到条件较好的某妇产科医院就诊，再次进行了B超检查，医生建议患者回家观察。一个月后的某日凌晨，患者感觉肚子痛，全家立即将患者送到医院，医生认为患者无特殊情况，建议回家观察（该节事实医院未作病历记载）。次日凌晨患者出现腹痛，并很快昏迷，家人发现后立即送到医院进行手术，但由于内出血较多，经抢救无效死亡。死亡诊断为：失血性休克；宫角妊娠破裂。患方认为医院有过错，遂将医院告上法庭要求赔偿。

点评：本案中医方存在很多过失，首先对B超提示的"宫角妊娠"的危害性、严重后果认识不足，未让患者留院观察，违反产科诊疗常规；第二医方在医疗管理上存在职责分工不明确，各项记录不完整，规章制度执行不规范的缺陷；第三未充分履行告知义务。患者最终死亡原因是由于宫角妊娠破裂，失血性休克。医方的上述医疗过失行为使患者失去了抢救的时机，二者之间存在着直接因果关系；患者及其家属在多家医院诊治，应对宫角妊娠的后果严重性有所认识，但在腹痛加剧、昏厥时却未能及时就诊，亦延误了抢救的时机。医疗事故鉴定结论：本病例属于一级甲等医疗事故，医方承担主要责任。

法律依据：

《中华人民共和国执业医生法》**第二十二条** 遵守法律、法规，遵守技术操作规范；树立敬业精神，遵守职业道德，履行医生职责，尽职尽责为患者服务。第二十六条：医生应当如实向患者或者其家属介绍病情，但应注意避免对患者产生不利后果。医生进行实验性临床医疗，应当经医院批准并征得患者本人或者其家属同意。

《医疗机构管理条例实施细则》**第六十二条** 医疗机构应当尊重患者对自己的病情、诊断、治疗的知情权利。在实施手术、特殊检查、特殊治疗时，应当向患者作必要的解释。因实施保护性医疗措施不宜向患者说明情况的，应当将有关情况通知患者家属。

案例78 是技术原因，还是责任问题

患者，女，60岁。因上腹痛，反酸一年余，近又复发，到某医院就诊，医生为其开了口服药健胃愈疡片等治疗。患者服药两周后，出现了腹泻，又去该医院就诊，就这样患者从第一次就诊到第十二次复诊，历时一年，医生每次都给予口服药治疗，未对患者的病情作进一步检查和诊断。患者的病情不但没有得到好转反而逐步加重，以至于出现呕吐现象。于是到上海同济大学附属某医院就诊。胃镜检查结果为胃癌。同月患者在另外一家医院进行了胃癌根治术，术后病理报告：胃低分化腺癌。

患者及家属认为，在长达一年多的就诊期内，医院对患者未作任何辅助检查，没能及时诊断出胃癌，医院有着不可推卸的责任，由于医院的延误诊治，致使其病情发展到晚期及出现预后不良的情况，医院理应承担赔偿责任。于是一纸诉状将该医院告上法院，要求赔偿医疗费、残疾赔偿金、精神损害抚慰金及律师代理费等合计人民币500828元。

医学会进行鉴定结论为：二级丙等医疗事故，医方承担次要责任。法院

审理认为，医学会的鉴定操作程序合法，认证分析充分，鉴定结论符合客观事实。判决医院赔偿医疗费、营养费、残疾赔偿金等 99908 元、赔偿精神损害抚慰金 12400 元。

> **点评**：患者所患的疾病症状隐蔽，且进展迅速，临床发现较困难，是患者目前病情加重的主要原因。但是患者的主要症状是反复发作的上腹痛或反酸，这对于一般的消化科医生来说考虑胃部相关疾病应该是不成问题的，而在患者一年来多达十几次就诊过程中，医院未对患者进行必要的体格检查及胃镜或 X 线检查，这样做是违反诊疗常规的。正是这样，才导致患者误诊一年、病情进展的结果。作为医务人员，我们应该反思，我们为什么没有想到给患者做胃镜或 X 线检查？是技术原因还是责任问题？当前医学科学高度发展，各种新疗法和新的诊断仪器层出不穷，但使用这些仪器的是人，如果人的素质不过关，科技再发展也不行，因为不负责任的医生将成为医疗质量改善的瓶颈。

法律依据：

《中华人民共和国执业医生法》**第二十二条第一、二款**　遵守法律、法规，遵守技术操作规范；树立敬业精神，遵守职业道德，履行医生职责，尽职尽责为患者服务。

《医疗事故处理条例》**第二条**　本条例所称医疗事故，是指医疗机构及其医务人员在医疗活动中，违反医疗卫生管理法律、行政法规、部门规章和诊疗护理规范、常规，过失造成患者人身损害的事故。

案例 79　是技术问题吗？

患者，男，32 岁，因交通事故受伤，急送到某卫生院抢救，卫生院进行了诊断性腹穿，抽出不凝血性液体，诊断为"外伤性脾破裂"，医院认为本院治疗条件不够，建议患者急转人民医院（三级甲等医院）抢救。患者被送到人民医院后，已经神志模糊，面色苍白。此时家属尚未到医院。医生给患者检查后，开了头部 CT 检查，30 分钟后，患者被送到医院普外科，医生看了患者，测血压"很低"，10 余分钟后只给患者打上点滴，医生未做其他处理又去看别的患者了。20 余分钟后，患者心跳呼吸停止，此时医生立即对患者进行心肺复苏，并通知查血型、交叉配血、备血。经一小时抢救，心跳呼吸没有恢复，瞳孔散大固定，患者死亡。家属赶到医院后，患者已经被送往太平间。

家属不能接受死亡的事实，认为医院延误抢救时间，未及时进行抢救，导致死亡。要求医院赔偿死亡赔偿金、丧葬费、未成年家属抚养费等共 224500 元。法院委托该市医学会进行了医疗事故技术鉴定，结论：接诊医生在已明确患者可能有脾破裂的情况下，未及时给予输液输血，而是让患者做 CT 检查，直至送到外科前一直未进行输液输血，耽误了抢救时机，导致患者死亡。属于一级甲等医疗事故，医院负主要责任。法院据此判决：医院赔偿死亡赔偿金，未成年家属抚养费等合计 205654.22 元。

点评：本案中医院的做法存在明显过错，患者在卫生院已经进行了诊断性腹穿，抽出血性液体，可以诊断为肝或脾破裂内出血，而医生却未按已经明确的肝脾破裂诊断进行抢救，而是在未采取任何抢救措施的情况下，让血压已经不平稳的患者做头颅 CT 检查，明显违反了诊疗常规，因而耽误了抢救时机，导致最后患者死亡。

人民医院的医生没有及时给予正确的治疗而导致患者死亡，这是技术问题吗？否。问题还是出在责任心上。《中华人民共和国执业医师法》明确指出："树立敬业精神，遵守职业道德，履行医生职责，尽职尽责为患者服务"。这是所有医务人员行动的准则，我们必须严格依法办事，才能杜绝这种失误。

法律依据：

《中华人民共和国执业医师法》**第二十二条第一、二款** 遵守法律、法规，遵守技术操作规范；树立敬业精神，遵守职业道德，履行医生职责，尽职尽责为患者服务。

《医院工作制度》第十五条第二、四款　对急诊病员应以高度的责任心和同情心，及时、严肃、敏捷地进行救治，严密观察病情变化，做好各项记录。疑难、危重病员应即请上级医生诊视或急会诊。对危重不宜搬动的病员，应在急诊室就地组织抢救，待病情稳定后再护送病房。对立即需行手术的病员应及时送手术室施行手术。急诊医生应向病房或手术医生直接交班；急诊室工作人员必须坚守岗位，做好交接班，严格执行急诊各项规章制度和技术操作规程。要建立各种危重病员抢救技术操作程序。

案例80　违规治疗酿恶果

患者，男，43岁。因"左侧肾结石，腰痛2个月"到某医院就诊，B超显示："左肾盂积水、左肾多发结石"，医院给予静脉输液抗炎、解痉治疗，输液后患者心慌、喘憋、腹胀、少尿、全身浮肿。第二天患者因全身水肿、腹部胀痛再次到被告医院就诊，被医院收入泌尿外科住院治疗，入院诊断为："左侧肾结石、左侧肾积水"。两周后患者因"异位心律，心房颤动"转入心内科继续治疗，转科后18天，患者因"脑出血、脑水肿、脑疝形成"死亡。

患者家属认为医院的诊疗行为存在过错，造成了患者死亡的结果，医院应承担赔偿责任。遂以医疗损害赔偿为由起诉到人民法院，要求法院判令被告承担一般医疗损害赔偿，支付医药费、误工费、交通费、丧葬费和死亡赔偿金等医疗损害赔偿费共21万元。

法院审理过程中，根据被告提出的"医疗事故技术鉴定"申请，委托区医学会对本案争议的诊疗过程进行首次鉴定。鉴定虽然认定医院存在医疗过错，但不构成医疗事故。因此原告申请再次鉴定，人民法院委托市医学会进行了再次鉴定。再次鉴定认定医院诊疗行为存在以下过错：①医方输液速度过快，诱发心衰；②医方违反了临床用药原则；③医方违反了神经内科的诊疗护理常规。鉴定结论：本病例属于一级甲等医疗事故，医方应对原告的损伤后果承担次要责任。据此，人民法院做出一审判决，判令医方向原告支付医药费、误工费、交通费、丧葬费和死亡赔偿金等医疗事故损害赔偿费共11

万元。被告医院提出上诉，二审法院维持了一审判决。

> **点评：** 本案是一起比较典型的医疗纠纷案件，医方明显违反了内科的诊疗护理常规。人民法院的一审判决准确适用了我国现阶段关于审理医疗损害赔偿纠纷的法律、司法解释和行政法规，也体现出"一般医疗损害赔偿"和"医疗事故损害赔偿"的法律区别。本案中原告申请进行有关医疗过错的司法鉴定，而被告医院申请进行医疗事故技术鉴定，人民法院首先委托安排了医疗事故技术鉴定，结果鉴定结论非常明确"本病例属于一级甲等医疗事故，被告应对原告的损伤后果承担次要责任"，所以人民法院毋须再次委托司法鉴定。

法律依据：

《中华人民共和国执业医生法》**第二十二条第一、二款**　遵守法律、法规，遵守技术操作规范；树立敬业精神，遵守职业道德，履行医生职责，尽职尽责为患者服务。

《医院工作制度》**第十五条**　对急诊病员应以高度的责任心和同情心，及时、严肃、敏捷地进行救治，严密观察病情变化，做好各项记录。疑难、危重病员应即请上级医生诊视或急会诊。对危重不宜搬动的病员，应在急诊室就地组织抢救，待病情稳定后再护送病房。对立即需行手术的病员应及时送手术室施行手术。急诊医生应向病房或手术医生直接交班；急诊室工作人员必须坚守岗位，做好交接班，严格执行急诊各项规章制度和技术操作规程。要建立各种危重病员抢救技术操作程序。

案例81　掌握救命技能　避免无谓过失

某男，46岁，因咽痛口服阿莫西林2粒后，自觉憋气遂呼叫120。急救医生到现场，检查后诊断为过敏所致喉头水肿，给予地塞米松静脉点滴，并将患者送到某医院急诊科。急诊科值班医生检查后继续给予激素治疗，并请五官科会诊。该院五官科主任未前来查看患者，只是说"不行就插管"。随后值班医生又请 ICU 会诊协助插管，ICU 大夫来时，急诊科值班医生认为患者病情有所好转，比较稳定，可以先不插管，就让 ICU 大夫走了。不料，半小时后患者突然喘憋加重，呼吸困难，急诊科值班医生对症处理病情无缓解，随后患者呼吸停止。急诊科医生先让护士给予环甲膜穿刺，未成功，其后虽然自己穿刺成功，但仍不能解决通气问题，这时急诊科值班医生才开始做气管插管。可是，操作非常不顺利，无奈请来麻醉科医生才完成插管。此时患者呼吸心跳均已停止，虽经多方抢救，虽然挽救了患者生命，但由于脑缺氧时间过长，患者成了植物人。患者家属认为由于医院抢救不利造成患者死亡遂将医院告上法庭，要求赔偿各种损失及后续治疗费用。

　　点评：本案中急诊科值班医生对患者的病情认识不足，没有充分的思想准备，因此，当患者病情突然恶化时不能冷静地处理，加之抢救技术不熟练，延误了抢救时间，此外，该院五官科主任不查看患者，只是说"不行就插管"是明显不负责任的表现。因医院在医疗活动中存在明显的医疗过失，并且与患者人身损害有明确的因果关系，经区医学会鉴定为一级医疗事故。鉴于患者的原发疾病，该医院承担次要责任。

　　气管插管是急诊医生必须掌握的急救技术之一，很多医院急诊科的医生需要插管时往往求助与麻醉科或耳鼻喉科医生，这样做对患者不利。在紧急关头，患者很难坚持到其他科室人员到来。因此我们应该着力培养自己的插管技术，尽可能利用一切机会实践练习，这样才能熟能生巧，才能在关键时刻挽救患者生命，也避免了不应有的医疗诉讼。

法律依据：

　　《中华人民共和国执业医生法》**第二十二条第一、二款**　遵守法律、法规，遵守技术操作规范；树立敬业精神，遵守职业道德，履行医生职责，尽职尽责为患者服务。第十五条第二、四款：对急诊病员应以高度的责任心和同情心，及时、严肃、敏捷地进行救治，严密观察病情变化，做好各项记录。疑难、危重病员应即请上级医生诊视或急会诊。对危重不宜搬动的病员，应在急诊室就地组织抢救，待病情稳定后再护送病房。对立即需行手术的病员应及时送手术室施行手术。急诊医生应向病房或手术医生直接交班。急诊室工作人员必须坚守岗位，做好交接班，严格执行急诊各项规章制度和技术操作规程。要建立各种危重病员抢救技术操作程序。

5. 与误诊有关的医疗事故

案例 82　失误切除患者肾脏　只能付出巨额赔偿

患者，男，42 岁。因感觉身体不适到某医院就诊，被确诊为输尿管癌，随后接受了右肾切除手术。术后患者从病理检查中得知自己不是输尿管癌，而是良性息肉。自己因医院误诊被切了右肾，觉得根本没有患癌症，却白白丢了右肾，非常气愤。此后，患者左肾也出现不适，身体状况急转直下，工作与生活受到严重影响。次年患者与医院对簿公堂，以医院误诊、误治为由，提出高达 170 万余元的医疗赔偿。

医院承认误诊的事实，但认为这是医学科学发展受限导致的正常失误，因此该院不应承担责任。法院认为双方争议焦点是医学专业的问题，故委托了市、区两级医学会鉴定该起事故的责任。

区医学会鉴定认为，医院在治疗过程中存在明显过失，导致患者肾功能不全，医疗事故已达三级甲等，医院应负主要责任。市医学会也认定医院应负主要责任。因此，法院依据市、区两级医学会鉴定，认定医院应为误切患者右肾承担损害赔偿责任，并且患者目前仍需继续治疗，故判决医院赔偿患者医疗费等损失共计 80 万元。

> **点评**：医方认为患者被误诊是现代医学技术不足的结果，但根据两级医学会的医疗鉴定看来，这种看法是没有依据的。作者不想在此评论输尿管癌的诊断问题，只要我们想想看，由于医方的误诊，错切了患者的肾脏，已经构成了比较严重的医疗损害，医院怎么能不承担损害赔偿责任呢？这个案例告诉我们，行医时必须本着对患者高度负责的精神，

> 特别是在实施一些有创治疗或以切除某个器官为代价的治疗时，必须慎之又慎，反复权衡，考虑到各种后果，并与患者充分沟通，尽可能能将医疗风险降至最低点。

法律依据：

《医院工作制度》**第十五条第二、四款**　对急诊病员应以高度的责任心和同情心，及时、严肃、敏捷地进行救治，严密观察病情变化，做好各项记录。疑难、危重病员应即请上级医生诊视或急会诊。对危重不宜搬动的病员，应在急诊室就地组织抢救，待病情稳定后再护送病房。对立即需行手术的病员应及时送手术室施行手术。急诊医生应向病房或手术医生直接交班。

《中华人民共和国执业医生法》**第二十二条第一、二款**　遵守法律、法规，遵守技术操作规范；树立敬业精神，遵守职业道德，履行医生职责，尽职尽责为患者服务。

案例83　医疗决策的依据在哪里？

患者，女，39岁。因为头痛、发热、恶心一天去某区中心医院就诊，当时心率120次/分，白细胞略高，诊断为上呼吸道感染，给予大剂量青霉素及病毒唑静脉滴注，一清胶囊口服。次日凌晨4时患者因恶心呕吐第二次到该院就诊，予5%葡萄糖1000ml、法莫替丁、庆大霉素、胃复安静脉滴注。当晚9时因无好转再次就诊，在无呕血、便血，且在患者血红蛋白高达160g/L的情况下，中心医院盲目诊断为上消化道出血，并给予快速补液治疗，短短3小时不到，快速补液4500ml；凌晨4时患者胸闷、气促明显，全身浮肿，5时开始神志不清，6时15分呼吸心跳停止。经过抢救无效死亡。尸体解剖主要有双肺淤血水肿、双侧胸腔积液、肝和脑的实质细胞有变性坏死，脑水肿及双侧小脑扁桃体疝。为此患者家属将中心医院起诉到人民法院。

法院审理时，经文字鉴定认定病史有涂改，一审法院委托该区医学会进行医疗事故鉴定，鉴定结果不是医疗事故。家属不服上诉到中级法院。中级法院委托市医学会进行医疗事故鉴定，鉴定结论为一级甲等医疗事故，医方承担主要责任。人民法院据此判决被告医院赔偿死者家属医疗费、丧葬费、精神损害抚慰金等共计 3 万余元。

> **点评：** 本案中，患者没有上消化道出血的确凿诊断依据，医方却在短短的 24 小时内给患者输入了 5500ml 的液体。快速、过量输液造成患者双肺淤血水肿、双侧胸腔积液、脑水肿及双侧小脑扁桃体脑疝，这是导致患者死亡的主要原因。
>
> 　　本案的教训告诉我们，对于病情复杂、病情危重的患者，我们在作出临床治疗决策时一定要慎重，例如：目前临床诊断是否正确？治疗的依据是什么？治疗会产生什么样的效果？治疗会产生什么样的副作用？对于患者家属的疑问，是否有充分的理由回答？目前临床医疗中治疗不足、没有全力以赴救治的例子时有发生，即该治疗而没有积极治疗，因而导致患者发生了不应有的损失。与之相对的是过度医疗，即不该治疗的乱治疗，两者同样是错误的。盲目治疗、过渡治疗是某些医疗单位的通病，例如对普通感冒，有的医疗单位平均收费达 2 千元，这么做与治疗不足同样危险，本案例就是教训。经常有人说现在行医难，医生是"一只脚在医院，一只脚在法院"。如果我们像案例中的医院那样行医的话，恐怕两只脚都会在法院了。

法律依据：

《中华人民共和国执业医生法》第二十二条第一、二款　遵守法律、法规，遵守技术操作规范；树立敬业精神，遵守职业道德，履行医生职责，尽职尽责为患者服务。

案例84　误入歧途

　　患者，男，67 岁。因"气急、气喘、胸闷"在 6 天内 3 次前往某医院门诊就诊，经心电图、胸部 X 线片等检查，医方一直考虑患者为哮喘、肺炎，给予抗生素和平喘药物，患者用药后病情却逐渐加重，并出现了夜间不能平卧、下肢浮肿、痰中带血的表现，6 天后医方才以"肺炎"的诊断将患者收入该院呼吸内科治疗。住院后经常规心电图检查和其后的心肌酶谱检查，患者才被确诊为急性心肌梗死，其后虽转入心内科治疗，但终因耽误时间较长，抢救无效患者死亡。

　　家属提出诉讼，认为是医院诊疗不当，延误了抢救才导致患者失去生命，因此要求赔偿。审理中，法院委托区医学会进行医疗事故技术鉴定，结论为一级甲等医疗事故，医方承担次要责任。医方不服该结论，申请再次鉴定，市医学会鉴定结论仍为一级甲等医疗事故，医方承担主要责任，法院最终依据市级鉴定进行了判决。

　　点评： 本案中医方没有根据患者病情的变化认真分析，寻找原因，及时修正诊断治疗方案，而只是根据呼吸系统的症状就认为是呼吸系统的疾病，以致延误了急性心肌梗死的最佳抢救时间。正确的治疗决策是建立在正确的诊断方向上的，方向错了，思维局限在错误的地方，就会一叶障目，不知深秋。因此医生要有开阔的思路，对患者的每一个症状和体征都要仔细用医学原理解释，尽可能扩大视野，从而提高诊断的正确性。

法律依据：

　　《中华人民共和国执业医生法》第二十二条第一、二款　遵守法律、法规，遵守技术操作规范；树立敬业精神，遵守职业道德，履行医生职责，尽职尽责为患者服务。

案例 85　不要忘了心脏

　　患者，男，65 岁。因突发腰部剧烈疼痛，急忙拨打 120 急救电话求救，被救护车送到某县医院急诊科救治。值班医生经检查后初步诊断为泌尿系结石，需住院治疗。住院诊断左肾结石，高血压病。经心电图检查为窦性心律过速，左心室高电压。入院后于 21 时 15 分患者突然死亡。尸检结论为冠心病、急性心肌梗死引起心脏性猝死。家属认为医方应对患者死亡负责，要求赔偿，因此提起诉讼。

根据医疗鉴定委员会的调查结论，本例误诊的主要原因是，接诊医生未按常规进行详细的体格检查，未全面分析患者的症状、体征和辅助检查的结果，片面地认为腰痛就是肾脏的问题，因此未能及时做出正确的诊断。患者住院后，对病情的观察不细致、处理不及时，使患者在病情突然恶化时未能得到及时救治而死亡。本案医方具有明显过错行为，应当承担赔偿责任。据此，法院判决被告医院赔偿死者家属经济损失 11 万元。

点评： 尽管心源性猝死的发生有其突然性，但是绝大多数情况下患者都是有先兆表现的。本案这例患者的主要症状是腰痛，这种情况误导了接诊医生，使其把注意力放在了泌尿系统，未能根据患者的情况做进一步的检查，特别是心血管系统的检查，以致没有对急性心肌梗死患者实施必要的救治措施，如改善心脏供血，降低心脏耗氧，升高室颤阈值等，以至患者发生恶性心律失常。当患者心搏骤停发生后，医务人员措手不及，没有给予患者应有的治疗，以至患者丧失生命，这真是血的教训呀。

由于导致患者猝死的绝大多数原因是起源于心脏，因此我们必须对这种情况时刻保持警惕。尽管患者表现各异，我们在面对急诊患者时不要忘了心脏！对有心血管危险因素者和有剧烈疼痛及胸闷、呼吸困难的患者尤其不能忽略心脏方面的问题，应实施心血管系统的相关检查，以避免上述案例中的悲惨结果。

在能够对患者的生命造成威胁的所有的疾病和非疾病导致的危险情况中，心搏骤停名列前茅，其特征是突发和紧急。尽管这种情况发生的概率不高，但发病后留给医生的有效抢救时间仅有几分钟。因此医生应该随时做好应对准备，特别是电击除颤的准备。平时急救部门要建立一套完整的抢救程序，并经常让医务人员熟悉和演练，并应经常检查和考核，（就像法国和美国的急诊医生，每两年必须通过一次心肺复苏考核，然后更新证件才能上岗。）只有这样，才能保证复苏质量，拯救患者于危难之中。

法律依据：

《中华人民共和国执业医生法》第二十二条第一、二款　遵守法律、法规，遵守技术操作规范；树立敬业精神，遵守职业道德，履行医生职责，尽职尽责为患者服务。

案例 86　到底吃了多少药？

患者，女，40岁。因自述服用氯氮平10片，5分钟后意识不清于22时送至某精神病医院救治。该院值班医生轻信患者家属所说的只吃了10片氯氮平，便认为是"镇静药物的作用导致昏睡"，而未对患者进行必要的检查和相应的抢救措施，只是让患者在急诊室等待第二天办理住院手续，然后住院治疗。凌晨1点，患者出现抽搐、呼吸困难、口唇发绀，家属请值班医生来看患者，并要求吸氧气，医生只是让患者改变体位，未做任何治疗。至凌晨2点，患者再次抽搐，突然呼吸停止，家属请来值班医生进行抢救，终因抢救无效患者死亡。抢救时经检查得知患者氯氮平的血药浓度为致死量的两倍。

患者家属认为由于医院的误诊和抢救不及时造成患者死亡，医院应当承担主要责任。审理中法院委托区医学会进行医疗事故技术鉴定，经过检查和论证，鉴定结论为一级甲等医疗事故，医方承担次要责任。

点评： 本案由于接诊医生未仔细询问病史，轻易相信患者所说的服药量，在诊疗过程中没有认真观察病情变化，对患者病情突然加重没有思想准备，致使抢救无效，患者死亡。教训是惨重的。作为一名医生，对病情的判断一定要客观，千万不要主观臆断，不要想当然，医学是科学，来不得半点的虚伪和骄傲。就拿这个案例来说，如果接诊医生能够不轻信家属所提供的病史，仔细观察病情，及时检测血药浓度，当患者发生意外情况后及时给予生命支持，其后果与现实可能是天壤之别。医生一旦到了自己的工作岗位，就应该战战兢兢，如履薄冰，慎之又慎才行，才能避免类似事故发生。

法律依据：

《中华人民共和国执业医生法》**第二十二条第一、二款** 遵守法律、法规，遵守技术操作规范；树立敬业精神，遵守职业道德，履行医生职责，尽职尽责为患者服务。

三、医疗事故鉴定

（一）概述

1. 何谓医疗事故鉴定 医疗事故技术鉴定是指由医学会组织有关临床医学专家和法医学专家组成的专家组，运用医学、法医学的知识和技术，对涉及医疗事故争议处理的有关专门性问题进行检验、鉴别和判断并提供鉴定结论的活动。

2. 医疗事故鉴定的目的和基本内容 医疗事故技术鉴定的目的，是为卫生行政部门处理医疗事故时遇到的专门性问题提供专业技术服务。其中包括：判断医疗部门是否违反了医疗卫生管理法律、行政法规、部门规章和诊疗护理规范、常规；判断医疗过失行为与人身损害后果之间是否存在因果关系；确定医疗过失行为在损害后果中的责任程度；确定医疗事故等级；对患者提出医疗护理医学建议。这些专门性问题是卫生行政部门处理医疗事故争议的前提与基础。

卫生行政部门接到医疗机构关于重大医疗过失行为的报告或者医疗事故争议当事人要求处理医疗事故争议的申请后，对需要进行医疗事故技术鉴定的，应当交由负责医疗事故技术鉴定工作的医学会组织鉴定；医患双方协商解决医疗事故争议，需要进行医疗事故技术鉴定的，由双方共同委托负责医疗事故技术鉴定工作的医学会组织鉴定。医疗事故技术鉴定只能由医学会组织的医疗事故技术鉴定专家组来完成，不存在选择其他鉴定机构的可能。鉴定结论以医学会的名义发出，不实行鉴定人个人负责制。因此，一般难以追究鉴定人的法律责任。

（二）医疗事故鉴定的法律依据

1. 《医疗事故处理条例》

第二十条　卫生行政部门接到医疗机构关于重大医疗过失行为的报告或者医疗事故当事人要求处理医疗事故争议的申请后．对需要进行医疗事故技术鉴定的，应当交由负责医疗事故技术鉴定工作的医学会组织鉴定；医患双方协商解决医疗事故争议，需要进行医疗事故技术鉴定的，由双方当事人共同委托负责医疗事故技术鉴定工作的医学会组织鉴定。

2. 《中华人民共和国民事诉讼法》

第七十二条　人民法院对专门性问题认为需要鉴定的，应当交由法定鉴定部门鉴定；没有法定鉴定部门的，由人民法院指定的鉴定部门鉴定。

鉴定部门及其指定的鉴定人有权了解进行鉴定所需要的案件材料，必要时可以询问当事人、证人。

鉴定部门和鉴定人应当提出书面鉴定结论，在鉴定书上签名或者盖章。鉴定人鉴定的，应当由鉴定人所在单位加盖印章，证明鉴定人身份。

3. 最高人民法院《关于民事诉讼证据的若干规定》

第二十九条　审判人员对鉴定人出具的鉴定书，应当审查是否具有下列内容：

（1）委托人姓名或者名称、委托鉴定的内容。

（2）委托鉴定的材料。

（3）鉴定的依据及使用的科学技术手段。

（4）对鉴定过程的说明。

（5）明确的鉴定结论。

4. 《医疗事故技术鉴定暂行办法》

第二条　医疗事故技术鉴定工作应当按照程序进行，坚持实事求是的科学态度，做到事实清楚、定性准确、责任明确。

（三）医疗过失行为的责任程度

根据国务院制定并颁布的《医疗事故技术鉴定暂行办法》**第三十六条**　专家鉴定组应当综合分析医疗过失行为在导致医疗事故损害后果中的作用、患者原有疾病状况等因素，判定医疗过失行为的责任程度。医疗事故中医疗过失行为责任程度分为：

1. 完全责任，指医疗事故损害后果完全由医疗过失行为造成。

2. 主要责任，指医疗事故损害后果主要由医疗过失行为造成，其他因素起次要作用。

3. 次要责任，指医疗事故损害后果主要由其他因素造成，医疗过失行为起次要作用。

4. 轻微责任，指医疗事故损害后果绝大部分由其他因素造成，医疗过失行为起轻微作用。

（四）医疗事故技术鉴定与司法鉴定的区别

1. 医疗事故鉴定的性质和内容　医疗事故技术鉴定的性质是行政鉴定，其主要内容包括：医院的医疗行为是否符合医疗常规、是否构成医疗事故；如不构成医疗事故，是否存在医疗差错；如存在医疗差错，与患者目前现状及病情的加重（死亡）是否存在因果关系。

司法鉴定则是人民法院在诉讼活动中为调查收集证据而进行的专门鉴定活动。司法鉴定所涉及的专门性问题包括：医院的医疗行为是否存在过错；是否存在损害事实；损害事实与医疗过错行为之间是否存在因果关系。司法鉴定在某些情况下比医疗事故技术鉴定更具证明力。

在因医疗事故而引发的民事诉讼中，人民法院可以采信医疗事故技术鉴定结论，将其作为证据；也可以否定这种鉴定结论而重新进行司法鉴定，并以此为基础做出判决。

2. 医疗事故技术鉴定与司法鉴定的区别（表8-1）

表 8-1　医疗事故中技术鉴定和司法鉴定的区别

	医疗事故技术鉴定	司法鉴定
鉴定的启动权不同	医疗卫生行政部门 医疗事故争议当事人也可共同提请鉴定 人民法院委托	司法机关：公、检、法三机关
鉴定的委托方式不同	卫生行政部门转交 当事人双方共同委托	法院决定鉴定 当事人向法院提出鉴定申请，法院同意后，双方当事人协商确定鉴定机构与鉴定人员，达不成一致的，由法院指定
受理鉴定的权限不同	卫生行政部门移交和双方当事人共同委托医学会两种情形下，医学会才有受理权限	只要诉讼过程中需要鉴定，都可以采取司法鉴定的方式进行
鉴定主体的范围不同	只能由医学会组织医疗事故技术鉴定专家组进行	司法机关交由法定的鉴定机构（包括公、检、法内部的司法鉴定机构，司法部批准的面向社会化服务的司法鉴定机构）进行，也可指定或聘请有专门知识的人进行
鉴定主体的责任方式不同	由医学会出具鉴定书，专家组成员无须在鉴定书上签名盖章	鉴定人需在鉴定书上签名或盖章，实行鉴定人个人负责制、鉴定人出庭制、错误鉴定追究制

从内容上看，司法鉴定仅对医疗行为是否存在差错及上述医疗差错与损害结果之间的因果关系进行鉴定，而医疗事故鉴定不仅包括上述司法鉴定内容，且对医疗差错所造成的后果是否构成医疗事故等级给予明确性结论。

从程序上看，医疗事故鉴定一般分为两级，首次医疗事故技术鉴定由人民法院委托各区、县医学会组织进行。当事人对首次医疗事故技术鉴定结论不服的，可以自收到首次鉴定结论之日起 7 日内向人民法院提出再次鉴定的申请。再次鉴定委托市医学会组织进行。

审判实践中，在双方当事人协商情况下，可直接申请市医学会鉴定。如不服市医学会鉴定结论，可申请中华医学会重新鉴定，但是否允许，由人民法院决定。需要强调的是，当事人应慎重选择直接申请市医学会鉴定这一方案。

　　根据《医疗事故处理条例》第二十一条规定，中华医学会负责组织疑难、复杂并在全国有重大影响的医疗事故争议的技术鉴定工作，因此，中华医学会受理鉴定案件比较严格，往往会导致当事人失去重新鉴定的机会。而司法鉴定仅有一级鉴定，根据北京市高院《关于审理医疗损害赔偿纠纷案件若干问题的意见》之规定，人民法院已经委托进行有关医疗过错的司法鉴定并有鉴定结论，当事人又申请进行医疗事故技术鉴定的，应从严掌握。因此，司法鉴定的结论具有最终性。

　　3. 医疗事故鉴定与司法鉴定的衔接　　在审判实践中常常出现，根据北京市高院《关于审理医疗损害赔偿纠纷案件若干问题的意见》第十六条规定，医疗行为经鉴定构成医疗事故，当事人又申请就医疗过错进行司法鉴定的，不予支持。因为如果医疗行为经鉴定构成医疗事故，那么顾名思义，其医疗行为肯定存在过错，且上述过错与损害结果之间存在因果关系。此时，当事人不必再向法院申请司法鉴定，因为这样势必会使诉讼期限延长，申请方还需交纳鉴定费用，造成不必要的浪费。医疗行为经鉴定不构成医疗事故，当事人申请就医疗过错进行司法鉴定，人民法院认为有必要的，应予以支持。

　　一般来讲，医疗事故鉴定与司法鉴定是两种相对独立的鉴定，效力等同，法院为杜绝同一案例的医疗事故鉴定与司法鉴定出现相互矛盾的结论，一般对于当事人在医疗事故鉴定做完后提出的司法鉴定申请，审查的会非常严格，除非医疗事故鉴定有明显的程序上的问题或是实质内容上有重大错误外，一般不予批准重新进行司法鉴定。因此，提醒当事人不要走入误区，虽当事人有此权利，但是否批准则是由法院来决定，如果法院认为没有必要进行司法鉴定，而此时已错过了向上一级医学会重新鉴定的期限，那么法院便会以区级医学会的鉴定结论作为定案依据，使得当事人失去重新鉴定的机会。

　　医疗案件的核心问题是赔偿，而是否赔偿的前提是医疗行为是否具有过错、过错与损害结果之间是否构成因果关系或是否构成医疗事故，而上述行为的评判程序即是鉴定程序，那么如何确定进行哪种鉴定、如何把握医疗事故鉴定与司法鉴定的衔接，需要当事人在诉讼过程中审时度势，以事实为依据，以法律为准绳，利用手中的法律武器合法、合理地为自己争取最大的利益。

法律依据：

《医疗事故处理条例》**第二十条**　卫生行政部门接到医疗机构关于重大医疗过失行为的报告或者医疗事故当事人要求处理医疗事故争议的申请后，对需要进行医疗事故技术鉴定的，应当交由负责医疗事故技术鉴定工作的医学会组织鉴定；医患双方协商解决医疗事故争议，而要进行医疗事故技术鉴定的，由双方当事人共同委托负责医疗事故技术鉴定工作的医学会组织鉴定。**第二十四条**　医疗事故技术鉴定，由负责组织医疗事故技术鉴定工作的医学会组织专家鉴定组进行。

《人民法院司法鉴定工作暂行规定》**第二条**　本规定所称司法鉴定，是指在诉讼过程中，为查明案件事实，人民法院依据职权，或者应当事人及其他诉讼参与人的申请，指派或委托具有专门知识人，对专门性问题进行检验、鉴别和评定的活动。**第四条**　凡需要进行司法鉴定的案件，应当由人民法院司法鉴定机构鉴定，或者由人民法院司法鉴定机构统一对外委托鉴定。**第八条**　鉴定人义务：尊重科学，恪守职业道德；保守案件秘密；及时出具鉴定结论；依法出庭宣读鉴定结论并回答与鉴定相关的提问。**第二十四条**　人民法院司法鉴定机构工作人员因徇私舞弊、严重不负责任造成鉴定错误导致错案的，参照《人民法院审判人员违法审判责任追究办法（试行）》和《人民法院审判纪律处分办法（试行）》追究责任。

《北京市高级人民法院关于审理医疗损害赔偿纠纷案件若干问题的意见（试行）》**第十五条**　当事人没有明确是申请进行医疗事故技术鉴定还是其他医疗鉴定的，应要求其予以明确。一方当事人申请进行有关医疗过错的司法鉴定。而另一方当事人申请进行医疗事故技术鉴定的，人民法院应当委托进行医疗事故技术鉴定，并要求提出医疗事故技术鉴定申请的一方当事人预交鉴定费。人民法院已经委托进行有关医疗过错的司法鉴定并有鉴定结论，当事人又申请进行医疗事故技术鉴定的，是否准许，应从严掌握。**第十六条**　医疗行为经鉴定构成医疗事故，当事人又申请就医疗过错进行司法鉴定的，不予支持。医疗行为经鉴定不构成医疗事故，当事人申请就医疗过错进行司法鉴定，人民法院认为有必要的应予以支持。**第十七条**　首次医疗事故技术鉴定由人民法院委托各区、县医学会组织进行。当事人对首次医疗事故技术鉴定结论不服的，可以自收到首次鉴定结论之日起15日内向人民法院提出再次鉴定的申请。再次鉴定委托市医学会组织进行。

（五）医疗事故技术鉴定的启动

医疗事故技术鉴定可以通过卫生行政部门移交鉴定、双方当事人委托鉴定和人民法院委托鉴定三种方式启动。鉴定启动权，指当事人或法律规定有鉴定权的行政、司法部门发起医疗事故鉴定活动的权利，是鉴定权付诸实施的法律前提，也是委托鉴定的法律依据。《医疗事故处理条例》明确了两种启动方式：

卫生行政部门移交鉴定和医患双方共同委托鉴定。根据《医疗事故处理条例》第二十条规定，卫生行政部门接到医疗机构关于重大医疗过失行为的报告，或者医疗事故争议当事人要求处理医疗事故争议的申请后，对需要进行医疗事故技术鉴定的，应当交由负责医疗事故技术鉴定工作的医学会组织鉴定。医患双方协商解决医疗事故争议，需要进行医疗事故技术鉴定的，由双方当事人共同委托负责医疗事故技术鉴定工作的医学会组织鉴定。因此，两种启动方式都是法定有效的。第三种方式，就是法院在案件审理过程中，根据我国《中华人民共和国民事诉讼法》有关的规定委托医学会进行医疗事故技术鉴定，从而启动鉴定程序。分述如下：

1. 卫生行政部门移交鉴定　医疗机构发生重大医疗过失行为的，应当在12小时内向所在地卫生行政部门报告，卫生行政部门在接到报告后应当立即组织人员进行调查。在调查核实的基础上，对于无法判定是否属于医疗事故，或者无法认定重大医疗过失行为与患者人身损害之间是否存在因果关系以及损害程度和医疗方的责任程度的，卫生行政部门应当交由负责组织医疗事故技术鉴定工作的医学会组织鉴定。

重大医疗过失行为是指以下三种情形之一：

（1）导致患者死亡或者可能为二级以上的医疗事故。

（2）导致3人以上人身损害后果。

（3）国务院卫生行政部门和省、自治区、直辖市人民政府卫生行政部门规定的其他情形。

医患双方当事人要求卫生行政部门处理的移交鉴定，指的是医患双方的一方或双方，即要求移交鉴定的申请可以是患方提出的，也可以是医方提出的，还可以是医患双方共同提出的。

　　患方不仅包括患者本人，若患者死亡或为无民事行为能力、限制民事行为能力人时，其近亲属和单位也可以提出申请；医方，不仅指医疗机构，也包括一旦被认定为医疗事故、将承担相应责任的医护人员、管理人员和后勤人员。

　　卫生行政部门经审查予以受理后，对于需要进行医疗事故技术鉴定的，应当自做出受理决定之日起 5 日内将有关材料交由负责医疗事故技术鉴定的医学会组织鉴定。在这种情况下，只要医患双方对争议的事实或应属的医疗事故等级认识不一致，或者有任何一方提出要求鉴定的，卫生行政部门就应当移交医学会鉴定。

　　上述两种情况，都要求具备一个条件，即卫生行政部门认为需要进行医疗事故技术鉴定。绝大多数情况下，由于医疗事故的技术鉴定具有很强的专业性、技术性、复杂性等特点，卫生行政部门难以判定医疗纠纷是否属于医疗事故，因此，都需移交医学会进行鉴定。负责移交鉴定的卫生行政部门，是医疗机构所在地的县级人民政府卫生行政部门，医疗机构所在地是直辖市的，由医疗机构所在地的区、县人民政府卫生行政部门负责移交医学会进行鉴定。

　　2. 由医患双方共同委托医学会鉴定　医患双方共同委托鉴定这种启动鉴定程序的方式，适用于发生医疗事故后，医患双方自行协商解决医疗事故争议的情况。在双方协商的过程中，对于未能达成一致认识的事项，如发生患者人身损害的原因、损害程度、医疗方的责任程度等，双方同意在医疗事故技术鉴定的基础上再协商解决。这样，由医患双方共同向承担首次医疗事故技术鉴定工作的地方医学会提出委托鉴定的申请，开启医疗事故技术鉴定程序。此种方式启动鉴定须具备的条件是：对医疗事故争议，当事人不提请卫生行政部门处理，而是由双方当事人协商解决，并由医患双方共同提出医疗事故技术鉴定的申请；医患双方按照鉴定机构的要求提供鉴定所需要的病案资料、实物等；配合鉴定机构的调查，如实提供相关情况。

　　3. 人民法院委托鉴定　法院在案件审理过程中，根据我国《中华人民共和国民事诉讼法》有关的规定委托医学会进行医疗事故技术鉴定，从而启动鉴定程序。

法律依据：

《医疗事故处理条例》**第二十条**　卫生行政部门接到医疗机构关于重大医疗过失行为的报告或者医疗事故争议当事人要求处理医疗事故争议的申请后，对需要进行医疗事故技术鉴定的，应当交由负责医疗事故技术鉴定工作的医学会组织鉴定；医患双方协商解决医疗事故争议，需要进行医疗事故技术鉴定的，由双方当事人共同委托负责医疗事故技术鉴定工作的医学会组织鉴定。

《医疗事故技术鉴定暂行办法》**第十一条**　协商解决医疗事故争议涉及多个医疗机构的，应当由涉及的所有医疗机构与患者共同委托其中任何一所医疗机构所在地负责组织首次医疗事故技术鉴定工作的医学会进行医疗事故技术鉴定。医疗事故争议涉及多个医疗机构，当事人申请卫生行政部门处理的，只可以向其中一所医疗机构所在地卫生行政部门提出处理申请。

《中华人民共和国民事诉讼法》**第七十二条**　人民法院对专门性问题认为需要鉴定的，应当交由法定鉴定部门鉴定；没有法定鉴定部门的，由人民法院指定的鉴定部门鉴定。鉴定部门及其指定的鉴定人有权了解进行鉴定所需要的案件材料，必要时可以询问当事人、证人。鉴定部门和鉴定人应当提出书面鉴定结论，在鉴定书上签名或者盖章。鉴定人鉴定的，应当由鉴定人所在单位加盖印章，证明鉴定人身份。

（六）医疗事故技术鉴定程序

鉴定程序本身的公正性是鉴定结果公正性的一个必要前提。卫生部 2002 年 7 月 19 日颁布的《医疗事故技术鉴定暂行办法》对医疗事故技术鉴定程序作了明确规定。鉴定程序分为以下步骤：

1. 鉴定前程序　医学会自受理之日起 5 日内通知医疗事故争议双方当事人，其通知送达方式，通常要求采用挂号邮寄或者直接送达签收受理通知书，必要时同时电话通知或者发送电子邮件通知，在受理通知书中告知双方当事人应当提交医疗事故技术鉴定所需要的材料以及提交其材料与答辩书的规定期限。给被申请人邮寄受理通知书同时，应当附上医疗事故技术鉴定申请书副本。当事人应当自收到医学会的通知之日起 10 日内提交有关医疗事故技术鉴定的材料、书面陈述及答辩。

2. 鉴定程序　查明当事人双方争议的事实。案件事实是鉴定工作的基础，在鉴定中应当查明：患者在接受诊疗的过程中发生人身损害的事实；患者受到人身损害与医疗机构的医疗行为之间是否存在因果关系。这种因果关系事实是医疗事故的必备要件，只有确认医疗机构的医疗行为与患者的人身损害之间有因果关系，才有进一步鉴定的必要；有关医护人员对于损害的发生是否有过错。医疗机构承担医疗事故责任需要有过错，所以在鉴定过程中要查明该项事实；与医疗事故相关的其他事实真相。查明事实有两种方式：

（1）审查 指专家鉴定组对医患双方当事人提交的材料进行真实性、完整性、关联性、合法性的检查与核对。患者提交的材料包括如下内容：

医疗事故技术鉴定申请书；自己保存的原始病历资料；医疗机构复制或者复印的病历资料；进行尸体解剖的尸解报告；各项检验报告；其他相关证据。医疗机构提交的材料包括：申请书；答辩书；住院患者的病程记录、死亡病例讨论记录、疑难病例讨论记录、会诊意见、上级医生查房记录等病历资料原件；住院患者的住院志、体温单、医嘱单、化验单（检验报告）、医学影像检查资料、特殊检查同意书、手术同意书、手术及麻醉记录单、病理资料、护理记录等病历资料原件；抢救急危患者，在规定时间内补记的病历资料原件；封存保留的输液、注射用物品和血液、药物等实物，或者依法具有检验资格的检验机构对这些物品、实物做出的检验报告；与医疗事故技术鉴定有关的其他材料和相关证据。属于再次鉴定的，医患双方应当提供首次鉴定结论的影印件。

（2）调查 指专家鉴定组为查明争议事实，在鉴定过程中就与争议有关的问题向医患双方进行询问、了解，并对医患双方的陈述及答辩进行核实。承担鉴定组织工作的医学会可以：询问证人及当事人。收集有关物证，即与医疗事故争议有关的现场遗留物、原始物品及其他各种实物如药品、血液、组织、器官、尸体、医疗器械等。对有关物证适用专门技术或者委托其他专门机构进行技术鉴定或者检验，如药品检验、组织器官检验、尸体解剖、医疗器械检测等。调取原始书证。

医学会进行调查取证时不得少于2人。调查取证结束后，调查人员和调查对象应当在有关文书上签字。如调查对象拒绝签字的，应当记录在案。在鉴定程序中，是医学会而不是鉴定组享有调查取证权。当事人任何一方不予配合，影响鉴定工作进行的，由不予配合的一方承担责任。

（3）做出鉴定结论程序 医学会应当在医疗事故技术鉴定7日前，将鉴定的时间、地点、要求等书面通知双方当事人。双方当事人应当按照通知的时间、地点、要求参加鉴定。参加医疗事故技术鉴定的双方当事人每一方人数不超过 3 人。任何一方当事人无故缺席、自行退席或拒绝参加鉴定的，不影响鉴定的进度。

医学会在医疗事故技术鉴定 7 日前，同时书面通知专家鉴定组成员。专家鉴定组成员接到医学会通知后认为自己应当回避的，于接到通知时及时提出书面回避申请，并说明理由；因其他原因无法参加医疗事故技术鉴定的，应当于接到通知时，及时书面告知医学会。专家鉴定组成员因回避或因其他原因无法参加医疗事故技术鉴定时。医学会应当通知相关学科专业组候补成员参加医疗事故技术鉴定。专家鉴定组成员因不可抗力原因未能及时告知医学会不能参加鉴定或虽告知但医学会无法按规定组成专家鉴定组的，医疗事故技术鉴定可以延期进行。

3. 鉴定过程 专家鉴定组组长由专家鉴定组成员推选产生，也可以由医疗事故争议所波及的主要学科专家中，具有最高专业技术任职资格的专家担任。鉴定由专家鉴定组组长主持，并按照以下过程进行：

（1）双方当事人分别陈述意见和理由。陈述顺序先患方，后医疗机构。

（2）专家鉴定组成员根据需要提问，双方当事人应当如实回答。必要时，可以对患者进行现场医学检查。

（3）双方当事人退场。

（4）专家鉴定组对双方当事人提供的书面材料、陈述及答辩等进行讨论。

（5）经合议，根据半数以上专家鉴定组成员的一致意见形成鉴定结论。专家鉴定组成员在鉴定结论上签名。专家鉴定组成员对鉴定结论的不同意见，应当予以注明。

（6）专家鉴定组应当在事实清楚、证据确凿的基础上，综合分析患者的病情和个体差异，做出鉴定结论，根据鉴定结论做出医疗事故技术鉴定书，其文稿由专家鉴定组组长签发，加盖医学会医疗事故技术鉴定专用印章。讨论确定的鉴定结论笔录应由鉴定组的成员签名留存。

医学会应当及时将医疗事故技术鉴定书送达移交鉴定的卫生行政部门，经卫生行政部门审核，对符合规定做出的医疗事故技术鉴定结论，应当及时送达双方当事人；由双方当事人共同委托的，直接送达双方当事人。

医学会应当自接到当事人提交的有关医疗事故技术鉴定的材料、书面陈述及答辩之日起 45 日内组织鉴定并出具医疗事故技术鉴定书。

法律依据：

《医疗事故处理条例》

第二十八条　负责组织医疗事故技术鉴定工作的医学会应当自受理医疗事故技术鉴定之日起 5 日内通知医疗事故争议双方当事人提交进行医疗事故技术鉴定所需的材料。当事人应当自收到医学会的通知之日起 10 日内提交有关医疗事故技术鉴定的材料、书面陈述及答辩。医疗机构提交的有关医疗事故技术鉴定的材料应当包括下列内容：①住院患者的病程记录、死亡病例讨论记录、疑难病例讨论记录、会诊意见、上级医生查房记录等病历资料原件；②住院患者的住院志、体温单、医嘱单、化验单（检验报告）、医学影像检查资料、特殊检查同意书、手术同意书、手术及麻醉记录单、病理资料、护理记录等病历资料原件；③抢救急危患者，在规定时间内补记的病历资料原件；④封存保留的输液、注射用物品和血液、药物等实物，或者依法具有检验资格的检验机构对这些物品、实物作出的检验报告；⑤与医疗事故技术鉴定有关的其他材料。在医疗机构建有病历档案的门诊、急诊患者，其病历资料由医疗机构提供；没有在医疗机构建立病历档案的，由患者提供。医患双方应当依照本条例的规定提交相关材料。医疗机构无正当理由未依照本条例的规定如实提供相关材料，导致医疗事故技术鉴定不能进行的，应当承担责任。

第二十九条　负责组织医疗事故技术鉴定工作的医学会应当自接到当事人提交的有关医疗事故技术鉴定的材料、书面陈述及答辩之日起 45 日内组织鉴定并出具医疗事故技术鉴定书。负责组织医疗事故技术鉴定工作的医学会可以向双方当事人调查取证。

第三十条　专家鉴定组应当认真审查双方当事人提交的材料，听取双方当事人的陈述及答辩并进行核实。双方当事人应当按照本条例的规定如实提交进行医疗事故技术鉴定所需要的材料，并积极配合调查。当事人任何一方不予配合，影响医疗事故技术鉴定的，由不予配合的一方承担责任。

第三十一条　专家鉴定组应当在事实清楚、证据确凿的基础上，综合分析患者的病情和个体差异，作出鉴定结论，并制作医疗事故技术鉴定书。鉴定结论以专家鉴定组成员的过半数通过。鉴定过程应当如实记载。

《医疗事故技术鉴定暂行办法》

第十二条　医学会应当自受理医疗事故技术鉴定之日起 5 日内，通知医疗事故争议双方当事人按照《医疗事故处理条例》第二十八条规定提交医疗事故技术鉴定所需的材料。

当事人应当自收到医学会的通知之日起 10 日内提交有关医疗事故技术鉴定的材料、书面陈述及答辩。对不符合受理条件的，医学会不予受理。不予受理的，医学会应说明理由。

第二十九条 医学会应当在医疗事故技术鉴定 7 日前，将鉴定的时间、地点、要求等书面通知双方当事人。双方当事人应当按照通知的时间、地点、要求参加鉴定。参加医疗事故技术鉴定的双方当事人每一方人数不超过 3 人。任何一方当事人无故缺席、自行退席或拒绝参加鉴定的，不影响鉴定的进行。

第三十条 医学会应当在医疗事故技术鉴定 7 日前书面通知专家鉴定组成员。专家鉴定组成员接到医学会通知后认为自己应当回避的，应当于接到通知时及时提出书面回避申请，并说明理由；因其他原因无法参加医疗事故技术鉴定的，应当于接到通知时及时书面告知医学会。

第三十一条 专家鉴定组成员因回避或因其他原因无法参加医疗事故技术鉴定时，医学会应当通知相关学科专业组候补成员参加医疗事故技术鉴定。专家鉴定组成员因不可抗力因素未能及时告知医学会不能参加鉴定或虽告知但医学会无法按规定组成专家鉴定组的，医疗事故技术鉴定可以延期进行。

第三十二条 专家鉴定组组长由专家鉴定组成员推选产生，也可以由医疗事故争议所涉及的主要学科专家中具有最高专业技术职务任职资格的专家担任。

第三十三条 鉴定由专家鉴定组组长主持，并按照以下程序进行：①双方当事人在规定的时间内分别陈述意见和理由。陈述顺序先患方，后医疗机构；②专家鉴定组成员根据需要可以提问，当事人应当如实回答。必要时，可以对患者进行现场医学检查；③双方当事人退场；④专家鉴定组对双方当事人提供的书面材料、陈述及答辩等进行讨论；⑤经合议，根据半数以上专家鉴定组成员的一致意见形成鉴定结论。专家鉴定组成员在鉴定结论上签名。专家鉴定组成员对鉴定结论的不同意见，应当予以注明。

第三十四条 医疗事故技术鉴定书应当根据鉴定结论作出，其文稿由专家鉴定组组长签发。医疗事故技术鉴定书盖医学会医疗事故技术鉴定专用印章。医学会应当及时将医疗事故技术鉴定书送达移交鉴定的卫生行政部门，经卫生行政部门审核，对符合规定作出的医疗事故技术鉴定结论，应当及时送达双方当事人；由双方当事人共同委托的，直接送达双方当事人。

（七）鉴定中医患双方应当提交的相关材料

当事人应当自收到医学会的通知之日起 10 日内提交有关医疗事故技术鉴定的材料、书面陈述及答辩。医疗机构提交的有关医疗事故技术鉴定的材料应当包括下列内容：

住院患者的病程记录、死亡病例讨论记录、疑难病例讨论记录、会诊意见、上级医生查房记录等病历资料原件；住院患者的住院志、体温单、医嘱单、化验单（检验报告）、医学影像检查资料、特殊检查同意书、手术同意书、手术及麻醉记录单、病理资料、护理记录等病历资料原件；抢救急危患者，在规定时间内补记的病历资料原件；封存保留的输液、注射用物品和血液、药物等实物，或者依法具有检验资格的检验机构对这些物品、实物作出的检验报告；与医疗事故技术鉴定有关的其他材料。

在医疗机构建有病历档案的门诊、急诊患者，其病历资料由医疗机构提供；没有在医疗机构建立病历档案的，由患者提供。患者死亡的，由其近亲属提供。

当事人未按规定提交有关鉴定材料的，或提供的材料不真实的，医学会有权终止组织医疗事故技术鉴定。医疗机构应当提交完整的、真实的、原始的病历资料，并且只要是与医疗事故技术鉴定有关的，都应当提交，这是医疗机构的法定义务。同样，由于患方无正当理由拒不提供鉴定所需的相关材料的，医学会将终止医疗事故技术鉴定，卫生行政部门可以作出不是医疗事故的决定。

医患双方应当依照本条例的规定提交相关材料。医疗机构无正当理由未依照本条例的规定如实提供相关材料，导致医疗事故技术鉴定不能进行的，应当承担责任。

法律依据：

《医疗事故技术鉴定暂行办法》

第十二条　医学会应当自受理医疗事故技术鉴定之日起 5 日内，通知医疗事故争议双方当事人按照《医疗事故处理条例》第 28 条规定提交医疗事故技术鉴定所需的材料。当事人应当自收到医学会的通知之日起 10 日内提交有关医疗事故技术鉴定的材料、书面陈述及答辩。

第十六条　有下列情形之一的，医学会中止组织医疗事故技术鉴定：A. 当事人未按规定提交有关医疗事故技术鉴定材料的；B. 提供的材料不真实的；C. 拒绝缴纳鉴定费的；D. 卫生部规定的其他情形。

《医疗事故处理条例》

第二十八条　负责组织医疗事故技术鉴定工作的医学会应当自受理医疗事故技术鉴定

之日起5日内通知医疗事故争议双方当事人提交进行医疗事故技术鉴定所需的材料。当事人应当自收到医学会的通知之日起10日内提交有关医疗事故技术鉴定的材料、书面陈述及答辩。

（八）医疗事故技术鉴定书内容

医疗事故技术鉴定书一般应包括当事人的情况和要求、鉴定过程的说明、医疗行为是否存在过失、过失与损害之间是否有因果关系以及医疗过失行为的责任程度等内容。医疗事故技术鉴定书是具有法律效力的文书，内容要合法，格式要规范，语言要准确、严谨，条理清楚。专家鉴定组应当在事实清楚、证据确凿的基础上，综合分析患者的病情和个体差异，作出鉴定结论，并制作医疗事故技术鉴定书。鉴定结论以专家鉴定组成员的过半数通过。鉴定过程应当如实记载。医疗事故技术鉴定书包括以下几个方面的内容：

1. 双方当事人的基本情况及要求　　包括当事人姓名、性别、年龄、住址、身份证号码、简要的治疗经过、陈述的主要意见、理由、申请鉴定时间等，医疗机构要载明医疗机构名称、地址、《医疗机构许可证》代码，医务人员要载明专业、专业技术任职资格、合法执业资格证书代码。

2. 提供相关材料　　指当事人提供的材料和负责组织医疗事故技术鉴定工作的医学会的调查材料。这一部分应当把当事人提交的材料，无论书证、物证、人证等都要记载在案，材料的名称、数量、形式、提交方等都要记载清楚。医学会行使调查取证权所调查到的材料也应记明。

3. 对鉴定过程的说明　　包括鉴定专家的资格是否合法，鉴定专家是否由医患双方当事人在医学会主持下随机从专家库中抽取，鉴定专家的人数和专业是否符合规定，是否实行回避原则，双方当事人是否到场陈述等。

4. 医疗行为是否违法违规　　医疗行为是否违反医疗卫生管理法律、行政法规、部门规章和诊疗护理规范、常规，专家鉴定组应当明确医疗过程中的哪一个具体医疗行为违反了哪一部法律、法规、部门规章，要指明违反了哪一条哪一款。

5. 医疗过失行为与人身损害后果之间是否存在因果关系　　专家鉴定组应当应当明确医务人员在诊疗过程中的医疗行为是否存在医疗过失，如果存在医疗过失，要以医学科学原理分析这一过失行为与损害后果之间是否存在直接的因果关系。

6. 医疗过失行为在医疗事故损害后果中的责任程度　专家鉴定组应当综合分析医疗过失行为在导致医疗事故损害后果中的作用、患者原有疾病状况等因素，判定医疗过失行为的责任程度。医疗事故中医疗过失行为责任程度分为：

（1）完全责任，指医疗事故损害后果完全由医疗过失行为造成。

（2）主要责任，指医疗事故损害后果主要由医疗过失行为造成，其他因素起次要作用。

（3）次要责任，指医疗事故损害后果主要由其他因素造成，医疗过失行为起次要作用。

（4）轻微责任，指医疗事故损害后果绝大部分由其他因素造成，医疗过失行为起轻微作用。

7. 医疗事故等级　如已确定为医疗事故、应根据《医疗事故分级标准》明确医疗事故的等级。医疗事故技术鉴定时，如果只作出属于医疗事故的结论而未明确事故等级，则属于无效鉴定。

8. 对医疗事故患者的医疗护理医学建议　由于医疗事故中医疗过失行为已经给患者造成损害后果，在鉴定中应当提出适宜的、合理的诊疗护理建议，以减轻对患者造成的损害后果。

经鉴定为医疗事故的，鉴定结论应当包括上款 4～8 项内容；经鉴定不属于医疗事故的，应当在鉴定结论中说明理由。医疗事故技术鉴定书格式由中华医学会统一制定。医疗事故技术要定结论应当便于医疗事故争议的处理和医疗损害赔偿的确定。这里的处理包括卫生行政部门的处理，当事人双方的协商以及人民法院的司法审判。

法律依据：

《医疗事故技术鉴定暂行办法》

第三十五条　医疗事故技术鉴定书应当包括下列主要内容：①双方当事人的基本情况及要求；②当事人提交的材料和医学会的调查材料；③对鉴定过程的说明；④医疗行为是否违反医疗卫生管理法律、行政法规、部门规章和诊疗护理规范、常规；⑤医疗过失行为与人身损害后果之间是否存在因果关系；⑥医疗过失行为在医疗事故损害后果中的责任程度；⑦医疗事故等级；⑧对医疗事故患者的医疗护理医学建议。经鉴定为医疗事故的，鉴定结论应当包括上款（四）至（八）项内容；经鉴定不属于医疗事故的，应当在鉴定结论中说明理由。医疗事故技术鉴定书格式由中华医学会统一制定。

　　第三十六条　专家鉴定组应当综合分析医疗过失行为在导致医疗事故损害后果中的作用、患者原有疾病状况等因素，判定医疗过失行为的责任程度。

　　第三十七条　医学会参加医疗事故技术鉴定会的工作人员，应如实记录鉴定会过程和专家的意见。

　　《医疗事故处理条例》

　　第四条　根据对患者人身造成的损害程度，医疗事故分为四级：（从略）具体分级标准由国务院卫生行政部门制定。

四、医疗赔偿

　　行医时由于医方的种种过错导致患者发生了不应有的损害，这就是所谓的"医疗损害"，此时医疗部门就需要对其进行相应的赔偿，这就是所谓的"医疗损害赔偿"。由于过错有性质和分量的区别，有的过错构成了医疗事故，有的不构成事故，因此对不同的情况有不同的赔偿方法。

　　医疗损害赔偿包括医疗事故损害赔偿和一般医疗损害赔偿。一般医疗损害赔偿纠纷指因医疗事故以外的原因引起的医疗损害赔偿纠纷，包括不申请进行医疗事故技术鉴定、经鉴定不构成医疗事故以及不涉及医疗事故争议的医疗损害赔偿纠纷。

（一）医疗事故赔偿

　　发生医疗事故的赔偿等民事责任争议，医患双方可以协商解决；不愿意协商或者协商不成的，当事人可以向卫生行政部门提出调解申请，也可以直接向人民法院提起民事诉讼。

　　双方当事人协商解决医疗事故的赔偿等民事责任争议的，应当制作协议书。协议书应当载明双方当事人的基本情况和医疗事故的原因、双方当事人共同认定的医疗事故等级以及协商确定的赔偿数额等，并由双方当事人在协议书上签名。

　　已确定为医疗事故的，卫生行政部门应医疗事故争议双方当事人请求，可以进行医疗事故赔偿调解。调解时，应当遵循当事人双方自愿原则，并应当依据本条例的规定计算赔偿数额。经调解，双方当事人就赔偿数额达成协议的，制作调解书，双方当事人应当履行；调解不成或者经调解达成协议后一方反悔的，卫生行政部门不再调解。

1. 医疗事故赔偿时应当考虑的因素　医疗事故赔偿时，下列因素可作为确定具体赔偿数额的参考依据：

（1）医疗事故等级。

（2）医疗过失行为在医疗事故损害后果中的责任程度。

（3）医疗事故损害后果与患者原有疾病状况之间的关系。不属于医疗事故的，医疗机构不承担赔偿责任。

2. 医疗事故赔偿的计算方法　医疗事故赔偿按照下列项目和标准计算：

（1）医疗费　按照医疗事故对患者造成的人身损害进行治疗所发生的医疗费用计算，凭据支付，但不包括原发病医疗费用。结案后确实需要继续治疗的，按照基本医疗费用支付。

（2）误工费　患者有固定收入的，按照本人因误工减少的固定收入计算，对收入高于医疗事故发生地上一年度职工年平均工资 3 倍以上的，按照 3 倍计算；无固定收入的，按照医疗事故发生地上一年度职工年平均工资计算。

（3）住院伙食补助费　按照医疗事故发生地国家机关一般工作人员的出差伙食补助标准计算。

（4）陪护费　患者住院期间需要专人陪护的，按照医疗事故发生地上一年度职工年平均工资计算。

（5）残疾生活补助费　根据伤残等级，按照医疗事故发生地居民年平均生活费计算，自定残之月起最长赔偿 30 年；但是，60 周岁以上的，不超过 15 年；70 周岁以上的，不超过 5 年。

（6）残疾用具费　因残疾需要配置补偿功能器具的，凭医疗机构证明，按照普及型器具的费用计算。

（7）丧葬费　按照医疗事故发生地规定的丧葬费补助标准计算。

（8）被扶养人生活费　以死者生前或者残疾者丧失劳动能力前实际扶养且没有劳动能力的人为限，按照其户籍所在地或者居所地居民最低生活保障标准计算。对不满 16 周岁的，扶养到 16 周岁。对年满 16 周岁但无劳动能力的，扶养 20 年；但是，60 周岁以上的，不超过 15 年；70 周岁以上的，不超过 5 年。

（9）交通费　按照患者实际必需的交通费用计算，凭据支付。

（10）住宿费　按照医疗事故发生地国家机关一般工作人员的出差住宿补助标准计算，凭据支付。

（11）精神损害抚慰金　按照医疗事故发生地居民年平均生活费计算。造成患者死亡的，赔偿年限最长不超过 6 年；造成患者残疾的，赔偿年限最长不超过 3 年。

注：医疗事故赔偿费用，实行一次性结算，由承担医疗事故责任的医疗机构支付。

参加医疗事故处理的患者近亲属所需交通费、误工费、住宿费，参照有关规定计算，计算费用的人数不超过 2 人。医疗事故造成患者死亡的，参加丧葬活动的患者的配偶和直系亲属所需交通费、误工费、住宿费，参照本条例第五十条的有关规定计算，计算费用的人数不超过 2 人。

（二）一般医疗损害赔偿

一般医疗损害不属于医疗事故，因此相关部门在审理这类赔偿时的依据和处理方法是与医疗事故有所区别的。

1. 在法律适用方面的区别　审理一般医疗损害赔偿案件要适用《民法通则》、《最高人民法院关于民事诉讼证据的若干规定》和《最高人民法院关于审理人身损害赔偿案件适用法律若干问题的解释》的有关规定；而审理医疗事故损害赔偿案件则要适用《医疗事故处理条例》及配套的法规文件。

2. 在医疗鉴定方面的区别　医疗事故损害赔偿案件一律需要医疗事故技术鉴定，而一般医疗损害赔偿案件则可能需要司法鉴定。《最高人民法院关于民事诉讼证据的若干规定》明确规定：人民法院需要委托进行医疗事故技术鉴定的，应当委托医学会组织鉴定；需要委托进行其他医疗鉴定的，可以委托具有相应资质的司法鉴定机构组织鉴定。一方当事人申请进行有关医疗过错的司法鉴定，而另一方当事人申请进行医疗事故技术鉴定的，人民法院应当委托进行医疗事故技术鉴定并要求提出该申请一方预交鉴定费。

医疗行为经鉴定构成医疗事故，当事人仍申请就医疗过错进行司法鉴定的，不予支持。医疗行为经鉴定不构成医疗事故，当事人申请就医疗过错进行司法鉴定，人民法院认为有必要的，应予支持。人民法院已经委托进行有关医疗过错的司法鉴定并有结论的，当事人又申请进行医疗事故技术鉴定，是否准许，应从严掌握。

3. 在损害赔偿方面的区别　一般医疗损害赔偿和医疗事故损害赔偿的最显著区别就表现在赔偿项目、赔偿系数和赔偿数额上的不同。

（1）赔偿项目　医疗事故损害赔偿包括11项，而一般医疗损害赔偿包括12项，二者除了在项目计算上存在差异外，后者较前者还增加一项"死亡赔偿金"。

（2）赔偿系数　医疗事故损害赔偿要考虑责任程度、原发疾病、事故等级等因素，而一般医疗损害赔偿则要考虑过失参与度、责任程度、损害结果、因果关系、收入差异等因素。虽然根据民法原则上述所有因素都是广义人身损害赔偿纠纷中需要考虑的法律情节，但从我国现行法律规定和司法实践看，二者确实存在明显区别。为使法律法规渐进统一，确定医疗损害赔偿数额，应当综合考虑医疗过失行为在医疗损害后果中的责任程度、医疗损害后果与患者原有疾病状况之间的关系及医疗风险状况等因素。

（3）赔偿数额　如前所述的各种区别，直接结果就是造成赔偿数额的差异。其中主要差别就在于死亡赔偿金。

《最高人民法院关于民事诉讼证据的若干规定》规定："确定医疗事故损害赔偿标准，应当参照《医疗事故处理条例》第49条至第52条的规定；如参照《医疗事故处理条例》处理将使患者所受损失无法得到基本补偿的，可以适用《中华人民共和国民法通则》及相关司法解释的规定适当提高赔偿数额。确定一般医疗损害赔偿标准，应当适用《中华人民共和国民法通则》及相关司法解释的规定。"

非医疗事故按医疗过错加以赔偿的法律规定，有利于充分保护患者的权益，更符合法律的公平性，具有重要的现实意义，只要医院医疗过程具有过错，使患者的合法权益受到了损害，就应当赔偿，而非必须构成医疗事故才承担责任。因此，医务人员应当认真诊治每一位患者的疾病，不但要杜绝医疗事故，同时要避免医疗过错，患者也应积极配合医院的治疗，严格遵守医嘱，避免不必要的伤痛和纠纷。

（三）医疗损害赔偿案例介绍

俗话说"杀人抵命，欠债还钱"。医方在工作中因自己的过失给患者带来损害，尽管这些过失还不能构成医疗事故，但毕竟还是工作中存在瑕疵才给患方带来伤害，因此做出赔偿是天经地义的。导致赔偿的工作瑕疵可以说是五花八门，有工作制度方面的缺陷，有诊断治疗方面的不足，有护理工作方面的疏漏，有交流沟通方面的欠缺，有工作方式的不严谨等，这些问题的出现，给患者及其家属带来了不应有的损失，同时又使医方付出了一定的代价。亡羊补牢，犹未为晚。我们应该认真吸取这些教训，改进我们的工作质量，提高我们的医疗水平。为此，作者选择了一些非医疗事故的赔偿案例，介绍了它们的发生原因及经过，以及案件审理过程和处理结果，希望这些真实事例对读者有一定的参考和借鉴作用。

1. 诊断、治疗方面的疏漏

案例 87　医疗过错，也须赔偿

患者，女，35 岁。骑摩托车上班途中不慎发生意外，随即被送往 A 医院救治。医生检查发现，患者左胫、腓骨骨折，多处组织不同程度受伤。医院行切开复位钢板内固定手术。手术后，患者又多次进行了 X 线对位对线检查，结果一切正常。

于是患者出院回家休养。谁知好景不长。在回家休养的半年多的时间里，患者始终感觉患处肿痛，经三次拍片及询问手术医生，答复均是排斥反应，而患者在行钢板拆除术时，发现钢板已断裂，骨头对位线好，但骨骼未完全长好，医生采取保守疗法，过三个月视病情再作处理。三个月后，患者遵医嘱到医院处复诊，被告知仍需再等三个月。再次复查时，其骨折处已向外成 7°。

此时，患者怀疑医院手术存在问题，于是到 B 医院就诊，被告知应重新手术。再次拍片，确诊胫骨折断处侧位角已成 10°，而 A 医院认定断端附近有多量骨痂，不改变治疗方案。患者又两次到 B 医院请专家会诊，诊断为必须立即重新手术。于是便入住 B 医院重新手术。出院后，遭受身体和精神双重痛苦的患者开始向 A 医院索赔。

A 医院方面认为自己的手术程序符合规定、手术成功，不存在医疗过错，而是患者没有遵从"绝对卧床不活动"的医嘱，才造成钢板断裂，故以此为由拒绝赔偿。在多次与医院交涉协商，均无结果后，一怒之下的患者将 A 医院告上法院，要求医院赔偿医疗费、护理费、交通费、精神抚慰金等计人民币 13069.98 元。

在审理过程中，A 医院申请市医学会进行医疗事故鉴定。医学会鉴定认为不构成医疗事故，但医疗过程中后期技术处理有缺陷。患方对此不服，认为鉴定书不符合事实，医院方提供的材料有瑕疵，但是也无法提出相应的证据。

法院认为，医院在患者手术后复查 X 线片时，出现骨折端连续性骨痂生长缓慢、一年后钢板断裂、骨折端成角和骨不连等并发症表现时，后期技术处理有缺陷，在医疗过程中存在医疗过错。医院应适当赔偿患者的损失。对患者要求赔偿精神抚慰金 5000 元的主张，因医院的医疗过错未造成患者精神损害的严重后果，法院不予支持。医院在医疗过程中虽然不存在医疗事故，但存在医疗过错，且无证据证实患者的第二次手术系其自己的过错造成，因此，法院依照民法通则规定，判决医院赔偿患者医疗费、护理费、交通费、住院伙食补助费计 7074.98 元。

点评：本案经医学会鉴定认为不构成医疗事故，而非医疗事故案件不应适用《医疗事故处理条例》。该条例是为了正确处理医疗事故而制定的，并非为了处理所有"医疗纠纷"而制定。因此对于医疗纠纷而言，若《医疗事故处理条例》不能保护受害人的合法权益，就应当适用民法通则。本案中患者的病情，经市医学会鉴定认为不构成医疗事故，显然该案件就不应当适用《医疗事故处理条例》来处理，如果按照该条例，受害人的合法权益就得不到保护。而医院在对患者的治疗过程中存在过

> 错,依据《中华人民共和国民法通则》第一百零二条第二款:"公民、法人由于过错侵害国家的、集体的财产,侵害他人财产、人身的应当承担民事责任"的规定,医疗过程中有过错,就是侵权行为,既然是侵权行为医院就应当赔偿。

法律依据:

《中华人民共和国民法通则》**第九十八条** 公民享有生命健康权。**第一百零六条** 公民、法人违反合同或者不履行其他义务的,应当承担民事责任。公民、法人由于过错侵害国家的、集体的财产,侵害他人财产、人身的应当承担民事责任。**第一百一十九条** 侵害公民身体造成伤害的,应当赔偿医疗费、因误工减少的收入、残疾者生活补助费等费用;造成死亡的,并应当支付丧葬费、死者生前扶养的人必要的生活费等费用。

案例88 医疗侵权 获得赔偿

患者,女,31岁。结婚6年未能怀孕,此事成了她的一块"心病"。某日患者来到某医院的不孕不育门诊就诊。经过检查,被诊断患有不孕症、慢性附件炎等疾病,但子宫是正常的。医生为她进行抗炎治疗,并嘱咐她按时前来复诊。在服用医院开的抗生素一周后,患者出现恶心、疲乏无力、困倦等症状,立即到该医院内科就诊,检查心、肺、肝、肾功能后,均无发现异常,医生便对她进行助消化治疗。又过了4天,患者在上班时突然摔倒,随之出现腹痛及阴道流血,再次送该医院检查,被诊断为"死胎、难免流产"。

患者对失掉孩子非常痛心,遂以"医疗侵权"为由把医院诉上法庭,状告该医院存在医疗过失,对其造成严重损害。患者诉称,由于结婚多年未孕,不仅四处求医花费很大,还承受着家族的压力,此次后果对她及家人的精神打击巨大,由此提出120余万元的赔偿请求。

本案先后经过三次技术鉴定。第一次是医方申请进行医疗事故技术鉴定。市级医学会鉴定后出具的结论是"不构成医疗事故"。患者对此不认可,提请法院进行司法鉴定。但医方坚持提请省医学会进行再次鉴定。于是，法院分别委托省医学会和省级司法机构进行技术鉴定。最终，省医学会出具的结论是"维持初次鉴定的结论"。省司法鉴定机构的结论为："被告方的医疗行为存在过错，且其过错行为与原告损害后果的产生有一定的因果关系，被告应对原告的损害后果承担次要责任。"由于双方对上述鉴定均未提出异议，一审法院采信了省医学会和省司法鉴定的结论，判决被告医院承担相应的损害责任，赔偿张女士各种损失共 7 万余元。

一审判决之后当事双方均不服，分别上诉到了二审法院。二审法院经审理，仍旧采信了省医学会和省司法的鉴定结论，但终审判决把被告医院承担赔偿的数额提高到了 12 万余元。

点评：这个案例引起了我们许多思考：

（1）怎样看待医疗事故鉴定与司法鉴定　从本案中可以看出，患者不认可医疗事故技术鉴定，而医方却坚持进行医学鉴定。这是因为目前医患双方对医疗事故鉴定和司法鉴定的理解存在差距的典型表现。《医疗事故处理条例》第 49 条规定："不属于医疗事故的，医疗机构不承担赔偿责任。"加上举证责任倒置的因素，致使患方误以为医疗事故技术鉴定可能利于医方，而医方则认为司法鉴定会偏向于患方，所以，医疗机构在应对官司时，总要首选医疗事故技术鉴定，而患方则主张司法鉴定。实际上，两种鉴定只要依法进行，其公平性和公正性没有区别。所不同的是，医疗事故技术鉴定偏重于对医疗规范、技术方面的认定，而司法鉴定着重使医学与法律的结合点更为妥当。

对于本案，医学鉴定专家认为，该医院虽然在患者首次就诊时做了 B 超检查，但未能诊断出其已经妊娠，存在医疗不足，但只是技术性问题，没有违反相关的诊疗操作规程。所以两次鉴定都认定"不属于医疗事故"。

（2）法院同时委托两种鉴定是否合法　法律上的证据是指能够证明案件真实情况的事实材料，要求具有客观性、关联性和合法性。我国

《中华人民共和国民事诉讼法》第六十三条规定的证据，有书证、物证、视听资料、证人证言、当事人陈述、鉴定结论、勘验笔录。司法鉴定和医疗事故技术鉴定都是获取鉴定结论的方法或渠道，都是法定的鉴定形式，其证据效力是等同的。

最高人民法院"关于参照《医疗事故处理条例》审理医疗纠纷民事案件的通知"中规定："人民法院在民事审判中，根据当事人的申请或者依职权决定进行医疗事故技术鉴定的，交由条例所规定的医学会组织鉴定。因医疗事故以外的原因引起的其他医疗赔偿纠纷需要进行司法鉴定的，按照《人民法院对外委托司法鉴定管理规定》组织鉴定。"

本案中患方的诉讼理由是"医疗侵权"，是以"医疗事故以外的原因"进行的诉请，而医疗机构是以认定是否构成医疗事故为由要求鉴定，所以，法院依照原、被告双方的申请，依职权委托两种鉴定是合乎法律规定的。至于法院采信哪一种鉴定结论，根据"最高人民法院关于民事诉讼证据的若干规定"，证据要经过法庭质证后才能确定不构成事故医疗机构该不该赔偿。尽管《医疗事故处理条例》规定："不构成医疗事故的，医疗机构不需要承担医疗事故赔偿责任。"但在司法实践中，即使患方对医疗事故鉴定认可，但仍然认为医方有过失并要求赔偿时，法院根据《中华人民共和国民法通则》及"最高人民法律关于审理人身损害赔偿案件适用法律的解释"规定，只要认定患方有证据证明医疗机构存在过失，且过失与患者损害后果有一定因果关系的，基本都要判决医疗机构承担人身损害赔偿的民事责任。所以，争议不构成事故，只是医疗机构不需承担医疗事故赔偿责任，并不能免除其承担人身损害的民事赔偿责任。

（3）怎样看待本案判决的法律适用 在民事案件诉讼中是否要承担民事责任，要根据民事责任的归责原则确定。《中华人民共和国民法通则》规定的过错责任归责原则包括过错责任原则、无过错责任原则、推定过错责任原则、公平责任原则。《医疗事故处理条例》规定，医疗侵权诉讼适用过错责任原则。而"最高人民法院关于民事诉讼证据的若干规定"第四条及"最高人民法院关于审理人身损害赔偿案件适用法律问题的解释"则规定，医疗侵权诉讼适用推定过错原则，即举证责任倒置。

本案的一审法院认为，根据法庭质证情况，原、被告双方对两次医疗事故技术鉴定及省司法鉴定的合法性均未提出异议，法院均给予采信。根据省医学会的鉴定结论，依照《医疗事故处理条例》的相关规定，被告依法不应当承担医疗事故赔偿责任。但《中华人民共和国民法通则》中规定的民事赔偿责任的立法本意是对受损害者给予与其损失相当的经济赔偿或补偿，根据法医鉴定结论，可以认定被告存在医疗过失，而且该医疗过失在原告的损害后果中承担次要责任。由此判决被告医院赔偿原告张女士 7 万余元。二审法院在认定一审法院适用法律正确的基础上，认为应对原告所遭受的精神损失给予更多的考虑，故根据 2003 年人身损害赔偿费计算等标准，提高了赔偿数额。

以上判决明确了一个法律适用原则：专门法优于普通法，医疗损害赔偿优先适用《医疗事故处理条例》。凡构成医疗事故的，按照《医疗事故处理条例》规定的赔偿项目、赔偿标准和鉴定认定的医疗事故等级、过失责任程度进行赔偿。对不构成医疗事故的医疗损害，同样依据《医疗事故处理条例》规定，不承担医疗事故的赔偿责任。但《医疗事故处理条例》属于行政法规，其法律效力低于《中华人民共和国民法通则》和"最高人民法院审理人身损害赔偿案件法律适用的解释"。所以，只要致害人存在过失，且其过失与受害人的损害后果有因果关系，致害人就要依据《中华人民共和国民法通则》的规定承担民事赔偿责任。所以，此案中两级法院均判决被告医院承担民事赔偿责任。

案例 89　诊疗疏忽懈怠，贻误抢救时机

患者，男，39 岁。某年 11 月 11 日，患者因误咽鱼刺到某医院就诊，医生予食管钡餐检查后，初步诊断：食管损伤？给予抗感染等治疗。11 月 13 日患者到该院复诊，医生建议其做食管镜检查，检查所见：食管下段近贲门处

有一扁细鱼刺样异物，予以取出时异物滑脱，拟再次检查时，遭到拒绝。医生嘱继续服用消炎药、随诊。

11月18日19：50患者又到该院五官科急诊，20：00时被转至外科就诊，外科给予外用"好得快"1支。因前几次治疗效果不显著，11月23日患者再次到该院门诊，医生建议行纤维喉镜检查、摄X线全胸片和食管镜检查，但食管镜检查遭患者拒绝，医生遂嘱其住院治疗。

11月24日入住该院后，患者一般情况尚好。11月25日经医生再三动员，张先生做了纤维喉镜检查，当医生准备将纤维支气管镜伸入其食管检查时，又遭患者拒绝，医生拟向其家属交待病情，亦被拒绝。

11月26日晨，患者在做雾化吸入治疗时突然口吐鲜血倒地，经抢救无效死亡。11月28日市公安局法医中心出具尸检报告，诊断为食管穿孔。2001年6月11日省医疗事故技术鉴定委员会出具了张先生医疗事件技术鉴定报告书，报告分析意见：……食管异物致食管炎，继发穿孔、纵隔炎（主动脉炎）、食管-主动脉瘘，患者因大出血死亡。

医院对首诊钡透报告未引起足够重视，处理不充分，治疗中未禁食，对病情发展潜在的凶险性认识不足；未作出进一步确诊检查，病历书写也欠规范。诊疗中存在严重医疗缺陷。鉴定结论：本事件不构成医疗事故。

患者死亡后，其妻及其父母与第一医院就赔偿问题多次协商无果，因此提起诉讼，要求医院赔偿医疗费、鉴定费、丧葬费、死亡赔偿金、被扶养人生活费、交通通讯费、精神损失费合计544431.52元，并承担诉讼费用。

区人民法院经审理后认为，经医疗事故技术鉴定委员会鉴定为医疗事故的，医疗单位应当承担民事责任。经鉴定属于医疗意外或者难以避免的并发症的，医疗单位不承担民事责任。如果造成不良后果的主要原因是病员及其亲属不配合诊治，同时医疗单位也有过错的，则根据各自的过错程度认定双方应承担的相应民事责任。

该事件虽不构成医疗事故，但被告医院在诊疗过程中存在严重医疗缺陷，对该事件应承担大部分民事责任。因多次拒绝再做食管镜检查，使第一医院无法最终确诊并对症治疗，患者本人也有过错，应承担小部分民事责任。法院依照《中华人民共和国民事诉讼法》第九十一条，《中华人民共和国民法通则》第九十八条、第一百零六条第二款及有关民事法律政策，判决：被告第一医院支付三原告医疗费、交通费、丧葬费、鉴定费、死亡赔偿金合计107782.01元。分别支付张先生父亲、母亲、被扶养人生活费10240元和12160元。

点评：这是一起因医疗过错引发的人身损害赔偿纠纷，审判实践中，对医疗侵权行为引起的损害赔偿适用过错责任原则。医疗侵权行为一般应当具备四个构成要件：

（1）存在违法医疗行为，通常表现为误诊、不当处方等等。

（2）医疗行为造成了损害，如病员死亡、残疾等。

（3）医疗行为与损害结果间有因果关系。

（4）医疗机构在诊疗中存在过错。

法院经庭审调查认定了下列事实：患者在医院治疗时死亡；医院作为专业医疗机构，未尽到法定义务，对患者病情发展的潜在凶险性认识不足，治疗全程均未禁食，致患者从食管损伤发展为食管炎，继而引发大动脉穿孔死亡，医务人员在诊疗过程中存在着疏忽和懈怠的过失行为；从首诊到死亡的15天时间里，医务人员一直未能确诊为食管炎，贻误了最佳治疗时期，该过错与患者最终死亡是有直接因果关系的。

根据认定的上述事实，法院认为医院对患者死亡是负有责任的。医院以"患者不配合治疗，不愿再次做食管镜检查，以致不能确诊"提出抗辩，认为患者的死亡其个人亦负有一定责任。

本案中患者对损害后果的发生是否也应承担责任成为审理的焦点。患者在客观上违背了与医务人员积极配合治疗的义务，使医务人员不能借助于先进的检查方法进行诊断。患病本身是一个动态的过程，医学技术发展到现代，有效、准确的检查、治疗方法不断推陈出新，很多疾病光凭一般的专业知识和技能，是无法确诊并对症治疗的。鱼刺不是金属物品，用透视、钡餐等检查方法无法查出，而食管镜检查是目前国内确诊这种食管损伤最直接、最适当、最准确的方法。患者在第一次食管镜检查未取出异物的情况下，坚决拒绝再做，医务人员又不能强制为其检查，加之其主诉的时好时坏的病况，确实给医务人员确诊、治疗造成极大障碍。患者违背与医务人员积极配合治疗的义务的行为与损害后果的发生有一定关系，患者对该医疗事件也应承担一部分责任。法院最终判定第一医院承担大部分民事责任（80%），患者承担小部分民事责任（20%）。

法律依据：

《中华人民共和国民事诉讼法》

第九十一条 调解未达成协议或者调解书送达前一方反悔的，人民法院应当及时判决。

《中华人民共和国民法通则》

第九十八条 公民享有生命健康权；第一百零六条：公民、法人违反合同或者不履行其他义务的，应当承担民事责任。公民、法人由于过错侵害国家的、集体的财产，侵害他人财产、人身的，应当承担民事责任。没有过错，但法律规定应当承担民事责任的，应当承担民事责任。

第一百一十九条 侵害公民身体造成伤害的，应当赔偿医疗费、因误工减少的收入、残疾者生活补助费等费用；造成死亡的，并应当支付丧葬费、死者生前扶养的人必要的生活费等费用。

案例90 老伯家中猝死，医院承担责任

患者，男，78岁。因为气急、咳嗽一周未缓解，在子女陪同下到某卫生院就诊，医生诊断为支气管肺炎及高血压一期住院治疗。第三天输液结束后胡老伯要求回家休息，卫生院当时也未予阻止，不料回家后患者回家后竟然发生猝死。事后患者的子女发现医院改动了患者的住院病历，于是一纸诉状将该卫生院告上法庭，要求赔偿各项费用6万元。

医学会医疗事故技术鉴定结论：卫生院对患者的诊断治疗正确，但对疾

病的严重程度认识不足、疏于管理、任其回家休息。患者在家猝死，死因不明，但无依据证明与卫生院的过失行为有因果关系，因此不属于医疗事故。

法院审理后认为，在因医疗行为引起的侵权诉讼中，应由医疗机构就医疗行为与损害结果之间不存在医疗过错承担举证责任。患者虽然是在家中猝死且死因不明，但卫生院未能就其医疗行为不存在医疗过错尽到举证责任，客观上存在对患者疾病的严重程度认识不足、疏于管理、放任患者回家的过失行为，因此卫生院应对患者的死亡承担主要赔偿责任，患者的子女应自负次要责任。法院据此判决卫生院赔偿各项费用 37000 余元。

> **点评：**在医疗损害纠纷中，医疗行为是否有过错以及是否造成损害，由医疗单位负责证明，只要医疗机构不能举证证明对受害人所受侵害具有法定的免责事由，就应当对受害人所受侵害无条件地承担无过错赔偿责任。上述法律精神为我们敲响了警钟，医方在患者发生伤害时有时是很难证明自己的行为与患者的结果之间的关系的，即使两者毫不相关，就像上述案例，卫生院为此付出了赔偿的代价，假如患者要求回家时医方加以阻止，并陈述利害，或让其签字负责等等，那样做其结果肯定与现在不同。因此我们只有从自身做起，完善各种规章制度，尽可能弥补工作中各种的漏洞。

法律依据：

《关于民事诉讼证据若干问题的规定》**第四条第八项**　因医疗行为引起的侵权诉讼，由医疗机构就医疗行为与损害结果之间不存在因果关系及不存在医疗过错承担举证责任。

案例 91　患者猝死未救，医院也需赔偿

患者，男，70 岁。因胸闷、气紧、心慌、恶心呕吐加重入住某县人民医院内科。医生诊断后立即下病重通知，经治疗两天后病情好转，于是停病重

医嘱，并拆除其病房内的输氧装置。又过了三天，当患者坐在病房的椅子上吃饭过程中，发生心搏骤停，但其身边无人。家属进屋时发现患者躺在地上，呼之不应，随即呼救。值班医护人员到病房后，经检查发现患者呼吸、心跳停止，瞳孔已散大，故而没有施行抢救措施。事后患者家属认为：医务人员在医疗过程中，未能尽职尽责，对病情发展没有一个清醒的认识，当发现患者意识丧失时，未按规定进行抢救，没有尽到救治义务，这些行为是导致患者死亡的根本原因，医院应当负完全责任，故起诉至法院，要求被告支付死亡赔偿金、丧葬费、精神抚慰金40934.4元。

法院认为，医患双方对患者死亡的时间说法不一，对患者发病后是否具有抢救价值也无法确认，但患者发病后医院未实施相应的抢救。上述事实已经有关部门调查核实，对此法院予以确认。由于原告没有要求对患者的死亡作出医疗事故鉴定，故其死亡不能确定为医疗事故，但从整个抢救过程来看，被告方存在一定的过失，对此被告方应承担相应的民事责任。根据有关司法解释规定，结合被告方的过错情况．法院判决被告赔偿原告死亡赔偿金；丧葬费、精神损害抚慰金等各项费用16614元。

> **点评**：本案中，医院在患者出现呼吸、心跳停止，瞳孔已散大等情况时，作出了不予抢救的决定；患者家属则认为医院方面没有按照规定进行抢救，法院则在无法确认患者死亡时间的前提下，根据病房是否有抢救措施的事实作出了判断，认为医院的抢救有一定过失，因此需要承担一定责任。如果医院在发现呼吸停止时立即进行抢救，即使事后并没有救活，但医院尽到了抢救的义务，可能就不会产生后来的医疗纠纷，从这一点看医院的抢救工作确实是存在一定问题。
>
> 在我们的现场急救工作中常常会遇到急救车到达时患者呼吸心跳已经停止的情况，此时急救医生应当说什么？做什么？如果你不说不做，患者家属是决不答应的，本案就是一个很典型的例子。那么，我们应当说什么？首先我们要根据病史和体检的情况判断患者心跳停止的大概时

间，如果时间大于 10 分钟，我们还要说明抢救可能无效的后果。值得注意的是，一定要如实交代病情，不要让家属对本来不可能抢救成功的患者，盲目抱有极大的希望。否则，你的抢救结束之时，就是医疗纠纷开始之日。因为患者家属没有思想准备去接受痛失亲人的事实。所以我们只要见到患者，抢救应立即开始（不管心跳停止时间有多长），除非患者家属因各种原因拒绝抢救。除此之外还要记住，如果患者家属拒绝抢救，一定要让其履行签字手续。

法律依据：

《中华人民共和国执业医生法》

第二十二条 医生在执业活动中履行下列义务：①遵守法律、法规，遵守技术操作规范；②树立敬业精神，遵守职业道德，履行医生职责，尽职尽责为患者服务。第二十四条：对急危患者，医生应当采取紧急措施进行诊治；不得拒绝急救处置。

《医疗机构管理条例》

第三十一条 医疗机构对危重患者应当立即抢救。对限于设备或者技术条件不能诊治的患者，应当及时转诊。

《医疗事故技术鉴定暂行办法》

第三条 专家鉴定组应当综合分析医疗过失行为在导致医疗事故损害后果中的作用、患者原有疾病状况等因素，判定医疗过失行为的责任程度。医疗事故中医疗过失行为责任程度分为：①完全责任，指医疗事故损害后果完全由医疗过失行为造成；②主要责任，指医疗事故损害后果主要由医疗过失行为造成，其他因素起次要作用；③次要责任，指医疗事故损害后果主要由其他因素造成，医疗过失行为起次要作用；④轻微责任，指医疗事故损害后果绝大部分由其他因素造成，医疗过失行为起轻微作用。

2. 院前急救时的过失

案例92 救助不力患者死亡，急救中心巨额赔偿

患者 A 男性，4 岁；患者 B 女性，53 岁。因一氧化碳中毒呼吸、心跳停

止呼叫120急救中心，但是救护车到达现场后，无执业医生资格的随车医生没有及时给患者进行体格检查、心电图检查和吸氧等治疗抢救措施，没有将患者送到距事发地点10公里左右的一家医疗单位，而是用了50分钟将患者送到40公里外的某医院，因此延误了宝贵的抢救时间，患者死亡与急救中心的违规医疗行为有关。家属将120急救中心告上法庭，要求急救中心赔偿医疗费、丧葬费和死亡赔偿金共计人民币65万元。

本案经区法院判决认定急救中心有如下过失：其一是派出的急救医生无执业证书，违反了《执业医生法》。其二是急救人员急救在救护车行进途中未给患者进行心电图检查和吸氧治疗。其三在得知患者不适合做高压氧的情况下仍把患者送至高压氧科。其四急救中心的院外病案记录由无医生执业证书的人填写，在到达某医院的时间记录与该医院的时间记录有矛盾。

由于120急救中心不能就其医疗行为与损害结果之间不存在因果关系，以及不存在医疗过错举出充分证据，因此判决其承担救助不力造成患者死亡的主要法律责任，承担60%的赔偿责任。由于患者家属不同意尸体解剖，从而不能确定患者死亡完全由于急救中心抢救不力造成，因此患者家属承担次要责任。最终判决被告赔偿原告共计人民币39万元。

> **点评**：这件事情给我们留下的教训是深刻的，其中有技术问题，也有管理问题。首先救护车与一般车辆的区别就是"救护"两字，因此我们的主要任务不是到现场后马上把患者拉走就行，那样救护车就跟出租车没有区别了。既然是为"救护"而去，急救人员到达现场后的首要工作就是了解病情，然后根据情况采取相应的医疗措施，这是120系统的基本工作程序。在绝大多数情况下救护车医务人员都必须先检查患者，然后把应该送走的患者送走，或对需要就地抢救的患者实施就地抢救。我们要把这种程序贯彻到每个院前急救医生的脑海中。
>
> 　　舍近求远运送患者的现象可能也与相关机构的管理有一定的关系。120院前急救机构应就相关问题制定细致的规章制度，比如应该规定在什么情况下应将什么样的患者送往什么医院等等，并且严格落实这些制度，

规范医务人员的行为。有了细化的制度，急救人员按照制度工作就容易得多，管理起来也就顺理成章。

关于无照执业医生上岗问题，我们已经在前面的案例中做了讨论。其实全世界的医疗单位都在这样做，没有一个医生不经过实习期，难道在实习期必须把他们与患者隔离吗？如果那样，他们怎么积累经验？或者一毕业就发个执照，如果那样，他们有能力工作吗？其实实习医生工作是天经地义，但这一点被某些人加以利用，有些人跟医院打官司什么也不看，他首先要看的是医生有没有执照，如果没有，医方的违规行为就给患方送了一个大元宝。对此我们感到遗憾，同时我们必须重视这种事情，严格按法律法规办事，工作中的各个环节都应有上级医生把关，以避免类似的低级错误。

法律依据：

《中华人民共和国执业医生法》

第三条 医生应当具备良好的职业道德和医疗执业水平，发扬人道主义精神，履行防病治病、救死扶伤、保护人民健康的神圣职责。全社会应当尊重医生。医生依法履行职责，受法律保护。

第十四条 医生经注册后，可以在医疗、预防、保健机构中按照注册的执业地点、执业类别、执业范围执业，从事相应的医疗、预防、保健业务。未经医生注册取得执业证书，不得从事医生执业活动。

《医院工作制度》

第十五条 对急诊病员应以高度的责任心和同情心，及时、严肃、敏捷地进行救治，严密观察病情变化，做好各项记录。疑难、危重病员应即请上级医生诊视或急会诊。对危重不宜搬动的病员，应在急诊室就地组织抢救，待病情稳定后再护送病房。对立即需行手术的病员应及时送手术室施行手术。急诊医生应向病房或手术医生直接交班。

《医疗机构管理条例》

第二十四条 任何单位或者个人，未取得《医疗机构执业许可证》，不得开展诊疗活动。

案例93　急救车舍近求远，误抢救患者死亡

患者，女，50岁。散步时不慎被火车撞伤。事发后，患者丈夫拨打了120急救电话。急救车赶到现场后，医务人员将患者抬上急救车。出事地点离A医院很近，但急救车却执意将患者送往远距离外的B医院。由于未得到及时施救，患者的病情在途中急剧恶化，不得不转送至相对较近的C医院治疗。因伤势过重，加之路上耽误时间过久，患者未到达C医院就在救护车上停止了呼吸。患者家人认为，急救车违反了急救网络管理制度，违背了就近救急的施救原则，耽误了最佳抢救时间，导致患者在途中死亡的后果，遂诉至法院，索赔各项损失60多万元。

庭审中，被告医院否认执意送伤者去B医院，而是按伤者家属要求，欲将伤者送往条件较好的XXX医院，后因伤者病情变化才就近送往C医院抢救。院方还拿出当时的病情告知书，告知书上写有"我要求送往XXX医院"，并有患者丈夫的签字。

根据某司法科学证据鉴定中心的鉴定，医院事后有修改病情告知书的行为。鉴定虽未认定"XXX"三字为事后添加，但认定告知书上家属签字及医生签字不符合同一时期形成的特征。此外，经中国科协司法鉴定中心鉴定，医院对患者的救治行为存在缺陷，不能排除此缺陷与其死亡存在一定的因果关系。法院审理后认为，医院在转运患者的过程中，未遵守就近救急的救治原则，救治行为存在缺陷。此外，医院存在事后修改病情告知书的行为，其行为有过错。因此判定急救车所属医疗单位赔偿患者家属14万元。

> **点评：** 本案未进行医疗事故技术鉴定，因此，所判赔偿不是医疗事故损害赔偿纠纷而是一般医疗损害赔偿，一般医疗损害赔偿纠纷是指因医疗事故以外的原因引起的医疗损害赔偿纠纷。一般医疗损害赔偿案件可能需要司法鉴定。

导致救护车舍近求远的原因有很多，其中有患方人员的愿望和意见，对此应该制定完善的知情同意书，并留下医患双方人员的意见，避免事后发生纠纷；有相关机构的管理问题，对此医疗机构要制定详细的规章制度，规范医务人员的职业行为；也有医务人员的职业道德素质问题，对此管理部门应加强对医务人员的道德修养教育，同时对某些道德沦丧、为了某些利益不顾患者生命和健康的医务人员应严肃处理。

法律依据：

《中华人民共和国执业医生法》

第二十二条　医生在执业活动中履行下列义务：①遵守法律、法规，遵守技术操作规范；②树立敬业精神，遵守职业道德，履行医生职责，尽职尽责为患者服务。

第二十四条　对急危患者，医生应当采取紧急措施进行诊治；不得拒绝急救处置。

案例 94　急救车被撞受损严重，车中患者死亡被判赔偿

某人民医院的救护车在运送患者的途中，与一辆争道抢行的出租车相撞。造成坐在救护车椅子上的患者随即摔倒在车内地板上，当即发生神志不清，更严重的是患者于第二天死亡。事后患者家属将救护车和出租车单位一并告上法庭，要求赔偿损失。一审法院判决：出租车因为与正在急救过程中的救护车抢道，赔偿死者损失的60%；救护车所在的医院未履行好护理义务，致使患者从座位上滑倒，吸氧管脱落，从而病情加重而死亡，因此承担死亡损失的20%，患者的死亡系患病期间发生，应自负20%的责任。

对于一审判决，死者家属和出租车均未提出上诉，但是肇事救护车所属单位表示不服并提起了上诉。经过审理，二审法院认为，上诉医院虽然对交通事故的发生没有责任，但因其医护人员在救护过程中未对救护患者采取安全保护措施，使其摔倒在车内，导致病情加重死亡，因而负有一定过错，应承担20%的民事责任。最后判决驳回上诉，维持原判。

点评：本案是备受医学界和法律界关注的全国首例救护车因交通事故致车中患者死亡赔偿案。救护车在执行救护任务时，特别是在运送危重患者时，一般车速都比较快，这是因为急救医生和急救车司机都希望把患者安全、快速送到医院进行救治。但是，有时复杂的路面情况让人难以预料，急救车司机是人不是神，尽管你能遵守交通规则，你却挡不住别人违反交通规则。本案就是因为出租车与正在行驶中的救护车抢道相撞，致使患者从座位上滑倒，吸氧管脱落，病情加重而死亡。救护车所属单位某人民医院觉得自己的车和人员都受了损失，还要承担赔偿责任，很冤枉，认真想一想吧，其实并不冤。虽然救护车是被动被撞，可是如果我们按照规定，将患者妥善固定，最大限度的保证患者的安全，很可能就不会发生这样令人遗憾的事。法律是无情的，法律也是公正的。我们急救医生应当做的是更加严格的遵守各项规章制度，这样才能使我们少犯或不犯错误。

法律依据：

《中华人民共和国执业医生法》

第三条　医生应当具备良好的职业道德和医疗执业水平，发扬人道主义精神，履行防病治病、救死扶伤、保护人民健康的神圣职责。全社会应当尊重医生。医生依法履行职责，受法律保护。

第二十二条　医生在执业活动中履行下列义务：①遵守法律、法规，遵守技术操作规范；②树立敬业精神，遵守职业道德，履行医生职责，尽职尽责为患者服务。

《医院工作制度》

第十五条　对急诊病员应以高度的责任心和同情心，及时、严肃、敏捷地进行救治，严密观察病情变化，做好各项记录。

案例95　急性心梗未用担架，医疗不足判赔6万

患者，男，59岁。因剧烈腹痛，大汗淋漓，后背憋闷，自己打电话呼叫

120。急救医生赶到现场经过检查，初步诊断为急性前壁心肌梗死，在给患者含服了硝酸甘油后即准备将患者送医院。但是由于患者居住的楼房电梯狭窄，无法使用担架，急救人员让患者坐椅子自 13 楼下电梯，然后步行进入救护车。在车上，医生给其静脉滴注了 400 毫克葛根素，并进行心电监护。可是送达医院后，患者还是因抢救无效死亡。家属认为因急救站的医疗行为有严重过错，如未给患者静脉应用硝酸甘油，未用担架抬患者，让其步行上救护车等，造成患者死亡。遂将其告上法庭，索赔人民币 40.8 万元。

一审法院委托区医疗事故鉴定委员会进行鉴定，鉴定结果：直接死亡原因为急性前壁心肌梗死并发室颤。被告初诊正确，在院前急救和转运过程中使用硝酸甘油含服、葛根素滴注和未使用硝酸甘油静脉滴注无原则性不妥。虽然未用担架转送欠妥，但与死亡无因果关系。不属于医疗事故。

患者家属认为此结论缺乏科学性、公正性，要求更高一级的市医疗鉴定委员会重新鉴定。而区人民法院认为：家属未能证明区医疗事故鉴定委员会的鉴定程序违法、鉴定结论有明显错误以及存在其他方面的原因足以影响鉴定结论正确，故判决：驳回诉讼请求。

家属不服，上诉至中级人民法。二审中，法院委托市法庭科学和技术鉴定研究所重新鉴定，鉴定结果认为：患者诊断正确，救治符合院前急救原则。未用担架转送与患者死亡无直接因果关系。但是，家属坚持认为第二次鉴定也是错误的，申请再次鉴定。

中级法院委托最高人民法院的人民法院司法鉴定中心进行司法鉴定。鉴定意见：患者死亡原因为原发疾病，急救站在接诊抢救过程中存在一定的医疗不足，对其生存机会有一定影响。据此中级法院确认区急救站存在医疗不足，应承担相应的民事责任。参照人民法院司法鉴定中心的鉴定结论，被告应承担小部分责任。终审判决：原审法院所作判决不当，予以改判，某急救站赔偿患者家属死亡赔偿金、丧葬费共计 6 万元。

点评：本案判决后，不少人觉得有点冤，患者当时在家中拒绝用担架，坚持自己走到电梯间；而且患者是送到医院以后抢救无效死亡；既然患者的诊断正确，救治符合院前急救原则，死亡原因为原发疾病，未用担架转送与患者死亡无直接因果关系，为什么还要判赔呢？如果我们仔细分析一下救治过程，确实存在医疗不足：在交代病情方面，没有把急性心肌梗死后可能发生的情况和救治原则向患者充分讲明。例如：急性心肌梗死患者发病后绝对不能活动，如果活动就可能有危险。患者要是知道急性心肌梗死发生后，如果活动可能发生意外，甚至促发心搏停止，那么他无论如何也不会坚持自己走到电梯间。正是医生放任患者自己行走，形成了医疗不足。此外，急救医生缺乏证据意识，既然患者自己坚持要走路，经劝说无效，这时急救医生应当让患者履行签字手续，如果患者签字了，就要承担后果，这样，医生按照规章制度充分履行了告知义务，责任自然就会减轻了。由此可见，现场急救工作是不能有半点疏忽的。作为一名现场急救医生，该说的话不说，该做的事不做，你不找法律，法律就会来找你了。

法律依据：

《中华人民共和国执业医生法》

第二十二条　医生在执业活动中履行下列义务：①遵守法律、法规，遵守技术操作规范；②树立敬业精神，遵守职业道德，履行医生职责，尽职尽责为患者服务。

第二十四条　对急危患者，医生应当采取紧急措施进行诊治；不得拒绝急救处置。

3. 护理工作上的瑕疵

案例96　九旬老翁坠床受伤，管理瑕疵医院赔偿

患者，男，91岁。因患高血压病3级、冠状动脉粥样硬化性心脏病、慢性支气管炎、阻塞性肺气肿等病入院治疗。家属为照顾老人便聘请由院方护

理部门统一管理的护工。在该院护工照料期间，由于病床护栏断裂致老翁从床上坠落，造成患者左股骨干骨折、头皮裂伤，并出现低血容量休克、心衰、肺部反复感染等症状。在院方积极治疗和家属精心照料下，老翁虽处于昏迷之中，但生命指征相对稳定。院方考虑到老翁住院时间较长、费用较高，3个月后为老翁办理出院手续。此后，老翁又曾二次入院治疗。住院期间患者出现呼吸、心跳停止，后经抢救无效而死亡。

患者去世后，其家属向公安机关申请对尸体进行死因司法鉴定，鉴定结论为：患者系患高血压病、冠状动脉粥样硬化性心脏病、慢性支气管炎等病变基础上并发脑梗死、肺部感染及褥疮等，终因呼吸、循环功能衰竭死亡。其左股骨骨折构成其死亡的辅助因素。家属以院方工作失职、病床质量瑕疵为由，将其告上法院，要求法院判决赔偿40%的损失和100%的精神损害抚慰金及子女来沪探视、奔丧所发生的损失等合计人民币24.8万元，

审理中，家属认为，诱发老人脑梗死而陷入昏迷状态是病床护栏断裂后坠落所致，并最终亡故，所以要求赔偿。院方则认为，老翁住院治疗期间，因病床护栏断裂而坠落，导致左股骨骨折、头皮裂伤是事实，但老翁已是93岁的高龄，长期患有高血压、脑梗、肺部感染等疾病，死亡是他本身疾病发展的结果，与病床坠落致伤没有根本性的因果关系，不同意老翁家属的诉讼请求。

法院经审理后认为原告要求被告赔偿死亡赔偿金、丧葬费、住院伙食补助费、营养费、护理费、交通费、住宿费、精神损害抚慰金、尸检费、尿布费合计人民币24.8万元，法律依据不充分。故法院根据有关法律法规的规定做出院方应赔偿老翁家属死亡赔偿金、丧葬费、住院伙食补助费、营养费、护理费、交通费、住宿费、尸检费、尿布费、精神损害抚慰金合计人民币4.4万元的判决。

点评：患者坠床是医院护理工作中最低级的失误之一，但这种事情却时有发生。本案中患者住院治疗期间，因病床护栏断裂，导致受伤，患者虽然最终因呼吸、循环功能衰竭而死亡，但其从病床坠落起了辅助作用，可以认定被告在管理上存有瑕疵，故同样也可认定被告应承担相应责任。其实照理分析，护栏为什么会断裂？一个浑身重病的老人是无法把一根好好的护栏弄断的，即使是他趴在护栏上也是如此，那么护栏为什么会断呢？应该是护栏以前就存在损伤。而当事医院的护理人员对已经发生损伤的护栏却没有得到重视，也就没有及时更换，于是发生了谁也不愿意看到的结果。俗话说："小洞不补，大洞吃苦。"就是这个道理，有时我们觉得万无一失的时候，偏偏谁也没有想到的小事会捅出大娄子。

法律依据：

《医疗机构管理条例》**第二十八条** 医疗机构不得使用非卫生技术人员从事医疗卫生技术工作。**第二十九条** 医疗机构应当加强对医务人员的医德教育。

4. 违约或未尽到注意义务

案例97 厕所无灯患者摔倒致死，医院违约承担赔偿责任

患者，女，40岁。在某医院住院行"全子宫切除术"，术后二级护理。晚上11时许，患者由丈夫陪护到住院部上厕所，其丈夫在女厕门外等候。当时厕所内灯泡坏了，无电灯照明，致使患者在厕所内摔倒受伤。经检查，患者头颅左侧骨折、右侧硬膜下出血，经抢救无效死亡。死者家属认为医院未尽到应尽的医疗服务，起诉到法院要求医院予以赔偿。

一审法院以被告医院侵权为由，判决赔偿原告经济损失46660.50元。宣判后，被告不服，向某市中级人民法院提起上诉，称患者丈夫陪护其上厕所时对其倒地死亡也有一定责任，医院不应承担赔偿之责。

二审法院经过审理后认为：患者住院期间已与县人民医院形成医疗服务合同关系。作为医院，不仅应提供治疗服务，还应提供完好的服务设施，但是却放任厕所内无灯这一现象存在，使患者在上厕所时不慎摔倒致死，县医院存在违约行为，应承担对患者的赔偿责任。一审判决认定案由不准确，应予更正。遂驳回上诉的其他请求，维持一审确定赔偿之数。

点评：本案是一例因违约而产生责任的例子，争议的焦点是医院属于违约还是侵权损害赔偿。必须正确区分侵权损害赔偿与违约损害赔偿的区别，才能分清是非。医院认为患者是上厕所自己不慎摔倒致死，不存在侵权，不应承担赔偿责任。受害方则认为患者住院手术后系二级护理，医院厕所内无灯照明致患者入厕摔倒死亡，医院有不可推卸的责任，应承担侵权赔偿责任。所谓侵权损害赔偿，通常是指一种民事法律关系，即加害人不法侵害他人的财产权利或人身权利，造成受害人财产上或在特定情况下非财产的损失，受害人享有请求赔偿的权利，即侵权损害赔偿民事责任。侵权损害赔偿责任构成要件，一般应由损害事实、违法行为、因果关系和主观过错4个要件构成。本案中，患者上厕所摔倒死亡与县人民医院的治疗不存在直接的因果关系，即使县人民医院放任厕所内无灯照明这一现象存在，也不能认定其属违法行为。因此，法院在处理本案赔偿纠纷时，是以违反医疗服务合同，即由于县人民医院存在违约行为，所以应承担对刘某的违约损害赔偿责任。

法律依据：

《中华人民共和国合同法》

第一百零七条　当事人一方不履行合同义务或者履行合同义务不符合约定的，应当承担继续履行、采取补救措施或者赔偿损失等违约责任。

第一百零八条　当事人一方明确表示或者以自己的行为表明不履行合同义务的，对方可以在履行期限届满之前要求其承担违约责任。

第一百一十二条　当事人一方不履行合同义务或者履行合同义务不符合约定的，在履行义务或者采取补救措施后，对方还有其他损失的，应当赔偿损失。

案例98 未尽注意义务，承担侵权赔偿

患者，男，36岁。因嗓子不适到某医院就诊。五官科医生为患者使用丁卡因局部麻后进行了纤维喉镜检查，没有发现任何异常。当患者从五官科出来后突然出现呼吸骤停，经抢救无效死亡。患者家属认为由于医院在医疗过程中存在一系列的过错行为，是造成患者死亡的原因，侵害了患者的生命权，故将医院告上法庭，要求赔偿死亡赔偿金、丧葬费、精神损害抚慰金，并承担诉讼费用。

本案诉讼中，经双方协商同意到某司法科学证据鉴定中心进行死亡原因鉴定。鉴定认为医院五官科对患者实施的医疗行为中，存在缺乏纤维喉镜检查适应证、病史询问不仔细、检查前告知的缺陷、病历记载使用药物量不明、抢救记录不明确的医疗过失；医院的医疗行为促发患者急性呼吸、循环功能衰竭，与死亡为主要因果关系；患者自身疾病与死亡为次要因果关系。

被告医院辩称，患者的死亡原因是呼吸衰竭和肺心病。与治疗没有关系。同时认为，该司法鉴定委托程序不合法、鉴定结论认定的过错行为不符合事实、违背了医学科学，对因果关系的认定不科学、不公正；因此申请重新鉴定。

法院经审理查明，原告向某司法科学证据鉴定中心提供的医生开具的处方药丁卡因药费31.9元收据，被告予以认可。双方经协商同意到该司法科学证据鉴定中心对患者死亡原因进行鉴定，上述事实，有当事人陈述、鉴定书等在案佐证。

法院认为，公民的身体健康受法律保护。侵害公民身体造成损害的，侵权人应当承担赔偿责任。患者被告医院治疗过程中，医院作为医疗机构应尽必要的注意义务，以保障患者的身体健康。而医院在为患者实施的医疗行为中存在过失。经司法科学证据鉴定中心鉴定，医院的医疗行为促发了患者急性呼吸、循环功能衰竭，与死亡有主要因果关系；患者自身疾病与死亡为次要因果关系。故被告医院应承担主要责任。

到某司法科学证据鉴定中心实施死因鉴定是经双方协商同意的。故对被告医院申请重新鉴定，其提出事由不能成立，不予支持。依照《中华人民共和国民法通则》第一百一十九条之规定，判决如下：被告医院赔偿死亡赔偿金、丧葬费、精神损害金共计238931.50元。

点评：本案中患者家属未要求实施医疗事故技术鉴定，而是经与医院协商同意，到某司法科学证据鉴定中心对患者死亡原因进行鉴定。鉴定中心认为：医院五官科的医疗行为促发患者急性呼吸、循环功能衰竭，与死亡有主要因果关系；患者自身疾病与死亡为次要因果关系。法院根据《中华人民共和国民法通则》此判定被告医院应承担赔偿责任。

本案属于一般医疗损害赔偿。一般医疗损害赔偿纠纷，指因医疗事故以外的原因引起的医疗损害赔偿纠纷，包括不申请进行医疗事故技术鉴定、经鉴定不构成医疗事故以及不涉及医疗事故争议的医疗损害赔偿纠纷。

非医疗事故按医疗过错加以赔偿的法律规定，有利于充分保护患者的权益，更符合法律的公平性，具有重要的现实意义，只要医院医疗过程具有过错，使患者的合法权益受到了损害，就应当赔偿，而不是必须构成医疗事故才承担责任。由此可见，医务人员不要盲目认为不是医疗事故就没有赔偿责任，只有认真诊治每一位患者的疾病，才能杜绝医疗事故，避免医疗过错，避免不必要的纠纷，做到安全行医。

法律依据：

《中华人民共和国民法通则》

第九十八条　公民享有生命健康权。

第一百零六条　公民、法人违反合同或者不履行其他义务的，应当承担民事责任。公民、法人由于过错侵害国家的、集体的财产，侵害他人财产、人身的，应当承担民事责任。没有过错，但法律规定应当承担民事责任的，应当承担民事责任。

第一百一十九条　侵害公民身体造成伤害的，应当赔偿医疗费、因误工减少的收入、残废者生活补助费等费用；造成死亡的，并应当支付丧葬费、死者生前扶养的人必要的生活费等费用。

5. 交流和沟通不足

案例 99　切除肋骨致伤残，未做告知须赔偿

患者，男，42 岁。因右胸部疼痛到某医院就诊，被确诊为胸壁结核纤维瘤。后病情加重再次住院，医院怀疑其可能为恶性肿瘤，为其实施手术，切除了肿瘤和一根肋骨。在手术中经检查被确诊为肌肉组织内肉瘤（一种恶性肿瘤）。医院决定扩大手术范围，在未及时告知家属的情况下，又切除了患者两根肋骨。患者出院后右胸壁塌陷，出现反常呼吸，被评定为十级伤残。为此，患者称该医院存在误诊，才酿成了医疗事故，并以第一根肋骨是应该切的，但后来切除的两根都没有征得同意，也没有告诉家属为由将医院告上了法庭。

本案经医学会的鉴定认为：医院不构成医疗事故，扩大手术，多切除两根肋骨虽未告知家属履行签字手续，但这是病情所需，不违反诊疗常规。法院经过审理认为，医院未针对恶性肿瘤做术前准备，对病变性质认识不足，存在过错；切除肋骨后未做右胸壁缺损重建术，与李某伤残存在因果关系，应承担相应责任。故一审判决医院赔李先生残疾赔偿金等共计 3.7 万余元。

点评：医生本是为患者着想，把疾病彻底地治疗，医生的做法是患者病情需要呀，因此医院比窦娥还冤。但还是怨不得旁人，只能是自己酿的苦酒自己喝。本来的事情应该是这样的：医生在手术中发现是恶性肿瘤，立刻跟家属沟通，告知治疗方法和后果，取得家属的理解和同意，然后顺理成章地手术……还会有当前的结果吗？让我们记住沟通的意义和作用吧。

法律依据：

《中华人民共和国执业医生法》

第二十六条　医生应当如实向患者或者其家属介绍病情，但应注意避免对患者产生不利后果。医生进行实验性临床医疗，应当经医院批准并征得患者本人或者其家属同意。

《医疗机构管理条例实施细则》

第六十二条　医疗机构应当尊重患者对自己的病情、诊断、治疗的知情权利。在实施手术、特殊检查、特殊治疗时，应当向患者作必要的解释。因实施保护性医疗措施不宜向患者说明情况的，应当将有关情况通知患者家属。

案例100　"自动出院"不能免责　未尽义务医院赔偿

患者，女，52岁。因头疼、恶心去某市医院就诊。医院给予了降压、输液等简单处理，在输液过程中，患者仍感头疼剧烈。入院8小时40分钟后，该医院为患者做脑CT检查，确诊患者为蛛网膜下隙出血。鉴于患者神志开始不清、病情持续恶化，患者家属要求转院，医院让家属签署"自动出院"后，将患者转至某省医院救治。

省医院检查后告知家属：患者已脑疝形成，右侧大面积脑梗死，随时可能死亡，治疗费用大，疗效极差。家属得知后又将患者送回市医院医疗。两天后患者因抢救无效死亡。事后，家属向市医学会提出医疗事故鉴定申请。

经医学会鉴定：该病例不属于医疗事故，但市医院存有以下不足：①头颅CT检查不及时；②病情变化记录不及时；③对症治疗有欠妥之处。拿到鉴定结论，家属与该医院协商无果，将该医院诉至法院，请求法院判令医院赔偿各项费用29万余元。

法院审理后认为，患者到被告处就诊，双方已形成医疗合同关系。医院在治疗过程中，未能尽到注意义务，对症治疗欠妥，延误了患者的诊治时间，导致患者病情加剧。且在原告要求转院治疗时，要求原告在病历上签字"自动出院"，欲减轻自己责任，未尽告知原告患者需要绝对静卧，禁止搬动等注意事项的义务，应依法承担相应的赔偿责任。鉴于蛛网膜下隙出血是一种致亡致残极高的疾病，也是导致患者死亡的主要原因，故判决被告承担35%的赔偿责任。赔偿原告林明发人身损害赔偿金7万余元及精神损害抚慰金2万元。

> **点评**：患者及家属要求自动出院并签署文书的情况在各级医院中都非常多见，为什么本案中的医院却要为此付出赔偿代价呢？关键在于我们是否对患者尽到了告知义务。本案中如果医院在患者要求转院时充分告知疾病的严重程度、疾病的预后和转院的风险，多数情况下患者家属不会去冒险的。而对于不了解情况的家属，尽管签署了自动出院，也不能减轻医院未尽告知义务的责任。同样，院前急救时我们的救护车也经常转送患者，对于病情危重，随时都有生命危险或是转院可能加重病情的患者，我们千万不要忘记履行充分告知义务，这样才能最大程度的减少患者的损失，减少我们的医疗风险，保证我们能够安全行医。

法律依据：

《中华人民共和国执业医师法》

第二十四条　对急危患者，医师应当采取紧急措施进行诊治；不得拒绝急救处置。第二十六条：医师应当如实向患者或者其家属介绍病情，但应注意避免对患者产生不利后果。医师进行实验性临床医疗，应当经医院批准并征得患者本人或者其家属同意。

《医疗机构管理条例实施细则》

第六十二条　医疗机构应当尊重患者对自己的病情、诊断、治疗的知情权利。在实施手术、特殊检查、特殊治疗时，应当向患者作必要的解释。因实施保护性医疗措施不宜向患者说明情况的，应当将有关情况通知患者家属。

五、加强证据意识——病历在医患纠纷中的意义和作用

（一）病历资料的法律意义

病历资料是最重要的第一手证据材料，属于书证。在法律上书证的作用大于物证。

病历资料是对医疗纠纷做出准确鉴定、判定性质的前提条件。

病历资料是判断医疗机构和医务人员在医疗活动中是否存在医疗过失行为的证据。

病历资料是判断医疗过失行为在医疗事故损害后果中责任程度的最主要依据。

病历资料是判断医疗事故损害后果与患者原有疾病状况之间有无因果关系，及因果关系程度的重要依据。

（二）病历的修改和保管

在医疗事故争议处理或医疗事故技术鉴定中病历涂改部分常常是医患双方争论的焦点，判定其真实性对于判定责任至关重要。这里提到的涂改，是指在病历书写完成后为掩盖原病历的真实性而违背客观事实所进行的涂抹、修改，其目的是为了逃避责任，谋取不正当利益。这种涂改应同病历书写过程中因笔误或其他正当理由而造成的修改严格区分开来。上级医师一般可以审查修改下级医师记录的病历，正常情况下医师因笔误或上级医师审查需对病历作出修改时，应保证原记录清楚、可辨认，修改时使用不同颜色（一般为红色）墨水书写，注明修改时间并签名。如遗漏重要内容需要补记时，医师应在发现后及时补记，位置与上次相关病程记录紧邻，注明补记时间并签名，也可以与上级医师同时签名。发生医疗事故争议后，医师不得再对病历进行修改。

关于病历的保管，除未在医院建立档案的门诊病历由患者保管以外，其他病历均由医疗机构保管。在发生医疗事故争议时，医患双方均不得涂改、伪造、隐匿、销毁病历，否则，都要承担相应的法律责任。如果患者需要病历资料，应当依法取得。患者可以依照规定，复印或复制相关病历资料。

（三）病历在医疗纠纷中的作用

在医疗纠纷案件中病历有着重要作用，医疗纠纷案件中实行的是举证责任倒置的原则，医疗机构应就其医疗行为与损害结果之间不存在因果关系及不存在医疗过错承担举证责任。在诉讼过程中医疗机构主要是提交病历以证明为患者提供医疗服务的过程符合医疗规范。通过申请医学会的医疗事故技术鉴定，对病历进行审查、判断，从而证明医疗行为不存在过错，医疗行为与损害后果之间不存在因果关系。由此可见病历资料在医疗纠纷案件中的重要性。

医疗行业是高风险的行业，既然风险大就意味着医疗失败是常有之事。在实际工作中，有一些医疗纠纷在一定程度上属于疾病的正常转归，也就是说，是疾病发展的必然结果。

病历作为医务人员对病人实施医疗行为的过程记录，同时也是病情采集、书写和汇集的过程，病历书写的过程就是产生证据的过程。在处理医疗纠纷过程中，病历是医患双方关注的焦点之一，是判定责任的重要依据之一。在现实中，如果患者接受治疗未达到满意结果或病情加重，往往会疑为医疗机构未尽到应有职责。如果此时医疗机构收集的证据及时、充分，能提供令患者信服的证据材料，则可以减少医疗纠纷的发生，即使发生纠纷，也便于双方协商解决。因此，医疗机构应重视病历书写的规范化、科学化、法律化，提高医务人员对病历证据作用的认识，依法维护医患双方的合法利益。

（四）与病历资料相关的案例介绍

案例101　病历丢失，医院赔偿

患者，女，50岁，多年来一直在某医院看病。但该医院不慎将其病历丢失。当患者欲办理病退，需要拿病历到有关医疗鉴定中心做病退鉴定时，因病历丢失无法鉴定。最后，患者只得办理内退手续。患者认为：由于病历丢失，自己不能办理正式退休，在工资、医保、药费报销等方面损失很大，将医院告上法庭，要求医院赔偿各项经济损失5万元。

本案经区法院审理认为，作为医疗机构，医院有义务保管病人病历，以保证患者正常就医。但因医院工作失误，丢失患者病历，给患者今后治疗带来一定影响，应承担相应的责任，遂判该医院赔偿患者损失费3000元。

　　点评：病历是重要的资料，具有重要的价值，它不仅记载着相关人员多年就医信息，能够使临床医生了解患者既往的诊疗情况，同时还具有重要的法律意义。它不仅记载了相关人员多年就医的信息，对医务人员了解患者既往的救治情况有很大的帮助，同时还有重要的法律意义。因此建立和完善病历存放、保管和借阅制度，妥善保管病历，杜绝丢失、毁损病历的事件发生，是所有医疗机构的责任，也是对其最起码的要求。然而当时医院却把患者的病历丢失，实属不应该发生的过失，因此做出赔偿也是无话可说的。

法律依据：

《医疗机构病历管理规定》

　　第三条　医疗机构应当建立病历管理制度，设置专门部门或者配备专（兼）职人员，具体负责本机构病历和病案的保存与管理工作。

　　第四条　在医疗机构建有门（急）诊病历档案的，其门（急）诊病历由医疗机构负责保管；没有在医疗机构建立门（急）诊病历档案的，其门（急）诊病历由患者负责保管。住院病历由医疗机构负责保管。

　　第五条　医疗机构应当严格病历管理，严禁任何人涂改、伪造、隐匿、销毁、抢夺、窃取病历。

案例102　胸痛就医未做体检，家中死亡也要担责

　　患者，男，67岁。因胸痛2小时于晚10点到某医院急诊外科就医。外科医生未做详细体检即让患者到内科做心电图检查。内科医生给患者做心电图检查后未发现明显异常，让患者回到外科继续诊疗。此时，外科医生仍未做详细体检，也未书写急诊检查记录，而是让患者次日来院做食管检查。患者回家后症状无缓解，3小时后在家中突然呼吸、心跳停止，送医院抢救无效死亡。患者家属认为：由于医院延误诊断造成患者死亡，应当承担责任，遂将

医院告上法庭，要求赔偿。

法院委托医学会进行医疗事故技术鉴定。经医学会专家鉴定认为：外科值班医生没有书写急诊诊疗记录，明显违反了《病历书写基本规范》中的相关规定。院方不能证明患者的死亡与该医院的医疗行为没有因果关系，因此鉴定为一级医疗事故。鉴于心源性猝死难以预见，故该院在事故中承担次要责任。

> **点评**：本案中，外科值班医生在急诊病历中，除患者的姓名之外没有记录任何症状和体格检查的内容，其违规行为是显而易见的。同时，对患者胸痛的原因没有认真分析，片面的认为是外科疾病，忽略了老年患者胸痛可能存在的心血管疾病的风险，没有留院观察，而是轻易让患者回了家，以至患者回家后发生了猝死。假设值班医生将患者留院观察，在医院中患者发生心搏骤停，就很有可能抢救成功，遗憾的是，值班医生没有这样做。因此，他必须为他的违规行为付出代价。

法律依据：

《中华人民共和国执业医师法》

第二十二条　医师在执业活动中履行下列义务：①遵守法律、法规，遵守技术操作规范；②树立敬业精神，遵守职业道德，履行医师职责，尽职尽责为患者服务。

《病历书写基本规范》

第四条　病历书写应当客观、真实、准确、及时、完整。第九条：因抢救急危患者，未能及时书写病历的，有关医务人员应当在抢救结束后6个小时内据实补记，并加以注明。

第十四条　门（急）诊病历记录应当由接诊医师在患者就诊时及时完成。

《医院工作制度》

第十五条第二款　对急诊病员应以高度的责任心和同情心，及时、严肃、敏捷地进行救治，严密观察病情变化，做好各项记录。疑难、危重病员应即请上级医师诊视或急会诊。对危重不宜搬动的病员，应在急诊室就地组织抢救，待病情稳定后再护送病房。对立即需行手术的病员应及时送手术室施行手术。急诊医师应向病房或手术医师直接交班。

案例103 违反规定擅改病历，医院过失承担赔偿

患者，女，32岁。因怀孕37周到某私立医院作例行产前检查，并于当日下午在该医院行剖宫产术娩出一活女婴。术后患者因子宫收缩乏力而出血不止，医院采取相应措施无效后请其他医院妇产科主任前来会诊，并经患者亲属同意后实行了子宫次全切术。次日，患者转其他医院治疗。

双方在转院前将病历进行了封存并签字，交医院方保管。此后，患者及亲属在申请进行医疗事故鉴定时，发现医院擅自拆封并涂改了病历。医学会因此原因下达了中止医疗事故技术鉴定通知书。患者经司法鉴定中心评定为伤残7级。

在诉讼期间，经被告医院申请，法院委托医学会进行医疗事故鉴定，因原告对被告涂改的病历有异议，医学会再次下达了终止医疗事故技术鉴定通知书。

法院审理后认为，公民享有生命健康权。原告在被告处进行手术，双方已形成医疗服务关系，现因被告违反规定修改病历资料，导致双方争议的事实无法通过医疗事故技术鉴定结论予以认定。根据举证责任倒置的原则，被告应承担举证不能的不利后果。被告违反规定涂改病历，应当认定其具有医疗过失行为，故被告对此应负主要赔偿责任。判决医院赔偿患者8万元。

点评：关于涂改病历的问题，我们首先要弄清楚涂改和修改的不同定义。修改病历是指在书写过程中如果出现错字，应当用双线划在错字上。上级医务人员审查修改下级医务人员书写的病历时，应当注明修改日期，修改人员签名，并保持原记录清楚、可辨。涂改病历的做法是采用刮、粘、涂等方法掩盖或去除原来的字迹。涂改病历不论在书写过程之中还是之后都是违规行为。如果对已封存的病历擅自拆封并进行涂改，那就是明显的违法行为了，医院当然要为此承担主要赔偿责任。本案告诉我们，只要你违反了法律法规，就会受到法律的制裁。

法律依据：

《病历书写基本规范》**第三条**　病历书写应当客观、真实、准确、及时、完整。

《医疗机构病历管理规定》

第五条　医疗机构应当严格病历管理，严禁任何人涂改、伪造、隐匿、销毁、抢夺、窃取病历。

第十九条　发生医疗事故争议时，医疗机构负责医疗服务质量监控的部门或者专（兼）职人员应当在患者或者其代理人在场的情况下封存死亡病例讨论记录、疑难病例讨论记录、上级医师查房记录、会诊意见、病程记录等。

《医疗事故处理条例》**第十六条**　发生医疗事故争议时，死亡病例讨论记录、疑难病例讨论记录、上级医师查房记录、会诊意见、病程记录应当在医患双方在场的情况下封存和启封。封存的病历资料可以是复印件，由医疗机构保管。

案例 104　医院病历错误多，鉴定不成赔巨款

患者，男，57 岁，因"脑梗死后遗症"进入某院治疗，一个月后患者因"呼吸衰竭"死亡。患者家属认为死亡原因与医院长期滥用抗菌素等综合因素有关，据此起诉医院，要求赔偿医疗费、死亡赔偿金等 83 万余元。

被告医院在庭审中称，患者死亡系病情自然发展，医院治疗不存在过错。医院向法院申请医疗事故鉴定时，被患者家属以病历未按规定封存为由拒绝。对此，医院解释称家属将病历拿走，导致无法封存。但却未向法庭提交相关证据。在医院向法庭提交的病历资料中，法官发现了多处记录错误：如患者的姓名、年龄、抢救时间均出现错误，并且还有一张心电图单有涂改痕迹。法院认为：医院未对病历进行封存和如实提交相关资料，是由于医院原因导致医疗事故鉴定不能正常进行，故应承担主要责任，终审判令医院赔偿患者家属医疗费、死亡赔偿金、精神损失费等 36.5 万余元。

　　点评：法庭只认证据，因此妥善保管证据至关重要。对于医患双方而言，证据越充足，胜诉的可能性就越大，因此及时封存现场所有的实物是十分必要的。封存物品送检启封时，需要双方当事人共同在场，在场的双方当事人应具有完全民事行为能力，均保证在 2 人以上。为了保持封存物品的初始状态，保证检验结果的客观、真实、公正，封存物品的保存需要具备一定的条件，如无菌、冷藏等，因此规定由医疗机构保管封存物品。

　　患者家属起诉医院，是认为患者的死亡原因与医院长期滥用抗生素等综合因素有关，由于医院未按规定封存病历，同时，医院向法庭提交的病历资料中有多处记录错误，并且还有一张心电图单有涂改痕迹，据此法院认为：医院未对病历进行封存和如实提交相关资料，导致医疗事故鉴定不能正常进行，故应承担赔偿责任。

　　法律依据：

《病历书写基本规范》**第三条**　病历书写应当客观、真实、准确、及时、完整。

《医疗机构病历管理规定》

　　第五条　医疗机构应当严格病历管理，严禁任何人涂改、伪造、隐匿、销毁、抢夺、窃取病历。

　　第十九条　发生医疗事故争议时，医疗机构负责医疗服务质量监控的部门或者专（兼）职人员应当在患者或者其代理人在场的情况下封存死亡病例讨论记录、疑难病例讨论记录、上级医师查房记录、会诊意见、病程记录等。

《医疗事故处理条例》

　　第十六条　发生医疗事故争议时，死亡病例讨论记录、疑难病例讨论记录、上级医师查房记录、会诊意见、病程记录应当在医患双方在场的情况下封存和启封。封存的病历资料可以是复印件，由医疗机构保管。

　　第十七条　疑似输液、输血、注射、药物等引起不良后果的，医患双方应当共同对现场实物进行封存和启封，封存的现场实物由医疗机构保管；需要检验的，应当由双方共同指定的、依法具有检验资格的检验机构进行检验；双方无法共同指定时，由卫生行政部门指定。疑似输血引起不良后果，需要对血液进行封存保留的，医疗机构应当通知提供该血液的采供血机构派员到场。

　　我们知道，在全世界任何一家医疗机构中，纠纷的发生都是不可能避免的。但是，通过我们的努力，医疗事故是肯定可以防范的。只要我们知法，守法、依法行医，我们就能做到安全行医、行医安全。我们必须清楚地认识到：患者可能不懂得医学，但能够感受到医疗的效果；患者可能不知道医生水平的高低，但能够看到我们的抢救措施；患者可能不了解疾病的结局，但明白我们是否尽心尽力。急救医疗，作为一种患者以生命相托的职业，既是一种特殊的职业，也是一种神圣的职业，相信每一位选择了这项职业的医务工作者，都会不遗余力的，用终身的努力去诠释救死扶伤的真谛。

（杨萍芬　冯　庚）

参 考 文 献

［1］王岳. 医疗纠纷法律问题新解. 北京：中国检察出版社，2004.

［2］张秦初. 防范医疗事故与纠纷——写给医生. 2 版. 北京：人民卫生出版社，2006.

［3］常永春. 医患之争——医患纠纷典型案例评析. 北京：法律出版社，2006.

［4］程啸. 新版以案说法医疗纠纷篇. 北京：中国人民大学出版社，2007.

［5］蔡卫忠. 最新医疗法律解读与案例精析. 北京：中国法制出版社，2008.

［6］张家麟. 医疗纠纷48案. 北京：中国法制出版社，2008.

［7］中华人民共和国合同法案例应用版. 北京：中国法制出版社，2009.

［8］医疗事故处理条例案例应用版. 北京：中国法制出版社，2009.

［9］法律法规司法解释公报案例精编. 北京：中国法制出版社，2009.

附：中华人民共和国侵权责任法

第七章　医疗损害责任

　　第五十四条　患者在诊疗活动中受到损害，医疗机构及其医务人员有过错的，由医疗机构承担赔偿责任。

　　第五十五条　医务人员在诊疗活动中应当向患者说明病情和医疗措施。需要实施手术、特殊检查、特殊治疗的，医务人员应当及时向患者说明医疗风险、替代医疗方案等情况，并取得其书面同意；不宜向患者说明的，应当向患者的近亲属说明，并取得其书面同意。

　　医务人员未尽到前款义务，造成患者损害的，医疗机构应当承担赔偿责任。

　　第五十六条　因抢救生命垂危的患者等紧急情况，不能取得患者或者其近亲属意见的，经医疗机构负责人或者授权的负责人批准，可以立即实施相应的医疗措施。

　　第五十七条　医务人员在诊疗活动中未尽到与当时的医疗水平相应的诊疗义务，造成患者损害的，医疗机构应当承担赔偿责任。

　　第五十八条　患者有损害，因下列情形之一的，推定医疗机构有过错：

　　（一）违反法律、行政法规、规章以及其他有关诊疗规范的规定；

　　（二）隐匿或者拒绝提供与纠纷有关的病历资料；

　　（三）伪造、篡改或者销毁病历资料。

　　第五十九条　因药品、消毒药剂、医疗器械的缺陷，或者输入不合格的血液造成患者损害的，患者可以向生产者或者血液提供机构请求赔偿，也可以向医疗机构请求赔偿。患者向医疗机构请求赔偿的，医疗机构赔偿后，有权向负有责任的生产者或者血液提供机构追偿。

　　第六十条　患者有损害，因下列情形之一的，医疗机构不承担赔偿责任：

　　（一）患者或者其近亲属不配合医疗机构进行符合诊疗规范的诊疗；

　　（二）医务人员在抢救生命垂危的患者等紧急情况下已经尽到合理诊疗义务；

　　（三）限于当时的医疗水平难以诊疗。

　　前款第一项情形中，医疗机构及其医务人员也有过错的，应当承担相应的赔偿责任。

　　第六十一条　医疗机构及其医务人员应当按照规定填写并妥善保管住院志、医嘱单、检验报告、手术及麻醉记录、病理资料、护理记录、医疗费用等病历资料。

患者要求查阅、复制前款规定的病历资料的，医疗机构应当提供。

第六十二条 医疗机构及其医务人员应当对患者的隐私保密。泄露患者隐私或者未经患者同意公开其病历资料，造成患者损害的，应当承担侵权责任。

第六十三条 医疗机构及其医务人员不得违反诊疗规范实施不必要的检查。

第六十四条 医疗机构及其医务人员的合法权益受法律保护。干扰医疗秩序，妨害医务人员工作、生活的，应当依法承担法律责任。

我去救人，谁来救我？—— 一群 120 医务人员的心声

本文并非虚构，而是真真切切发生过的事，是我们多年来确确实实的感想。

这是一件真实的事。凌晨 2 点钟，随着 120 急救指令的下达，北京急救中心的救护车风驰电掣驶到北京市丰台区南苑的某居民区。我们拎着几十斤重的急救装备连呼带喘地爬上 5 楼。当时患者家中正在装修，一片零乱。患者是一名中年男子，只见他仰面躺在门厅中的地板上，满身酒气，呼之不应，经过检查确诊为急性酒精中毒。由于家属拒绝去医院，在他们的要求下我们迅速展开了就地抢救，首先为患者吸上了氧气，然后建立了静脉通道并且应用了数种药物，还进行了心电图检查。经过 1 个半小时的抢救和观察，患者恢复了神志，在我们准备离开并要求患者缴费时，这个人好像变了一个人，他先说我们来晚了，但我们拿出记录出车时间的电脑打印条时，他又说我们服务态度不好，还说"谁让你们来的？我没要救护车，谁打的 120 找谁要钱去"等，并开始手舞足蹈，对我们恶语相向，满口秽言。虽然经过 1 个多小时的劝说，但仍无任何结果。更可气的是在我们只能决定离开，下楼上了救护车时，患者的邻居又来叫我们，说患者同意交钱了。于是我又爬上 5 楼，但这个人却对我笑着说："我有的是钱，就是不给你！叫你上来就是告诉你这个，傻×"。最终我们带着冤屈和无奈，直到早晨快 5 点多钟才悻悻而归。谁能体会我当时的心情？恨不得把这个赖账的家伙一拳打翻在地，再把他的脑袋踩到泥里，这就是我当时的幻想！但我更多的是感到委屈、是深深的无助和无奈。因为无论是我还是其他任何一个院前急救医生、护士和司机都有过无数次相同或相似的经历。更使我们难过的是这种梦魇还在继续，没有人给我们解决这个问题，也没有人告诉我们应该怎么办。也许有人会说你们为什么不打 110？为什么不找派出所？我们何尝不想这么做，但是多次的亲身经历已经告诉我们，找也没有用。

同样是一件真实的事。一名 76 岁的老人猝死在公共厕所边上的粪坑里，救护车赶到时患者已经被拉出。尽管他浑身粪便，尽管患者身边没有家属，

但我们的急救医生仍然为他做了心电图并确认了他的死亡。由于患者死亡时间过长，身体已经僵硬，早已丧失了抢救的可能，并有明显的公认的放弃抢救的指证，所以在现场未实施无价值的抢救。但是谁也没有料到，事后我们的医生被患者家属告上了法庭，要求巨额赔偿，理由只有一个：为什么不抢救？一次次开庭，一次次指责和漫骂，一次次说明和解释，但仍然无法沟通。最后虽然法官正义的判决将这件事画上了句号，但仍然难以抚平我们医生心头的创伤，难道我们就这么不容易被理解吗？我们该谁的？欠谁的？惹谁了？

还是一件真实的事。某年某月某日的晚上，120接到了紧急求助电话，打电话者说八达岭高速公路出了大型撞车事故，已经有几十人伤亡。于是院长带领20多辆救护车紧急出发，飞奔事故现场。但是到达八达岭后发现群山一片寂静，绕来绕去，寻寻觅觅，哪有事故的影子？经过与当地高速公路人员的核实，此事纯属子虚乌有。20多辆救护车，50多名医务人员，几百公里的合计路程，3个小时的宝贵时间，就这样被占用，被耗去。120系统的骗车事件天天都有，但你能怎么办？如果时光倒流，我们再次接到了同样的急救求助电话还会去吗？答案勿庸置疑：还得去，肯定去，必须去。

120是人民群众的生命线，自从英国医生Pan Tridge等1964年1月在北爱尔兰的贝尔法斯特市（Belfast）首次创建了世界上第一个以救护车为运输工具的流动监护病房，医学界就诞生了一个新的名词——院前急救，这个名词把我们这样的一大批人的命运与患者的命运连在了一起。天有不测风云，人有旦夕祸福。生病没有钟点，伤害没有预约。这个特点决定了我们的工作时间。疾病和伤害发生后，绝大多数伤病都是发生在入院前。其实在这段时间，患者才真正处在危急的关头。道理很简单，在医院患者随时可以得到医务人员的看护，而在医院外，患者的命运呢？就拿人类最凶险的疾病猝死来说，这个病就主要发生在医院外。大量的医学资料表明，死于院外或家中的猝死患者占全部的72%～80%。因此有人编了一个顺口溜："入院前，入院前，伤病者的鬼门关"。这个特点决定了我们的工作性质，也说明了院前急救何等重要。

我们长期坚守在院前急救的第一线，终年轮班工作，从来没有节假日和周末，五一的黄金周、春节的大团圆，都与我们毫不相干。冬天寒风刺骨，夏日烈日炎炎，大雨湿透衣襟，大风睁不开眼，吃饭没有规律，下班没有准点。我们的抢救环境各种各样，从茅屋寒舍到高级宾馆，从深井里到厕所边，从高山旷野到河边泥滩，我们的工作场所就是患者的发病地点。我们的抢救环境常常是没有医院的安静，没有惬意的空调，有时甚至没有起码的灯光……我们的装备简陋，没有大型的检查治疗设备，而我们却必须利用最简陋的装备去抢救最严重的患者。我们不得不单独工作，既无法得到上级医生的指导，又缺乏同事之间的商讨，无论面对多么棘手复杂的紧急情况，我们都要有能力单独迅速作出正确的现场判断，并采取果断的治疗措施，将患者从死亡线上拉回。这就是院前急救！

我们热爱自己的工作，因为患者需要我们，我们给他们带去的是希望，是健康，甚至是生命的延续。每当我们想到患者所遭受的痛苦，看到家属们期待的目光，听到他们焦急的声音，就会感到自己肩上的担子有多么重，我们从事的院前急救工作有多么神圣。每当我们使自己的患者脱离了危险，那种自豪、欣慰和成就感是其他人无法体会的，我们甚至比患者家属还高兴。相反，尽管我们已经尽了全力，但仍没能把患者从死亡线上救回，此刻我们的心情同样沉重，甚至每次都想与患者家属一起哭。我们就是这么一群人。

像大家一样，我们是一群普普通通的人，我们有自己的家庭亲友，有自己的喜怒哀乐。我们不是完人，会发脾气，会犯错误，有时还会自觉不自觉地干出一些蠢事。但是我们有良心，有责任心，有正义感，有为自己的事业献身的精神，有不怕吃苦、任劳任怨的基本品质。我们理解家属焦躁的心情，经常把5分钟当成了一小时，如果换了我们也是一样。我们懂得患者家属的热切企盼，谁也不愿意失去自己的亲人。因此面对家属的指责甚至谩骂，我们仍然能够冷静对待，忍受着委屈和侮辱，继续工作，甚至有时边挨打边抢救患者，边挨打边抬运患者。这是真事，你相信吗？

我们的身体也不是铁打的，也会生病受伤，也会慢慢变老，特别是长期紧张的状态、绷紧的神经、繁重的工作、无规律的饮食和作息、长期在机动车上颠簸、与传染源的频繁接触以及频频受到精神上的折磨等，都是我们无法避免而必须面对的。虽然冠心病、高血压、神经衰弱、腰肌劳损和椎间盘脱出是我们的职业病，但我们早有思想准备，而且会坦然处之。既然选择了这个职业，我们就必须有献身精神，否则您老人家就干脆拜拜。

我们付出了自己的一切，但我们并不要求得到全部的回报，也不需要所谓的同情。我们相信，凡仁义者必获义之所仁，凡缺德者必遭德之所缺。我们需要的是社会和人们的理解、信任和相互帮助，比如您在要了救护车后如果等不及要自己去医院或因其他原因不再需要救护车时，此刻请您费心再给120打个退车电话，免得让我们像过去和现在一样经常做无谓的奔波。我们需要的是尊重，是一种理性，是一个宽容的环境，一种和谐的医患关系，而不是经常被无端误解、指责和成为发泄的对象；我们需要有完善的制度和法律的保障，在我们受到不公正待遇或伤害时能有人为我们伸张正义，而不是陷入孤立无助，叫天不应，叫地不灵的窘境；我们需要的是得到上级应有的认识和承认，在晋升职称、进修学习、提拔培养方面有我们应有的一席之地；我们需要的是适当的休息和调养，这样才能延长工作寿命，拯救更多的患者；我们需要的是在若干年后由于生病受伤或身体原因不能再抬担架、不能再提着几十斤重的数个箱子爬楼梯的时候有一个合理的安置。只有这样，我们才会在去救人的时候就不会再想：将来谁会救我？

后记：想起了一座桥

　　20 世纪 80 年代中期，我从部队转业到北京急救中心，那时还没有自己的房子，住在岳父家。每天骑自行车上班时我都要从一座桥上过。那个桥不长，但很高，因此上桥的路有些陡，每次我上桥时都要紧蹬几下，不然就过不去，下桥的时候就舒服了，能轻轻松松滑很远。一天清早我上班，远远地看着桥边站着一大群等公共汽车的人，男女老幼，不时发出阵阵笑声。我纳着闷骑到了桥上，下坡时，突然来了一个老太太钻被窝——摔了个大马趴。当时我的样子比周星驰还专业，身体直挺挺地坐在横倒着的自行车上，一条腿压在自行车下面，另一条腿搭在自行车上面，脸向后背朝前又向前滑了好几米才停下来，周围的笑声又一次响起，这次笑得特别热烈，时间特别长，大家好像在看一出精彩的喜剧片。

　　原来，不知道什么时候有人在下坡的路面上洒了好多机油，使光光的柏油路面滑得要命。由于桥陡路滑，无论你是谁，无论你是要饭的还是大老板，无论你是走路的还是骑自行车的，无论你有多大本事，只要来到这里，都毫无例外地摔一个跟头。表演"老太太钻被窝"的倒霉蛋一个接着一个，每摔一个跟头就让这群看热闹的人哈哈大笑一次。原来如此，我悻悻地爬起来，揉了揉摔得生痛的屁股，无可奈何地扶着自行车从便道走了。一边走，一边还能听到身后一阵又一阵的笑声，直到很远。到单位我发现右侧臀部上还真摔出个大青包，幸亏我皮糙肉厚，没摔出个三长两短来，这真是不幸之中的大幸。

　　这件事也很快就被我淡忘了，直到多年后有一天我突发奇想，把这座桥与我们从事的院前急救工作联系起来了。院前急救工作有时就像那天过这座桥，由于没有一个合理的规章制度，也没有一个科学的工作程序和行为规范，更没有一个像《国际心肺复苏和心血管急救指南》那样的急救专业技术指导，同时也没有人告诉你应该怎样做，或怎样做更好。因此我们每每遇到各式各样的"洒了油的桥"就很容易摔跤。由于摔跤的人之间没有横向联系，每个人摔了白摔，不会对所有的人起到警示作用。其实这时只要有一个人对来者说："桥上路滑，请走便道"。那么很多不该发生的情况基本可以避免，遗憾的是那天没有指路的，只有哈哈笑的。

在这么多年的工作中我摔了无数个大大小小的"跟头"。同时，看见别人的无数次相似经历之后，我终于从浑浑噩噩中稍微清醒了一些。我想我该做点什么，我应该做那个指路的人。说指路有些妄自菲薄，我是说我要给大家提个醒，做一个让同行们小心、避开"洒了油的桥"的人。对于我们医生来说，在工作中无意扮演了"众目睽睽下摔跟头"的角色是挺倒霉的，继而扣奖金、名声扫地、影响晋升……，精神上倍受打击。但是更倒霉的是我们服务的患者！皮肉之苦尚可忍受，但由于你摔的这个跟头，那些患者往往可能付出终生健康甚至生命的代价！因此我们不能总摔跟头，总犯错误，我们摔不起，患者更经受不起。

于是就有了这本书，在此我谢谢各位亲爱的读者，如果你们看了这本书能够少摔一些"跟头"，那你们就给我带来了最大的欣慰。如果你们要知道院前急救时哪里还有"洒了油的桥"和解决的方法，请告诉我，以便在这本书再版的时候补充进去。敬请大家在百忙中给我写信或发电子邮件，信件发到北京前门西大街 103 号北京急救中心，邮编 100031；电子邮件地址是 fenggeng120@163.com，让咱们都做那个指路人。为了我们少摔跟头，更为了我们的服务对象——患者的健康和生命！